青年护士在职培训实践指引

毛美琪　王建宁　胡兰新　主编

江西科学技术出版社

图书在版编目(CIP)数据

青年护士在职培训实践指引 / 毛美琪, 王建宁, 胡兰新主编. -- 南昌 : 江西科学技术出版社, 2019.11（2021.1重印）

ISBN 978-7-5390-7031-5

Ⅰ. ①青… Ⅱ. ①毛… ②王… ③胡… Ⅲ. ①护士–在职教育– 教材Ⅳ. ①R192.6

中国版本图书馆 CIP 数据核字(2019)第 247880 号

国际互联网(Internet)地址:
http://www.jxkjcbs.com
选题序号 : ZK2019208
图书代码 : B19259–102

青年护士在职培训实践指引　　　　毛美琪　王建宁　胡兰新　主编

出版 发行	江西科学技术出版社
社址	南昌市蓼洲街 2 号附 1 号
	邮编 :330009　电话 :(0791)86623491　　86639342(传真)
印刷	三河市元兴印务有限公司
经销	各地新华书店
开本	787mm×1092mm　1/16
字数	400 千字
印张	31.25
版次	2019 年 11 月第 1 版　第 1 次印刷
	2021 年 1 月第 1 版　第 2 次印刷
书号	ISBN 978-7-5390-7031-5
定价	55.00元

赣版权登字-03-2019-343

序

　　护理工作是卫生健康事业的重要组成部分，与人民群众的健康利益和生命安全密切相关。根据《"健康中国 2030"规划》《全国护理事业发展规划(2016—2020 年)》精神，全面建成小康社会的新任务对护理事业提出了新要求。护理服务于人的生老病死全过程，在满足群众身体、心理、社会的整体需求发挥着重要作用。

　　当前随着医改的不断深化和人民群众多样化、多层次健康服务需求的不断提高，对护理工作的服务内涵和外延提出迫切需求，对护士队伍的服务能力提出了更高要求。因此，国家卫健委(原国家卫计委)于 2016 年组织制定了《新入职护士培训大纲(试行)》，以指导各地和医疗机构规范开展新入职护士培训工作，旨在提高培训质量，提升护理服务能力，满足群众健康需求。

　　江西省护理质控中心、江西省护理学会基于培训工作需求，汇聚全省各大医院的实践经验及临床成果，组织本专业护理专家和相关行业专家共同编撰出版了《青年护士在职培训实践指引》一书。开展新入职护士培训是培养合格临床护士的重要途径，是提高临床护理质量、保障医疗安全的有力举措，对于指导各地规范开展新入职护士培训工作，提高护士队伍整体素质和服务能力水平具有重要意义。

　　《青年护士在职培训实践指引》一书专业、规范、实用，并且凝聚了优秀护理人的集体智慧，创新性地赋予了基本操作技术人文关怀，巧妙地展示了护理学科的科学性与严谨性，是护理人与时俱进、开拓创新的集中体现。该书内容丰富新颖、可操作性强、使用价值高，符合当前各级医院、护理院校临床护理专业发展的需求，既可作为临床护理实践的专业培训用书，也可作为临床护理教学的参考用书。

　　希望本书能够促进专业水平提高，也期待大家继续努力，为保障人民群众的生命健康提供专业的照护与帮助，为护理事业发展做出更多的贡献！

江西省护理学会名誉理事长

前　言

　　为指导各地规范开展年轻护士培训工作，切实提高护士队伍整体素质和临床护理服务能力，国家卫健委(原国家卫计委)组织制定了《新入职护士培训大纲(试行)》，供各医院参考使用。而近年来我国护士人力资源发展取得巨大飞跃，护理人员总数近450万，护理队伍建设、青年护士入职培训、护理人才的培养等需求大，亟待基于"大纲"要求，内容详实，紧密贴合临床的培训用书，以指导医院开展同质化、规范化培训。

　　基于这一需求，江西省护理学会汇集众多护理管理与护理教育的一线专家、学者，结合多年的临床新护士培训实践，编写了《青年护士在职培训实践指引》一书。本书系统介绍了青年护士需掌握的法律法规、规范标准、规章制度、安全管理、护理文书、健康教育等基本知识，同时涵盖了内、外、妇、儿、急诊、重症、手术等专科的护理技能。对接《新入职护士培训大纲(试行)》要求，详细阐述了专科疾病的病因、临床表现、处理原则、护理评估、护理措施、健康指导等，覆盖临床护理全过程，具有很强的实践指导作用。

　　考虑到临床护理工作的特点，本书法律法规、护理健康教育、心理护理、沟通技巧、职业素养、常用临床检验结果意义、常用药物相关知识等章节创新性地加入了二维码，通过扫描二维码，能够快速地获取相应的法律法规、规范标准等，方便临床护士随时查阅和存储。本书的作者均有丰富的临床护理经验、护理管理理念、岗位培训能力，也使得本书十分贴近临床，具有很强的实用性，能够最大限度满足青年护士培训需求，可用于新入职护士培训以及各专科护士培训。

　　本书的编写，受到江西省卫生健康委员会医政医管处领导的高度重视，得到了挂靠单位江西省肿瘤医院领导的大力支持，同时得到了南昌大学第一附属医院，南昌大学第二附属医院、江西省人民医院、江西省肿瘤医院、江西省妇幼保健院、江西省儿童医院领导及各大医院护理管理者、专业学科主任给予的全力支持。感谢江西省护理学会名誉理事长对本书的编写给予的精心的指导，这充分体现了护理前辈对待工作的严谨态度及对护理事业执着追求的精神。同时感谢本书编写组所有成员不辞辛劳、反复斟酌、精益求精,为此书付出的辛勤汗水!限于编写者的认知水平和能力,本书尚存不足之处,望前辈、同道及广大读者给予批评指正。

编者

2019 年夏

编写人员

目　录

第一篇　概述

第一章　现代护理学发展趋势

护理学是一门以自然科学与社会科学为理论基础,研究有关预防保健、疾病治疗及康复过程中护理理论、知识、技术及其发展规律的综合性应用学科。护理学的内容及范畴涉及人类健康的生物、社会、心理、文化及精神各个方面因素,其研究方法是应用科学的思维方法对各种护理学现象进行整体的研究,以探讨护理服务过程中各种护理现象的本质及规律,并形成具有客观性及逻辑性的科学。

护理学的形成及发展与人类的文明及健康需要密切相关。在不同的历史发展时期,护理专业不断发展及进步以适应当时社会对护理实践的需求。回顾历史,才能更好地了解专业发展过程,明确专业发展方向,准确预测未来的发展趋势,更好地满足社会对护理专业服务的需求,增进人们的健康水平。本节将分别阐述国内外现代护理学发展概况及发展趋势。

第一节　国内外现代护理学发展历程

一、国外现代护理学发展历程

19 世纪中叶,佛罗伦斯·南丁格尔(Florence Nightingale,1820–1910)首创了科学的护理专业,发展了以改善环境卫生、促进舒适和健康为基础的护理理念,使护理学逐步走上了科学的发展轨道及正规的教育渠道。国际上称这个时期为南丁格尔时期(Nightingale period),这既是护理学发展的一个重要转折点,也是现代护理学的开始。

从 19 世纪开始,现代护理学的发展历程,与各国的经济、文化、教育、宗教、妇女地位及人民生活水平的发展有很大的关系。现代护理学从职业向专业发展的历程,主要表现为以下几个方面:

1.建立完善的护理教育体制　自 1860 年后,欧美许多国家的南丁格尔式的护士学校如雨后春笋般地出现。如在美国,1901 年约翰霍普金斯大学开设了专门的护理课程;1924 年耶鲁大学首先成立护理学院,学生毕业后取得护理学士学位,并于 1929 年开设硕士学位;1964 年加州大学旧金山分校开设了第一个护理博士学位课程;1965 年美国护士协会提出凡是专业护士都应该有学士学位。其间,世界其他国家及地区也创建了许多护士学校及护理学院,使护理教育形成了多层次而完善的教育体制。

2.护理向专业化方向发展 由于护理教育的不断完善,受过高等专业教育的护士对护理理论的研究及探讨不断深入,对护理科研的重视及投入不断增加,各种护理专业团体逐步形成。护理作为一门为人类健康事业服务的专业,得到了进一步的发展及提高。

3. 护理管理体制的建立 从南丁格尔以后,世界各国都相继应用南丁格尔的护理管理模式,并将管理学的原理及技巧应用到护理管理中,强调了护理管理中的人性化管理,并指出质量管理是护理管理的核心。同时护理管理要求更加具体及严格,如美国护理协会对护理管理者有具体的资格及角色要求。

4.临床护理分科 从 1841 年开始,特别是二战结束以后,随着科技的发展及现代治疗手段的进一步提高,西方护理专科化的趋势越来越明显,要求也越来越高,如在美国除了传统的内、外、妇、儿、急症等分科外,还出现了重症监护、职业病、社区及家庭等不同分科的护理。

二、中国现代护理学发展历程

我国现代护理学于新中国成立后逐步发展起来。1949 年中华人民共和国成立后,政府接管了公立及私立学校,当时接管的中等卫生学校有 228 所,其中护士学校 126 所,助产士学校 51 所,其他学校 51 所。新中国成立后中国的卫生事业有了很大的发展,护理事业得到了迅速的发展。特别是 1978 年至今,改革开放政策及人民健康要求的不断提高,护理学术活动活跃,促进了护理事业的蓬勃发展。2011 年 4 月护理学从临床医学下的二级学科被评为一级学科,为中国护理事业的发展掀开了崭新的一页。

1.护理教育

(1)多层次学历教育:1950 年在北京召开了第一届全国卫生工作会议,将护理专业教育定位为中级专业教育,取消了高等教育。1954 年 5 月,《护理杂志》创刊。1958 年,护士学会加入中国科学技术协会。1966 年至 1976 年"文化大革命"期间,我国护理事业遭受挫折,护校停办,护理教育基本停滞,护理人才培养终止,护理事业发展受到严重干扰。直至 1979 年,中断的护校才陆续恢复招生。1976 年 10 月至 1990 年,我国护理事业迎来发展的春天。1979 年国家卫生部颁发《加强护理工作的意见》和《关于加强护理教育工作的意见》,为护理事业的发展提供政策支撑。1982 年,卫生部医政司成立护理处,各级医院重建护理部,重视护理人才的培养,注重护理规章制度的健全。1984 年 1 月,教育部和卫生部联合召开全国高等护理专业教育座谈会,决定在全国高等医学院中增设护理专业及专修科,恢复了高等护理教育。同年天津医学院(现天津医科大学)率先在国内开设了五年制本科护理专业。1985 年,以当时卫生部的重点医科院校为首的 8 所医科大学开始招收五年制护理专业本科生。此后其他院校也纷纷开设四年制或五年制的本科护理专业。据不完全统计,到 2015 年中国本科护理院系有 200 多所,高职高专护理院校有 400 多所。1992 年北京医科大学开始招收护理硕士研究生,2011 年教育部批准护理专业硕士研究生教育,截止 2015 年,有 88 所院校具有护理研究生专业学位授权资格。2004 年北京协和医学院、第二军医大学分别开始招收护理博士研究生,此后有 28 所院校陆续开办了博士教育项目。目前我国已形成多层次、多渠道的护理学历教育体系。

(2)岗位教育及继续教育:自 1979 年,各医疗单位陆续对护士进行了岗位教育,教育手段主要采用邀请国内外护理专家讲课、选派护理骨干到国内先进的医院进修学习,及组织编写有关材料供广大护士学习。

自 1987 年,国家教育委员会、国家科学技术委员会、国家经济委员会、国家劳动人事部、财政部及中国科学技术协会联合发布了《关于开展大学后继续教育的暂行规定》。以后人事部又颁发了相应的文件,规定了继续教育的要求。1996 年,卫生部继续医学教育委员会正式成立。1997 年,卫生部继续教育委员会护理学组成立,标志着我国的护理学继续教育正式纳入国家规范化的管理。1997 年,中华护理学会在无锡召开了继续教育座谈会,制定了护理继续教育的规章制度及学分授予办法,使护理继续教育更加制度化、规范化及标准化。

2007 年 3 月,卫生部办公厅印发了《社区护士岗位培训大纲》,结合国家大力发展社区卫生服务的有关精神,全国各地卫生厅相继组织开展了专科护士及社区护士的培训工作。2016 年 1 月,国家卫生计生委办公厅印发了《新入职护士培训大纲(试行)》,指导各地规范开展新入职护士培训工作,切实提高护士队伍整体素质和临床护理服务能力。2016 年 11 月 18 日,国家卫生计生委办公厅印发了《全国护理事业发展纲要(2016–2020 年)》,强调以岗位胜任力为导向,完善护理管理制度,加强护士队伍建设,提高护理服务质量,发展老年护理服务,促进护理事业与社会经济协调发展,不断满足人民群众的健康服务需求。2018 年 6 月,国家卫生健康委员会联合 11 部委印发了《关于促进护理服务业改革与发展的指导意见》,要求开展临床护士在岗培训,有计划优先对护理管理人员、新入职护士、部分专科护士、社区护士、中医护士、助产士、辅助型护理人员等开展培训。

2.护理管理 1950 年至"文革"期间,各医院曾实行科主任负责制,取消了医护分工,使护理管理水平下降。从 1979 年开始,卫生部加强了对护理工作的管理,1986 年卫生部召开了全国首届护理工作会议,会后公布了《关于加强护理工作领导,理顺管理体制的意见》,其中对各级医院护理部的设置作了具体而明确的规定。各级医院健全及完善了护理管理体制,由护理部负责护士的培训、调动、任免、考核、晋升及奖励等,提高了护士的素质,保障了护理质量。

1979 年,卫生部在《卫生技术人员职称及晋升条例(试行)中规定护士的主要专业技术职称分为护士、护师、主管护师、副主任护师及主任护师五级,使护理专业具有完善的护士晋升考试制度。

3.临床护理工作方面 自 1950 年以来,我国临床护理工作一直受传统医学模式的影响,实行的是以疾病为中心的护理服务。护士主要在医院从事护理工作,医护分工明确,护士为医生的助手,处于从属的地位。临床护理规范以疾病的诊断及治疗为中心而制定。1979 年以后,特别是进入新世纪以后,由于加强了国内外的学术交流,加上医学模式的转变,护士积极探讨以人的健康为中心的整体护理。同时护理的范围也不断扩大,护士开始在社区及其他的卫生机构逐步开展了预防保健及其他护理服务。

2010 年 2 月 15 日,卫生部发布了《2010 年"优质护理服务示范工程"活动方案》的通知。其目的是贯彻落实 2010 年全国卫生工作会议精神及深化医药卫生体制改革各项重点任务,加强医院临床护理工作,落实基础护理,以患者为中心,全面落实责任制护理,深化护理专业内涵,为公众提供安全、优质、满意的护理服务。活动的范围是全国各级各类医院,重点是公立医院,主题是"夯实基础护理,提供满意服务",内涵是"改模式,重临床,抓基础,建机制,促专业,规范临床护理工作"。从 2012 年以来,各地陆续开展专科护理服务,例如开展国际造口师等专业的专科护士培训及服务,并在不断探讨专科护士的培养与使用。

2015 年国家卫生计生委办公厅发布《关于进一步深化优质护理、改善护理服务的通知》,要求继续扩大优质护理服务覆盖面,惠及更多患者,扩增开展优质护理服务的县级医院,已经开展的医院要扩大覆盖病房数量。

4.国内外学术交流及其他方面　1979年以后,我国护士出国考察、访问及各国护理专家及护士来华讲学或进行学术交流的人数日渐增多。各高等院校的护理系或学院也加强了与国外护理界的学术交流及访问,国家及各地每年选派一定数量的护士去国外进修或攻读学位。近年来,中华护理学会及各省市护理学会举办了很多高规格的国际护理学术会议。这些国际交流缩短了我国护理与国外护理之间的差距,提高了我国的护理教育水平及护理质量。

第二节　现代护理学发展趋势

随着护理专业的不断发展与完善,人们对健康的不断重视,护理专业在未来将从以下几个方面发展。

一、新的科技与医学发展对护理专业的挑战

医学科学的进步、新技术的开发与临床应用,使护理工作的难度和范畴增加。21世纪的临床护理工作,若仅凭现有的技术与经验去应对,已远不能满足医疗技术发展和服务对象对我们的要求。从医院的现代化和为患者提供优质高效的服务角度而言,各种新药物的作用、移植和植入、人工关节置换以及微创外科的发展,使救治疑难和新型病例成为可能。

临床医学发展呈现新的趋势,对人类生命与健康规律的认识趋向整体,对疾病控制策略的建构趋向系统,临床医学正走向"4P"医学模式:预防性(Preventive)、预测性(Predictive)、个体化(Personalized)和参与性(Participatory)。"4P"医学模式是随着人类基因组计划实施后出现的新医学模式,将为解决长期困扰人类的很多重大疾病,如癌症、糖尿病、神经和精神疾病等的早期诊断、早期治疗开辟新途径。

二、护理学的发展趋势

临床护理学必须与临床医学发展同步,以适应其需要。例如:由于互联网的不断发展,大数据医学的兴起,需要护理专业对信息技术、医学研究、护理研究进行融合,研发出真正能实现覆盖医院、社区及各种诊疗护理机构的医疗护理数据共享的大数据分析平台系统,分享统一的数据标准。护士可以应用"互联网+"相关理论及技术协助及指导患者对慢性疾病的长期科学自我管理,同时也需要防止互联网上相关信息对患者的错误引导。

1.护理教育　近年来,随着人口老龄化、疾病形态及疾病谱的改变、家庭结构的核心性变化,以及民众对医疗保健需求的增加,迫切需要大量本科层次、能独立在各种机构中工作的护士。因此,护理教育将向高层次、多方位的方向发展,形成以高等护理教育为教育的主流,大专、本科、硕士、博士及博士后的护理教育将不断地完善和提高。同时,护理教育体系中将更加重视各层次之间的衔接,其目标是强化学生的护理专业知识及临床技能,兼顾学生的未来发展及潜力的发挥,以培养能符合社会需求的现代化护理人才。

在教学的组织中将更加注意知识、能力、素质的有机结合。根据社会的需求,形成基础宽厚、知识结构合理、能力较强、具有较高综合素质的护理人才培养模式。护理教育的重点将是发展学生提出问题的能力、自学的能力、评论知识和护理文化的能力、自主创新能力及独立分析判断的能力。

2.护理实践　护理实践将以理论为指导,专业性将越来越强,分科将越来越细,对高、新技

术的应用将越来越多。同时,护士的角色也将不断扩大。例如,为了适应社会对护理专业的需求,美国于 1965 年率先开展了独立开业护士(nurse practitioner)教育项目,一般为 2 年的硕士教育或几个月的硕士后教育,然后通过统一执照考试获得执业资格。开业护士的职责是帮助社区各年龄组的个人及其家庭,为他们提供医疗护理信息,指导他们选择正确的生活方式。开业护士能够独立诊断和治疗常见病,在一定范围内具有处方权。

国外目前护士除了承担原有的角色,还根据各个医疗机构的需要设立临床护理专家(clinicalnurse specialist)、高级护理咨询者(advanced nurse counselor)护理治疗专家(nurse therapist)、护理顾问(nurse consultant)、个案管理者(case manager)等角色。我国近年来专科护理不断发展,将逐步尝试探讨开业护士及其他高级护理角色的培养与使用。

在新的医学模式指导下,医疗卫生机构的服务对象不仅包括患病的人,而且包括有潜在健康问题的人及健康人。服务场所不仅局限于医院,还包括社区、家庭、学校、工厂等。目前我国也在大力发展社区医疗卫生工作,随着医疗制度改革的不断深入,社区卫生服务机构也将得到进一步的发展。社区护理作为社区卫生服务的重要组成部分,也将成为我国护理的发展方向。

3.护理管理　世界各发达国家的护理管理模式随着人们健康观念的改变而发生了很大的变化。护理管理的宗旨是以优质的护理服务满足人的生理、心理、社会文化及精神的健康需求,尊重及保护患者的权益,通过护理质量的标准化、质量保证体系及培养高素质的护理人才来实现护理管理目标。目前西方发达国家在护理管理方面采用护理质量标准化管理。其质量控制标准一般由国家统一制定,并每间隔一段时间,根据护理专业的发展情况进行必要的修订。质量标准包含了护理工作的全部内容,是所有的护理单位包括医院、社区护理及家庭保健等单位实施护理质量管理的依据。护理管理全部采用微机化、标准化管理,保证了护理质量标准统一和落实。

在我国,护理管理的科学化程度会越来越高,相关的法律及法规将不断地完善,护理的标准化管理将会逐步取代经验管理。护理质量保障体系的建立及完善将成为护理的重点,而在管理中对人的激励、尊重及促进护士的自我实现将成为管理的重要组成部分。我国将逐步制定及完善护理标准及指南。

4.护理科研　护理理论的研究将进一步深入,研究的重点为对临床问题的解决及对护理现象与本质的哲学性探讨。护理研究的方法也会出现多元化的发展趋势,除传统的定量研究方法外,定性研究及综合研究也将成为护理研究的主要方法。

第二章　医院护理管理发展

护理管理工作是医院管理工作的重要组成部分,是将管理学的科学理论和方法在护理管理实践中应用的过程。我国护理管理目前主要承担的任务是借鉴国内外先进的管理理论、模式和方法,结合我国医疗改革和护理学科发展现状,建立适用于我国的护理管理体系,对护理工作中的人员、技术、设备及信息等进行科学管理,以最终提高护理工作的效率和效果。

随着国外先进护理理论、管理方法的引进,特别是近十年来循证医学的发展,护理管理理论和实践得到了不断发展:从功能制护理、责任制护理向整体护理模式转变和模式病房建设,按岗位胜任力上岗分层次使用,社区护理研究,临床路径的护理应用,循证医学与循证护理的兴起与发展,护理工作质量和绩效评估,护理教育规模的扩大,护理科研的兴起与发展,护理资源特别是护理人力管理等,显示出护理模式由以疾病为中心向以患者和健康为中心的重心转移后带来的积极影响,进一步促进了学科的发展。

第一节　护理管理发展概况

近代护理学创始人佛罗伦斯?南丁格尔是护理管理学、护理教育学的奠基人。她首先提出医院管理需要采用系统化方式、创立护理行政制度、注重护士技术操作训练等。在 1854~1856 年克里米亚战争期间, 她运用科学的管理, 护理质量得到极大提高, 使伤员死亡率从 50% 降到 2.2%,创造了护理管理的奇迹。此后,南丁格尔以满腔的热情和献身、奋斗精神投入了护理事业,她创办了世界上第一所正规的护士学校,系统化地培训护士,发展了以促进舒适与健康为基础的护理理念,撰写的《医院札记》、《护理札记》和 100 多篇论文均被认为是护理教育和医院管理的重要理论基础。

随着医学和管理学的进步,先进的管理思想和管理方法的渗透和引入,护理管理逐渐由经验管理走上科学管理的轨道,得到迅速发展。医院的护理管理组织体系逐渐完善,护理管理人员的职能不断明确,现代管理学的许多先进理论、观点和方法在护理管理实践中得到更加广泛的应用,护理管理的重要性日益得到重视。随着经济的迅速发展,欧美等一些国家对护理管理人员的知识结构也提出了更高的要求,要求护士长不仅具有护理管理学知识,还必须具有工商管理、经济学及财务预算等方面的知识。

我国早期的护理管理始于外国教会医院引进的管理体制及制度。20 世纪 20~30 年代后,医院护理管理组织日趋完善,形成了护理部主任—护士长—护士的管理模式,成立了护理部,下设护理部主任、护理秘书和助理员。随着护理组织的日趋健全,逐渐形成了比较全面而系统的护理管理制度。20 世纪 60 年代形成医疗护理技术操作常规及医院护理技术管理规范,使得制度管理与技术管理有机结合。20 世纪 70 年代末,护理管理组织体系进一步完善,各医院相继恢复了护理部,根据床位数量,形成了"护理部主任—科护士长—护士长"的三级管理和"总护士长—护士长"两级管理的医院护理管理体系。20 世纪 80 年代,原卫生部明确规定护理部的职权范围是负责全院护理工作,承担全院护士的培训、调配、考核、奖惩、晋升等职权,护理部成为独立的医院职能部门。同时,我国护理高等教育恢复并进一步发展,在高等护理教育课程中开设了"护理管理学",护理管理者也在借鉴国外先进的护理理论、管理方法的基础上积极探索适合我国国情的临床护工工作模式以及相应的护理管理模式,护理管理组织体系逐步完善,形成了初步的护理管理理论体系,护理管理逐渐从经验管理转向标准化管理。20 世纪 90 年代国家出台了护士工作条例,使护理管理进入法制化渠道。

1979 年以后我国护理工作得到较快发展,护理管理也步入科学管理的崭新时期。护理科研和护理管理研究成果丰硕。1981 年出版了国内第一部护理管理专著《医院护理管理学》,1982 年国内发表第一篇标题中出现"护理管理"的文章。2001 年《中国护理管理》和《护理管理杂志》相继创刊,标志着护理管理学趋于成熟。

随着现代管理学的发展与进步,护理学与现代管理学不断交叉、融合,护理管理学也得到迅速发展,护理管理者对如何有效地管理各种护理组织资源及服务群体,做了大量实证研究并发表护理管理研究学术论文,出版了许多护理管理专著,有效地促进了我国护理管理学科的建设与发展,护理管理学也逐渐形成了自己的学科体系,护理管理工作逐渐朝现代化、科学化、标准化、制度化和法制化的方向发展。

第二节　护理管理发展趋势

护理工作涉及患者就医的各个环节,在保障医疗质量、促进医患和谐等方面发挥着越来越重要的作用。因此,加强医院护理队伍的科学管理,提高管理效率,促进护理事业发展以适应社会经济发展和人民群众健康服务需求不断提高的要求,是护理管理未来的发展方向。

一、管理队伍专业化

护理管理队伍的专业化水平是决定管理效果的重要因素。"专业化"主要体现在三个方面:

(1)完善的管理体制:在医院护理管理改革中,要培养和建设一支政策水平高、管理能力强、综合素质优的护理管理专业化队伍,以护理管理职能为导向,按照"统一、精简、高效"的原则,建立完善的责权统一、职责明确、精简高效、领导有力的护理管理体制及运行机制;

(2)管理的科学性:为了适应日益变革的护理管理体制和履行多元的护理管理者角色,护理管理者需要从经验型管理转向科学型管理,注重国内外先进理论或模式的学习和应用,创新管理理念,推动多学科知识的交叉以及跨学科的团队合作;

(3)依法依律进行管理:卫生法律法规是医疗护理工作顺利开展、医患双方合法权益的重要保障,护理管理者应进一步增强法制观念,掌握并运用各项法规,健全护理管理制度,在保障患者安全的同时也能够维护护士的合法权益。

二、管理手段信息化

随着信息技术在医疗领域的普及,未来护理管理的重点必然是信息系统的建立以及对大数据的管理和应用。将信息化手段全面应用于临床护理及护理管理工作,能够优化护士的工作流程,保证护理安全,提高工作效率;把计算机技术与科学化管理有机地结合起来,把综合开发利用信息资源与全面实现人财物信息的数字化管理相结合,对提高护理科学化水平和加快护理学科发展具有重要意义。目前,多数医院在护理信息系统的建立和使用上都取得了较大成效,尤其是在护理工作模式转变、护理质量管理、人力资源管理、物资管理、教育培训以及患者安全管理等方面都探索出了各自的特色和经验。未来的护理信息化管理将着重于构建系统化、多功能、广覆盖的数字化信息网络平台。在护理管理方面,建立护理管理信息系统,包括护理质量管理、护理人力资源管理、护理研究、教学管理、考核评价等;在临床工作方面,建立临床护理信息系统,如包含护理电子病历管理、医嘱管理系统、病房信息系统、药品管理、病情观察危机预警、费用管理等的 PDA 移动护士工作站、临床护理记录系统、健康宣教系统等;在患者安全管理方面,运用信息化手段,从身份识别、用药安全、供应室无菌物品信息全流程追踪管理系统、自动包药机等方面保证患者安全。此外,通过信息技术平台还能进一步促进"医院—社区"护理服务信息共享与业务协同。近些年,加强信息安全防护体系建设也将成为护理管理未来的发展重点。

三、管理方式弹性化

弹性化管理是现代管理发展的重要趋势。单一固定的组织系统和管理模式已不再适用于当今日益变化的社会环境,未来的管理体制和模式应趋于灵活且富有弹性。护理管理的弹性化主要表现为:(1)因地制宜的管理模式:随着护理工作范围从医院延伸到社区,从患者扩大至健康人群,护理管理的工作模式和内容也要随之转变;(2)人性化的管理方法:人是弹性管理的核心,现代管理更强调用"柔性"方法,尊重个人的价值和能力,提供个人自我管理和自我提升的空间,充分调动员工的工作积极性。护理管理者应树立以人为本的管理理念,构建多元的护理组织文化,适应不同护士管理的需求,以最大限度地发挥管理效益;(3)弹性化的激励方案:以护士需求及职业发展为导向进一步完善绩效评估体系,建立科学的弹性化激励方案,进一步提高护士的工作积极性和职业满意度。

四、人才培养国际化和精准化

为了适应经济发展及人类活动全球化趋势,国内护理人才培养需要具有国际视野,加强护理领域的国际交流与合作,有助于推动我国护理事业的持续发展。管理者应积极创造条件供有发展潜力的护士出国深造、参与国际会议交流,从而更好地学习和借鉴国外先进的护理理论、临床护理实践和管理技能。随着医学科学技术的飞速发展和新兴边缘学科的不断出现,我国临床医学专业的内部分工也日趋精细,临床护理工作也日益向专科化方向发展,未来的护理人才培养模式将逐渐从通科培养转向以拥有某特定临床专科领域的知识和技能的专科护士培养,以适应护理学科专业化、护理方向精准化的发展趋势。

五、护理人力使用科学化

按照社会主义市场经济体制的要求,通过市场机制来促进护理资源的合理配置和有效利用。管理者要进一步强化护士分层级管理模式,优化人力资源配置,充分、全面发挥各层级护士的能力,全面保障护理安全,提升护理质量。同时,健全以聘用制度和岗位管理制度为主要内容的用人机制,完善岗位设置管理,积极推行公开招聘和竞聘上岗制度,从而促进人才成长发展和合理的人才流动。此外,护理管理者还应建立以服务质量、服务数量和服务对象满意度为核心、以岗位职责和绩效为基础的考核和激励机制,以科学的管理方法促进护士的工作积极性,提高工作效率。

第三章　培训体系的建立

随着医药卫生体制改革的不断深入,公立医院改革逐步由服务模式创新进入体制机制改革阶段,始于优质护理服务的护理改革随之进入岗位管理探索。2018年6月,国家卫生健康委员会办公厅印发《关于促进护理服务业改革与发展的指导意见》,要求以需求为导向,以岗位胜任力为核心,开展临床护士在岗培训。围绕岗位管理,迫切需要建立护理人员岗位培训制度。伴随医学科学的进步、高新技术的运用和疾病谱的改变,护理专业的内涵和外延发生巨大变化,护理人员在急危重症、疑难患者救治以及家庭和社区护理方面发挥越来越重要的作用,这些都需要以规范、系统的岗位培训体系为支撑。

培训体系一般包含7个部分,包括成立培训组织,制定培训方案,选定培训教材,培训考核方式,完善教学管理制度,制定培训手册,建立培训督查机制。

一、成立培训组织

成立青年护士规范化培训管理小组,各科室成立青年护士规范化培训教学组。培训管理小组负责制定青年护士规范化培训相关规章制度及管理办法、培训计划、培训大纲及培训实施方案；师资的管理与培训、青年护士相关资料、信息的收集和发布、考核；规范化培训工作的检查、监督与评估工作等工作。各科室培训教学组负责轮转青年护士的科室日常培训、日常考核工作及出科考核工作等。

二、制定培训方案

各医院根据实际情况、医院的特点和护理人员岗位能力培训要求，参考《新入职护士培训大纲（试行）》，结合推进优质护理服务工作要求，制定青年护士规范化培训方案。

三、确定培训教材

培训教材可选定护士规范化培训系列教材，参考内科护理、外科护理、妇产科护理、儿科护理、基础护理学等本科护理教材。

四、培训考核方式

考核分为培训过程考核与培训结业考核。

五、完善教学管理制度

对教学师资的遴选要求和培训做出明确规定，除了对教学师资有评价考核标准，需制定青年护士培训考核评价表。

六、制定培训手册

手册内容包含培训计划、培训管理制度及细则、培训考核制度及细则。培训手册由护士本人保管，轮转科室护士长或带教老师负责审阅并给予评价，培训管理小组成员不定期进行检查记录完成的情况，培训期结束由护理部统一管理。

七、建立培训督查机制

由青年护士规范化培训指导委员会进行培训工作的督导。按照青年护士规范化培训手册要求对青年护士及带教老师进行评价，总结培训过程中存在的问题；针对青年护士规范化培训手册、培训评价表总结的意见和建议，查找培训过程中存在的问题及薄弱环节。定期开展相关培训及召开教学会议，要求全体护士长及带教老师参加，并针对存在的问题进行反馈及改进，不断提高培训质量。

第四章 培训的目的、意义

第一节 培训目的

随着现代医疗技术不断提高和护理理念的不断更新，人们对护理人员的服务能力、技术水平的要求也不断提高，提升护理人员的知识和技术水平不仅是社会进步的需要，也符合人民大众的健康服务需求。护士队伍的素质与能力，不仅事关医院医疗质量与水平，也关系着医院的生存与发展。努力打造一支综合素质高、业务能力精湛、有强烈责任感和事业心的护理人才队伍，应成为医院的重点工作之一。然而，提高护理队伍整体素质和服务能力的关键在于对护士进行规范化培训。

青年护士是医院未来发展的重要后备力量，他们直接影响护理队伍的整体素质，而且关乎着护理专业的发展。因此加强青年护士培养作为医院护理工作的一项重要工作,尽快提高他们的素质与能力是护理专业发展的需要,是护理队伍建设的需要,也是护士自身的需要。重视青年护士的带教、培养、管理与使用,是建设高水平护理队伍的重中之重、关键所在。因此,对青年护士进行规范化培训,可促进青年护士学习的自觉性,树立终身学习的理念,通过不断的自我完善,以更好地适应护士角色,为职业生涯奠定良好的基础。临床青年护士在职培训是护理专业毕业后教育的重要阶段,是终身教育体系的一部分。规范化培训是青年护士成长的基础,对其进行规范化培训有助于理论知识的更新、职业生涯的完善与发展、医院临床护理能力及竞争力的提升,是保障护理质量和护理安全的重要举措。

2016 年 2 月国家卫生和计划生育委员会颁布的《新入职护士培训大纲(试行)》中提出培训思路,开展新入职护士培训是培养合格临床护士的重要途径。2016 年 11 月国家卫生和计划生育委员会印发的《全国护理事业发展规划(2016—2020 年)》中要求建立"以需求为导向,以岗位胜任力为核心"的护士培训制度,重点加强新入职护士等的培训,切实提高护理专业素质和服务能力,并指出到 2020 年,参考《新入职护士培训大纲(试行)》文件的要求,三级综合医院新入职护士参加培训的比例应达到 90%,其他医疗机构也应当有一定比例的新入职护士参加培训,以提高新入职护士的职业素质和综合服务能力。

为贯彻落实国家卫生和计划生育委员会颁布的《新入职护士培训大纲(试行)》及《全国护理事业发展规划(2016—2020 年)》有关精神,探索青年护士在职培训与管理方法,提高青年护士岗位胜任能力。青年护士在职培训将以岗位需求为导向,以能力培养为目的。通过实施系统、规范的护士毕业后在职培训,提升青年护士临床护理思维和实践能力,促进学校教育与临床护理的有效衔接,将理论与实践相结合,培养临床实践型护理人才,为护理人员的专业化、多渠道、多方向发展奠定基础,继而实现护理学校教育、规范化培训、继续教育及专科护士培养的全职业生涯教育。

第二节　培训意义

青年护士规范化培训是我国卫生技术人员规范化培训的重要构成部分,是促进我国护理事业发展的有效措施,是落实国家新医改政策,夯实卫生服务能力的一项系统化人才建设工程,是提高护理专业技能和专业素质的有效途径,对于提高护士队伍的综合素质和服务能力水平具有重要意义。

一、提高青年护士的专业知识和操作技能

规范化操作是护理质量保证的基础,更是护理安全保证的基础。年轻护士通过规范化培训,在护理专业知识水平和护理操作技能方面得到很大的提高,对临床护理工作的开展有很大的帮助,促进护士理论知识逐步向能力转换,能将理论知识应用到临床实践中,成为实践性护理人才,也为患者提供优质、安全的护理服务提供了有力的保障。

二、提高青年护士的综合素质能力

青年护士普遍存在理论知识不扎实、操作技能不熟练、理论知识与实践结合的能力差的问题;在学习方向方面茫然、手足无措,无法进入到护士工作角色中来。规范化培训可为青年护士指引学习的方向,减轻护士学习过程中的茫然感,使得青年护士适应工作状态,实行角色转变,同时培训应循序渐进,由基本到复杂,把加强基本知识、基本理论、基本技能、作为培训的首要任务。另外,在培训过程中引入应急能力、急救技能、沟通能力等方面的培训,以提高青年护士的综合运用能力和应变能力。随着护理事业的不断发展,对护理人才提出了新的要求,故培训在抓基础、强实践的同时,应注重临床实际工作能力的提高,在培训中需不断完善培训方法,拓展培训内容,开展多层次、多形式的护士规范化培训,为护理队伍培养合格的人才,促进护理队伍的整体发展,促进医院护理工作内涵质量的不断提升。

三、为学科发展打造优秀护理人才队伍

培训中通过不断完善培训方法,拓展培训内容,开展规范化青年护士在职培训,为护理队伍培养合格的人才,促进护理队伍的整体发展,促进医院护理工作内涵质量的不断提升。

第五章　培训管理

第一节　培训方式、方法

一、培训方式

培训采取理论知识培训和临床实践能力培训相结合的方式。

理论知识培训包括基本理论知识课程和专业理论知识课程两部分。基本理论知识课程培训由护理部组织安排,采取全脱产集中授课的形式,涉及内容包括法律法规、规范标准、规章制度、安全管理、护理文书、健康教育、心理护理、沟通技巧、职业素养9方面。专业理论知识课程培训由轮转科室培训教学组负责,根据科室带教计划,每月安排专人负责完成课程培训,涉及内容包括I

转科室临床常见症状的护理评估、常见疾病的护理、常见疾病的健康教育等。

临床实践能力培训包括常见临床护理操作技术培训和科室实践能力培训两部分。常见临床护理操作技术培训将《新入职护士培训大纲(试行)》规定的27项临床护理操作作为培训内容,由培训管理小组统一组织安排,采取集中培训的形式。科室实践能力培训是护士在完成集中的理论知识和操作技术培训后进行,主要的培训方式为专科轮转培训。在科室轮转过程中统一由轮转科室培训教学组负责,各轮转科室需要根据各科室专科特色制订相应的带教计划,实施一对一带教模式,对青年护士进行培训。规范化培训指导委员会负责对科室带教培训计划安排及培训落实情况进行检查、督促和追踪评价。

二、培训方法

培训应采用多模式综合培训,包括课堂讲授、小组讨论、临床查房、操作示教、情景模拟、个案护理等培训方法。

课堂讲授应挑选教学经验丰富的老师对青年护士进行授课,通过讲授的方式对青年护士进行基本理论知识和专科理论知识培训,采用以问题为导向的教学方法(PBL)形式进行,也可采用集中理论授课与理论知识穿插临床实践培训相结合的方式。

小组讨论由临床科室培训小组负责组织实施,人数以8~12人为宜,讨论前制定明确的学

习目标,一般以 1~4 个学习目标为宜,最好能将小组讨论的目标在讨论前(通常 3~7 天)告知,要求青年护士查阅与小组讨论议题相关的资料,针对每个学习目标进行充分有效的讨论,讨论在规定结束时间前 10 分钟结束,最后对讨论进行总结。

临床查房的方式可以多样化,要求以患者为中心,以护理程序为框架,以解决问题为目的,突出对重点内容的深入讨论,并制定解决方案。查房的对象可选择科室常见病、多发病患者。查房前预先告知有关有关人员查房的内容、目的,确定讨论议题,让大家分别查阅资料,收集信息。查房先由查房护士介绍患者病情,然后到病房对患者进行全面查体,了解患者对健康宣教知识的掌握;护士长提出拟定好的讨论议题,大家根据查阅资料分别发表意见,其他人可以补充或发表不同的看法,最后护士长对讨论结果进行归纳总结。

操作示教培训采用"培训老师演示–护理人员练习–培训老师评价"的方式,各科室可成立技能能手组成的操作示范教师团队,对常见临床操作技术和专科护理操作技能进行培训与考核工作。

情景模拟培训是各轮转科室根据培训内容,结合科室的典型病例,设计 4~6 个情景模拟训练主题,将案例中涉及的理论知识、操作技能和突发事件穿插在其中,让护理人员扮演模拟情景中的角色,培训中注重培养护士综合应用知识及技能的能力,要求护士不仅能够对病情及时做出评估、判断,还应为患者提供专业、个体化、舒适的护理,强调了护士在心理、社会、人文、健康教育、领导力、组织、协调、沟通、医护患配合的训练,具有良好的临床思维、评判能力。最后先由青年护士进行自我点评和相互点评,再由总带教老师进行最后的点评并分析错误观点形成的原因,以培养青年护士分析案例、解决问题的能力。

个案护理是轮转科室带教老师首先应指导青年护士复习本科常见疾病的理论知识、熟悉专科操作流程,掌握个案护理的方法及要求,然后协助青年护士选取 1~2 个专科疾病患者为个案对象,按照护理程序的步骤追踪该患者从入院至出院的全程治疗及护理,对患者的护理工作进行全面的了解及落实。在出科前整理个案护理过程的全部资料,完成个案护理,带教老师对青年护士上交的个案护理进行审阅后并给予反馈评价意见。

三、培训安排

青年护士在职培训时间为 24 个月,包括基础培训和专业培训两部分。培训期间医院可根据实际情况安排护士到内科系统、外科系统、急诊科、重症监护病房、妇产科、儿科、手术室、肿瘤科等科室实践。其中内科、外科系统各轮转 6 个月,任选 1~2 个专科,每个专科培训 3~6 个月。急诊、重症监护病房轮转 6 个月,其他科室轮转 6 个月。医院可根据医院实际,进行具体安排。

轮转期间护士出科前科室要对其进行考核,合格者方可轮转下一个科室,不合格者需要重新轮转。

(一)基础培训

基础课程培训包括基本理论知识和常见操作技术培训,培训时间为 2 周~1 个月。

(二)专业培训

专业培训指各专科轮转培训,培训时间为 24 个月(具体培训时间分配见附件 1)。

第二节 考核评价

培训考核包括培训过程考核与培训结业考核两部分。护士需认真填写《青年护士规范化培训手册》，作为培训和考核的重要依据。护理部和各轮转科室应根据规范化培训考核细则，合理安排考核工作。

一、培训过程考核

培训过程考核是对培训对象在接受规范化培训过程中各种表现的综合考评。考核内容主要包括医德医风、职业素养、人文关怀、沟通技巧、理论学习和临床实践能力的日常表现，基础培训结束后和专业培训的各专科轮转结束后的考核等。

基础培训结束后考核由护理部统一组织实施，考核内容包括基本理论知识和常见临床操作技术。基本理论知识考核采用闭卷考试的形式，常见操作技能考核从规定的 27 项临床护理操作中选择进行考核，考核可使用单项考核，情景模拟等形式进行考核。

专业培训的各专科轮转结束后考核主要由各轮转科室培训教学组组织实施，根据培训考核细则对青年护士各方面表现进行综合考评，考核结果分为优秀（≥90 分）、良好（70~89 分）、合格（60~69 分）、不合格（<60 分）4 个等级。医德医风、职业素养、人文关怀、沟通技巧的考核主要通过青年护士平时在轮转科室的表现由护士长和带教老师进行评价。理论知识的学习考核通过平时提问、查看青年护士培训手册及学习笔记、出科理论考试成绩等方式进行评价。临床实践能力考核内容包括医嘱执行情况、对患者病情及一般情况了解情况、病情观察能力、个案护理能力、常见临床护理操作技能及专科护理技能等方面，可采用以标准化患者或个案护理的形式，选择科室临床常见疾病对青年护士进行情景模拟或床边技能考核，要求培训人员对案例进行分析、专科评估、护理计划、护理实施、健康教育。

二、培训结业考核

培训结业考核是对培训对象在培训结束后实施的专业考核，包括理论知识考核、临床实践能力考核。基础培训结束后和专业培训的各专科轮转结束后的考核合格是参加培训结业考核的前提条件，由护理部统一组织实施。

(一)理论知识考核内容

包括法律法规、规范标准、规章制度、安全管理、护理文书、健康教育、心理护理、沟通技巧、医学人文、职业素养等基本理论知识和内、外、妇、儿、急诊、重症、手术等专业理论知识。

(二)临床实践能力考核内容

以标准化患者或个案护理的形式，抽取临床常见病种的 3 份病例（内科系统、外科系统及其他科室各 1 例）。根据患者的病情及一般情况，要求护士对患者进行专业评估，提出主要的护理问题，从病情观察、协助治疗、心理护理、人文沟通及教育等方面提出有针对性的护理措施，并评估护理措施的有效性，考核其中 2 项常见临床护理操作技术以及现场提问。

附件1

青年护士理论与实践能力培训时间分配表

项 目	内 容		时 间	要 求
基础培训(基本理论知识及常见临床护理操作技术培训)	基本理论知识	法律法规	2 周~1 个月	医院可根据实际,进行具体安排。
		规范标准		
		规章制度		
		安全管理		
		护理文书		
		健康教育		
		心理护理		
		沟通技巧		
		职业素养		
	常用临床护理操作规范			
专业培训(专业理论与实践能力培训)	内科系统	心血管内科	6 个月	任选 1~2 个专科,每个专科培训 3~6 个月。
		呼吸内科		
		消化内科		
		血液内科		
		肾脏内科		
		内分泌科		
		风湿免疫科		
		感染科		
		神经内科		
	外科系统	普外科	6 个月	任选 1~2 个专科,每个专科培训 3~6 个月。
		骨科		
		泌尿外科		
		胸外科		
		心外科		
		血管外科		
		神经外科		
	急诊科、重症监护病房		6 个月	医院可根据实际,进行具体安排。
	妇产科、儿科、手术室、肿瘤科等其他科室		6 个月	医院可根据实际,进行具体安排。

第二篇 基本理论知识

第一章 法律、法规

一、护士条例

二、侵权责任法

三、医疗事故处理条例

四、传染病防治法

五、医疗废物管理条例

六、医院感染管理办法

七、医疗机构临床用血管理办法

八、医疗质量管理办法

第二章 规范标准

一、临床护理实践指南

二、静脉治疗护理技术规范

三、分级护理标准

四、临床输血技术规范

请扫描下面的二维码阅读相关的法律法规和规范标准。

法律法规和规范标准

第三章　规章制度

一、患者入出院护理制度

二、查对制度

三、分级护理制度

四、医嘱执行制度

五、交接班制度

六、危重患者管理制度

七、其他制度

第四章　安全管理

一、患者安全目标(2017版)

二、患者风险管理

三、护理风险应急预案

四、护患纠纷预防与处理

五、护理不良事件预防与处理

请扫描下面二维码,阅读本篇第三章规章制度和第四章安全管理。

规章制度和安全管理

第五章 护理文书

一、护理文书的组成

主要包括体温单、医嘱单、手术用物清点记录单、护理记录单、入院护理评估单、患者 Barthel 指数自理能力评分表、血糖监测单及血液透析治疗记录单等,在患者出院后归。推荐使用患者导管意外危险因素评估单、患者跌倒坠床危险因素评估单、压力性损伤发生危险因素量化评估表等,医疗机构酌情归档。

二、基本要求

(1)护理文书是病历资料的组成部分,书写应当客观、真实、准确、及时、规范。内容应与其他病历资料有机结合,避免重复和矛盾。使用蓝黑墨水或碳素墨水。

(2)使用中文、通用的外文缩写和医学术语。无正式中文译名的症状、体征、疾病名称等可以使用外文。使用规定的点、线、圈。

(3)内容简明扼要,重点突出,表述准确,不主观臆断;文字工整,字迹清晰,表述准确,语句通顺,标点符号正确,书写者签全名。电子护理记录应按要求进行手工加签及电子加签。

(4)书写过程中出现错字时,用原色双横线划在错字上,需修改的文字当时在双横线右侧连续书写,保留原记录清楚、可辨,之后修改的用红笔在双横线上方书写,并注明修改时间及签名。不得采用刮、粘、涂等方法掩盖或去除原来的字迹。

(5)实习生或试用期护理人员书写的护理文件,须经本医疗机构已执业注册的护理人员审阅修改,用红笔加签全名并注明日期;进修护士由接受进修的医疗机构核定其执业资格后方可书写。

三、书写内容

(一)体温单

体温单为表格式,7 天为一页,用于绘制患者体温、脉搏、呼吸的曲线,记录患者的生命体征及有关情况,内容包括患者姓名、科别、床号、入院日期、住院病案号(或病案号)、日期、住院、手术、分娩后天数;入院、出院、手术、分娩、死亡、转科、转院、体温、脉搏、呼吸、血压、出入量、大便次数、体重、页码等。分为楣栏、一般项目栏、生命体征绘制栏、特殊项目栏。填写说明如下:

1.楣栏、一般项目栏、特殊项目栏 均使用蓝黑墨水、碳素墨水书写;药敏试验结果阳性和脉搏绘制用红笔;数字除特殊说明外,均使用阿拉伯数字表述,不书写计量单位。

2.楣栏项目 包括姓名、科别、床号、入院日期、住院病案号,均使用正楷字体书写。

3.一般项目栏 包括日期、住院、手术、分娩后天数等。

(1)日期:住院日期首页第 1 日及跨年度第 1 日需填写年–月–日(如:2010–03–26)。每页体温单的第 1 日及跨月的第 1 日需填写月–日(如 03–26),其余只填写日期,在一页中遇到新的月份需填写月–日。

(2)住院天数:自入院当日开始计数,直至出院。

(3)××后天数:自手术(分娩)次日开始计数,手术(分娩)当日为"0",次日为手术(分娩)后第一天,连续书写 10 天,若在 10 天内进行第 2 次手术,则在"×× 后日数"栏内填写 0/2,依此类推。

(4)体温、脉搏、呼吸描记栏:包括体温、脉搏及呼吸描记。

1)体温：

①40~42℃之间的记录：应当用黑色笔在 40~42℃ 之间纵向填写患者入院、转入、手术、分娩、出院、转院、死亡等。除入院写具体时间，精确到分钟外，其余书写项目即可。如以上项目时间重叠，则先填写发生时间早的项目，然后在邻近相应时间格内填写其他项目内容。

②体温符号：口温以蓝"●"表示，腋温以蓝""表示，肛温以蓝"⊙"表示。

③每小格为 0.2℃，按实际测量度数，用蓝色笔绘制于体温单 35~42℃ 之间，相邻温度用蓝线相连。

④体温不升时，可将"不升"二字写在 35℃ 线以下。

⑤物理降温 30 分钟后测量的体温，无论降低或升高，以红圈"○"表示，划在物理降温前温度的同一纵格内，以红虚线与降温前温度相连；体温未变者，则在原体温记录标记处加一小红圈。

⑥新入院、手术（分娩）患者每天测体温两次（6am、2pm），连续三天；一般患者每天 2 pm 测体温、脉搏、呼吸一次；发热患者每天测体温三次，至平稳三天。

⑦常规时间测体温后，突然发热的在相应栏内以蓝笔圆圈表示，并以蓝虚线与上次体温相连，但不连接下次体温。

⑧患者因外出进行诊疗活动等原因未测常规体温的，应交下一班护士补测并记录。当日未补测体温，应据实在 35℃ 以下纵向注明"外出"等，之间不连线。

2)脉搏：

①脉搏符号：以红点"●"表示，每小格为 2 次/分，相邻的脉搏以红实线相连。当出现脉搏短绌时，心率用红"○"表示，两次心率之间用红实线相连，短绌脉的脉搏和心率之间用红斜实线相连。脉搏超过 150 次/分，用红笔以数字纵向记录在相应时间格内。

②脉搏与体温重叠时，先划体温符号，再用红色笔在体温符号外划"○"。

3)呼吸：

①所测的呼吸以蓝"○"表示，相邻呼吸以蓝线相连。

②使用呼吸机患者的呼吸以 R 表示，在体温单相应时间内呼吸 30 次横线下顶格用蓝笔画 R。

③呼吸大于 50 次/分，或小于 10 次/分，用蓝笔纵向填相应数字，之间不连线。

呼吸与脉搏重叠时，呼吸圈在脉搏外。

(5)特殊项目栏包括：血压、入量、出量、大便、体重、药敏等需观察和记录的内容。

1)血压：

①记录频次：新入院患者当日应测量并记录血压，根据患者病情及医嘱测量并记录，如为下肢血压应当标注"L"。需每日 2 次以上测血压的，在护理记录单上记录。

②记录方式：收缩压/舒张压(130/80)。

③单位：毫米汞柱(mmHg)。

2)入量：

①记录频次：应当将 24 小时总入量记录在相应日期栏内，每 24 小时填写 1 次。

②单位：毫升(ml)。

3)出量：

①记录频次：应当将 24 小时总出量记录在相应日期栏内，每 24 小时填写 1 次。

②单位:毫升(ml)。

4)大便:

①记录频次:应当将前 1 日 24 小时大便次数记录在相应日期栏内,每 24 小时填写 1 次。

②特殊情况:患者无大便,以"0"表示;灌肠后大便以"E"表示,分子记录大便次数,例:1/E 表示灌肠后大便 1 次;0/E 表示灌肠后无排便;11/E 表示自行排便 1 次及灌肠后排便 1 次; "※"表示大便失禁,"☆"表示人工肛门。

③单位:次/日。

5)体重:

①记录频次:新入院患者当日应当测量体重并记录,根据患者病情及医嘱测量并记录。

②特殊情况:如因病情限制或特殊原因不能测量者,在体重栏内可填上"卧床"、"平车"、"轮椅"等。

③单位:公斤(kg)。

6)空格栏:可作为需观察增加内容和项目,如药敏、皮肤、管路记录情况等。使用 HIS 系统等医院,可在系统中建立可供选择项,在相应空格栏中予以体现。

(二)医嘱单

医嘱是指医师在医疗活动中下达的医学指令。由医师书写,护士按医嘱种类分别执行签字。包括长期医嘱单、临时医嘱单。

(1)长期医嘱单:

1)内容包括患者姓名、科别、床号、住院病案号(或病案号)、开始日期和时间、长期医嘱内容、停止日期和时间、医师签名、护士签名、页码。其中,由医师填写开始日期和时间、长期医嘱内容、停止日期和时间并签名。

2)护士分别将治疗、护理、用药等转抄到注射单、服药单、治疗单上并签名。使用电子病历,可直接打印并签名。

3)护士每天执行长期医嘱的给药单、输液单、治疗单等,由执行护士签名,不归入病历,保存半年。

(2)临时医嘱单:内容包括患者姓名、科别、床号、住院病案号(或病案号)、日期和时间、临时医嘱内容、医师签名、执行者签名、执行时间、页码。其中,由医师填写医嘱时间、临时医嘱内容并签名;由临时医嘱执行者填写执行时间并签名。

(3)护士处理医嘱做到先急后缓。因特殊原因未能执行的医嘱要立即报告医师。

(4)在处理迁床、转科医嘱时,应更改使用中体温单和其他护理记录中的床号、科别,做好交班。

(5)因抢救急危患者,护士执行了口头医嘱的,在抢救结束后,提醒医师按规定时间、方法据实补记,护士按规定签字。

(三)手术用物清点记录单

内容包括患者科别、床号、姓名、性别、年龄、住院病案号(或病案号)、手术日期、手术名称、术中所用各种器械和敷料数量的清点核对、手术器械护士和巡回护士签名等。手术清点记录应当在手术结束后即时完成,由手术器械护士或手术医师和巡回护士签名。

(1)表格内的器械、敷料等清点数必须用数字说明,不得用"√"表示。清点数目必须清晰,不得漏项,不得采用刮、粘、涂等方法涂改。不能涵盖的重要内容记录在"备注"栏内。不能涵盖的手术器械,医院可根据实际设定器械名称。

(2)手术器械、敷料应在手术开始前、手术结束关闭体腔及皮肤缝合前、后分别清点核对一次,由巡回护士据实用阿拉伯数字填写在相应栏内,每一栏均顶格填写。

(3)手术中多次追加的器械、敷料数用阿拉伯数字以"+"号相连;清点核对由巡回护士和手术器械护士或手术医师各自签名。未使用的手术器械划"/"。

(4)手术结束未缝合体腔或皮肤前,发现器械、敷料数量与实际使用量不符,护士应及时告知手术医师共同查找,查找结果应记录在备注栏内,参加查找的医师、护士各自签名。

(5)眼、五官、体表浅手术和一些不可能遗留器械在内的手术,器械不清点,但手术中所用的针线、脑棉、敷料等物品必须核对清点,据实记录。记录中的器械名称,可根据专科特点列入。

(6)"备注与内植入物条形码粘贴处"包括条形码粘贴与其他需要说明的事项,如无粘贴胶带,应该将植入的产品名称、型号、批号号码、厂家等详细内容转抄在该栏内,以便核查。

(四)护理记录单

内容包括患者科别、姓名、床号、住院病案号(或病案号)、记录日期和时间,根据专科特点需要观察、监测的项目以及采取的治疗和护理措施、护士签名、页码等。护理记录应当根据相应专科的护理特点设计并书写,以简化、实用为原则。

1.适用范围　病重、病危患者;病情发生变化、需要监护的患者。

2.楣栏部分　包括科别、姓名、床号、住院病案号。

3.填写内容

(1)意识。根据患者实际意识状态选择填写:清醒、嗜睡、意识模糊、谵妄、昏睡、昏迷状态等。

(2)瞳孔。记录大小及反应。

(3)体温(℃)、脉搏(次/分)、呼吸(次/分)、血压(mmHg),直接在相应栏内填入测得数值,不需要填写数据单位。

(4)血氧饱和度。根据实际填写数值。

(5)吸氧。单位为升/分(L/min),可根据实际情况在相应栏内填入数值,不需要填写数据单位,并记录吸氧方式,如鼻导管、面罩等。

(6)出入量:

1)入量。单位为毫升(ml),入量项目包括:使用静脉输注的各种药物、口服的各种食物和饮料以及经鼻胃管、肠管输注的营养液等。

2)出量。单位为毫升(ml),出量项目包括:尿、便、呕吐物、引流物、渗出物、穿刺液、引流液等,需要时写明颜色、性状。

3)24小时总结时,仍在输液的,计算入量时应减去未输入的部分,并在总入量后面注明"余液××ml";交班者已清空本班引流瓶(袋)的,及时记录,避免统计量的误差。

4)每日记录12小时小结,24小时总结,统一用蓝黑笔书写。统计时间不足24小时的,按实际时间数记录,如"10小时总入量××ml"。

(7)皮肤情况。根据患者皮肤出现的异常情况选择填写,如压力性损伤、出血点、破损、水肿等。

(8)病情观察及措施:

1)简要记录护士观察患者病情的动态变化情况,以及根据医嘱或者患者病情变化采取的措施。

2)因抢救急危重患者未能及时书写护理记录的,护士可在抢救结束后 6 小时内据实补记,在"病情观察及措施"栏内顶格书写,书写前注明"抢救补记";记录时间写补记的实际时间,具体到分钟。

(五)入院护理评估单

(1)凡入院患者均应建立"入院护理评估单",内容包括患者姓名、科别、住院病案号(病案号)、床号、页码、记录日期和时间、病情观察情况、护理措施和效果、护士签名等。

(2)患者入院后 24 小时内由责任护士或责任组长完成,符合哪项在相应栏内打"√",数字用阿拉伯数字填写,需使用文字记录时,内容简明扼要,重点突出,表述准确,不主观臆断。

(六)Barthel 指数自理能力评分表

(1)采用 Barthel 指数评定量表对日常生活活动进行评定,根据 Barthel 指数总分,确定自理能力等级。

(2)对进食、洗澡、修饰、穿衣、控制大便、控制小便、如厕、床椅转移、平地行走、上下楼梯 10 个项目进行评定,将各项得分相加即为总分。根据总分,将自理能力分为重度依赖、中度依赖、轻度依赖和无须依赖四个等级。

(3)分级标准:重度依赖≤40 分,全部需要他人照护;中度依赖 41~60 分,大部分需他人照护;轻度依赖 61~99 分,少部分需他人照护;无须依赖 100 分,无须他人照护。

(4)评估时间:入院时、手术日、病情变化时、出院前。

(5)患者住院期间,医护人员应根据患者病情和(或)自理能力进行评定而确定护理级别。

(七)血糖监测记录单

按医嘱观察患者血糖变化,将所测患者血糖值记录之中,单位 mmol/L,如有特殊情况记录在备注当中。

(八)血液透析治疗记录单

(1)凡实施血液透析的患者使用血液透析治疗记录单,由医生、护士共同书写。透析前情况和透析后情况由医生填写并签名,治疗记录由护士填写并签名。

(2)内容说明:

1)治疗时间及血流量:指本次血液透析治疗所用的时间、血液流量情况。

2)干体重:患者清醒、安静状态下、无任何不舒适的时体重。

3)治疗模式:指透析治疗的模式。

4)透析(滤)器及透析机:透析器及透析机的型号。

5)透析液成分:指透析液中的各种重要的离子物质。

6)肝素/ 低分子肝素:透析中的肝素种类及用量。

7)静脉压:透析中的静脉压力。

8)置换液速度:透析中置换液的速度。

(九)患者导管意外危险因素评估单

(1)根据评估项目及病情进行评估,在相应栏内打钩。

(2)评估范围:①认知异常;②视觉异常;③精神躁动躁狂、抑郁焦虑;④需人或物协助;⑤使用特殊药物。

(3)评估内容包括置管时间、类型、部位、固定、通畅、局部情况等;其中类型、固定、通畅以打"√"表述;部位、局部情况在备注栏简单文字表述。

(4)据病情随时评估,发生意外滑脱及时上报。

(十)患者跌倒、坠床危险因素评估单

(1)根据评估项目及病情进行评估,在相应的栏中打钩。

(2)评估范围:①视觉障碍患者;②意识改变患者;③药物过量或中毒患者;④全麻恢复期患者;⑤躯体/肢体移动障碍患者;⑥老年患者及婴幼儿;⑦其他需要重点观察的患者。

(3)适应评估范围的患者应有明显防跌倒标识,据病情使用床栏。

(4)根据病情随时评估患者认知行为、感觉能力、行动能力、特殊用药、监护状况、床栏使用、防跌倒标识、约束状况等。

(十一)压力性损伤发生危险因素量化评估表

(1)评估发生压力性损伤的危险因素,包括患者病情、意识状态、营养状况、肢体活动能力、自理能力、排泄情况及合作程度等。

(2)按照量表内容进行评估,根据患者实际情况在相应分值栏内划"√"。

(3)根据患者评分结果采取相应护理措施,履行告知义务。

(4)根据病情变化及时、动态评估患者意识、活动能力及合作程度、患者营养及皮肤状况,有无大小便失禁。

第六章 护理健康教育

一、定义

二、基本原则

三、方法

四、内容

第七章 心理护理

一、患者常见的心理问题识别及干预措施

二、不同年龄阶段患者及特殊患者的心理护理

三、护士的角色适应、护士的工作应激和心理保健

四、护理不良事件预防与处理

请扫描下面二维码,阅读本篇第六章护理健康教育和第七章心理护理。

护理健康教育与心理护理

第八章　　沟通技巧

一、沟通
二、医患沟通
三、医护沟通

第九章　　职业素养

一、医学伦理
二、医学人文
三、医德医风
四、职业道德
五、职业精神
六、职业礼仪

请扫描下面二维码,阅读本篇第八章沟通技巧、第九章职业素养。

沟通技巧与职业素养

第三篇　专业理论及实践能力

第一章　内科护理

第一节　概述

内科护理学是临床护理学科的重要组成部分,是研究如何从现代护理观点出发,对内科患者进行整体护理的专业课程。本章内容包括心内科、呼吸内科、消化内科、神经内科、传染科、风湿免疫科等常见病的病因、病理、临床表现、诊断方法、治疗原则、患者护理、健康指导等,全面系统地介绍内科护理学的基本理论、基本知识和基本技能,使学生掌握内科系统疾病的知识,并运用上述有关知识,以整体的人为中心,以护理程序为框架促进患者健康。

第二节　心血管系统疾病患者的护理

一、原发性高血压

高血压(hypertension)是一种以动脉血压持续升高为主要特征的心血管综合征,可分为原发性高血压和继发性高血压,前者病因不明(通常简称为高血压),后者是由某些确定的疾病或病因引起的血压升高。

(一)病因

(1)遗传因素。

(2)环境因素:饮食、精神应激、吸烟。

(3)其他因素:体重、服避孕药、阻塞性呼吸睡眠暂停综合征等。

(二)临床表现

1.症状　常见症状有头痛、头晕、颈项板紧、疲劳、心悸等,在紧张或者劳累后加重。

2.体征　体格检查心脏听诊时可有主动脉瓣区第二心音亢进、收缩期杂音或收缩早期喀喇音。少数患者在颈部或腹部可听到血管杂音。

3.并发症　高血压危象、高血压脑病、脑血管病、心力衰竭、慢性肾衰竭、主动脉夹层、冠心病等。

(三)处理原则

1.改善生活行为　适用于各级高血压患者,包括使用降压药物治疗的患者。

(1)减轻体重。

(2)限制钠盐摄入。

(3)补充钙和钾盐。

(4)减少食物中饱和脂肪酸的含量和脂肪总量。

(5)戒烟、限制饮酒。

(6)适当运动。

(7)减少精神压力,保持心理平衡。

2.降压药物治疗 目前常用降压药物可以归纳为 5 大类,即利尿剂、β 受体阻滞剂、钙通道阻滞剂(CCB)、血管紧张素转换酶抑制剂(ACEI)和血管紧张素 Ⅱ 受体阻滞剂(ARB)。

(四)护理评估

1.健康史

(1)一般情况:包括年龄、性别、婚姻、职业、饮食、生活习惯、性格特征、体重。

(2)既往史:有无其他伴随疾病,如糖尿病、冠心病、高胆固醇血症、脑血管疾病等;有无传染病史;有无药物过敏;有无吸烟、酗酒。

(3)家族史:了解家族中有无高血压和脑血管疾病患者。

(4)服药史:是否服用降压药及服药后的效果和不良反应;是否服用可能引起血压升高的药物。

2.身体状况

(1)血压情况:以前有关血压的记录,包括发病年龄、最高血压值和服药后血压的变化。应测量双臂血压,排除外在因素对血压测量的干扰。

(2)临床表现:患者有无头痛、头晕、疲劳、心悸等表现;听诊有无主动脉瓣区第二心音亢进、收缩期杂音或收缩早期喀喇音、颈部或腹部血管杂音;靶器官损害的体征。

(3)辅助检查:目的在于发现高血压时靶器官受累的情况和寻找继发性高血压的证据。包括:尿液分析、血生化、超声心动图、心电图、眼底检查、胸部 X 线等。

(4)心理-社会状况:了解患者对疾病康复的认知程度和情绪状态;了解患者的社会支持情况。

(五)护理措施

1.一般护理 合理安排休息与活动,运动强度、时间和频度,以不出现不适反应为度,根据患者年龄和血压水平选择适宜的运动方式,可选择步行、慢跑等。

2.饮食护理 戒烟限酒,控制体重、改善膳食结构,控制总热量摄入、减少钠盐的摄入、多食绿色蔬菜、水果、豆类食物,多食油菜、芹菜、蘑菇、木耳等含钙较高的食物。减少脂肪的摄入,补充适量蛋白质,如鱼类、蛋类。增加粗纤维食物的摄入,预防便秘。

3.用药护理 遵医嘱使用降压药物治疗,监测血压变化以判断疗效并密切观察不良反应。

4.心理护理 保持良好的身心状态,从事有兴趣的娱乐活动,以放松身心,减少压力,使身心得到良好休息。

(六)健康指导

1.疾病知识指导 让患者了解病情,包括高血压分级、危险因素、危害,了解控制血压及终生治疗的必要性。让患者了解改变生活方式的重要性,并付诸实践和长期坚持。

2.生活方式指导 指导患者养成规律、健康的生活习惯,合理安排运动及休息,保证充足的睡眠。可制定适度的运动计划,如散步、打太极拳等。保持情绪稳定,多吃水果、蔬菜、豆类、牛奶等富含纤维素和蛋白质的食物,避免咖啡、浓茶等刺激性饮料。指导患者合理膳食,限制钠盐摄入,每日盐的摄入量应低于 6g。减少脂肪摄入,鼓励患者多食水果、蔬菜。积极预防和控制高血压的危险因素,减轻体重、适当控制食量和总热量,应戒烟戒酒。

3.用药指导　坚持定时定量服用降压药,使患者了解药物的作用和不良反应及药物使用的注意事项。强调长期药物治疗的重要性和不得擅自突然停药。

4.家庭血压监测指导　教会患者和家属正确测量血压。当出现血压突然升高、心悸、胸痛、剧烈头痛等现象时应立即就医。

5.心理指导　应采取各种措施缓解患者的精神压力,纠正和治疗病态心理。

6.其他　定期随访。

二、冠状动脉粥样硬化性心脏病

冠状动脉粥样硬化性心脏病是(coronary atherosclerotic heart disease)冠状动脉粥样硬化使血管腔狭窄、阻塞和(或)因冠状动脉功能性改变(痉挛)导致心肌缺血缺氧或坏死而引起的心脏病,简称为"冠心病"。临床分为5型:无症状性心肌缺血、心绞痛、心肌梗死、缺血性心肌病、猝死。

(一)病因

(1)年龄、性别:多见于40岁以上人群男性。

(2)血脂异常。

(3)高血压。

(4)吸烟。

(5)糖尿病和耐糖量异常。

(6)其他:肥胖;缺少体力活动,工作紧张压力大的脑力工作者;高热量、高胆固醇、高糖和盐食物者;A型性格者;遗传因素等。

(二)临床表现

1.症状

(1)典型胸痛:突感心前区疼痛,多为发作性绞痛或压榨痛,也可为憋闷感。疼痛从胸骨后或心前区开始,向上放射至左肩、臂,甚至小指和无名指,休息或含服硝酸甘油可缓解。胸痛放射的部位也可涉及颈部、下颌、牙齿、腹部等。

(2)一部分患者的症状并不典型,仅仅表现为心前区不适、心悸或乏力,或以胃肠道症状为主。某些患者可能没有疼痛,如老年人和糖尿病患者。

(3)约有1/3的患者首次发作冠心病表现为猝死。

(4)其他可伴有全身症状,如发热、出汗、惊恐、恶心、呕吐等。

2.体征　患者发生胸痛时可出现心音减弱、心包摩擦音。并发室间隔穿孔、乳头肌功能不全者,可于相应部位听到杂音。心律失常时听诊心律不规则。

(三)处理原则

1.生活习惯改变　戒烟限酒,低脂低盐饮食,适当体育锻炼,控制体重等。

2.药物治疗　抗血栓(抗血小板、抗凝),减轻心肌氧耗(β受体阻滞剂),缓解心绞痛(硝酸酯类),调脂稳定斑块(他汀类调脂药)。

3.血运重建治疗　包括介入治疗(血管内球囊扩张成形术和支架植入术)和外科冠状动脉旁路移植术。

(四)护理评估

1.健康史

(1)一般情况:包括年龄、性别、婚姻、职业、饮食、生活习惯、性格特征、药物使用情况。

(2)既往史:有无高血压、糖尿病、高胆固醇血症,有无吸烟、体重超重、缺乏运动、精神压力、过量饮酒等。

(3)家族史:了解家族中有无冠心病患者。

2.身体状况

(1)胸痛:发作时部位、性质、诱因、持续时间、缓解方式、伴随症状。

(2)生命体征:体温、脉搏、呼吸、血压、意识,末梢循环情况等。评估这些表现在患者接受治疗护理(药物、溶栓、PCI、手术等)后的变化。

(3)辅助检查:了解患者各项检查的结果,包括心电图、心肌标志物、实验室检查、B超、影像检查、动态血压及动态心电图结果等。

(4)术中情况:了解患者麻醉方式、手术方式;术中生命体征、病情变化等。

(5)术后情况:评估患者术后生命体征;穿刺部位有无渗血、血肿等不适;术肢局部皮肤颜色和感觉、动脉搏动情况是否良好。

(6)心理-社会状况:了解患者心理变化状况、对疾病康复知识的认知程度及情绪状态,了解患者的社会支持水平。

(五)护理措施

1.一般护理　给予低盐、低脂、高维生素和易消化饮食,保持排便畅通。疼痛发作时应立即停止正在进行的活动,不稳定型心绞痛患者,应卧床休息,必要时吸氧。

2.用药护理　遵医嘱给药,如硝酸甘油 0.3~0.6mg 或硝酸异山梨酯 5~10mg 舌下含化,观察药物治疗效果及不良反应。

3.心理护理　专人守护患者,给予心理安慰,增加安全感。指导患者采取放松技术,缓解焦虑和恐惧。

(六)健康指导

1.疾病知识指导　指导患者合理膳食,戒烟限酒,适量运动,保持心理平衡。

2.避免诱发因素　尽量避免过劳、情绪激动、饱餐、用力排便、寒冷刺激等诱因。

3.病情监测指导　警惕心肌梗死,当胸痛发作时,立即给予硝酸甘油舌下含服。连续服用 3 次仍不能缓解,或心绞痛发作比以往频繁、程度加重、时间延长,应立即就医。定期复查心电图、血压、血糖、血脂、肝功能等。

4.用药指导　指导患者遵医嘱用药,不得擅自加量、减量或停药,自我监测药物的不良反应。外出时随身携带硝酸酯类药物以备发作时急用。

三、心力衰竭

心力衰竭简称(heart failure)心衰,是由于任何心脏结构或功能性异常导致心室充盈和(或)射血能力受损而引起的一组临床综合征,其主要临床表现是呼吸困难、乏力和液体潴留,根据心衰发生的时间、速度、严重程度可分为急性心力衰竭和慢性心力衰竭。

急性心力衰竭(acute heart failure)是指心衰症状和体征急性发作或急性加重的一种临床综合征。可表现为心脏急性病变导致的新发心衰或慢性心衰急性失代偿。临床上以急性左心衰较为常见,多表现为急性肺水肿或心源性休克。

(一)病因

(1)慢性心衰急性加重。

(2)急性心肌坏死和(或)损伤,如广泛 AMI、重症心肌炎。

(3)急性血流动力学障碍。

(二)临床表现

突发严重呼吸困难,呼吸频率可达 30~50 次/分钟,端坐呼吸、频繁咳嗽,咯出大量粉红色泡沫样血痰,有窒息感而极度烦躁不安,并有恐惧感。面色灰白或发绀,大汗,皮肤湿冷,尿量显著减少。听诊两肺布满湿啰音和哮鸣音,心率快,心尖部可闻及舒张期奔马律,肺动脉瓣第二心音亢进。

(三)处理原则

1.一般处理

(1)体位:立即协助患者取坐位,双腿下垂以减少静脉回流,减轻心脏负荷。

(2)氧疗:适用于有低氧血症患者,应通过氧疗将血氧饱和度维持在≥95%。首先应保证有开放的气道,立即给予鼻导管给氧。根据血气分析结果调整氧流量;面罩给氧适用于伴呼吸性碱中毒者。病情严重者应采用面罩呼吸机持续加压或双水平气道正压给氧。

(3)出入量管理:每天摄入液体量一般宜在 1500ml 以内,不超过 2000ml。

(4)病情监测:严密监测血压、呼吸、血氧饱和度、心率、心电图,检查血电解质、血气分析等。观察患者意识、精神状态、皮肤颜色、温度及出汗情况,肺部啰音或哮鸣音变化。记录出入量。

(5)心理护理:使患者产生信任感和安全感。

2.紧急处理 迅速开放两条静脉通道,遵医嘱正确使用药物,观察疗效与不良反应

(1)吗啡:吗啡 3~5mg 静注可使患者镇静,减少躁动,同时扩张小血管而减轻心脏负荷。

(2)利尿剂:呋塞米 20~40mg 静注,4 小时后可重复 1 次。可迅速利尿,有效降低心脏前负荷。

(3)血管扩张剂:常通过静脉用药,常用药物如硝酸甘油、硝普钠。

(4)正性肌力药物:常用药物左西孟旦、多巴胺、多巴酚丁胺、洋地黄类(毛花苷 c)、氨茶碱

3.非药物治疗 主动脉内球囊反搏(IABP)可用于冠心病急性左心衰竭患者,可有效改善心肌灌注,又降低心肌耗氧量和增加心排血量。其他包括血液净化治疗、心室机械辅助装置等。

(四)护理评估

(1)病史评估:

1)一般情况。

2)心力衰竭的病因和诱因。

3)病程发展经过。

(2)身体状况评估:

1)一般状态。

2)心肺状态。

3)有无皮肤黏膜发绀。

(3)辅助检查评估。

(4)心理-社会评估。

(五)护理措施

(1)体位:立即协助患者取坐位,双腿下垂。

（2）遵医嘱给予吸氧，通过氧疗将血氧饱和度维持在≥95%。

（3）迅速开放两条静脉通道，遵医嘱使用镇静、利尿剂、血管扩张剂、氨茶碱等，观察疗效及不良反应。

（4）严密观察血压、呼吸、血氧饱和度、心率、心电图、血气分析等。

（5）记24小时出入量。

（6）医护人员抢救时，保持镇定、操作熟练，避免在患者面前讨论病情。

（7）做好基础护理与日常生活护理。

（六）健康指导

向患者及家属介绍急性心力衰竭的病因，指导其继续针对基本病因和诱因进行治疗。在静脉输液前应主动向医护人员说明病情，便于在输液时控制输液量及速度。

慢性心力衰竭（chronic heart failure）是在原有慢性心脏疾病基础上逐渐出现心衰症状体征，是心血管疾病的终末期表现和最主要的死亡原因。

（一）病因

（1）原发性心肌损害（冠心病心肌缺血和心肌梗死、心肌炎和心肌病、心肌代谢性疾病等）。

（2）心脏负荷过重（压力负荷/后负荷过重，如高血压、主动脉瓣狭窄等；容量负荷/前负荷过重，如心脏瓣膜关闭不全、先天性心脏病等）。

（二）临床表现

临床上左心衰竭最为常见，单纯右心衰竭较少见。

1.左心衰竭　以肺循环瘀血和心排血量降低为主要表现。

（1）症状：

1）呼吸困难：可表现为劳力性呼吸困难、夜间阵发性呼吸困难或端坐呼吸。

2）咳嗽、咳痰和咯血。

3）疲倦、乏力、头晕、心悸。

4）少尿及肾损害症状。

（2）体征：肺部湿性啰音，心脏体征（心脏扩大、舒张期奔马律及肺动脉瓣区第二心音亢进）。

2.右心衰竭　以体循环瘀血为主要表现。

（1）症状：

1）消化道症状：腹胀、纳差、恶心、呕吐等。

2）呼吸困难。

（2）体征：

1）水肿：其特征为对称性、下垂性、凹陷性水肿。

2）颈静脉充盈、怒张，为右心衰竭的主要体征。

3）肝脏体征：肝脏肿大，伴压痛，心源性肝硬化，肝功能受损、黄疸及大量腹水。

4）心脏体征：右心室显著扩大、三尖瓣关闭不全的反流性杂音。

3.全心衰竭　右心衰竭继发于左心衰竭而形成的全心衰，当右心衰竭出现之后，右心排血量减少，因此阵发性呼吸困难等肺瘀血症状反而有所减轻。

（三）处理原则

1.一般治疗　及早针对原发疾病治疗，去除诱发因素，监测体重，限钠、限水，宜低脂饮食、戒烟,休息和适度运动,失代偿期需卧床休息,多做被动运动,心理和精神治疗。

2.药物治疗　合理使用利尿剂、肾素-血管紧张素-醛固酮系统抑制剂、β 受体阻滞剂等。

3.非药物治疗　心脏再同步化治疗(CRT)、埋藏式心律转复除颤器(ICD)、左心辅助装置、心脏移植等。

(四)护理评估

1.病史评估

(1)一般情况:包括年龄、性别、婚姻、职业、饮食、生活习惯特别是饮水习惯和进食习惯、近期体重变化、烟酒嗜好、日常活动能力。

(2)心力衰竭的病因和诱因:患者有无高血压、冠心病、瓣膜性心脏病、心肌炎、心肌病等病史;有无呼吸道感染、心律失常、劳累过度、妊娠或分娩等诱发因素。

(3)病程发展经过:有无劳力性呼吸困难,产生呼吸困难的体力活动类型。有无夜间阵发性呼吸困难或端坐呼吸,有无咳嗽、咳痰或痰中带血;有无疲乏、头晕、失眠等左心衰的表现;了解患者是否恶心、呕吐、腹胀、体重增加和水肿等右心衰等表现;了解相关检查结果、用药情况及效果,病情是否有加重趋势。

2.身体状况评估

(1)一般状态:生命体征如呼吸状况、脉搏快慢、节律、有无交替脉和血压降低;意识与精神状况;是否采取半卧位或端坐位。

(2)心肺状态:心脏是否扩大,心尖冲动的位置和范围,心率是否加快,有无心尖部舒张期奔马律、病理性杂音等。两肺有无湿啰音和哮鸣音。

(3)有无皮肤黏膜发绀:有无颈静脉怒张、肝-颈静脉反流征阳性;肝脏大小、质地;水肿的部位及程度,有无胸水征、腹水征。

3.辅助检查评估　了解生化检查结果:血尿常规、肝肾功能、电解质、血糖、血脂、心衰标志物、心肌标志物、血气分析、凝血功能、血沉、甲状腺功能等;了解心电图、超声心动图、胸部 X 线、核素心肌灌注等;了解有创检查:中心静脉压测定、冠状动脉造影、心肌活检等。

4.心理-社会评估　心力衰竭往往是心血管病发展致晚期的表现,了解患者疾病心理状况和家庭对患者的支持与照护。

(五)护理措施

1.一般护理　给予高枕卧位或半卧位,必要时双腿下垂。保持环境安静,空气流通,温湿度适宜,床单位的平整、清洁、柔软。嘱患者穿宽松柔软的衣服,并保持会阴部清洁干燥。协助更换患者体位,严密观察受压皮肤,保持皮肤清洁干燥。指导患者根据心功能状态进行运动锻炼,积极配合治疗。

2.氧疗　仅用于存在低氧血症时,根据缺氧程度调节氧流量,使患者 $SaO_2 \geqslant 95\%$。

3.用药护理　遵医嘱及时准确给药,注意观察疗效和不良反应。

4.饮食护理　指导患者进食高蛋白、清淡易消化饮食,限制含钠高的食品,增加富含维生素的食物,保持大便通畅。

5.心理护理　做好心理护理,保持情绪稳定,积极配合治疗。

(六)健康指导

1.疾病预防指导　心力衰竭患者应注意治疗,强调控制血压、血糖、血脂异常,积极治疗原发病,防止心力衰竭的反复发作,避免可导致增加心力衰竭危险的行为,如吸烟、饮酒等,避免引起心力衰竭的诱发因素,如过度劳累、过度激动、感染等。育龄妇女应在医生指导下决定是否可以妊娠与自然分娩。

2.疾病知识指导　指导患者进食低盐低脂、易消化、富营养的食物,每餐不宜过饱。根据心功能状态进行体力活动锻炼,保持乐观态度和良好的心理状态,以积极的心态面对疾病。

3.用药指导及病情监测　坚持遵医嘱服药,告知患者药物的名称、剂量、用法、作用与不良反应,掌握自我调整基本治疗药物的方法。定期监测体重和电解质的变化,定期到医院复诊,不适应及时就医。

4.照顾者指导　教导家属积极支持患者,帮助树立战胜疾病的信心,保持情绪稳定,必要时教会主要照顾者掌握 CPR 技术。

四、心律失常

心律失常是(cardiac dysrhythmia)指心脏冲动的频率、节律、起源部位、传导速度或激动次序的异常。

(一)病因

遗传性心律失常多为基因通道突变所致,如长 QT 综合征、短 QT 综合征、Brugada 综合征等。后天获得性心律失常可见于各种器质性心脏病,其中以冠心病、心肌病、心肌炎和风湿性心脏病为多见。其他病因尚有电解质或内分泌失调、麻醉、低温、胸腔或心脏手术、药物作用和中枢神经系统疾病等,部分病因不明。

(二)临床表现

1.症状　心律失常的血流动力学改变的临床表现主要取决于心律失常的性质、类型、心功能及对血流动力学影响的程度,临床表现各异,主要有以下几种表现:

(1)冠状动脉供血不足的表现:主要表现为心绞痛、气短、急性心力衰竭等。

(2)脑动脉供血不足的表现:表现为头晕、乏力、视物模糊、暂时性全盲,甚至抽搐、昏迷等一过性或永久性的脑损害表现。

(3)肾动脉供血不足的表现:心律失常发生后,肾血流量也发生不同的减少,临床表现有少尿、蛋白尿、氮质血症等。

(4)肠系膜动脉供血不足的表现:产生胃肠道缺血的临床表现,如腹胀、腹痛、腹泻、甚至发生出血、溃疡或麻痹。

(5)心功能不全的表现:主要为咳嗽、呼吸困难、倦怠、乏力、水肿等。

2.体征　听诊心音,了解心室搏动的快、慢和规则与否,结合颈静脉搏动所反映的心房活动情况,有助于做出心律失常的初步鉴别诊断。

(三)处理原则

纠正血流动力学障碍;重视基础疾病和诱因的治疗;正确及时准确处理心律失常;兼顾治疗和预防。

1.非药物治疗方法　包括压迫眼球、按摩颈动脉窦、捏鼻用力呼气和屏气等刺激迷走神经的方法,电复律、电除颤。

2.手术治疗　器械置入、射频消融术和外科手术等治疗方法。

3.药物治疗　抗心律失常药物有四类,即Ⅰ类(钠通道阻滞药)、Ⅱ类(β肾上腺素受体阻断药)、Ⅲ类(选择地延长复极过程的药物)、Ⅳ类(钙通道阻滞剂)。

（四）护理评估

1.健康史

(1)一般情况:包括年龄、性别、婚姻、职业、饮食、生活习惯、工作性质、经济状况。

(2)既往史:询问患者既往有无器质性心脏病,如冠心病、心肌病等。有无其他系统的疾病,如甲亢等。有无类似发作病史。有无药物过敏。

(3)家族史。

2.身体状况评估

(1)评估患者引起心律失常的原因。评估是否与剧烈活动、情绪激动、紧张、劳累、烟、酒、咖啡等因素有关。

(2)临床表现:有无心悸、胸闷、头晕、低血压、出汗、晕厥、黑蒙等症状的发生。有无休克、心力衰竭等表现。

(3)评估患者血压、心率、心律、神志等,评估心律失常发生的时间、频率和类型,起止方式。

(4)了解心律失常对药物和非药物方法如体位、呼吸、活动等的反应。有无药物的不良反应,如:洋地黄中毒等。

3.辅助检查评估　了解心电图评估,超声心动图等检查情况。

4.心理–社会状况　评估患者对疾病的认知程度和心理状态,了解患者的心理和情绪状态,有无恐惧、焦虑、抑郁等因素。

（五）护理措施

1.一般护理　对某些功能性心律失常的患者,应鼓励正常规律生活和工作,注意劳逸结合。当心律失常发作出现胸闷、心悸等不适时采取高枕卧位、半卧位或其他舒适体位,尽量避免左侧卧位。轻度心律失常患者应适当休息,避免劳累,心律失常频繁发作,伴有头晕、晕厥或跌倒病史患者应卧床休息。保持环境的安静、舒适,对于心脏电复律后的患者,应观察有无皮肤灼伤。

2.用药护理　遵医嘱使用抗心律失常用药物,注意给药途径、剂量、给药速度等。建立静脉通道,备好抗心律失常药物及抢救物品,如除颤仪、临时起搏器等。口服给药应按时按量服用,静脉注射时应于心电监护下缓慢给药(腺苷除外)。并密切观察药物反应及心电图、患者意识和生命体征。静脉滴注药物时尽量使用输液泵调节速度。胺碘酮静脉用药易导致静脉炎,应选择大血管输注,谨防药物外渗,密切观察输液部位局部情况。

3.饮食护理　指导患者少量多餐,清淡易消化,低脂肪和富含营养的饮食。控制食物总量,严禁暴饮暴食,戒烟酒,避免刺激性饮料,如浓茶、咖啡等。有合并高血压或心力衰竭的,应适当限制钠盐。服用利尿剂的患者,可增加含钾的食物,避免低血钾而诱发心律失常。

（六）健康指导

1.疾病知识指导　向患者及家属讲解心律失常的常见原因、诱发及防治知识,嘱患者保证充足休息,注意劳逸结合,保持情绪稳定,戒烟酒,避免食用刺激性食物、用力排便等。

2.用药指导与病情监测　嘱患者坚持按医嘱服药,不得随意增减药物,更要避免错服和漏服药,出现不良反应时及时就医。教会患者自测脉搏监测病情。

3.照顾者指导　教会照顾者初级心肺复苏技术以备应急。

五、心肌病

心肌病(cardiomyopathy)是由不同原因引起的心肌病变导致心肌机械和(或)心电功能障碍。心肌疾病具体分类:

遗传性心肌病:如肥厚型心肌病等;混合型心肌病:如扩张型心肌病等;获得性心肌病:如感染性心肌病等。

扩张型心肌病(dilated cardiomyopathy,DCM)是一类以左心室或双心室扩大伴收缩功能障碍为特征的心肌病,临床表现为心脏扩大、心力衰竭、心律失常、血栓栓塞及猝死。

(一)病因

(1)遗传。

(2)感染。

(3)非感染性炎症。

(4)其他:嗜酒、中毒、内分泌和代谢紊乱等。

(二)临床表现

1.症状　起病隐匿,早期可无症状。临床主要表现为活动时呼吸困难和运动耐量下降,严重时可出现夜间阵发性呼吸困难和端坐呼吸,逐渐出现食欲下降、腹胀及下肢水肿。合并心律失常时可表现为心悸、头晕、黑蒙甚至猝死。持续顽固性低血压往往是DCM终末期的表现。发生栓塞时可表现为相应脏器受累的表现。

2.体征　心界扩大,听诊时心音减弱,可闻及第三心音或第四心音,心率快时呈奔马律,心尖部可闻及收缩期杂音。

(三)处理原则

1.病因治疗　积极寻找病因,给予相应治疗,如控制感染、严格限酒或戒酒等。

2.防治心力衰竭　在疾病早期开始积极药物干预治疗。

3.抗凝治疗　对已有心房颤动、已有附壁血栓形成或有血栓栓塞病史的患者须抗凝治疗。

4.心律失常和心脏性猝死的防治　严重患者可考虑植入心脏复律除颤器预防心脏性猝死。

肥厚性心肌病(hypertrophic cardiomyopathy,HCM)是一种遗传性心肌病,以心室壁非对称性肥厚为解剖特征。根据左心室流出道有无梗阻可分为梗阻性肥厚性和非梗阻性肥厚性心肌病。

(一)病因

本病为常染色体显性遗传,具有遗传异质性。

(二)临床表现

1.症状　多在劳累后出现呼吸困难、心前区疼痛、类似心绞痛、头晕及晕厥;乏力、心悸;晚期患者易发生心力衰竭及猝死。

2.体征　心脏轻度增大,部分患者可在胸骨左缘或心尖部闻及收缩期杂音,使用正性肌力药物、含服硝酸甘油、Valsalva动作或取站立位均可使杂音增强。

(三)处理原则

生活上应注意避免过劳,防止过度精神紧张,药物治疗是基础,应用β受体阻断剂可改善心室松弛,增加心室舒张期充盈时间。药物治疗无效者,可手术治疗。可行室间隔部分心肌切除术或无水乙醇化学消融术。

(四)心肌病护理评估

1.健康史

(1)一般情况:包括年龄、性别、婚姻、职业、饮食、生活习惯、工作性质、经济状况、活动状况、文化水平、接受能力、性格类型、婚育史、疾病原因和类型。

(2)既往史:有无病毒感染、高血压等病史。有无药物过敏。

(3)家族史。

2.临床状况评估

(1)评估患者有无心脏症状:胸痛时部位、性质、诱因及伴随症状。

(2)评估患者有无全身症状:头晕、乏力、晕厥现象,有无四肢疼痛、肢体活动障碍。

(3)生命体征:评估体温、血压、脉搏、呼吸、肺部啰音及肺水肿症状等,评估治疗后的变化。

3.辅助检查评估　了解血生化、血常规、血气指标、胸部 X 线、心电图、超声心动图等检查的结果。

4.心理与社会评估　评估患者的职业、文化程度、对疾病相关知识的了解程度;评估患者的心理状态及社会支持情况。

(五)护理措施

1.一般护理　嘱患者避免激烈运动、情绪激动、饱餐等心绞痛诱发因素,评估疼痛情况,注意血压、心律、心率及心电图变化,发作时停止活动,卧床休息,保持环境安静。

2.心理护理　护理人员对患者应多关心体贴,给予鼓励和安慰,并指导患者家属提供有力的心理支持,帮助患者消除悲观情绪,增强治疗信心。

3.用药护理　指导患者遵医嘱服药,观察药物疗效及不良反应。

4.饮食护理　进食易消化、营养丰富的食物,少食多餐,避免刺激性食物。对合并水肿和心力衰竭者应准确记录 24 小时液体摄入量和出量,限制过多摄入液体,每天测量体重。

5.并发症护理　心功能不全患者应密切观察病情变化,若出现心悸、胸闷、呼吸困难加重提示患者的心功能有所恶化。血栓栓塞若患者出现头痛、肢体疼痛、胸痛时,提示患者可能出现了血栓栓塞,应加强病情监测,并及时通知医生。注意心律、心率、心电图变化,同时准备好抢救仪器及药物,一旦发生严重心律失常或急性心力衰竭,立即配合急救处理。

(六)健康指导

1.疾病预防指导　开展疾病知识宣教,使患者认识到早期接受系统治疗的重要性并配合治疗。一级亲属接受心电图、超声心动图检查和基因筛查,以协助早期诊断。

2.饮食指导　指导患者低盐、易消化、少刺激饮食,限制含钠量高的食物。戒烟酒及刺激性食物。

3.活动指导　指导患者生活规律,注意劳逸结合,保持情绪稳定,保证充足的睡眠。

4.用药指导　嘱患者坚持服药,教会观察药物疗效及不良反应。

5.病情监测指导　教会患者自测脉率、节律,发现异常及时就诊,定期复查。有猝死风险者,教会家属 CPR 技术。

七、专科检查

(一)常规心电图检查波形特点

1.窦性心律失常　窦性心律失常是由于窦房结冲动发放频率的异常或窦性冲动向心房的传导异常所导致的心律失常。

(1)窦性心动过速:指成人窦性心律的频率超过 100 次/分。窦性心动过速通常逐渐开始与终止,其频率多为 100~150 次/分,偶有高达 200 次/分。

(2)窦性心动过缓:指成人窦性心律的频率低于 60 次/分,常伴有窦性心律不齐(不同 PP 间期的差异大于 0.12 秒)。

(3)窦性停搏或窦性静止:指窦房结在一个较长时间内不能产生冲动。心电图表现为在较正常 PP 间期显著长的间期内无 P 波发生或 P 波与 QRS 波群均不出现,长的 PP 间期与基本的窦性 PP 间期无倍数关系。

(4)病态窦房结综合征简称病窦综合征:由窦房结病变导致功能减退,产生多种心律失常的综合表现。心电图特点:

1)持续而显著的窦性心动过缓(<50 次/分以下)。

2)窦性停搏与窦房传导阻滞。

3)窦房传导阻滞与房室传导阻滞并存。

4)心动过缓-心动过速综合征:慢-快综合征。

5)房室交界区性逸搏心律等。

2.房性心律失常

(1)房性期前收缩:是指激动起源于窦房结以外心房的任何部位的一种主动性异位心律,是临床上常见的心律失常。心电图特征:

1)房性期前收缩的 P 波提前发生,与窦性 P 波形态不同。

2)包括期前收缩在内前后两个窦性 P 波的间期短于窦性 PP 间期的两倍,称为不完全性代偿间歇。

3)下传的 QRS 波群形态通常正常,少数无 QRS 波群发生,或出现宽大畸形的 QRS 波群。

(2)房性心动过速:简称房速,指起源于心房,无房室结参与维持的心动过速。根据发病机制与心电图的表现不同可分为自律性房速、折返性房速与紊乱性房速。心电图特点:心房率为 150~200 次/分,P 波形态与窦性 P 波不同,常出现二度Ⅰ型或Ⅱ型房室传导阻滞。

(3)心房扑动:简称房扑,是介于房速和心房颤动之间的快速性心律失常。心电图特点:

1)心房活动呈现规律的锯齿状扑动波称为 F 波。扑动波之间的等电位线消失,在Ⅱ、Ⅲ、aVF 或 V1 最明显。心房率通常为 250~300 次/分。

2)心室律规则或不规则,取决于房室传导是否恒定,不规则的心室律系由于传导比率发生变化所致。

3)QRS 波群形态正常,伴有室内差异传导与原有束支传导阻滞者 QRS 波群可增宽、形态异常。

(4)心房颤动:简称房颤,是一种常见的心律失常,是严重的心房电活动紊乱。心电图特征:

1)P 波消失,代之以大小不等、形态不一、间隔不匀的颤动波,称 f 波,频率为 350~600 次/分。

2)R-R 间隔极不规则,心室率通常在 100~160 次/分。

3)QRS 波群形态一般正常,当心室率过快,伴有室内差异性传导时 QRS 波群增宽变形。

3.房室交界区性心律失常

(1)房室交界区性期前收缩:简称交界性期前收缩,冲动起源于房室交界区,可前向和逆向传导,分别产生提前发生的 QRS 波与逆行 P 波。心电图特征逆行 P 波可位于 QRS 波群之前(PR 间期<0.12 秒)、之中或之后(RP 间期<0.20 秒)。QRS 波群形态正常,当发生室内差异性传导时,QRS 波群形态可有变化。

（2）与房室交界区相关的折返性心动过速,简称室上速。心电图表现为:

1）心率 150~250 次/分,节律规则。

2）QRS 波群形态及时限正常。

3）P 波为逆行性,与 QRS 波群保持恒定关系。

4）起始突然,通常由一个房性期前收缩触发。

（3）预激综合征,又称 WPW 综合征,是指心电图呈预激表现,临床上有心动过速发作。房室旁路典型预激心电图表现为:

1）窦性心搏的 PR 间期短于 0.12 秒。

2）某些导联的 QRS 波群超过 0.12 秒,QRS 波起始部分粗钝,终末部分正常。

3）ST–T 波呈继发性改变,与 QRS 波主波方向相反。

4.室性心律失常

（1）室性期前收缩,是一种最常见的心律失常。是指房室束分叉以下部位过早发生使心室肌除极的心搏。心电图特点:

1）提前发生的 QRS 波,时限通常超过 0.12 秒、宽大畸形,ST 段与 T 波的方向与 QRS 主波方向相反。

2）大多数室性期前收缩与其前面的窦性搏动之间期恒定。

3）室性期间收缩后可见一完全性代偿间歇。

（2）室性心动过速,简称室速,是起源于房室束分支以下的特殊传导系统或者心室肌的连续 3 个或 3 个以上的异位心搏。心电图特点:

1）3 个或 3 个以上的室性期前收缩连续出现,通常起始突然。

2）QRS 波群畸形,时限超过 0.12 秒,ST–T 波方向与 QRS 波群主波方向相反。

3）心室率一般为 100~250 次/分,节律规则或略不规则。

4）心房独立活动,P 波与 QRS 波群无固定关系,形成室房分离。

5）心室夺获与室性融合波（确诊室速的重要依据）。

（3）心室扑动与颤动,为致命性心律失常。心室扑动呈正弦波图形,波幅大而规则。频率为 150~300 次/分,有时难以与室速鉴别。心室颤动的波形、振幅及频率均不规则,无法辨认 QRS 波群、ST 段与 T 波。

5.心脏传导阻滞

（1）房室传导阻滞:

1）第一度房室传导阻滞:每一个冲动都能传导至心室,但 PR 间期超过 0.20 秒。

2）第二度房室传导阻滞。

Ⅰ 型 PR 间期进行性延长,相邻 RR 间期进行性缩短,直至一个 P 波受阻不能下传至心室;包含受阻 P 波在内的 RR 间期小于正常窦性 PP 间期的两倍。

Ⅱ 型 心房冲动传导突然阻滞,但 PR 间期恒定不变,下传搏动的 PR 间期大多正常。

3）第三度房室传导阻滞:①心房与心室活动各自独立、互不相关。②心房率快于心室率,心房冲动来自窦房结或异位心房节律。③心室起搏点通常在阻滞部位稍下方。

（2）室内传导阻滞:

1）右束支阻滞:QRS 时限≥0.12 秒;V1、V2 导联呈 rsR′,R′粗钝;V5、V6 导联呈 qRS 型,S 波

宽阔,T 波与 QRS 波主波方向相反。

2)左束支阻滞:QRS 时限≥0.12 秒;V5、V6 导联 R 波宽大,顶部有切迹或粗钝,前方无 q 波,T 波与 QRS 波主波方向相反;V1、V2 导联呈宽阔的 QS 型或 rS 型。

(二)动态心电图检查

又称 Holter 监测,它采用长时间(24~72 小时)连续记录心电图的方法,能获得比常规心电图更多的信息。在心律失常、心肌缺血的诊断及药物疗效评价方面有较大价值。动态心电图可提供以下信息:心率,包括 24 小时平均心率、最快和最慢心率;心律失常的类型、发作时间和方式;心脏停搏的时间、次数;心电图波形的改变,如 ST 段的上抬和下移;心电图改变发生的时间、患者当时的活动状况及伴随症状。根据动态心电图资料,可了解临床症状(如心悸、眩晕、晕厥、胸痛)与心电图改变的关系,有助于分析和寻找这些症状的原因。此外,对心律失常潜在危险性分析、心肌缺血程度的估计,以及抗心律失常药物和抗心绞痛药物疗效的评价也具有一定意义。

(三)动态血压监测

采用特殊血压测量和记录装置,在一定时间间隔测量并记录 24 小时的血压,以了解不同生理状态下血压的动态变化。正常人 24 小时血压白昼高、夜间低,血压值分布趋势图呈杓形。部分高血压患者的血压趋势图呈非杓形或反杓形。动态血压监测对轻型高血压、阵发性高血压和假性高血压的监测具有重要意义。此外,还用来评价抗高血压药的降压疗效。观察最大降压作用(峰作用)和最小作用(谷作用)出现的时间和谷峰作用强度的比值,这些指标有助于选择合理的剂量和用法,以维持平稳的降压效应。

(四)心导管检查术

心导管检查是通过心导管插管术进行心脏各腔室、瓣膜与血管的构造及功能的检查,包括右心导管检查与选择性右心造影、左心导管检查与选择性左心造影,是一种非常有价值的诊断方法。其目的是明确诊断心脏和大血管病变的部位与性质、病变是否引起了血流动力学改变及其程度,为采用介入性治疗或外科手术提供依据。

1.适应证

(1)需作血流动力学检测者,从静脉置入漂浮导管至右心及肺静脉。

(2)先天性心脏病,特别是有心内分流的先心病诊断。

(3)心内电生理检查。

(4)室壁瘤需了解瘤体大小与位置以决定手术指征。

(5)静脉及肺动脉造影。

(6)选择性冠状动脉造影术。

(7)心肌活检术。

2.禁忌证

(1)感染性疾病,如感染性心内膜炎、败血症、肺部感染等。

(2)严重心律失常及严重的高血压未加控制者。

(3)电解质紊乱,洋地黄中毒。

(4)有出血倾向者,现有出血疾病者或正在进行抗凝治疗者。

(5)外周静脉血栓性静脉炎者。

(6)严重肝肾损害者。

3.方法 一般采用Saldinger经皮穿刺法,局麻后自股静脉、上肢贵要静脉或锁骨下静脉(右心导管检查)或股动脉(左心导管检查)插入导管到达相应部位。连续测量并记录压力,必要时采血行血气分析。插入造影导管至相应部位,注入造影剂,进行造影。

4.护理

(1)术前护理:

1)向患者及家属介绍手术的方法和意义、手术的必要性和安全性,必要时手术前的晚上遵医嘱给予口服镇静剂,保证充足的睡眠。

2)指导患者完成必要的实验室检查(血尿常规、血型、出凝血时间、血电解质、肝肾功能)、胸片、超声心动图等。

3)根据需要行双侧腹股沟及会阴部或上肢、锁骨下静脉穿刺术区备皮及清洁皮肤。穿刺股动脉者检测两侧足背动脉情况并标记,以便于术中、术后对照观察。

4)穿刺股动脉者术前训练患者进行床上排尿。

5)指导患者衣着舒适,术前排空膀胱。

6)术前不需要禁食,术前一餐饮食以六成饱为宜,可进食米饭、面条等,不宜喝牛奶、吃海鲜和油腻食物。

(2)术中配合:

1)严密监测生命体征、心律、心率变化,准确记录压力数据,出现异常及时通知医生并配合处理。

2)术中尽量陪伴患者身边与其交谈,分散其注意力缓解紧张情绪。

3)维持静脉通路通畅,准确及时给药。

4)准确递送所需各种器械,完成术中记录。

5)备齐抢救药品、物品和器械,以供急需。

(3)术后护理:

1)术后卧床休息,卧床期间做好生活护理。

2)静脉穿刺者肢体制动4~6小时,动脉穿刺者压迫止血15~20分钟后进行加压包扎,以1Kg沙袋加压伤口6~8小时,肢体制动24小时。观察穿刺点有无出血与血肿,如有异常立即通知医生。检查足背动脉搏动情况,比较两侧肢端的颜色、温度、感觉与运动功能情况。

3)监测患者的一般情况及生命体征。观察术后并发症,如心律失常、空气栓塞、出血、感染、热源反应、心脏压塞、心脏壁穿孔等。

4)常规应用抗生素,预防感染。

(五)冠状动脉造影术

冠状动脉造影是用特形的心导管经桡动脉、股动脉或其他周围动脉插入,送至升主动脉,然后探寻左或右冠状动脉口插入,注入对比剂,通过X线机器投影,使冠状动脉显影在屏幕上。能较明确地揭示冠状动脉的解剖畸形及其阻塞性病变的位置、程度与范围。是诊断冠心病的"金标准",是冠状动脉介入治疗的影像和技术操作基础。冠状动脉造影仅局限于观察冠状动脉造影官腔情况,不能评价血管内皮功能、斑块的构成、血管壁以及冠状动脉血流的情况。血管内超声、血管镜和冠状动脉内血流和压力测量可以为冠状动脉造影提供有价值的补充材料。

1.适应证

(1)不明原因的胸痛,无创性检查不能确诊,临床怀疑冠心病。

(2)不明原因的心律失常,顽固的室性心律失常及传导阻滞,需用冠脉造影排除冠心病。

(3)不明原因的左心功能不全,主要见于扩张型心肌病或缺血性心肌病的鉴别。

(4)经皮冠状动脉介入治疗(PCI)术后或冠状动脉旁路移植术后复发心绞痛。

(5)先天性心脏病和瓣膜病手术前,年龄>50岁,易合并冠状动脉的畸形或动脉粥样硬化,可以在手术的同时进行干预。

(6)无症状但可疑冠心病,在高危职业如飞行员、汽车司机、警察、运动员、消防员等或医疗保险需要。

(7)稳定型心绞痛或陈旧性心肌梗死,内科治疗效果不佳,影响工作和生活。

(8)不稳定型心绞痛或非ST段抬高型心肌梗死。

(9)急性心肌梗死。

(10)无症状性冠心病,其中对运动试验阳性,伴有明显的危险因素的患者。

(11)CT等影像学检查发现或高度怀疑冠状动脉中度以上狭窄或存在不稳定斑块。

(12)原发性心脏骤停复苏成功,左主干病变或前降以近段病变的可能性较大,属高危人群,应早期进行血管病变干预治疗,需要评价冠状动脉。

(13)冠状动脉旁路移植术后或PCI术后,心绞痛复发,需要再行冠状动脉病变评价。

2.禁忌证　冠状动脉造影应用非常广泛,一般无绝对禁忌证。在临床上根据情况考虑是相对禁忌证有:

(1)对碘过敏。

(2)合并严重心、肺功能不全。

(3)合并严重心律失常和完全性房室传导阻滞等。

(4)电解质紊乱。

(5)严重肝、肾功能不全。

(6)有严重的出血倾向。

(7)有精神疾患不能配合手术。

3.护理

(1)术前护理:

1)完善检查在术前完成血、尿、便常规、出凝血时间、肝功能、肾功能、电解质、心肌酶谱、输血四项、心电图、超声心动图、胸部X线片等检查。

2)术前护士对患者进行全面评估,做好术前健康宣教及心理护理,告知手术目的、手术过程以及术中配合的注意事项,嘱患者予以积极配合。

3)桡动脉穿刺者做Allen's试验,股动脉穿刺者做好术区的皮肤准备。检查患者双侧肱动脉、足背动脉和桡动脉搏动情况,以便与术中、术后对照观察。在左上肢留置静脉留置针,为术中用药提供静脉通路。

4)术前指导患者进行吸气和屏气、用力咳嗽和床上排尿训练。

5)指导患者手术当日可正常进食,但不宜饮食过饱,进食易消化的食物。

6)术前遵医嘱服用抗凝药,嘱患者排空大小便。

7)做好手术器械及物品准备:①药品的准备:常规抢救药品、造影剂、肝素、生理盐水、吗啡、

2%利多卡因、硝酸甘油;②仪器设备:除颤仪、有创血压监测的心电监护仪、临时起搏器、氧气和负压吸引器、麻醉机;③器械:三联三通、三环注射器、压力套件、Y 形三件套,穿刺针、动脉鞘管、压力泵、左右冠造影管、造影导丝。

(2)术后护理:

1)患者返回病房后密切观察心电示波及生命体征,观察有无 ST 段下移、抬高或 T 波倒置。及时发现心律、心率的变化,警惕并发症的发生,如有异常及时配合医生处理。定期检测血小板、出凝血时间的变化。

2)术后鼓励患者大量饮水,24 小时饮水量>2000ml,补充水分以增加尿量,促进对比剂的排泄,及早发现对比剂肾病。

3)穿刺部位观察:观察穿刺侧肢体的皮肤颜色、温度、出血、动脉搏动等情况。穿刺股动脉鞘管拔出后按压穿刺部位 15~20 分钟以弹力绷带加压包扎,1Kg 沙袋加压伤口 6~8 小时,穿刺侧肢体限制屈曲活动 24 小时后拆除弹力绷带自由活动,防止出血。穿刺桡动脉术后应用桡动脉压迫装置压迫穿刺处,定时放松,按时解除止血压迫装置,如无出血、血肿可用创可贴覆盖穿刺伤口,嘱患者穿刺侧上肢不要用力活动。

4)饮食以流质或半流质为主,保持大便通畅。

5)PTCA 术后常规给予肝素抗凝以预防血栓形成。应遵医嘱准确给药,严格掌握剂量与时间,并注意观察有无出血倾向,如伤口渗血、皮下瘀斑、牙龈出血等。

思考题

1.原发性高血压的用药指导有哪些?

2.简述急性心力衰竭的护理要点。

3.简述冠心病的护理要点。

4.简述原发性高血压患者的健康指导。

5.常见心律失常有哪些。

第三节 呼吸内科疾病患者的护理

一、慢性阻塞性肺疾病

慢性阻塞性肺疾病(chronic obstructive pulmonary disease,COPD)简称慢阻肺,是以持续气流受限为特征的可以预防和治疗的疾病,其气流受限多呈进行性发展,与气道和肺组织对香烟烟雾等有害气体或有害颗粒的异常慢性炎症反应有关。

(一)病因

(1)炎症。

(2)蛋白酶–抗蛋白酶失衡。

(3)氧化应激。

(4)其他(小气道病变、肺气肿病变)。

(二)临床表现

1.症状

(1)慢性咳嗽:晨间咳嗽明显,夜间有阵咳或伴有排痰,可终身不愈。

(2)咳痰:一般为白色黏液和浆液泡沫性痰,偶见痰中带血,清晨排痰较多。急性发作期痰量增多,可有脓性痰。

(3)气短或呼吸困难:早期在较剧烈活动时出现,逐渐加重,以致在日常活动甚至休息时也感到气短,是 COPD 的标志性症状。

(4)喘息和胸闷:重度患者或急性加重时可出现喘息。

(5)其他:晚期患者有体重下降、食欲减退等。

2.体征　随病情进展出现桶状胸,触诊语颤减弱。叩诊呈过清音,心浊音界缩小,肺下界和肝浊音界下降。听诊两肺呼吸音减弱、呼气期延长,部分患者可闻及湿啰音和干啰音。

3.并发症　慢性呼吸衰竭、自发性气胸和慢性肺源性心脏病。

(三)处理原则

保持呼吸道通畅,控制感染,纠正缺氧和二氧化碳潴留。

1.稳定期治疗

(1)避免诱发因素:教育与劝导患者戒烟,脱离污染环境。

(2)支气管舒张药。

(3)糖皮质激素。

(4)祛痰药。

(5)长期家庭氧疗(LTOT)。

2.急性加重期治疗

(1)确定病因:根据病情严重程度决定门诊或住院治疗。

(2)支气管舒张药。

(3)低流量吸氧:可用鼻导管吸氧或文丘里面罩吸氧。

(4)抗生素:根据常见或确定的病原菌种类及药物敏感情况选用抗生素。

(5)糖皮质激素:对急性加重期患者可口服泼尼松龙 30~40mg/d,或静脉给予甲泼尼龙 40~80mg/d,连续 5~7 天。

(6)祛痰药:溴己新 8~16mg,每天 3 次;或盐酸氨溴索 30mg,每天 3 次,酌情选用。

(四)护理评估

1.症状评估　使用改良版英国医学研究委员会呼吸困难问卷(mMRC)。

2.肺功能评估　肺功能测定。

3.急性加重风险评估　一年发生 2 次或以上急性加重或 FEV1<50%预计值。

(五)护理措施

1.一般护理

(1)休息与活动:中度以上COPD 急性加重期患者应卧床休息,协助患者采取舒适体位,极重度患者宜采取身体前倾位,使辅助呼吸肌参与呼吸。视病情安排适当的活动。室内保持合适的温湿度,冬季注意保暖。

(2)病情观察:观察患者咳嗽、咳痰、呼吸困难的程度,监测血气分析和水、电解质、酸碱平衡情况。

(3)氧疗护理:遵医嘱予持续低流量给氧,根据氧饱和度调整氧流量,监测动脉血气分析。提倡长期家庭氧疗。

(4)用药护理:遵医嘱用抗生素、支气管舒张药和祛痰药物,注意观察药物疗效和不良反应。

(5)呼吸功能锻炼:

1)腹式呼吸:患者可采取立位、平卧位或半卧位,两手分别放于前胸部和上腹部,用鼻缓慢吸气,腹部凸出。呼气时用口呼出,推动肺部气体排出,手感到腹部下降。

2)缩唇呼吸:患者闭嘴经鼻吸气,然后通过缩唇(吹口哨样)缓慢呼气,同时收缩腹部,吸气和呼气时间比 1∶2 或 1∶3。

2.咳嗽、咳痰护理

(1)保持呼吸道通畅:

1)湿化气道:痰多黏稠、难以咳出的患者需多饮水。也可遵医嘱每天进行雾化吸入。

2)有效咳痰:咳嗽时,患者取坐位,头略前倾,双肩放松,屈膝,前臂垫枕,如有可能应使双足着地,有利于胸腔的扩展,增加咳痰的有效性。咳痰后恢复坐位,进行放松性深呼吸。

3)协助排痰:护士或家属给予胸部叩击或体位引流,也可用特制的按摩器协助排痰。

(2)用药护理:遵医嘱按时、准确用药,注意观察药物疗效和不良反应。

(3)病情观察:密切观察咳嗽、咳痰的情况,包括痰液的颜色、量及性状,以及咳痰是否顺畅。

3.心理护理　加强与患者沟通,找出患者焦虑的因素,并帮助患者消除导致焦虑的原因,帮助患者树立信心,指导患者放松技巧。

(六)健康指导

1.疾病预防指导　戒烟,控制职业和环境污染,减少有害气体或粉尘吸入,慢性支气管炎等COPD 高危人群应定期进行肺功能监测,及早采取干预措施。

2.疾病知识指导　进行腹式呼吸或缩唇呼吸训练等,以及步行、慢跑、气功等体育锻炼,尽量避免到人群密集的公共场所;潮湿、大风、严寒气候时避免室外活动,根据气候变化及时增减衣物,避免受凉和感冒。

3.饮食指导　应制订足够热量和蛋白质的饮食计划。少量多餐。腹胀的患者进软食,避免进食产气食物,如汽水、啤酒、豆类、马铃薯和胡萝卜等;避免易引起便秘的食物,如油煎食物、干果、坚果等。

4.心理指导　引导患者以积极的心态对待疾病,培养生活兴趣,如听音乐、养花种草等爱好,以分散注意力,减少孤独感,缓解焦虑、紧张的精神状态。

5.家庭氧疗　指导患者和家属了解氧疗的目的、必要性及注意事项,正确使用氧疗,防止氧气燃烧爆炸,氧疗装置保持清洁。

二、支气管扩张

支气管扩张(bronchiectasis)是指由于急、慢性呼吸道感染和支气管阻塞后,反复发生支气管炎症,致使支气管壁结构破坏,引起的支气管异常和持久性扩张。

(一)病因

(1)遗传、免疫或解剖缺陷。

(2)未治疗的肺炎或气道异物。

(3)气道清除机制和防御功能下降。

(二)临床表现

1.症状

(1)持续或反复咳嗽、咳(脓)痰为主要症状。

(2)呼吸困难和喘息:提示广泛的支气管扩张或潜在的慢性阻塞性肺气肿。

(3)咯血:由于小动脉被侵蚀或增生血管被破坏可引起大咯血。

2.体征　体检可闻及湿啰音和干啰音,病变严重尤其伴有慢性缺氧、肺源性心脏病和右心衰竭的患者出现杵状指。

(三)处理原则

控制感染,保持呼吸道通畅,有效止血。

1.治疗基础疾病　对活动性肺结核伴支气管扩张应积极抗结核治疗,低免疫球蛋白血症可用免疫球蛋白替代治疗。

2.控制感染　遵医嘱规律、有效使用抗生素。

3.改善气流受限　应用支气管舒张药物。

4.清除气道分泌物　应用祛痰药物、振动、拍背、体位引流和雾化吸入等胸部物理治疗方法有助于气道分泌物的清除。

5.止血　少量咯血使用止血药物,出血量大、经内科治疗无效者,可考虑介入栓塞或手术治疗。

6.外科治疗　经内科治疗后仍反复发作者,可考虑外科手术切除病变组织。经保守治疗无效可考虑介入栓塞或手术治疗。

(四)护理评估

1.病史

(1)一般情况:包括年龄、性别、婚姻、职业、饮食、生活习惯、性格特征、药物使用情况。

(2)既往史:了解有无其他部位手术治疗史;有无传染病史;有无其他伴随疾病,如糖尿病、冠心病、高血压等;有无药物过敏史。

(3)家族史:了解家族中有无支气管扩张症患者。

2.身体评估　评估体位引流的有效性;评估患者有无大咯血倾向。

3.实验室及其他检查　肺部听诊,评估胸部 X 线片、胸部 CT、纤支镜检查痰液检查及肺功能测定结果等。

(五)护理措施

1.环境　病室保持清洁、整齐、安静、舒适,室内空气保持清新,室温 18~22℃,湿度 50%~60%。

2.病情观察　密切观察患者咳嗽、咳痰情况,详细记录痰液的量、色、性质、气味及咯血的程度等。

3.保持呼吸道通畅　痰液黏稠无力咳出者,及时给予吸痰。出现大量咯血时,立即通知医生,配合医生进行抢救。

4.体位引流　根据患者情况、病变部位等进行体位引流。一般原则上抬高患侧,引流支气管开口向下,有利于引流液的排出,每天 1~3 次,每次 15~20 分钟,于饭前 1 小时或饭后 1~3 小时进行。在引流过程中鼓励患者做腹式深呼吸,辅以胸部叩击等。

5.用药护理　遵医嘱用抗生素、祛痰药和支气管扩张药,观察药物疗效及不良反应。

6.休息　急性感染或病情严重者应卧床休息,维持适宜的温湿度。

7.饮食护理　大量咯血时应禁食,小量咯血者宜进少量温、凉流汁饮食,避免冰冷食物诱发咳嗽。鼓励患者多饮水,每天在 1500ml 以上。

8.保持口腔清洁 咯血后协助患者漱口,擦净血迹,及时清理患者咯出的血块及污染的衣物、被褥。

(六)健康指导

1.疾病预防指导 积极治疗上呼吸道感染,避免受凉、感冒,减少刺激性气体吸入。

2.疾病知识指导 帮助患者了解疾病的发生、发展与治疗,共同制定长期防治计划,指导患者建立良好的生活习惯,加强营养,适当体育锻炼。

3.康复指导 鼓励患者参加体育锻炼,建立良好的生活习惯,劳逸结合。指导患者及家属有效咳嗽、胸部叩击、雾化吸入及体位引流的方法。

4.病情监测指导 指导患者自我监测病情,识别疾病变化征象,一旦症状加重,及时就诊。

三、慢性肺源性心脏病

慢性肺源性心脏病(chronic palmonary heart disease)简称肺心病,指由于支气管-肺组织、胸廓或肺血管病变引起肺血管阻力增加,产生肺动脉高压,继而右心室结构和(或)功能改变的疾病。

(一)病因

(1)支气管、肺疾病:多见于慢阻肺、支气管哮喘等。

(2)胸廓运动障碍性疾病:严重胸廓或脊柱畸形以及神经肌肉疾患均可引起胸廓活动受限,导致肺功能受损。

(3)肺血管疾病。

(4)其他:原发性肺泡通气不足、睡眠呼吸暂停综合征等。

(二)临床表现

1.症状

(1)呼吸系统症状:咳嗽、咳痰、气促、呼吸困难,严重者出现呼吸衰竭。

(2)循环系统症状:颈静脉充盈、怒张,心律失常,食欲不振、腹胀、恶心,活动后有明显气促、心悸。

2.体征

(1)不同程度的发绀和肺气肿体征,干、湿啰音。

(2)颈静脉怒张,心率增快,心律失常。

(3)肝大并有压痛,肝颈静脉回流征阳性,下肢水肿,重者可有腹水。

3.并发症 肝性脑病、电解质紊乱、心律失常、休克、消化道出血。

(三)处理原则

保持呼吸道通畅,纠正低氧血症,减轻心肺负担,控制感染,对症治疗。

1.肺、心功能代偿期 中西医结合综合措施,增强抵抗力,预防感染,加强营养和康复锻炼,需要时长期家庭氧疗或家庭无创呼吸机治疗等。

2.肺、心功能失代偿期

(1)控制感染:参考痰细菌培养及药敏试验选择抗生素。

(2)控制呼吸衰竭:给予扩张支气管、祛痰等治疗,通畅呼吸道,合理氧疗,必要时给予正压通气治疗。

(3)控制心力衰竭。

(四)护理评估

1.病史

（1）一般情况：包括年龄、性别、婚姻、职业、饮食、生活习惯、性格特征、药物使用情况。

（2）既往史：了解有无其他部位手术治疗史；有无传染病史；有无其他伴随疾病，如糖尿病、冠心病、高血压等；有无药物过敏史。

（3）家族史：了解家族中有无慢性肺源性心脏病疾病患者。

2.身体评估　评估患者缺氧程度、心肺功能和精神意识状态。

3.实验室及其他检查　肺部听诊，评估胸部CT、痰培养、动脉血气、肺功能和血流动力学情况。

（五）护理措施

1.一般护理

（1）环境与体位：提供安静、舒适、温湿度适宜的环境，保持室内清洁、空气流通。冬季注意保暖，避免直接吸入冷空气。取舒适体位，如抬高床头、半坐位、高枕卧位。

（2）病情观察：观察神志和生命体征的变化、痰液的颜色、性质、气味、量、呼吸困难的程度、水肿部位和程度。密切观察病情变化，如患者出现头痛、烦躁不安、表情淡漠、意识障碍等症状时，及时通知医生。切勿随意使用安眠、镇静剂以免诱发或加重肺性脑病。

（3）氧疗护理：遵医嘱予持续低流量吸氧，必要时可通过面罩或呼吸机给氧。

（4）饮食护理：给予高纤维素、清淡、易消化饮食，保持大便通畅。避免含糖高的食物，以免引起痰液黏稠，如患者水肿、腹水或尿少时，应限制钠水摄入，少量多餐。

（5）用药护理：遵医嘱应用强心、利尿剂，减轻心脏负担，观察用药后反应及疗效。正确记录24小时出、入量，限制输液速度和每天液体的输入量。

（6）皮肤护理：避免长时间皮肤受压。注意观察全身水肿情况、有无压疮发生。指导患者穿宽松、柔软的衣服；定时更换体位，或使用气垫床。

（7）休息与活动：心肺功能失代偿期嘱患者绝对卧床休息，协助其取舒适体位，如抬高床头、半坐位、高枕卧位。代偿期鼓励患者进行适量活动，活动量以不引起疲劳、不加重症状为度。对于卧床患者，应协助定时翻身、变换体位。鼓励患者进行呼吸功能锻炼。

2.排痰的护理

（1）病情观察：密切观察患者的病情、咳嗽、咳痰的性质和程度，详细记录痰液的颜色、量和性质。

（2）环境与休息：为患者提供整洁、舒适的环境，维持室温18~20℃和湿度50%~60%，采取坐位或半坐位有助于改善呼吸和咳嗽排痰。

（3）饮食：给予足够热量的饮食。适当增加蛋白质和维生素，尤其是维生素C及维生素E的摄入；避免油腻、辛辣刺激的食物。

（4）促进有效排痰：包括深呼吸、有效咳嗽、气道湿化、胸部叩击、体位引流和机械吸痰等一组胸部物理治疗措施。

（5）用药护理：遵医嘱给予抗生素、止咳及祛痰药物，用药期间注意观察药物的疗效及不良反应。

3.并发症的护理　肺性脑病。

（1）休息和安全：患者绝对卧床休息，呼吸困难者取半卧位，有意识障碍者，予床栏进行安全保护，必要时专人护理。

（2）吸氧护理：持续低流量、低浓度给氧。

（3）用药护理：遵医嘱应用呼吸兴奋药，观察药物的疗效和不良反应。出现心悸、呕吐、震颤、惊厥等症状，立即通知医生。

（4）病情观察：定期监测动脉血气分析，密切观察病情变化，出现头痛、烦躁不安、表情淡漠、神志恍惚、精神错乱、嗜睡和昏迷等症状时，及时通知医生并协助处理。

（六）健康指导

1.疾病预防指导　对高危人群进行宣传教育，劝导戒烟，积极防治 COPD 等慢性支气管肺疾病，以降低发病率。

2.疾病知识指导　做好知识宣教，告知患者及家属，出现体温升高、呼吸困难加重、咳嗽剧烈、咳痰不畅、尿量减少、水肿明显或发现患者神志淡漠、嗜睡、躁动、口唇发绀加重等症状，及时就诊。使患者和家属了解疾病发生、发展过程，减少反复发作的次数，避免诱因，坚持家庭氧疗，加强营养，改善呼吸功能。

3.病情监测指导　告知患者及家属病情变化征象，如体温升高、呼吸困难加重、咳嗽剧烈、咳痰不畅、尿量减少、水肿明显或发现患者神志淡漠、嗜睡、躁动、口唇发绀加重等，均提示病情变化或加重，需及时就诊。

四、肺炎

肺炎（pneumonia）是指终末气道、肺泡和肺间质的炎症。

（一）病因

以感染为最常见病因，如细菌、病毒、真菌、寄生虫、非典型病原体感染等。还有理化因素（射线损伤、误吸、刺激性气体吸入等）、免疫损伤、过敏、药物等因素。

（二）临床表现

1.症状　突然畏寒、高热、全身肌肉酸痛；先有短暂"上呼吸道感染"史，随后咳嗽、咳痰或原有呼吸道症状加重，并出现脓性痰或血痰，伴或不伴有胸痛。病变范围大者可有呼吸困难、发绀。

2.体征　早期肺部体征不明显，典型体征为肺实变体征、湿啰音。

（三）处理原则

（1）抗感染治疗。

（2）对症和支持治疗：祛痰、降温、吸氧、维持水电解质平衡、改善营养、增强机体免疫力。

（3）预防并及时处理并发症。

（四）护理评估

1.病史　询问与本病相关的诱发因素及治疗经过，目前病情及一般状况，确定患者现存的主要症状，有无寒战、高热、咳嗽、咳痰、胸痛等；患病后日常活动与休息、饮食、排便是否规律。

2.身体评估

（1）一般状态：评估患者有无生命体征异常；意识是否清楚；有无急性面容和鼻翼翕动；有无畏寒、发热、乏力等全身表现。

（2）皮肤、淋巴结：有无面颊绯红、口唇发绀、皮肤黏膜出血、浅表淋巴结肿大。

（3）胸部：患者呼吸时有无三凹征；叩诊有无浊音；听诊可否闻及肺泡呼吸音减弱或消失、异常支气管呼吸音、胸膜摩擦音和干、湿啰音等。

3.实验室及其他检查

（1）血常规：有无白细胞计数升高、中性粒细胞增高及核左移、淋巴细胞升高。

（2）胸部 X 线检查：有无肺纹理增粗、炎性浸润影等。

（3）痰培养：有无细菌生长，药敏实验结果如何。

（4）动脉血气分析：是否有 PaO_2 减低和（或）PaO_2 升高。

（五）护理措施

1.高热护理

（1）病情观察：监测并记录生命体征，观察患者咳嗽、咳痰情况，详细记录痰液的颜色、量和性质，注意痰液的色、泽、量的变化。重点观察儿童、老年人、久病体弱者的病情变化。

（2）休息与环境：发热患者应卧床休息，尽量减少氧耗量。环境应安静、温湿度适宜，保持室内空气清新、洁净，注意通风。使患者采取舒适体位，坐位或半坐卧位有助于改善呼吸和咳嗽排痰。

（3）饮食：提供足够热量、蛋白质和维生素的流质或半流质食物，鼓励患者多饮水。

（4）降温护理：采用温水擦浴、冰袋、冰帽等物理降温措施。患者大汗时，及时协助擦拭和更换衣服，避免受凉。必要时遵医嘱使用退热药。

（5）口腔护理：做好口腔护理，鼓励患者经常漱口，口唇疱疹者局部涂抗病毒软膏，防止继发感染。

（6）用药护理：遵医嘱使用抗生素，观察疗效和不良反应。

2.咳嗽、咳痰护理

（1）评估患者的病情、咳嗽、咳痰的性质和程度。

（2）指导患者深呼吸和有效咳嗽、胸部叩击与胸壁震荡、体位引流以及机械吸痰等，遵医嘱雾化。

（3）观察、记录患者痰液的颜色、性质、量，正确留取痰标本并送检。

（4）有窒息危险的患者，备好吸痰物品，做好抢救准备。

3.并发症的护理　感染性休克。

（1）病情监测：监测患者生命体征、体温、精神和意识状态、动脉血气分析等指标的改变。

（2）感染性休克抢救配合：备好物品积极配合抢救。协助患者取仰卧中凹卧位，给予中、高流量吸氧。快速建立两条静脉通道，遵医嘱补液。随时监测患者生命体征、意识状态的变化，必要时留置尿管监测每小时尿量。遵医嘱输入血管活性药物，根据血压调整滴速。

（六）健康指导

1.疾病预防指导　注意休息、劳逸结合，防止过度疲劳，参加体育锻炼、增强体质，避免受凉。避免上呼吸道感染、淋雨受寒、过度疲劳、醉酒等诱因，加强体育锻炼，增强营养；长期卧床患者可经常更换体位、翻身、拍背，咳出气道内痰液；年老体弱患者可接种流感疫苗。

2.疾病知识指导　对患者及家属进行相关知识宣教，使其了解肺炎的病因和诱因。指导患者遵医嘱规律服药，出院后定期随访。出现高热、咳嗽、咳痰、胸痛等症状及时就诊。

五、呼吸衰竭

呼吸衰竭（respiratory failure）简称呼衰，指各种原因引起的肺通气和（或）换气功能严重障碍，以致在静息状态下亦不能维持足够的气体交换，导致低氧血症伴（或不伴）高碳酸血症，进而引起一系列病理生理改变和相应临床表现的综合征。

（一）病因

1.气道阻塞　慢性阻塞性肺疾病、哮喘等。

2.肺组织病变　严重肺炎、肺气肿、肺水肿等。

3.肺血管疾病　如肺栓塞。

4.胸廓与胸膜病变　连枷胸、胸廓畸形、广泛性胸膜增厚、气胸等。

5.神经肌肉病变　脑血管疾病、高位脊髓损伤、重症肌无力等。

6.其他　各种类型的休克、败血症、严重非胸部创伤、大量输血等。

(二)临床表现

除呼衰原发疾病的症状、体征外,主要为缺氧和 CO_2 潴留所致的呼吸困难和多脏器功能障碍。

1.呼吸困难　急性呼衰早期表现为呼吸频率增加,病情严重时可出现三凹征(胸骨上窝、锁骨上窝、肋间肌凹陷),慢性呼衰表现为呼吸费力伴呼气延长。

2.发绀　出现口唇、指甲、舌发绀。

3.神经-精神症状　出现精神紊乱、躁狂、昏迷、抽搐等症状。

4.循环系统表现　多数患者出现心动过速,严重缺氧和酸中毒时,可引起周围循环衰竭、血压下降、心肌损害、心律失常甚至心脏骤停。慢性呼衰并发肺心病时可出现体循环瘀血等右心衰表现。

5.消化和泌尿系统表现　引起肝、肾功能损害,部分患者出现应激性溃疡引发上消化道出血。

(三)处理原则

呼吸衰竭的处理原则是保持呼吸道通畅,迅速纠正缺氧、改善通气、积极治疗原发病、消除诱因、加强一般治疗和对其他重要脏器功能的监测与支持、预防和治疗并发症。

1.呼吸　呼吸保持呼吸道通畅。

2.氧疗　II 型呼衰应给与低浓度(<35%)持续吸氧;I 型呼衰则可给予较高浓度(>35%)吸氧。急性呼吸衰竭的给氧原则是在保证 PaO_2 迅速提高到 60mmHg 或 SpO_2 达 90%以上的前提下,尽量降低吸氧浓度。

3.增加通气量、减少 CO_2 潴留　应用呼吸兴奋药或使用机械通气。

4.病因治疗　针对不同病因采取适当的治疗措施是治疗呼吸衰竭的根本所在。

5.一般支持疗法　纠正酸碱平衡失调和电解质紊乱、加强液体管理、维持血细胞比容、保证充足营养及能量供给。

6.重要脏器功能的监测与支持　重症患者需转入 ICU 进行积极抢救和监测,预防和治疗肺动脉高压、肺源性心脏病、肺性脑病、肾功能不全和消化道功能障碍,尤其要注意预防多器官功能衰竭综合征的发生。

(四)护理评估

1.健康史

(1)一般情:包括年龄、性别、婚姻、职业、饮食、生活习惯、性格特征、药物使用情况。

(2)既往史:了解有无其他部位手术治疗史;有无传染病史;有无其他伴随疾病,如糖尿病、冠心病、高血压等;有无药物过敏史。

(3)家族史:了解家族中有无呼吸衰竭疾病患者。

2.身体评估　评估患者缺氧程度、心肺功能和精神意识状态。

3.实验室及其他检查　肺部听诊,评估胸部 CT、痰培养、动脉血气、肺功能和血流动力学情况。

（五）护理措施

1.观察　严密观察生命体征,观察呼吸的频率、节律以及唇、指(趾)甲的颜色和痰液的色、性质、量、气味,发现异常及时报告医生,动态监测血气分析、血氧饱和度。

2.给氧　依病情及病理、生理特点,采取不同给氧方式,Ⅰ型呼吸衰竭和ARDS患者给予高浓度($FiO_2>50\%$)氧气,Ⅱ型呼吸衰竭患者低浓度($FiO_2<35\%$)持续给氧,注意观察氧疗效果。

3.保持呼吸道通畅　神志清楚患者,鼓励咳嗽、咳痰,变换体位,翻身拍背,促使痰液引流,不能自行排痰者,及时吸痰。

4.遵医嘱给药　观察用药疗效及不良反应,使用呼吸兴奋剂时速度不宜过快。

5.体位　协助患者取舒适体位,如半卧位或坐位;急性呼吸衰竭患者应绝对卧床休息;慢性呼吸衰竭代偿期,可适当下床活动;ALI/ARDS患者在必要时可采用俯卧位辅助通气。

6.饮食护理　给予高蛋白质、易消化饮食;少食多餐,不能进食者,给予鼻饲。

7.心理护理　了解和关心患者的心理情况,指导患者放松、分散注意力,缓解紧张和焦虑的情绪。

8.皮肤护理　定期翻身,预防压疮和坠积性肺炎;做好口腔护理,防止口腔感染。

9.安全护理　根据生活自理能力评估、跌倒及压疮评估,落实安全护理措施。

10.家庭氧疗　指导患者及家属氧疗的方法和注意事项,指导患者掌握有效呼吸和咳嗽、咳痰技巧,如缩唇呼吸、腹式呼吸、体位引流、拍背等方法。

（六）健康指导

1.疾病知识指导　向患者及家属讲解疾病的发生、发展和转归,有针对性地制定活动与休息计划,指导患者合理饮食,加强营养,改善体质。避免劳累、情绪激动等不良因素刺激。

2.康复指导　指导患者掌握有效呼吸和咳嗽、咳痰技巧,坚持家庭氧疗,鼓励患者进行耐寒和呼吸功能锻炼,少去人多场合,减少呼吸道感染机会。

3.用药指导和病情监测　指导患者合理用药,如有气急、发绀加重应尽早就医。

六、支气管哮喘

支气管哮喘(bronchial asthma)简称哮喘,是由多种细胞和细胞组分参与的气道慢性炎症性疾病。

（一）病因

1.遗传因素　多基因遗传倾向,发病具有家族集聚现象,亲缘关系越近,患病率越高。

2.环境因素

(1)变应性因素:室内变应原、职业变应原、食物、药物等。

(2)非变应性因素:大气污染、吸烟、运动、肥胖等。

（二）临床表现

1.症状　典型表现为发作性伴哮鸣音的呼气性呼吸困难,数分钟内发作,持续数小时至数天,夜间或凌晨发作和加重。不典型哮喘表现为发作性咳嗽、胸闷或其他症状,以咳嗽为唯一症状的称为咳嗽变异性哮喘,以胸闷为唯一症状的称为胸闷变异性哮喘。运动时出现胸闷、咳嗽和呼吸困难称为运动性哮喘。

2.体征　典型体征为双肺可闻及广泛的哮鸣音,呼气音延长,非常严重的哮喘哮鸣音反倒减弱,甚至完全消失,表现为"沉默肺"。

3.并发症　可并发气胸、纵隔气肿、肺不张、慢阻肺、支气管扩张、肺源性心脏病。

(三)处理原则

保持呼吸道通畅,解除气道痉挛,纠正低氧血症。

1.预防　确定并减少危险因素接触。

2.药物治疗　控制药物指亦称抗炎药。缓解药物亦称解痉平喘药。

3.急性发作期治疗　尽快解除气道痉挛,纠正低氧血症,恢复肺功能,预防进一步恶化或再次发作,防治并发症。

4.慢性持续期的治疗　定期根据长期治疗分级方案调整,对哮喘患者进行健康指导、有效控制环境和避免诱发因素要贯穿于整个治疗过程。

5.免疫疗法　采用特异性变应原配制成各种不同浓度的提取液,通过皮下注射、舌下含服或其他途径给予对其过敏的患者。

6.其他哮喘的教育与管理。

(四)护理评估

1.病史

(1)患病及治疗经过:询问患者发作时的症状,了解既往和目前的检查结果、治疗经过和病情严重程度。了解患者对所用药物的名称、剂量、用法、疗效、不良反应等知识的掌握情况,尤其是患者是否进行长期规律的治疗,是否熟悉哮喘急性发作先兆和正确处理方法。评估疾病对患者日常生活和工作的影响程度。

(2)评估疾病发作诱因:有无接触变应原;有无主动或被动吸烟、吸入污染空气,有无接触花粉、草粉、油漆、饲料和活性染料等;有无进食虾、蟹、鱼、牛奶、蛋类等食物;有无服用阿司匹林、抗生素等药物史;有无受凉、气候变化、剧烈运动、妊娠等诱发因素;有无哮喘家族史。

(3)心理社会状况:评估患者有无烦躁、焦虑、恐惧等心理反应;有无忧郁、悲观情绪,以及对疾病治疗失去信心等。评估家属对疾病知识的了解程度和对患者关心程度、经济状况和小区医疗服务状况等。

2.身体评估

(1)一般状态:评估患者生命体征和精神状态,观察呼吸频率和脉率情况。

(2)皮肤黏膜:观察口唇、面颊、耳郭等皮肤有无发绀,唇舌是否干燥,皮肤有无多汗、弹性降低。

(3)胸部体征:观察有无辅助呼吸肌参与呼吸和三凹征出现。听诊肺部有无哮鸣音、呼气音延长,有无胸腹反常运动。

3.实验室及其他检查

(1)痰液检查:痰涂片有无嗜酸性粒细胞增多。

(2)动脉血气分析:有无 PaO_2 降低,PaO_2 增高,有无呼吸性酸中毒或呼吸性碱中毒。

(3)肺功能检查:有无 FEV1/FVC、FEV1%预计值、PEF 等下降,有无残气量和肺总量增加,有无残气/肺总量比值增高。

(4)胸部 X 线/CT 检查:有无肺透亮度增加。注意观察有无气胸、纵隔气肿、肺不张等并发症的征象。

(5)特异性变应原的检测:有无特异性 IgE 增高。

(五)护理措施

1.一般护理

(1)环境与体位:提供安静、舒适、温湿度适宜的环境,保持室内清洁、空气流通。根据病情提供舒适体位。病室不宜摆放花草,避免使用皮毛、羽绒或蚕丝织物。

(2)饮食护理:给予足够热量、营养丰富、高维生素的清淡流质或半流质饮食,多吃水果和蔬菜,避免进食硬、冷、油煎食物,避免食用易诱发哮喘的食物。有烟酒嗜好者应戒烟酒。

(3)口腔与皮肤护理:哮喘发作时,应每天进行温水擦浴,勤换衣物和床单,保持皮肤清洁干燥舒适。协助并鼓励患者咳嗽后用温水漱口,保持口腔清洁。

(4)缓解紧张情绪:多巡视患者,耐心解释病情和治疗措施,给予心理疏导和安慰,消除过度紧张情绪。

(5)用药护理:遵医嘱按时服药,观察药物疗效及不良反应。

(6)氧疗护理:遵医嘱给予鼻导管或面罩吸氧,监测动脉血气分析。若哮喘发作严重,经一般药物治疗无效或患者出现神志改变时,应准备进行机械通气。

(7)病情观察:观察哮喘发作的前驱症状,患者的意识状态、呼吸频率、节律、深度,监测呼吸音、哮鸣音变化以及动脉血气分析和肺功能情况。加强对急性期患者的监护,尤其夜间和凌晨是哮喘易发作时间,应严密观察有无病情变化。

2.咳嗽、咳痰的护理

(1)促进排痰:指导患者进行有效咳嗽,协助叩背。痰液黏稠者可定时给予蒸汽或氧气雾化吸入。无效者可用负压吸引器吸痰。

(2)补充水分:应鼓励患者每天饮水 2500~3000ml,以补充丢失的水分,稀释痰栓。重症者应建立静脉通道,遵医嘱及时、充分补液,纠正水、电解质和酸碱平衡紊乱。

(3)病情观察:观察患者咳嗽情况、痰液性状和量。

(六)健康指导

1.疾病知识指导 指导患者增加对哮喘的激发因素、发病机制、控制目的和效果的认识。稳定期的维持治疗是哮喘患者疾病长期管理的重点内容,使患者懂得哮喘虽不能彻底治愈,但长期规范化治疗使大多数患者达到良好或完全的临床控制,即患者可达到没有或仅有轻度症状,能和正常人一样生活、工作和学习。

2.避免诱因 针对个体情况,指导患者有效控制可诱发哮喘发作的各种因素,如避免摄入易引起过敏的食物;避免强烈的精神刺激和剧烈运动;避免持续的喊叫等过度换气动作;不养宠物;戴围巾和口罩避免冷空气刺激;缓解期应加强体育、耐寒及耐力训练,增强体质。

3.病情监测 指导患者早期识别哮喘发作先兆和病情加重征象,指导其掌握哮喘发作紧急自我处理方法。学会利用峰流速仪来监测最大呼气峰流速(PEFR),做好哮喘日记,为疾病预防和治疗提供参考数据。

4.药物指导 哮喘患者应了解自己所用各种药物的名称、用法、用量及注意事项,了解药物的主要不良反应及如何采取相应的措施来避免。指导患者或家属掌握正确的药物吸入技术,遵医嘱使用 β2 受体激动药和(或)糖皮质激素吸入剂。

5.心理指导 给予心理疏导,使患者保持规律生活和乐观情绪,积极参加体育锻炼,最大程度保持劳动能力,可有效减轻患者的不良心理反应。

七、常见急危重症的急救配合要点

(一)窒息

1.病情观察 密切观察患者咯血的量、颜色、性质及出血的速度,观察生命体征及意识状态的变化,有无胸闷、气促、呼吸困难、发绀、面色苍白、出冷汗、烦躁不安等窒息征象。

2.窒息的抢救 对大咯血及意识不清的患者,应在病床旁备好急救设备,一旦患者出现窒息征象,应立即取头低脚高45°俯卧位,面向一侧,轻拍背部,迅速排出在气道和口咽部的血块,或直接刺激咽部以咳出血块。必要时用吸痰管进行负压吸引。给予高浓度吸氧。做好气管插管或气管切开的准备与配合工作。

(二)咯血

(1)及时清理患者口鼻腔血液,保持呼吸道通畅,防止窒息。

(2)立即吸氧。

(3)建立静脉通道,及时补充血容量及遵医嘱用止血药物,观察药物疗效及副作用。

(4)咯血过程突然中断,出现呼吸急促、发绀、烦躁不安、精神极度紧张、濒死感、口中有血块等情况时,立即抢救,严禁屏气。

(5)观察、记录患者咯血量、颜色、性状及伴随症状。

(6)做好患者口腔护理,保持口腔清洁。

(7)床旁备好气管插管、吸痰器等抢救用物。

(8)做好患者的心理安慰,消除紧张、恐惧情绪。

(9)指导患者合理饮食,补充营养,保持大便通畅。

(10)取患侧卧位,小量咯血者以静卧休息为主,大量咯血时禁食、绝对卧休息。

八、专科检查

(一)纤维支气管镜检查

纤维支气管镜检查是利用光学纤维内镜对气管管腔进行的检查。

1.适应证

(1)原因不明的咯血或咳痰带血,需要明确出血部位和咯血原因,或需局部止血治疗者。

(2)任何肺部肿块阴影,刺激性咳嗽,经抗生素治疗不缓解,临床怀疑病变者。

(3)用于清除黏稠的分泌物、黏液栓或异物。

(4)原因不明的喉返神经麻痹、膈神经麻痹或上腔静脉阻塞。

(5)行支气管肺泡灌洗及用药等治疗。

(6)引导气管导管,进行经鼻气管插管。

2.禁忌证

(1)肺功能严重损害,重度低氧血症,不能耐受检查者。

(2)严重心功能不全、高血压或心律失常、频发心绞痛者。

(3)严重肝、肾功能不全,全身状态极度衰竭者。

(4)出凝血机制严重障碍者。

(5)哮喘发作或大咯血者,近期上呼吸道感染或高热者。

(6)有主动脉瘤破裂危险者。

(7)对麻醉药物过敏,不能配合检查者。

3.方法 纤支镜可经鼻或口插入,目前大多数经鼻插入。患者常取平卧位,不能平卧者,可取坐位或半坐位。可以直视下自上而下依次检查各叶、段支气管。支气管镜的末端可做一定角度的旋转,术者可依据情况控制角度调节钮。

4.护理

(1)患者准备:向患者及家属说明检查目的、操作过程及有关配合注意事项,消除紧张情绪,取得合作。患者术前 4 小时禁食禁水,以防误吸。患者若有活动性义齿应事先取出。

(2)术前用药:评估患者对消毒剂、局麻药或术前用药是否过敏,防止发生过敏反应。术前半小时遵医嘱给予阿托品 0.5mg 和地西泮 10mg 肌注。

(3)物品准备:备好吸引器和复苏设备。

(4)术中配合:

1)护士应密切观察患者的生命体征和反应。

2)按医生指示经纤支镜滴入麻醉剂作黏膜表面麻醉。

3)根据需要配合医生做好吸引、灌洗、活检、治疗等相关操作。

(5)术后护理:

1)病情观察:密切观察患者有无发热、胸痛、呼吸困难,观察分泌物的颜色和特征。向患者说明术后数小时内,特别是活检后会有少量咯血及痰中带血,不必担心,应通知医生,并注意窒息的发生。

2)避免误吸:术后 2 小时内禁食禁水。麻醉作用消失、咳嗽和呕吐反射恢复后可进温凉流质或半流质饮食。进食前试验小口喝水,无呛咳再进食。

3)减少咽喉部刺激:术后数小时内避免谈话和咳嗽,使声带得以休息,以免声音嘶哑和咽喉部疼痛。

思考题

1.呼吸困难三凹征的表现有哪些?

2.哪些提示慢性阻塞性肺疾病患者急性加重风险增加?

3.不同类型呼吸衰竭患者给氧原则是什么?

4.肺心病患者会出现哪些心力衰竭的症状和体征?

5.支气管哮喘患者的健康指导有哪些?

第四节　消化内科疾病患者的护理

一、上消化道大出血

上消化道出血(upper　gastrointestinal　hemorrhage)是指 Treitz 韧带以上的消化道,包括食管、胃、十二指肠、胰、胆道病变引起的出血,以及胃空肠吻合术后的空肠病变出血。上消化道大量出血一般指在数小时内失血量超过 1000ml 或循环血容量的 20%。

(一)病因

(1)上胃肠道疾病。

(2)门静脉高压引起食管胃底静脉曲张破裂出血。

(3)上胃肠道邻近器官或组织的疾病。

(4)全身性疾病(血液病、尿毒症、应激相关胃黏膜损伤等)。

(二)临床表现

1.呕血与黑便　是上消化道出血的特征性表现,上消化道出血者均有黑便,但不一定有呕血。

2.失血性周围循环衰竭 患者可出现头昏、心悸、乏力、出汗、口渴、晕厥等一系列组织缺血的表现。呈现休克状态时,患者表现为面色苍白、口唇发绀、呼吸急促,皮肤湿冷,呈灰白色或紫灰花斑,施压后褪色经久不能恢复,体表静脉塌陷;精神萎靡、烦躁不安,重者反应迟钝、意识模糊;收缩压降至 80mmHg 以下,脉压小于 25~30mmHg,心率加快至 120 次/分以上。休克时尿量减少,若补足血容量后仍少尿或无尿,应考虑并发急性肾衰竭。

3.发热 患者可能出现发热等表现。

4.氮质血症 可分为肠源性、肾前性和肾性氮质血症。

5.血象 上消化道大量出血后,均有急性失血性贫血。

（三）处理原则

1.补充血容量 立即配血,可先输入平衡液或葡萄糖盐水、右旋糖酐或其他羟乙淀粉代用品,尽早输入全血。

2.止血

(1)非曲张静脉上消化大量出血的止血措施(抑制胃酸分泌药,内镜直视下止血,手术治疗,介入治疗)。

(2)食管胃底静脉曲张破裂出血的止血措施:

1)药物止血(血管加压素,生长抑素)。

2)三(四)腔二囊管压迫止血。

3)内镜直视下止血 病情基本稳定后,进行急诊内镜检查和止血治疗。

3.其他 手术治疗。

（四）护理评估

1.症状与体征 患者有无呕血、黑便以及头昏、心悸、乏力、出汗、口渴、晕厥等表现。

2.其他 心理社会状况。

3.实验室检查 血常规、大便隐血试验等。

（五）护理措施

1.一般护理措施

(1)体位与保持呼吸道通畅:大出血时患者取平卧位并将下肢略抬高;呕吐时头偏向一侧;必要时清除气道内的分泌物、血液或呕吐物;给予吸氧。

(2)治疗护理:立即建立静脉通道。准确地实施输血、输液、各种止血治疗及用药等抢救措施,并观察治疗效果及不良反应。输液开始宜快,必要时测定中心静脉压;肝病患者忌用吗啡、巴比妥类药物;宜输新鲜血,准备好急救用品、药物。

(3)饮食护理:急性大出血伴恶心、呕吐者应禁食。少量出血无呕吐者,可进温凉、清淡流质。出血停止后改为半流质、软食,少量多餐,逐步过渡到正常饮食。

(4)心理护理:观察患者有无紧张、恐惧或悲观、沮丧等心理反应,解释各项检查、治疗措施,听取并解答患者或家属的提问,以减轻他们的疑虑。

(5)病情监测:

1)监测指标:①生命体征。②精神和意识状态。③观察皮肤、甲床色泽、肢端温度、颈静脉充盈情况。④准确记录出入量。⑤观察呕吐物和粪便的性质、颜色及量。⑥定期复查血常规和大便隐血情况。⑦监测血清电解质和血气分析的变化。

2)出血量的估计：详细询问呕血和(或)黑便的发生时间、次数、量及性状，以便估计出血量和速度：①大便隐血试验阳性提示每天出血量>5~10ml。②出现黑便表明每天出血量在50~100ml以上。③胃内积血量达250~300ml时可引起呕血。④一次出血量在400ml以下时，可不出现全身症状。⑤出血量超过400~500ml，可出现头晕、心悸、乏力等症状。⑥出血量超过1000ml，出现急性周围循环衰竭的表现，严重者引起失血性休克。但不能根据呕血与黑便的频度与数量准确判断出血量。

3)继续或再次出血的判断：出现下列迹象，提示有活动性出血或再次出血：①反复呕血，甚至呕吐物由咖啡色转为鲜红色。②黑便次数增多且粪质稀薄，色泽转为暗红色，伴肠鸣音亢进。③周围循环衰竭的表现经充分补液、输血而改善不明显，或好转后又恶化，血压波动，中心静脉压不稳定。④血红蛋白浓度、红细胞计数、血细胞比容持续下降，网织红细胞计数持续增高。⑤在补液足够、尿量正常的情况下，血尿素氮持续或再次增高。⑥门静脉高压的患者原有脾大，在出血后常暂时缩小，如不见脾恢复肿大亦提示出血未止。

4)观察患者原发病病情有无加重。

2.特殊护理

(1)用药护理：遵医嘱使用血管加压素，并严密观察其效果和不良反应。

(2)三(四)腔二囊管的应用与护理：协助医生为患者作鼻腔、咽喉部局部麻醉，经鼻腔或口腔插管至胃内。插管至65cm时抽取胃液，检查管端确在胃内，并抽出胃内积血。先向胃囊注气约150~200ml，至囊内压约50mmHg(67kPa)并封闭管口，缓缓向外牵引管道，使胃囊压迫胃底部曲张静脉。如单用胃囊压迫已止血，则食管囊不必充气。如未能止血，继向食管囊注气约100ml至囊内压约40mmHg(53kPa)并封闭管口，使气囊压迫食管下段的曲张静脉。管外端以绷带连接0.5kg沙袋，经牵引架作持续牵引。将食管引流管、胃管连接负压吸引器或定时抽吸，观察出血是否停止，并记录引流液的性状、颜色及量；出血停止后，放松牵引，放出囊内气体，保留管道继续观察24小时，未再出血可考虑拔管，对昏迷患者亦可继续留置管道用于注入流质食物和药液。拔管前口服液状石蜡20~30ml，润滑黏膜及管、囊的外壁，抽尽囊内气体，以缓慢、轻巧的动作拔管。气囊压迫一般以3~4天为限，继续出血者可适当延长。床旁置备用三(四)腔二囊管、血管钳及换管所需用品，以便紧急换管时用。

(六)健康指导

(1)针对原发病进行指导。

(2)一般知识指导：

1)进营养丰富、易消化的食物；避免过饥或暴饮暴食；避免粗糙、刺激性食物，或过冷、过热、产气多的食物、饮料；应戒烟、戒酒。

2)生活起居有规律，劳逸结合，保持乐观情绪，保证身心休息。

3)在医生指导下用药。

(3)指导患者及家属学会早期识别出血征象及应急措施。

二、急性胰腺炎

急性胰腺炎(acute pancreatitis)是指胰腺分泌的消化酶引起胰腺组织自身消化的化学性炎症。主要表现为急性上腹痛、恶心、呕吐、发热、血和尿淀粉酶增高，重症常继发感染、腹膜炎和休克等多种并发症。以青壮年居多。

（一）病因

（1）胆道系统疾病（胆石症、胆道感染或胆道蛔虫等）。

（2）胰管阻塞。

（3）酗酒和暴饮暴食。

（4）其他（手术与创伤、内分泌与代谢障碍、感染、药物、特发性胰腺炎）。

（二）临床表现

1.症状

（1）腹痛：主要表现和首发症状，常在暴饮暴食或酗酒后突然发生。疼痛剧烈而持续，呈钝痛、钻痛、绞痛或刀割样痛，可有阵发性加剧。腹痛常位于中上腹，向腰背部呈带状放射，取弯腰抱膝位可减轻疼痛，一般胃肠解痉药无效。

（2）恶心、呕吐及腹胀：呕吐后腹痛并不减轻。

（3）发热：多数患者有中度以上发热，一般持续 3~5 天。

（4）水、电解质及酸碱平衡紊乱。

（5）低血压或休克：见于急性坏死性胰腺炎。

2.体征

（1）轻症：可有上腹压痛，但无腹肌紧张和反跳痛，可有肠鸣音减弱。

（2）重症：少数重型患者由于胰酶或坏死组织液沿腹膜后间隙渗到腹壁下，致两侧腰部皮肤呈暗灰蓝色，称 Grey~Turner 征，或出现脐周围皮肤青紫，称 Cullen 征。如有胰腺脓肿或假性囊肿形成，上腹部可扪及肿块。胰头炎性水肿压迫胆总管时，可出现黄疸。低血钙时有手足抽搐。

（3）并发症：主要见于重症急性胰腺炎。局部并发症有胰腺脓肿和假性囊肿；全身并发症有急性肾衰竭、急性呼吸窘迫综合征、心力衰竭、消化道出血等，病死率极高。

（三）处理原则

1.轻症

（1）禁食及胃肠减压。

（2）补充血容量，维持水、电解质和酸碱平衡。

（3）腹痛剧烈者可予哌替啶。

（4）抗感染。

（5）抑酸治疗。

2.重症　除上述治疗措施外，还需：

（1）抗休克及纠正水、电解质平衡紊乱。

（2）营养支持：早期一般采用全胃肠外营养（TPN），如无肠梗阻，应尽早过渡到肠内营养。

（3）抗感染治疗：重症患者常规使用抗生素。

（4）减少胰液分泌：生长抑素和其类似物奥曲肽疗效较好。

（5）抑制胰酶活性：仅用于重症胰腺炎的早期。

3.其他治疗

（1）并发症的处理：根据相应并发症作相应的处理。

（2）中医治疗：对急性胰腺炎效果良好，主要有柴胡、黄连、黄芩等，根据症状加减用量。

（3）内镜下 Oddi 括约肌切开术（EST）：可用于胆源性胰腺炎，适用于老年患者不宜手术者。

(4)腹腔灌洗。

(5)手术治疗。

（四）护理评估

(1)病史:现病史及既往病史。

(2)身体评估:症状和体征,详见临床表现。

(3)社会心理状况。

(4.实验室及其他检查。

（五）护理措施

(1)休息与体位:应绝对卧床休息,可协助患者取弯腰、屈膝侧卧位。

(2)禁食和胃肠减压。

(3)用药护理:腹痛剧烈者,可遵医嘱给予哌替啶等止痛药,但禁用吗啡。

(4)病情观察。

(5)维持水、电解质平衡。

(6)防治低血容量性休克:注意患者血压、神志及尿量的变化,如出现神志改变、血压下降、尿量减少、皮肤黏膜苍白、冷汗等低血容量性休克的表现,应积极配合医生进行抢救。

（六）健康指导

1.疾病知识指导　向患者及家属介绍本病的主要诱发因素和疾病的过程,教育患者积极治疗胆道疾病,注意防治胆道蛔虫。

2.生活指导　指导患者及家属掌握饮食卫生知识,避免暴饮暴食。腹痛缓解后,应从少量低脂、低糖饮食开始逐渐恢复正常饮食,应避免刺激强、产气多、高脂肪和高蛋白食物,戒除烟酒,防止复发。

三、消化性溃疡

消化性溃疡主要指发生在胃和十二指肠的慢性溃疡，即胃溃疡（GU）和十二指肠溃疡(DU)。因溃疡形成与胃酸/胃蛋白酶的消化作用有关而得名。溃痛的黏膜层缺损超过黏膜肌层,不同于糜烂。

（一）病因

胃酸分泌过多、幽门螺杆菌感染和胃粘膜保护作用减弱等因素是引起消化性溃疡的主要环节。胃排空延缓和胆汁反流、胃肠肽的作用、遗传因素、药物因素、环境因素和精神因素等,都和消化性溃疡的发生有关。

（二）临床表现

1.症状

(1)腹痛:上腹部疼痛是本病的主要症状,可为钝痛、灼痛、胀痛甚至剧痛,或呈饥饿样不适感。疼痛部位多位于上腹中部、偏右或偏左。多数患者痛有典型的节律,DU 表现为空腹痛即餐后 2~4 小时或(及)午夜痛,进食或服用抗酸剂后可缓解;GU 的疼痛多在餐后 1 小时内出现,经 1~2 小时后逐渐缓解,至下餐进食后再次出现疼痛,午夜痛也可发生,但较 DU 少见。部分患者无上述型疼痛、而仅表现为无规律性的上腹隐痛不适。

(2)其他:可有反酸、嗳气、恶心、呕吐、食欲减退等消化不良症状,也可有失眠、多汗、脉缓等自主神经功能失调表现。

2.体征　溃疡发作期,中上腹部可有局限性压痛,其压痛部位多与溃疡的位置基本相符。

3.并发症

(1)出血(最常见)。

(2)穿孔。

(3)幽门梗阻。

(4)癌变。

(三)处理原则

1.降低胃酸　包括抗酸药和抑制胃酸分泌药两类。常用碱性抗酸药有氢氧化铝、铝碳酸镁及其复方制剂等。目前临床上常用的抑制胃酸分泌的药物有 H2 受体抗剂(H2RA)和质子泵抑制剂(PPI)两大类。H2RA 常用药物有西咪替丁、雷尼替丁和法莫替丁,三者的 1 天量可分 2 次口服或睡前顿服。PPI 常用药物有奥美拉唑、兰索拉唑和泮托拉唑,每天 1 次口服。PPI 与抗生素的协同作用可作为根除幽门螺杆菌治疗方案中的基础药物。

2.根除幽门螺杆菌治疗　推荐以 PPI 或胶体铋剂为基础上加两种抗生素的三联治疗方案。如奥美拉唑或枸橼酸铋钾加上克拉霉素和阿莫西林或甲硝唑。

3.保护胃黏膜　药物硫糖铝和枸橼酸铋钾(胶体次枸橼酸,CBS)目前已少用做治疗消化性溃疡的一线药物。

4.其他　手术治疗。

(四)护理评估

1.病史

(1)患病及治疗经过:询问发病的有关诱因和病因,询问患者的病程经过,曾做过何种检查和治疗,结果如何。

(2)目前病情与一般情况:询问此次发病与既往有无不同,是否出现相关症状。

(3)心理-精神-社会状况:注意评估患者及家属对疾病的认识程度,评估患者有无焦虑或恐惧等心理,了解患者家庭经济状况和社会支持情况如何。

2.身体评估

(1)全身状况,详见临床表现。

(2)腹部体征,详见临床表现。

3.实验室及其他检查　幽门螺杆菌呼气试验、胃镜等结果。

(五)护理措施

1.帮助患者认识和去除病因　指导其减少或去除加重和诱发痛的因素。

2.饮食护理　指导患者少食多餐,避免餐间零食和睡前进食,进餐时注意细嚼慢咽,避免急食。

3.指导缓解疼痛　注意观察及详细了解患者疼痛的规律和特点,并按其疼痛的特点指导缓解疼痛的方法。

4.用药护理　根据医嘱给予药物治疗,并注意观察药效及不良反应。

(1)抗酸药:应在饭后 1 小时和睡前服用。服用片剂时应嚼服,乳剂给药前应充分据匀。抗酸药应避免与奶制品同时服用。酸性的食物及饮料不宜与抗酸药同服。氢氧化铝凝胶能阻碍磷的吸收,引起磷缺乏症,导致骨质疏松。长期大量服用还可引起严重便秘、代谢性碱中毒与钠潴留,甚至造成肾损害。若服用镁制剂则易引起腹泻。

(2)H2受体拮抗剂：药物应在餐中或餐后即刻服用，也在睡前服用1天剂量。若需同时服用抗酸药，则两药应间隔1小时以上。若静脉给药应注意控制速度，速度过快可引起低血压和心律失常。

(3)质子泵抑制剂：奥美拉唑可引起头晕，特别是用药初期，应嘱患者用药期间避免开车或做其他必须高度集中注意力的工作。兰索拉唑的主要不良反应包括皮疹、头痛、口苦、肝功能异常等，轻度不良反应不影响继续用药，较为严重时应及时停药。泮托拉唑的不良反应较少，偶可引起头痛和腹泻。

(4)其他药物：硫糖铝片宜在进餐前1小时服用，可有便秘、口干、皮疹、眩晕、嗜睡等不良反应。不能与多片同服，以免降低两者的效价。

(六)健康指导

1.疾病知识指导　向患者及家属讲解引起和加重消化性溃疡的相关因素。指导患者保持乐观情绪，规律生活，避免过度紧张与劳累，选择合适的锻炼方式，提高机体抵抗力。指导患者建立合理的饮食习惯和结构，戒除烟酒，避免摄入刺激性食物。

2.用药指导与病情监测　教育患者遵医嘱正确服药，学会观察药效及不良反应，不随便停药或减量，防止溃疡复发。指导患者慎用或勿用致溃病药物，如阿司匹林、咖啡因、泼尼松等。定期复诊。若上腹疼痛节律发生变化或加剧，或者出现呕血、黑便时，应立即就医。

四、急性胃炎和慢性胃炎

急性胃炎(acute gastritis)指多种病因引起的胃粘膜急性炎症。急性糜烂出血性胃炎是临床最常见急性胃炎，以胃黏膜多发性糜烂为特征的急性胃黏膜病变，常伴有胃黏膜出血，可伴有一过性浅表溃疡形成。

(一)病因

(1)药物：最常引起胃黏膜炎症的药物是非甾体类抗炎药，如阿司匹林、吲哚美辛，某些抗肿瘤药、铁剂或氯化钾口服液等。

(2)急性应激：各种严重的脏器功能衰竭、严重创伤、大面积烧伤、大手术、颅脑病变和休克等，其至精神心理因素等均可引起胃黏膜糜烂、出血，严重者发生急性溃疡并大量出血。

(3)乙醇。

(4)创伤、物理因素和十二指肠-胃反流及胃黏膜血液循环障碍等。

(二)临床表现

1.症状　多数患者症状不明显，或症状被原发病掩盖。有症状者主要表现上腹不适或隐痛。上消化道出血是该病突出的临床表现，突发的呕血和(或)黑便为首发症状。

2.体征　可有上腹不同程度的压痛。

(三)处理原则

针对病因和原发疾病采取防治措施。处于急性应激状态者在积极治疗原发病的同时，应使用抑制胃酸分泌或具有黏膜保护作用的药物，以预防急性胃黏膜损害的发生；药物引起者须立即停用。常用H2受体拮抗剂或质子泵抑制剂抑制胃酸分泌，或硫糖铝和米索前列醇等保护胃黏膜。

(四)护理评估

1.生活习惯　了解患者饮食方式和行为。

2.相关病史 有无口腔、咽、喉部慢性炎症,慢性肝、胆、胰疾病手术,胃切除术和急性胃炎病史。

3.消化道症状 如疼痛、反酸、恶心、呕吐等。

4.其他 精神状况。

(五)护理措施

(1)评估患者对疾病的认识程度。

(2)休息与活动。

(3)饮食护理:进食应定时、有规律,不可暴饮暴食,避免辛辣刺激食物。一般进少渣、温凉半流质饮食。如有少量出血可给牛奶、米汤等流质。急性大出血或呕吐频繁时应禁食。

(4)用药护理:指导正确使用阿司匹林、吲哚美辛等对胃黏膜有刺激的药物,必要时应用制酸剂、胃黏膜保护剂预防疾病的发生。

(5)病情观察:

1)密切观察疼痛的部位、性质、程度、时间、诱发的因素等。

2)观察呕吐物及大便的颜色、性质。

3)胃痛突然加剧,或伴有呕吐、寒热,或全腹硬满而疼痛剧按时,及时告知医生,并配合处理。

4)出现呕血、黑便、面色苍白、大汗淋漓、四肢厥冷、烦躁不安、血压下降时,告知医生,并配合处理。

(六)健康指导

(1)向患者及家属介绍急性胃炎的有关知识、预防方法和自我护理措施。根据患者的病因及具体情况进行指导。

(2)指导患者进食要有规律,避免过冷、过热、辛辣等刺激性食物及浓茶、咖啡等饮料;嗜酒者应戒酒;注意饮食卫生,生活要有规律,保持心情愉快。

慢性胃炎(chronic gastritis)指各种病因引起的胃黏膜呈非糜烂的炎症改变。将慢性胃炎分为非萎缩性、萎缩性和特殊类型。

(一)病因

(1)幽门螺杆菌感染:幽门螺杆菌感染是慢性胃炎最主要的病因。

(2)饮食和环境因素:饮食中高盐和缺乏新鲜蔬菜、水果与慢性胃炎的发生密切相关。

(3)自身免疫。

(4)其他因素:长期饮浓茶、烈酒、咖啡,食用过热、过冷、过于粗糙的食物等。

(二)临床表现

1.症状 慢性胃炎病程迁延,进展缓慢,缺乏特异性症状。多数患者无任何症状,部分有上腹痛或不适、食欲不振、饱胀、嗳气、反酸、恶性和呕吐等非特异性的消化不良表现。

2.体征 多不明显,有时可有上腹压痛。

(三)处理原则

(1)根除幽门螺杆菌感染:目前多采用的治疗方案为一种胶体铋剂或一种质子泵抑制剂加上两种抗菌药物,如常用胶体次枸橼酸铋与阿莫西林及甲硝唑3药联用,2周为1个疗程。抗生素还有克拉霉素(甲红霉素)、呋喃唑酮等。

(2)对症处理:根据病因给予对症处理。

(3)自身免疫性胃炎的治疗。

(4)胃黏膜异型增生的治疗。

（四）护理评估

1.生活习惯　了解患者饮食方式和行为。

2.相关病史　有无口腔、咽、喉部慢性炎症,慢性肝、胆、胰疾病手术,胃切除术和急性胃炎病史。

3.消化道症状　如疼痛、反酸、恶心、呕吐等。

4.其他　精神状况。

（五）护理措施

(1)休息与活动:指导患者急性发作时应卧床休息;病情缓解时,进行适当的锻炼,以增强机体抗病力。

(2)病情观察。

(3)热敷。

(4)用药护理:

1)胶体剂:枸橼酸铋钾(CBS)为常用制剂,在餐前半小时服用。服CBS过程中可使齿、舌变黑,可用吸管直接吸入部分患者服药后出现便秘和粪便变黑,停药后可自行消失。少数患者有恶心、一过性血清转氨酶升高等,极少出现急性肾衰竭。

2)抗菌药物:服用前应询问患者有无青霉素过敏史,应用过程中注意有无迟发性过敏反应的出现,如皮疹。甲硝唑可引起恶心、呕吐等胃肠道反应,应在餐后半小时服用,并可遵医嘱用甲氧氯普胺、维生素 B12 等拮抗。

(5)饮食护理:鼓励患者少量多餐进食,以高热量、高蛋白、高维生素、易消化的饮食为原则。避免摄入过咸、过甜、过辣的刺激性食物,胃酸低者食物应完全煮熟后食用,以利于消化吸收,并可给刺激胃酸分泌的食物,如肉汤、鸡汤等;高胃酸者应避免进酸性、多脂肪食物。

(6)用药指导:根据患者的病因、具体情况进行指导,如避免使用对胃黏膜有刺激的药物,必须使用时应同时服用制酸剂或胃黏膜保护剂;介绍药物的不良反应,如有异常及时复诊,定期门诊复查。

（六）健康指导

(1)疾病知识指导:向患者及家属介绍本病的有关病因,指导患者避免诱发因素。

(2)教育患者保持良好的心理状态,平时生活要有规律,合理安排工作和休息时间,注意劳逸结合,积极配合治疗。

五、肝硬化

肝硬化(hepatic cirhosis)是一种由不同病因引起的慢性进行性弥漫性肝病。病理特点为广泛的肝细胞变性坏死、再生结节形成、纤维组织增生,正常肝小叶结构破坏和假小叶形成。临床主要表现为肝功能损害和门静脉高压,可有多系统受累,晚期常出现消化道出血、感染、肝性脑病等严重并发症。

（一）病因

(1)病毒性肝炎(我国最为常见)。

(2)慢性酒精中毒。

(3)药物或化学毒物(双醋酚丁、甲基多巴,接触磷、砷、四氯化碳等)。

(4)胆汁淤积。

(5)循环障碍。

(6)遗传和代谢性疾病。

(7)营养失调。

(8)免疫紊乱。

(9)血吸虫病。

（二）临床表现

1.代偿期肝硬化　症状轻,以乏力、食欲不振为主要表现,可伴有恶心、厌油腻、腹胀、上腹隐痛及腹泻等。

2.失代偿期　主要为肝功能减退和门静脉高压所致的全身多系统症状和体征。

（1）肝功能减退:

1）全身症状和体征:一般状况较差,疲倦、乏力、精神不振;营养状况较差等。

2）消化系统症状:食欲减退为最常见症状,甚者畏食,进食后上腹饱胀,有时伴恶心、呕吐,稍进油腻肉食易引起腹泻。

3）出血倾向和贫血。

4）内分泌失调:部分患者出现蜘蛛痣,主要分布在面颈部、上胸、肩背和上肢等上腔静脉引流区域;也有患者会出现手掌大小鱼际和指端腹侧部位皮肤发红的现象,称为肝掌。

（2）门静脉高压:

1）脾大。

2）侧支循环的建立和开放:临床上重要的侧支循环包括食管下段和胃底静脉曲张、腹壁静脉曲张、痔静脉曲张。

3）腹水:是肝硬化肝功能失代偿期最为显著的临床表现。

（3）肝脏情况:早期肝脏增大,晚期肝脏缩小,一般无压痛。

3.并发症

（1）上消化道出血:为本病最常见的并发症。

（2）感染:如肺炎、胆道感染、大肠杆菌败血症、自发性细菌性腹膜炎等,少数病例发生中毒性休克。

（3）肝性脑病:是晚期肝硬化的最严重并发症,也是肝硬化患者最常见死亡原因。

（4）原发性肝癌。

（5）功能性肾衰竭:表现为难治性腹水基础上出现尿少或无尿、氮质血症、稀释性低钠血症和低尿钠,但肾脏无明显器质性损坏。

（6）电解质和酸碱平衡紊乱。

（7）肝肺综合征。

（8）门静脉血栓形成。

（三）处理原则

1.腹水治疗

（1）限制钠、水的摄入。

（2）利尿剂是目前临床应用最广泛的治疗腹水的方法。

（3）放腹水、输注清蛋白。

(4)提高血浆胶体渗透压。

(5)腹水浓缩回输用于难治性腹水的治疗。

(6)减少腹水生成和增加其去路。

2.手术治疗　各种分流、断流术、脾切除术、经颈静脉肝内门体分流术、肝移植手术等。

（四）护理评估

1.病史

(1)患病及治疗经过:询问本病的有关病因、有关的检查、用药和其他治疗情况。

(2)目前病情与一般状况:饮食及消化情况,日常休息及活动量、活动耐力。

(3)心理-精神-社会状况:并发肝性脑病时,患者可出现嗜睡、兴奋、昼夜颠倒等神经精神症状,应注意鉴别。

2.身体评估　详见临床表现。

(1)意识状态:表情淡漠、性格改变或行为异常多为肝性脑病的前驱表现。

(2)营养状况:有腹水或水肿时,不能以体重判断患者的营养状况。

(3)皮肤和黏膜。

(4)呼吸情况。

(5)腹部体征。

(6)尿量及颜色。

3.实验室及其他检查

(1)血常规检查。

(2)血生化检查:肝功能有无异常,有无电解质和酸碱平衡紊乱,血氨是否增高,有无氮质血症。

(3)腹水检查:腹水的性质是漏出液抑或渗出液,有无找到病原菌或恶性肿瘤细胞。

(4)其他检查:胃镜检查、钡餐造影检查、肝活组织检查等。

（五）护理措施

1.饮食护理　高热量、高蛋白质、高维生素、易消化饮食,严禁饮酒,适当摄入脂肪,动物脂肪不宜过多摄入,并根据病情变化及时调整,腹水严重者限制钠和水的摄入。

2.体位　患者应多卧床休息,可抬高下肢。阴囊水肿者可用托带托起阴囊;大量腹水者卧床时可取半卧位,避免使腹内压突然剧增的因素。

3.用药护理　使用利尿剂时应特别注意维持水电解质和酸碱平衡。

4.腹腔穿刺放腹水的护理　术前说明注意事项,测量体重、腹围、生命体征,排空膀胱以免误伤;术中及术后监测生命体征,观察有无不适反应;术毕用无菌敷料覆盖穿刺部位,如有溢液可用吸收性明胶海绵处置;术毕缚紧腹带,以免腹内压骤然下降;记录抽出腹水的量、性质和颜色标本及时送检。

（六）健康指导

1.疾病知识指导　心理调适、饮食调理、预防感染。

2.休息与活动　失代偿期患者以卧床休息为主,应视病情适量活动,活动量以不加重疲劳感和其他症状为度。

3.皮肤的保护　沐浴时应注意避免水温过高,或使用有刺激性的皂类和沐浴液,沐浴后可使用性质柔和的润肤品;皮肤瘙痒者给予止痒处理,嘱患者勿用手抓搔,以免皮肤破损。

4.用药指导　遵医嘱用药,同时教会患者观察药物疗效和不良反应。

5.照顾者指导　指导患者家属细心观察、及早识别病情变化,例如当患者出现性格、行为改变等可能为肝性脑病的前驱症状或消化道出血等其他并发症时,应及时就诊。

思考题

1.如何判断上消化道出血的程度?

2.简述肝性脑病昏迷患者的护理措施。

3.简述重症胰腺炎的临床表现。

4.简述常用抗酸药和抑制胃酸分泌药的护理要点。

5.简述十二指肠溃疡和胃溃疡的临床特点。

第五节　血液内科疾病患者的护理

一、急性白血病

急性白血病(acute leukemia,AL)是造血干/祖细胞恶性疾病。以骨髓与外周血中原始和幼稚细胞异常增生为主要特征。由于造血干细胞分化阻滞、凋亡障碍和恶性增殖,临床表现为贫血、出血、感染和发热、器官浸润、代谢异常等,多数病例病情急重,预后凶险。

(一)病因

目前认为与遗传、药物、感染、辐射等因素有关。

(二)临床表现

1.发热　可由白血病本身引起,也可由感染引起。

2.贫血　表现为脸色苍白、无力进行性加重。

3.出血　以皮肤黏膜出血为多见,表现为紫癜、瘀斑、鼻出血、齿龈出血、消化道出血。

4.其他　白血病细胞浸润体征。

(1)肝、脾肿大,淋巴结肿大。

(2)神经系统:主要病变为出血和白血病浸润。

(3)骨与关节:骨与关节疼痛是白血病的重要症状之一。

(4)皮肤:表现为斑丘疹、脓疱、肿块、结节、红皮病、剥脱性皮炎等。

(5)口腔:齿龈肿胀、出血、白血病浸润多见于 AML~M5,严重者整个齿龈可极度增生,肿胀如海绵样、表面破溃易出血。

(6)心脏:大多数表现为心肌白血病浸润,出血及心外膜出血,心包积液等。

(7)肾脏:白血病有肾脏病变者高达40%以上。

(8)胃肠系统:表现为恶心呕吐、食欲缺乏、腹胀、腹泻等。

(9)肺及胸膜:主要浸润肺泡壁和肺间隙,也可浸润支气管、胸膜、血管壁等。

(10)其他:子宫、卵巢、睾丸、前列腺等皆可被白细胞浸润。女性患者常有阴道出血和月经周期紊乱。男性患者可有性欲减退。

(三)处理原则

(1)对症治疗处理原则

1)对症支持治疗:

①高白细胞血症的紧急处理:当循环血液中白细胞极度增高($>200\times10^9/L$)时发生白细胞淤滞症,可使用血细胞分离机,单采清除过高的白细胞,同时给以化疗药物和碱化尿液,应预防高尿酸血症、酸中毒、电解质平衡紊乱和凝血异常等并发症。

②防治感染:患者出现发热,应及时查明感染部位及查找病原菌,使用有效抗生素。

③改善贫血:严重贫血可吸氧,输浓缩红细胞,维持$Hb>80g/L$。但白细胞淤滞症时不宜立即输红细胞,以免进一步加重血液黏稠度。

④防治出血:血小板低者可输单采血小板悬液,保持血小板$>20\times10^9/L$。并发DIC时,则应做出相应处理。

⑤防治尿酸性肾病:化疗期间,应嘱患者多饮水或给予静脉补液,以保证足够尿量,应碱化尿液和口服别嘌醇。

⑥纠正水、电解质及酸碱平衡失调:化疗前及化疗期间均应定期监测水、电解质和酸碱平衡,及时发现异常并加以纠正。

(2)化学药物治疗

1)化疗的阶段性划分:急性白血病化疗过程分为两个阶段,即诱导缓解和缓解后治疗。

①诱导缓解:是急性白血病治疗的起始阶段。主要是通过联合化疗,迅速、大量地杀灭白血病细胞,恢复机体正常造血,使患者尽可能在较短的时间内获得完全缓解(complete remission,CR),是急性白血病治疗成败的关键。

②缓解后治疗:是CR后患者治疗的延续阶段。通过进一步的强化治疗,彻底消灭残存的白血病细胞,防止病情复发。

2)化疗药物及治疗方案:根据白血病细胞动力学的原理,选择作用于细胞增殖不同节段的药物,制定联合化疗方案,可提高疗效及延长抗药性的发生。

(3)中枢神经系统白血病的防治:对中枢神经系统白血病的患者需进行药物鞘内注射治疗或脑-脊髓放疗。常选用的化疗药物为氨甲蝶呤、阿糖胞苷等,同时应用一定量激素以减轻药物刺激引起的蛛网膜炎。急淋患者,若诊断时脑脊液正常,也需预防性鞘内药物注射。

(4)细胞因子治疗。

(5)骨髓移植。

(四)护理评估

1.简要病史　有无发热、出血表现;有无肌肉、腰背部、四肢酸痛等伴随症状。

2.既往史　既往有无感染史,有无特殊用药史等;有无贫血、血小板功能异常等血液系统疾病史等。

3.一般情况　年龄、性别、文化程度、婚育史、家庭经济状况等。

4.认知情况　患者对疾病认知情况、心理状况和社会、家庭支持系统。

5.护理体检　生命体征、查体和关注血常规、生化全套及其他血液系统相关检查、精神状况等结果。

6.实验室检查　血象、骨髓象、细胞化学检查、染色体和基因等。

7.其他　观察患者精神状态和意识的改变,警惕颅内出血的发生。

(五)护理措施

1.一般护理

(1)休息与活动:根据患者体力,活动与休息可以交替进行,以休息为主,每天睡眠 7~9 小时。

(2)饮食护理:给予高蛋白、高维生素、高热量饮食。对恶心、呕吐者,应在停止呕吐后指导患者进行深吸和有意识吞咽,以减轻恶心症状,可少量多次进食,同时保证每天饮水量 2000~3000ml。

2.化疗不良反应的护理

(1)局部反应:柔红霉素、氮芥、阿霉素等多次静注可引起静脉炎,药物静注速度要慢,同时在静注后要用生理盐水冲洗静脉,以减轻其刺激。若发生静脉炎需及时使用普鲁卡因局部封闭,或冷敷。静注时,注意血管要轮换使用。

(2)骨髓抑制:在化疗中必须定期查血象、骨髓象,以便观察疗效及骨髓受抑制情况。

(3)胃肠道反应:某些化疗药物可以引起恶心、呕吐、食欲不振等反应。化疗期间患者饮食要清淡、易消化和富有营养,必要时可用止吐镇静剂。

(4)其他:长春新碱能引起末梢神经炎、手足麻木感,停药后可逐渐消失。柔红霉素、高三尖杉酯碱类药物可引起心肌及心脏传导损害,用药时要缓慢静滴,注意听心率、心律,复查心电图。甲氨蝶呤可引起口腔黏膜溃疡,可用 0.5%普鲁卡因含漱,减轻疼痛,便于进食和休息,亚叶酸钙可对抗其毒性作用,可遵医嘱使用。环磷酰胺可引起脱发及出血性膀胱炎所致血尿,嘱患者多饮水,有血尿必须停药。

3.预防感染护理 中性粒细胞小于 $0.5×10^9/L$ 时,需住保护性隔离层流室或单人病房,隔离环境消毒、加强口腔护理、皮肤黏膜清洁卫生、肛周及会阴清洁卫生。做好保护性隔离,防止交叉感染,一旦有感染,立即遵医嘱使用有效抗生素。

4.预防出血护理 使用软毛牙刷,不用牙签剔牙,不用手挖鼻孔、掏外耳道,不抓挠皮肤,剪短指甲,不用力咳嗽、擦鼻涕等。不过度用力解大便。注意活动,动作轻柔缓慢,要学会自我观察出血表现,如发现皮肤的任何部位出现红点、紫斑、流鼻血、牙龈出血或者大便呈黑色,应及时联系医生。

(六)健康指导

1.疾病预防指导 指导患者避免接触对骨髓造血系统有害的理化因素,如少用染发剂、油漆等含苯物质。对正处于化疗间歇期的患者应指导其遵医嘱,定期到门诊复诊。

2.生活知识指导

(1)饮食护理:饮食宜含高蛋白、高热量、高维生素,清淡、易消化、少渣软食,避免辛辣刺激性食物,防止口腔黏膜损伤。多饮水,多食蔬菜水果,以保持排便通畅。

(2)休息和活动:保证充足的休息和睡眠,适当加强健身活动,如散步、打太极等,以提高机体的抵抗力。

(3)皮肤护理:剪短指甲,避免抓挠而损伤皮肤;沐浴时水温以 37~40℃为宜,以防止水温过高促进血管扩张,加重皮下出血。

3.用药指导 向患者说明急性白血病缓解后仍应坚持定期巩固强化治疗,可延长急性白血病的缓解期和生存期。

4.预防感染和出血 注意保暖,避免受凉;讲究个人卫生,少去拥挤的地方;经常检查口腔、咽部有无感染,学会自测体温。勿用牙签剔牙,刷牙用软毛牙刷;勿用锐器挖鼻孔,空气干燥时用薄荷油滴鼻腔;避免创伤。定期门诊复查血象,发现出血、发热及骨关节疼痛要及时去医院检查。

5.心理指导　向患者及家属进行疾病知识宣教。

二、慢性白血病

慢性白血病(chronic leukemia)是一组起病较隐匿、病程进展缓慢、外周血和(或)骨髓出现幼稚细胞增多但分化相对较好的血液系统恶性疾病。按细胞类型分为慢性粒细胞白血病、慢性淋巴细胞白血病、慢性单核细胞白血病三种类型。

(一)病因

(1)生物因素(如病毒感染、自身免疫功能异常)。

(2)化学因素(如接触苯及其衍生物)。

(3)放射因素(如 X 射线、λ 射线及电离辐射)。

(4)遗传因素(染色体畸变)。

(5)其他血液病(如骨髓增生异常综合征、淋巴瘤、多发性骨髓瘤)。

(二)临床表现

1.慢性淋细胞白血病　常因淋巴结肿大首次就诊,以颈部、腋下、腹股沟淋巴结为主。肿大的淋巴结无压痛、较坚实、可移动,肝、脾轻至中度肿大。

(1)早期表现:疲乏无力、食欲减退、消瘦、低热等。

(2)晚期表现:免疫功能减退,易发贫血、出血、感染,尤其是呼吸道感染。少数患者可并发自身免疫性溶血性贫血。

2.慢性粒细胞白血病

(1)慢性期:起病缓,早起无自觉症状,随病情发展可出现乏力、低热、多汗或盗汗、体重减轻,脾大为最突出症状,如发生脾梗死,则压痛明显。

(2)加速期:主要表现为原因不明的高热、虚弱、体重下降,脾脏迅速肿大,骨、关节以及逐渐出现贫血、出血。

(3)急变期:急变期表现与急性白血病类似。

(三)处理原则

(1)化疗治疗。

(2)免疫治疗:α-干扰素、单克隆抗体。

(3)并发症治疗:积极抗感染治疗,反复感染者可注射免疫球蛋白;并发自身免疫性溶血性贫血或血小板减少可用较大剂量糖皮质激素,疗效不佳且脾大明显时,可行脾切除。

(4)造血干细胞移植。

(四)护理评估

1.病史

(1)评估患者的起病急缓、首发表现、特点及目前的主要症状和体征。

(2)评估患者既往的相关辅助检查、用药和其他治疗情况:特别是血象及骨髓象、检查结果、治疗用药和化疗方案等。

(3)评估患者的职业、生活工作环境、家族史等。

(4)目前患者的一般状况　主要评估患者的日常休息、活动量及活动耐受能力,饮食及睡眠等情况。

(5)心理-社会状况。

2.身体评估

(1)一般状况:观察患者的生命体征;评估患者的意识状态;评估患者的营养状况。

(2)皮肤、黏膜:评估有无贫血、出血、感染及皮肤黏膜浸润的体征。

(3)肝、脾、淋巴结。

(4)其他:胸骨、肋骨、躯干骨及四肢关节有无压痛,心肺有无异常,睾丸有无疼痛性肿大。

(五)护理措施

1.一般护理

(1)合理安排休息和活动,适当锻炼身体,避免劳累。

(2)给予心理支持,执行保护性医疗制度。

(3)观察药物疗效及有无恶心、呕吐、口腔溃疡等不良反应。

(4)多与患者交流,倾听他们的烦恼及顾虑,尽力解决患者的问题,护士应经常巡视病房,及时观察患者的情绪反应,给予相应的护理。

2.预防出血的护理

(1)出血情况的监测:应注意观察患者出血的发生、发展或消退情况;特别是出血部位、范围和出血量。注意患者自觉症状、情绪反应、生命体征、神志及血小板计数的变化等,及时发现新发出血或内脏出血。

(2)预防或避免加重出血。

3.预防感染　加强口腔、皮肤、肛门及外阴的清洁卫生。若患者出现感染征象,应协助医生做血液、咽部、尿液、粪便或伤口分泌物的培养,并遵医嘱应用抗生素。

4.饮食指导　给予高热量、富含蛋白质与维生素、适量纤维素、清淡、易消化饮食,以半流质为主,少量多餐。避免进食高糖、高脂、产气过多和辛辣的食物,并尽可能满足患者的饮食习惯或对食物的要求,以增加食欲。进食后可依据病情活动,休息时取坐位和半卧位,避免饭后立即平卧。

5.潜在并发症　尿酸性肾病。

(1)病情观察:化疗期间定期检查白细胞计数、血尿酸和尿尿酸含量以及尿沉渣检查等。记录24小时出入量,注意观察有无血尿或腰痛发生。一旦发生血尿,应通知医生停止用药,同时检查肾功能。

(2)供给充足的水分:鼓励患者多饮水,化疗期间每天饮水量3000ml以上。

(3)用药护理:遵医嘱口服别嘌醇,以抑制尿酸的形成。在化疗给药前后的一段时间里遵医给予利尿剂,及时稀释并排降降解的药物。注射药液后,嘱患者每半小时排尿1次,持续5小时,就寝前排尿1次。

(六)健康指导

1.疾病知识指导　慢性期病情稳定后可工作和学习,适当锻炼,生活要有规律,保证充足的休息和睡眠。提供高热量、高蛋白、高维生素、易消化吸收的饮食。

2.用药指导　慢性期的患者必须主动配合治疗,以减少急性病变的发生。对长期应用α-干扰素和伊马替尼治疗的患者,应注意其不良反应。α-干扰素常见不良反应为畏寒、发热、疲劳、恶心、头痛、肌肉及骨骼疼痛,肝、肾功能异常,骨髓抑制等,故应定期查肝肾功能及血象。伊马替尼常见的不良反应有恶心、呕吐、腹泻、肌肉痉挛、水肿、皮疹,但一般症状较轻微;血象下降较常见,可出现粒细胞缺乏、血小板减少和贫血,严重者需减量或暂时停药,故应定期查血象。

3.病情监测指导　出现贫血加重、发热、腹部剧烈疼痛,尤其是腹部受撞击可疑脾破裂时,应立即到医院检查。

4.预防感染和出血指导　注意保暖,避免受凉;讲究个人卫生,少去人群拥挤的地方;经常检查口腔、咽部有无感染,学会自测体温。用软毛刷刷牙,勿用牙签剔牙;勿用手挖鼻孔,天气干燥可涂金霉素眼膏或用薄荷油滴鼻;避免创伤。定期门诊复查血象,发现出血、发热及骨、关节疼痛应及时就医。

5.心理指导　向患者及其家属说明白血病是造血系统肿瘤性疾病,虽然难治,但目前治疗进展快、效果好,应树立信心。家属应为患者创造一个安全、安静、舒适和愉悦宽松的环境,使患者保持良好的情绪状态,有利于疾病的康复。化疗期间,患者可做力所能及的家务。

三、再生障碍性贫血

再生障碍性贫血(aplastic　anemia,AA),简称再障,是一组可能由多种病因和机制所致的骨髓造血功能衰竭性综合征,临床上主要表现为骨髓造血功能低下,可见进行性贫血、感染、出血和全血细胞减少。

(一)病因

1.药物　是最常见的发病因素(阿司匹林、氯霉素等)。

2.化学毒物　苯及其衍化物(油漆、塑料、染料等)。

3.电离辐射　X线、γ线长期超量放射线照射(如放射源事故)可致再障。

4.病毒感染　病毒性肝炎、巨细胞病毒等。

5.免疫因素　再障可继发于胸腺瘤、系统性红斑狼疮和类风湿性关节炎等。

(二)临床表现

急性型再障起病急,进展迅速,常以出血和感染发热为首及其主要表现。病初贫血常不明显,但随着病程发展,呈进行性进展。几乎均有出血倾向,主要表现为消化道出血、血尿、眼底出血(常伴有视力障碍)和颅内出血。皮肤、黏膜出血广泛而严重,且不易控制。病程中几乎均有发热,系感染所致,常在口咽部和肛门周围发生坏死性溃疡,从而导致败血症,肺炎也很常见。感染和出血互为因果,使病情日益恶化。

慢性型再障起病缓慢,以贫血为首起和主要表现;出血多限于皮肤黏膜,且不严重;可并发感染,但常以呼吸道为主,容易控制。

(三)处理原则

1.支持治疗

(1)保护措施:预防感染;避免出血;杜绝接触各类危险因素(包括对骨髓有损伤作用和抑制血小板功能的药物);酌情预防性给抗真菌治疗;必要的心理护理。

(2)对症治疗:

1)纠正贫血:通常认为血红蛋白低于60g/L且患者对贫血耐受较差时,可输血,但应防止输血过多。

2)控制出血:运用如酚磺乙胺(止血敏)等,合并血浆纤溶酶活性增高者可用抗纤溶药,如氨基己酸(泌尿生殖系统出血患者禁用)。女性子宫出血可肌注丙酸睾酮。输浓缩血小板对血小板减少引起的严重出血有效。

3)控制感染:运用抗生素治疗。

4)护肝治疗:应酌情选用护肝药物。

2.针对发病机制的治疗

(1)免疫抑制治疗:

1)抗淋巴/胸腺细胞球蛋白(ALG/ATG)。

2)环孢素。

3)CD3单克隆抗体、麦考酚吗乙酯(MMF)、环磷酰胺、甲泼尼龙等。

(2)促造血治疗:

1)雄激素:适用于全部AA。常用司坦唑醇(康力龙);十一酸睾酮(安雄);达那唑;丙酸睾酮肌注。

2)造血生长因子:适用于全部AA,特别是重型再障。常用粒-单系集落刺激因子(GM-CSF)或粒系集落刺激因子(G~CSF)。

3)造血干细胞移植对40岁以下、无感染及其他并发症、有合适供体的重型患者,可考虑造血干细胞移植。

(四)护理评估

1.健康史　全身总体情况,包括患者意识状态、全身营养情况、全身淋巴结情况、神态、体态等。

2.护理体检　生命体征、意识状态、面容与外观、营养状态,重点观察全身皮肤、黏膜情况,有无出血点、皮疹等,五官检查等。

3.肝脾区触诊　肝脾大小、质地、表面是否光滑、有无压痛、触痛等。如有髓外浸润,需重点观察特殊部位的情况。

4.实验室检查结果　血常规、生化全套及其他血液系统相关检查结果。

(五)护理措施

1.一般护理

(1)休息:若血小板$<50\times10^9/L$,减少活动,有严重出血或血小板$<20\times10^9/L$。应绝对卧床休息,协助各种生活护理。

(2)鼓励患者进食高蛋白、高维生素、易消化的软食或半流质,禁食过硬、过于粗糙的食物。

(3)保持大便通畅,排便时不可过于用力,以免腹压骤增而诱发内脏出血,甚至内出血。便秘者可使用开塞露或缓泄剂促使排便。

(4)保持心情愉悦。

(5)遵医正确使用各类止血药物,观察疗效及不良反应。

2.皮肤出血的预防及护理

(1)保持床单平整,被褥衣裤轻软。

(2)注意避免肢体碰撞和外伤。

(3)沐浴或清洗时水温适宜,避免用力擦洗皮肤。

(4)高热患者禁用酒精擦浴。

(5)各项护理操作动作轻柔,避免有创操作,静脉穿刺尽量一次成功。

(6)注射穿刺后拔针应局部按压至出血停止,必要时加压包扎。

3.鼻出血的预防及护理　指导患者勿用力抠鼻,避免鼻黏膜过于干燥,避免外力撞击。一旦发生出血:少量时局部冰敷,可用棉球或吸收性明胶海绵堵塞,若无效时遵医嘱使用去甲肾上腺素棉球填塞;大量出血时,应请五官科行后鼻腔填塞术,并做好鼻腔、口腔护理。

4.口腔出血的预防及护理

(1)指导患者使用软毛牙刷或不使用牙刷,忌用牙签剔牙。

(2)避免油炸、带刺或含骨头的食物、带壳的坚果或质硬的水果等。

(3)进食时,细嚼慢咽,避免口腔黏膜损伤。

(4)牙龈渗血时,可用去甲肾上腺素、吸收性明胶海绵局部压迫止血,去甲肾上腺素生理盐水稀释液漱口,及时清洁口腔内血块。

5.休息与运动 在病情允许的情况下逐步增加活动量(血小板>20×10⁹/L)。轻度贫血者,无须太多限制,但应注意劳逸结合;中度贫血者,增加卧床休息时间,活动量以不加重症状为度,并加强防跌预警,指导患者在活动中进行自我监控。若脉搏>100次/分或出现明显心悸、气促时,应停止活动。重度贫血者,绝对卧位休息,取舒适体位,遵医嘱给予吸氧,缓解患者缺氧症状,待病情好转后逐渐增加活动量。

6.预防感染

(1)呼吸道感染的预防:保持病室内空气清新,物品清洁,定期使用消毒液擦拭室内家具地面,并用紫外线或臭氧照射消毒;秋冬季节要注意保暖,防止受凉;限制探视人数及次数,避免到人群聚集的地方或与有上呼吸道感染迹象的患者接触;各项操作必须严格执行无菌操作,尽可能减少置放或停留各种导管;当粒细胞绝对值≤0.5×10⁹/L者,应实行保护性隔离。

(2)口腔感染的预防:加强口腔护理,并可根据病情需要,采用多种液体交替漱口。

(3)皮肤感染的预防:保持皮肤清洁干燥,勤沐浴更衣和更换床上物品。勤剪指甲,蚊虫蜇咬时应正确处理避免抓伤皮肤。女患者尤其注意会阴部的清洁卫生。

(4)肛周感染的预防:保持大便通畅,避免用力排便而诱发肛裂。

7.加强营养支持 鼓励患者多进食高蛋白、高热量、富含维生素的清淡饮食,必要时遵医嘱补充营养。

(六)健康指导

1.自我病情监测 指导患者对自身出血状况、出血先兆、感染症状和药物不良反应的自我监测。包括体温、脉搏,有无头晕、头痛、心悸、气促等症状;有无瘀斑、瘀点;有无黑粪、血尿、阴道出血等内脏出血表现。若上述症状或体征出现并加重,提示有病情变化的可能,应及时就医。

2.休息与活动 指导患者根据病情状况做好自我调节。

3.饮食指导 饮食避免辛辣、刺激、过冷、过硬,食物以新鲜干净、清淡易消化、营养丰富为主,避免刺激性食物,以减少消化道黏膜的刺激及胃肠道感染。

4.心理调适指导 经常与患者进行沟通,指导患者学会自我调整,学会倾诉;必要时寻求有关心理专业人员的帮助,避免发生意外。

5.用药指导及随访 向家属及患者介绍所用药物的名称、用量、用法、疗程及不良反应,叮嘱其必须在医生的指导下按时、按量、按疗程用药,不可自行更改或停用相关药物,同时还需配合做好相关不良反应的预防工作,定期复查血象,以便了解病情变化及其疗效。

四、特发性血小板减少性紫癜

特发性血小板减少性紫癜(idiopathic thrombocytopenic purpura,ITP)是一种复杂、多种机制共同参与的获得性自身免疫性疾病,为临床最常见的血小板减少性疾病。

（一）病因

目前认为 ITP 是一种器官特异性自身免疫性出血性疾病，其发病原因尚不完全清楚，发病机制也未完全阐明。

（二）临床表现

1.症状

（1）急性型：多见于婴幼儿，多有病毒感染史，潜伏期 2~21 天。突然发病，可有畏寒、发热，皮肤和黏膜出现广泛的瘀点、瘀斑，扩大成大片状，甚至形成血疱、血肿，碰撞部位尤甚。内脏受累出现鼻出血、胃肠道及泌尿生殖道出血，颅内出血罕见，但较凶险。一般病程 4~6 周，大多有自限性，预后良好。部分病例反复发作后转为慢性。

（2）慢性型：主要见于成年女性，起病缓慢，症状相对较轻。月经过多常为首发症状和主要表现。皮肤和黏膜可见散在瘀点和瘀斑，血疱和血肿少见，可累及内脏任何器官。有时可见外伤或小手术后创口出血不止。长期反复大量出血可引起贫血、脾脏轻度肿大。病情常迁延半年以上，反复发作，发作间歇期可无任何症状。

2.体征　查体通常无脾大，少数患者可有轻度脾大，可能由于病毒感染所致。

（三）处理原则

（1）皮质类固醇激素：为首选药物，泼尼松可减少发病初期和晚期脑出血的危险，有效后逐渐减量。病情危重者可用甲泼尼龙冲击疗法。

（2）免疫抑制剂：如环磷酰胺、硫唑嘌呤。

（3）人血丙种球蛋白。

（4）输浓缩血小板。

（5）脾切除术。

（四）护理评估

1.病情观察　生命体征变化、畏寒、发热，及皮肤、黏膜出血等症状，有无内脏及脑出血的征象。

2.心理-社会状况　评估患者有无焦虑、抑郁等表现。

3.自理能力　评估患者的生活自理能力。

（五）护理措施

1.出血情况的监测　注意观察患者出血发生，发展和消退情况：特别是出血部位，范围和出血量。

2.预防或避免加重出血

（1）绝对卧床休息，协助做好各种生活护理，勤剪指甲，免抓伤皮肤。

（2）禁食过硬、过粗糙的食物。指导者勿用牙刷刷牙，忌用牙签剔牙，进食细嚼慢咽。

（3）保持床单平整，衣裤宽大柔软，避免肢体碰撞或外伤。

（4）保持大便通畅，避免情绪激动。

3.用药护理　正确执行医嘱，并注意药物不良反应的观察和预防。

（六）健康指导

1.疾病知识指导　让患者及家属了解疾病的成因、主要表现及治疗方法，以主动配合治疗和护理。

2.用药指导　服用糖皮质激素者，应告知必须按医嘱、按时、按剂量、按疗程用药。不可自行减量或停药,以免加重病情。饭后服药,必要时可加用胃黏膜保护剂或制酸剂,注意预防各种感染。定期复查血象,以了解血小板数目变化,指导疗效的判断和治疗方案的调整。

3.病情监测指导　皮肤黏膜出血情况;有无内脏出血的表现等。

五、淋巴瘤

淋巴瘤(lymphoma)起源于淋巴结和淋巴组织,其发生大多与免疫应答过程中淋巴细胞增殖分化产生的某种免疫细胞恶变有关,是免疫系统的恶性肿瘤。组织病理学上将淋巴瘤分为霍奇金淋巴瘤(Hodgkin lymphoma,HL)和非霍奇金淋巴瘤(non-Hodgkin lymphoma,NHL)两大类。

（一）病因

1.病毒感染　常见病毒 EB 病毒、反转录病毒人类 T 淋巴细胞病毒 I 型、Kaposi 肉瘤病毒。

2.免疫缺陷　宿主的免疫功能低下也与淋巴瘤的发病有关。

3.其他因素　幽门螺杆菌抗原的存在与胃黏膜相关性淋巴样组织结外边缘区淋巴瘤发病有密切关系。

（二）临床表现

1.淋巴结肿大　多以无痛性、进行性的颈部或锁骨上淋巴结肿大为首发表现,其次是腋下、腹股沟等处的淋巴结肿大。

2.全身症状

(1)发热:30%~40%的患者以原因不明的持续发热为首发症状。热退时大汗淋漓,为本病特征之一。

(2)皮肤瘙痒:这是 HL 较特异的表现,可为 HL 唯一的全身症状。局灶性瘙痒发生于病变部淋巴引流的区域,全身瘙痒大多发生于纵隔或腹部有病变的患者,多见于年轻患者,特别是女性。

(3)其他:包括乏力、盗汗与消瘦(半年内体重减轻>10%)等,其中以盗汗及短期内明显消瘦为常见,NHL 患者若同时出现发热则多为晚期表现。

(4)组织器官受累是病变远处扩散及结外侵犯的主要表现,常见于 NHL。皮肤受累可表现为局部肿块、皮下结节甚至溃疡;胸肺受累可表现为肺实质浸润和胸腔积液等。

（三）处理原则

(1)化学治疗:多采用联合化疗,争取首次治疗获得缓解,有利于患者长期存活。

(2)放射治疗:放射治疗有扩大及全身淋巴结照射两种。

(3)生物治疗:单克隆抗体、干扰素。

(4)造血干细胞移植。

(5)手术治疗。

（四）护理评估

1.症状评估　有无出血点、皮疹,有无巩膜黄染;四肢关节、胸骨有无压痛。

2.全身总体评估　体温、脉搏、血压、呼吸频率和节律;腹部外形的变化,有无包块,有无肝脾大、压痛等。

（五）护理措施

1.发热护理

(1)卧床休息,采取舒适的体位,减少机体的消耗,必要时可吸氧。室温在 20~24℃、湿度56%~60%,并经常通风换气。患者宜穿透气、棉质衣物,若有寒战应给予保暖。

(2)补充营养及水分:鼓励患者进食高热量、高维生素、营养丰富的半流饮食或软食,以补充机体基本需要和因发热所造成的额外消耗。指导患者摄取足够水分以防止脱水,每天至少2000ml以上,必要时可遵医嘱静脉补液,维持水和电解质平衡。若为重症贫血、并发慢性心力衰竭的患者,则需限制液体摄入量并严格控制补液速度。

(3)降温:高热患者可先给予物理降温,如冰敷前额及大血管经过的部位,颈部、腋窝和腹股沟,有出血倾向者禁用酒精或温水拭浴,以防局部血管扩张而加重出血。必要时,遵医嘱给予药物降温。

(4)病情观察与诊治配合,定期监测体温并记录。

2.皮肤护理

(1)病情观察:评估患者放疗后的局部皮肤反应,有无发红、瘙痒、灼热感及渗液、水疱形成等。

(2)局部皮肤护理:照射区的皮肤在辐射作用下一般都有轻度损伤,对刺激的耐受性非常低,易发生二次皮肤损伤。故应避免局部皮肤受到强热或冷的刺激,尽量不用热水袋、冰袋,沐浴水温以37~40℃为宜;外出时避免阳光直接照射;不要用有刺激性的化学物品,如肥皂、乙醇、油膏、胶布等。放疗期间应穿着宽大、质软的纯棉或丝绸内衣,洗浴毛巾要柔软,擦洗放射区皮肤时动作轻柔,减少摩擦,并保持局部皮肤的清洁干燥,防止皮肤破损。

(3)放射损伤皮肤的护理:局部皮肤有发红、痒感时,应及早涂油膏以保护皮肤。如皮肤为干反应,表现为局部皮肤灼痛,可给予0.2%薄荷淀粉或氢化可的松软膏外涂;如为湿反应,表现为局部皮肤刺痒、渗液、水疱,可用2%甲紫、冰片蛋清、氢化可的松软膏外涂,也可用硼酸软膏外敷后加压包扎1~2天,渗液吸收后暴露局部;如局部皮肤有溃疡坏死,应全身抗感染治疗,局部外科清创、植皮。

3.心理护理

(1)护士应耐心倾听患者诉说,了解其苦恼,鼓励患者表达内心的悲伤情感。

(2)向患者说明长期情绪低落、焦虑、抑郁等可造成内环境的失衡,并引起食欲下降、失眠、免疫功能低下,反过来加重病情,从而帮助患者认识不良的心理状态对身体的康复不利。

(3)向患者介绍已缓解的典型病例,或请一些长期生存的患者进行现身说法。组织病友之间进行养病经验的交流。

(六)健康指导

1.疾病知识指导　缓解期或全部疗程结束后,患者仍应保证充分休息、睡眠,适当参与室外锻炼,如散步、打太极拳、体操、慢跑等,以提高机体免疫力。加强营养,避免进食油腻、生冷和容易产气的食物。有口腔及咽部溃疡者可进牛奶、麦片粥及淡味食物。若唾液分泌减少造成口舌干燥,可饮用乌梅汁等。注意个人卫生,皮肤瘙痒者避免抓搔,以免皮肤破溃。

2.心理指导　耐心与患者交谈,告知家属要充分理解患者的痛苦和心情,注意言行,要营造轻松的环境,以解除患者的紧张和不安,保持心情舒畅。

3.用药指导与病情监测　指导患者定期巩固强化治疗,若有身体不适,如疲乏无力、发热、盗汗、消瘦、咳嗽等,应及早就诊。

六、血友病

血友病(hemophilia)是一组X染色体连锁的隐性遗传性出血性疾病,病理机制为凝血因子基因缺陷导致其水平和功能减低而使血液不能正常凝固。

（一）病因

血友病是一组先天性凝血因子缺乏而引起的出血性的疾病。

（二）临床表现

1.症状　　出血是血友病患者最主要的临床表现。出血多为自发性或轻度外伤、小手术后（如拔牙、扁桃体切除）出血不止，且具备下列特征：

（1）与来俱有，伴随终身。

（2）常表现为软组织或深部肌肉内血肿。

（3）负重关节如膝关节反复出血甚为突出，最终可致关节肿胀、僵硬、畸形，可伴骨质疏松、关节骨化及相应肌肉萎缩。

（4）重症患者可发生呕血、咯血，甚至颅内出血。

2.体征　　血肿压迫症状及体征：血肿压迫周围神经可致局部疼痛、麻木及肌肉萎缩；压迫血管可致相应供血部位缺血性坏死或瘀血、水肿。

（三）处理原则

1.一般治疗　　出血期间患者应卧床休息，避免活动，肢体制动，局部加压包扎、冷敷，外伤可局部用药止血。

2.药物治疗　　替代治疗是目前最有效的治疗手段，主张尽早治疗，将患者缺乏的凝血因子提高到止血水平，以预防或治疗出血。

（1）输血者必须做好常规核对工作，避免输入异型血。输注冷冻血浆及冷沉淀者，输注前应将血浆或冷沉淀物置于 37℃ 温水中解冻、融化，并以患者可耐受的速度快速滴入。输注过程中注意观察有无输血反应。

（2）血源性凝血因子：凝血因子Ⅷ、凝血酶原复合物等。

（3）重组凝血因子制剂。

3.物理治疗　　在出血急性期的肿痛消退后，可以通过适当的肌肉关节锻炼增强肌肉肌力和保护关节，促进血友病性关节病的康复。

（四）护理评估

（1）出血部位、出血量。

（2）无血肿压迫症状，如疼痛、呼吸困难或窒息等。

（3）血常规检查及化验结果：凝血功能、凝血因子等。

（五）护理措施

（1）观察患者有无深部组织血肿压迫重要器官或重要脏器出血，如腹痛、消化道出血、颅内出血。了解实验室检查结果，如凝血时间等。

（2）尽量避免各种手术，必要手术时应先补充凝血因子，预防出血。外伤或小手术后引起的出血可局部加压或冷敷止血，也可用肾上腺素等药物止血。尽量避免或减少各种不必要的穿刺和注射，拔针后必须在针眼处按压 5 分钟以上。

（3）遵医嘱给药，观察药物疗效及不良反应。避免应用扩张血管以及抑制血小板凝聚的药物。病情需要时，遵医嘱输血，严密观察输血反应。

（4）做好皮肤护理，嘱患者动作轻柔，剪短指甲、衣着宽松，谨防外伤及关节损伤。有出血倾向时应限制活动，卧床休息，出血停止后逐步增加活动量。

(5)嘱患者给予富有营养、高蛋白质、易消化的饮食。

(6)对长久反复出血的患者应加强沟通,指导其预防出血的方法,积极配合治疗和护理。

(7)根据患者生活自理能力评估跌倒/坠床及压疮评估给予相应的照护,落实安全护理措施。

(8)指导患者出院后避免外伤。定期复查,若有出血等病情变化,及早就医。

(六)健康指导

1.休息与活动 缓解期做些适量运动,可以有效地预防肌肉无力和关节腔反复出血。但应避免剧烈运动,以降低外伤和出血的危险,避免从事易导致受伤的工作和劳动。

2.饮食指导 患者多补充一些如动物肝、瘦肉、蛋、奶等食物,忌食香菇、黑木耳、海鲜、鱼类、洋葱、辣根等食物。

3.用药指导 血友病的治疗以补充凝血因子的替代治疗为主,将患者缺乏的凝血因子提高到止血水平。急性出血应尽快处理,最好在 2 小时内进行。患者应避免使用影响血小板功能的药物,特别是阿司匹林和非甾体类抗炎药。

4.定期复查 随访定期门诊检测凝血因子浓度及抑制物,如有出血,及时就诊输注凝血因子治疗。

七、常见急危重症的急救配合要点

(一)颅内出血

1.头位与体位 头部抬高 15°~30°,以利颅内静脉回流,从而减轻脑水肿,降低颅内压。

2.遵医嘱抗脑水肿治疗 原因是解除引起颅内高压的脑组织水肿以控制颅内压力。

3.生命体征的观察 应每 30~60 分钟观察一次生命体征,意识状态,瞳孔及眼部体征的变化,并做好记录。

4.加强基础护理 昏迷患者易发生坠积性肺炎,需加强肺部护理,定时吸痰。肢体偏瘫者要保持肢体功能位,防止足下垂;眼睑闭合不全者可涂眼药膏防止眼膜溃疡;留置尿管时需预防泌尿系感染;预防压疮发生。准确记录出入量,对于大量使用脱水剂(尤其是甘露醇)者,要注意尿量的增减,及早发现肾功能的变化。

八、专科检查

(一)骨髓穿刺术

是采取骨髓液的一种常用诊断技术,其检查内容包括细胞学、原虫和细菌学等几个方面。适用于各种血液病的诊断、分期及疗效的评估。

1.适应证

(1)各种原因所致的贫血和各类型的白血病、血小板减少性紫癜、多发性骨髓瘤、转移瘤、骨髓发育异常综合征、骨髓纤维化、恶性组织细胞病等。

(2)某些寄生虫病,如疟疾、黑热病等可检测寄生虫。

(3)长期发热,肝、脾、淋巴结肿大均可行骨髓穿刺检查,以明确诊断。

(4)血液病疗效的评估。

2.绝对禁忌证少见,遇到下列情况要注意

(1)严重出血的血友病禁忌做骨髓穿刺。有出血倾向或凝血时间明显延长者不宜做骨髓穿刺,但为明确诊断疾病也可做,穿刺后必须局部压迫止血 5~10 分钟。

(2)晚期妊娠的妇女慎做骨髓穿刺,小儿及不合作者不宜做胸骨穿刺。

3.术后护理　骨髓穿刺虽为有创性检查,但因操作简单、骨髓液抽取少、患者痛苦小,故对机体无大的损害,不需要特殊护理。对于体质弱、有出血倾向者,检查后应采取下列措施:

(1)止血:一般以压迫止血为主。

(2)卧床休息:检查后,穿刺局部会有轻微的疼痛。患者可卧床休息一天,限制肢体活动,即可恢复正常。

(3)防止感染:穿刺时,局部组织经过严格消毒。保持穿刺局部皮肤的清洁、干燥,覆盖的纱布被血或汗打湿后,要及时更换。针孔出现红、肿、热、痛时,可用0.5%碘伏等涂搽局部,每天3~4次。若伴有全身发热,则应与医生联系,根据病情适当选用抗生素。

思考题

1.简述淋巴瘤的护理要点。

2.白血病患者如何警惕出血?

3.急性白血病患者化疗药物外渗应如何处理?

4.血液病患者如何预防继发感染?

5.骨髓穿刺术的护理要点有哪些?

第六节　肾脏内科疾病患者的护理

一、急性肾小球肾炎

急性肾小球肾炎(acute glomerulonephritis,AGN)简称急性肾炎,是一组起病急,以血尿、蛋白尿、水肿和高血压为主要临床表现的肾性疾病,可伴有一过性肾功能损害。多见于链球菌感染后。

(一)病因

急性链球菌感染后肾小球肾炎常发生于β-溶血性链球菌"致肾炎菌株"引起的上呼吸道感染(如急性扁桃体炎、咽炎)或皮肤感染(脓疱疮)后。

(二)临床表现

本病好发于儿童,高峰年龄为2~6岁,男性多见。

(1)尿液改变:

1)尿量减少:见于大部分患者起病初期。

2)血尿:常为首发症状。

3)蛋白尿:绝大多数患者有蛋白尿,少数为大量蛋白尿,达到肾病综合征水平。

(2)水肿:常为初发症状,典型表现为晨起眼睑水肿,可伴有双下肢水肿,严重者可出现全身性水肿、胸水和腹水。

(3)高血压:多为一过性的轻至中度高血压。

(4)肾功能异常。

(5)并发症:

1)心力衰竭:以老年患者多见,也可为首发症状。

2)高血压脑病:以儿童多见,多发生于病程早期。

3)急性肾衰竭:极少见,为急性肾小球肾炎死亡的主要原因,但多数可逆。

(三)处理原则

1.一般治疗　急性期应卧床休息,直至肉眼血尿消失、水肿消退及血压恢复正常。限制水钠摄入,根据病情予以特殊的饮食治疗。

2.对症治疗　经限制水钠摄入后水肿仍明显者,应适当使用利尿剂治疗。若经限制水钠和应用利尿剂后血压仍不能控制者,应给予降压药治疗,防止心脑血管并发症的发生。

3.控制感染灶　有上呼吸道或皮肤感染者,应选用无肾毒性抗生素治疗,如青霉素、头孢菌素等,青霉素过敏者可用大环内酯类抗生素,一般不主张长期预防性使用抗生素。反复发作的慢性扁桃体炎,待病情稳定后行扁桃体摘除术,手术前、后 2 周应使用青霉素。

4.透析治疗　发生急性肾衰竭且有透析指征者,应及时给予短期透析治疗,以度过危险期。

(四)护理评估

1.病史

(1)患病及治疗经过,目前病情与一般状况。

(2)询问患者起病前有无上呼吸道感染(如扁桃体炎)、猩红热、皮肤感染等链球菌感染史。

(3)心理社会状况,评估患者心理状况和对疾病知识的了解程度。

2.身体评估　患者精神意识状态,生命体征等。

3.实验室及其他检查　血尿素氮及血肌酐、电解质、GFR 等的结果。

(五)护理措施

1.专科护理　轻度高血压一般经休息、低盐饮食和利尿等治疗常可使血压恢复正常,中、重度高血压应遵医嘱给予药物治疗。有高血压脑病者应迅速降压,凡用降压药物静脉滴注者应密切观察血压变化。

2.用药护理　遵医嘱使用利尿剂,注意观察用药疗效,有感染病灶时遵医嘱给予抗生素。

3.体位、休息与活动护理　急性期应卧床休息直至水肿消退、尿量增多、肉眼血尿或明显镜下血尿消失,血压恢复正常,可起床逐步增加活动。

4.饮食护理　急性期对蛋白和水分应予一定限制,对有水肿或高血压者应限制食盐的摄入,水肿明显和尿量减少者还应限制水分摄入;肾功能减退且氮质血症者应限制蛋白质摄入,应尽量多摄入优质动物蛋白质,补充各种维生素。

5.心理护理　多关心、巡视患者解除患者的紧张及焦虑情绪,及时了解患者的需求。绝大部分患者预后较好,鼓励患者放宽心态,积极配合治疗。

6.基础护理　做好皮肤护理及口腔护理,保持皮肤清洁预防感染。

7.安全护理　根据生活自理能力评估、跌倒/坠床评估给予相应照护,落实安全护理措施。

(六)健康指导

1.疾病预防指导　告知患者注意锻炼身体,增强体质,提高机体抗病能力。注意休息和保暖,限制活动量。

2.疾病知识指导　急性期严格卧床休息,按照病情进展调整作息时间。掌握饮食护理的意义及原则,切实遵循饮食计划。

3.用药指导与病情监测　遵医嘱正确使用抗生素、利尿药及降压药等,掌握不同药物的名称、剂量、给药方法,观察各种药物的疗效和副作用。

4.康复指导　患者患病期间应卧床休息,痊愈后方可参加体育活动,以增强体质但 1~2 年内仍应避免从事重体力劳动。

5.心理指导　增强战胜疾病的信心,保持良好的心境,积极配合诊疗计划。

二、慢性肾小球肾炎

慢性肾小球肾炎(chronic glomerulonephritis,CGN)简称慢性肾炎,是一组以蛋白尿、血尿、高血压和水肿为基本临床表现的肾小球疾病。临床特点为病程长,起病初期常无明显症状,以后缓慢持续进行性发展,最终可至慢性肾衰竭。

(一)病因

慢性肾炎系由各种原发性肾小球疾病迁延不愈发展而成,病因大多尚不清楚,少数由急性链球菌感染后肾小球肾炎演变而来。

(二)临床表现

本病以青中年男性多见。多数起病隐匿,可有一个相当长的无症状尿异常期。蛋白尿和血尿出现较早,多为轻度蛋白尿和镜下血尿,部分患者可出现大量蛋白尿或肉眼血尿。早期水肿时有时无,且多为眼睑和(或)下肢的轻中度水肿,晚期持续存在。此外,多数患者可有不同程度的高血压,部分患者以高血压为突出表现。随着病情的发展可逐渐出现夜尿增多,肾功能减退,最后发展为慢性肾衰竭而出现相应的临床表现。慢性肾炎进程主要取决于疾病的病理类型,但下列因素可促使肾功能急剧恶化:感染、劳累、妊娠、应用肾毒性药物、预防接种以及高蛋白、高脂或高磷饮食。

(三)处理原则

1.优质低蛋白饮食　给予优质低蛋白、低磷饮食,有明显水肿和高血压时,需低盐饮食。

2.降压治疗　理想的血压控制水平视蛋白尿程度而定,尿蛋白>1g/d 者,血压最好控制在125/75mmHg 以下;尿蛋白<1g/d 者,最好控制在 130/80mmHg 以下。

3.防治引起肾损害的各种原因

(1)预防与治疗各种感染,尤其上呼吸道感染。

(2)禁用肾毒性药物,包括中药(如含马兜铃酸的中药)和西药(如氨基糖苷类抗生素、两性霉素、磺胺类等)。

(3)及时治疗高脂血症、高尿酸血症等。

(四)护理评估

1.病情评估　详见临床表现。

(1)生命体征。

(2)水肿的部位及程度、血压升高的程度、有无肉眼血尿。

(3)有无贫血面貌。

2.心理状况　评估患者心理状况和对疾病知识的了解程度。

3.其他　自理能力评估。

4.实验室及其他检查　肾功能检查、尿液检查等。

(五)护理措施

1.专科护理　督促患者养成良好的卫生习惯,注意个人卫生,给予低蛋白饮食,保证热量供给,观察用药不良反应。

2.用药护理　遵医嘱服用降压药,观察降压效果,观察应用肾上腺皮质激素、免疫抑制剂等药物的不良反应,以防加重对肾脏的损害。

3.体位、休息与活动护理　若患者症状较轻,可适当活动,但要注意切忌劳累。有明显高血压、水肿者或短期内有肾功能减退的,应卧床休息。

4.饮食护理　高维生素、低蛋白饮食,每日蛋白的摄入量以优质蛋白为主,并限制钠盐摄入。

5.心理护理　教育患者及家属应坚持正确的治疗方案,保持良好的心态,避免长期精神紧张、焦虑、抑郁。

6.基础护理　做好皮肤护理及口腔护理,保持皮肤清洁预防感染。对长期卧床的水肿患者,应防止发生压疮。

7.安全护理　根据生活自理能力评估、跌倒/坠床评估给予相应的照护,落实安全护理措施。

(六)健康指导

1.疾病知识指导　向患者及其家属介绍慢性肾小球肾炎疾病特点,使其掌握疾病的临床表现,及时发现病情的变化。讲解影响病情进展的因素如感染、劳累、接种、妊娠和应用肾毒性药物等,使患者避免这些因素。

2.饮食指导　向患者解释优质低蛋白、低磷、低盐、高热量饮食的重要性,指导患者根据自己的病情选择合适的食物和量。

3.用药指导与病情监测　介绍各类降压药的疗效、不良反应及使用时的注意事项。

三、肾病综合征

肾病综合征(nephrotic syndrome,NS)指由各种肾脏疾病所致的,以大量蛋白尿、低蛋白血症、水肿、高脂血症为临床表现的一组综合征。

(一)病因

1.原发性肾病综合征　原发于肾脏本身的肾小球疾病,其发病机制为免疫介导性炎症所致的肾损害。

2.继发性肾病综合征　继发于全身性或其他系统疾病的肾损害,如系统性红斑狼疮、糖尿病、过敏性紫癜等。

(二)临床表现

1.大量蛋白尿　典型病例可有大量选择性蛋白尿(尿蛋白>3.5g/d)。

2.低蛋白血症　血浆清蛋白低于30g/L。

3.水肿　水肿是肾病综合征最突出的体征,严重水肿者可出现胸腔腹腔和心包积液。

4.高脂血症　肾病综合征常伴有高脂血症,其中以高胆固醇血症最为常见;甘油三酯、低密度脂蛋白、极低密度脂蛋白和脂蛋白也常可增加。

5.并发症

(1)感染:为肾病综合征常见的并发症,也是导致本病复发和疗效不佳的主要原因。感染部位以呼吸道、泌尿道、皮肤最多见。

(2)血栓、栓塞:以肾静脉血栓最为多见,血栓形成和栓塞是直接影响肾病综合征治疗效果和预后的重要因素。

(3)急性肾衰竭。

(4)其他:动脉硬化、冠心病、营养不良,儿童生长发育迟缓等。

(三)处理原则

1.一般治疗　卧床休息至水肿消退,但长期卧床会增加血栓形成机会,故应保持适度的床上及床旁活动。肾病综合征缓解后,可逐步增加活动量。给予高热量、低脂、高维生素、低盐及富含可溶性纤维的饮食。肾功能良好者给予正常量的优质蛋白,肾功能减退者则给予优质低蛋白。

2.对症治疗　利尿消肿,减少尿蛋白,降脂治疗。

3.抑制免疫与炎症反应　为肾病综合征的主要治疗方法。

(1)糖皮质激素:激素的使用原则为起始足量、缓慢减药和长期维持。

(2)细胞毒药物:环磷酰胺为最常用的药物。

(3)环孢素:用于激素抵抗和细胞毒药物无效的难治性肾病综合征。

4.并发症防治　预防感染,避免出现血栓及栓塞,利尿无效且达到透析指征时应进行透析治疗。

5.中医中药治疗　如雷公藤等。

(四)护理评估

1.病史

(1)起病与症状特点。

(2)检查与治疗经过。

(3)心理-社会状况。

2.身体评估

(1)一般状态:患者的精神状态、营养状况、生命体征和体重有无异常。

(2)水肿:水肿的范围、特点以及有无胸腔、腹腔、心包积液和阴囊水肿。

(3)实验室及其他检查。

(五)护理措施

1.专科护理

(1)准确记录出入液量,限制水和盐的摄入量,定期监测体重、血压的变化。

(2)向患者交代正确留取 24 小时尿蛋白定量标本的方法,并及时送检。

(3)做好皮肤护理,预防皮肤损伤和感染。

(4)使用利尿药时,注意观察尿量的变化及药物的不良反应和水、电解质的情况。

2.用药护理　使用激素、免疫抑制和细胞毒性药物宜饭后服用,保护患者防止继发感染。使用环磷酰胺避免液体外渗引起局部组织坏死,嘱患者适量饮水,促进药物代谢,用药期间定期检查血常规、肝功能等,一旦出现异常及时处理。

3.休息与活动　对于严重水肿或伴胸腔积液、腹水者应卧床休息,水肿消退后可进行床上及床边活动,以防肢体血栓形成,整个治疗过程应避免剧烈活动。

4.饮食护理　给予高热量、高维生素、优质蛋白、低脂低盐饮食。有氮质血症者应限制蛋白质的摄入,水肿明显、高血压或少尿者应限制水和含钠食物,忌食腌制品等高盐食物。

5.心理护理　鼓励患者建立良好的心态积极应对疾病,给予心理支持,树立信心。

6.基础护理　减少人员探视,限制呼吸道感染者探访。保持床单位整洁,保持皮肤、口腔、会阴等部位的清洁,防止皮肤损伤。

7.安全护理　根据生活自理能力评估、跌倒\坠床评估给予相应的照护,落实安全护理措施。

(六)健康指导

1.疾病知识指导　向患者及其家属介绍本病的特点,讲解常见的并发症以及预防方法,避免受凉、注意个人卫生以预防感染等。

2.用药指导与病情监测

(1)介绍各类药物的使用方法、使用时注意事项以及可能的不良反应。

(2)指导患者学会对疾病的自我监测,监测水肿、尿蛋白和肾功能的变化。定期随访。

(3)皮肤护理:保持皮肤清洁、干燥,避免擦伤和受压,定时翻身。水肿的阴囊可用棉垫或吊带托起,皮肤破裂处应盖上消毒敷料,以防感染。

四、尿路感染

尿路感染(urinary tract infection,UTI)是由于各种病原微生物感染所引起的尿路急、慢性炎症。多见于育龄女性、老年人、免疫力低下及尿路畸形。

(一)病因

主要为细菌感染所致,致病菌以革兰阴性杆菌为主,其中以大肠杆菌最常见。

(二)临床表现

1.膀胱炎　主要表现为尿频、尿急、尿痛等膀胱刺激症状,伴耻骨上不适。

2.急性肾盂肾炎

(1)全身表现:常有寒战、高热,伴有头痛、全身酸痛、无力、食欲减退。轻者全身表现较少,甚至缺如。

(2)泌尿系统表现:常有尿频、尿急、尿痛等膀胱刺激症状,多伴有腰痛或肾区不适,肋脊角压痛和(或)叩击痛。可有脓尿和血尿。部分患者可无明显的膀胱刺激症状,而以全身症状为主,或表现为血尿伴低热和腰痛。

(3)并发症较少。

3.无症状性菌尿　又称隐匿型尿路感染,即有真性菌尿但无尿路感染的症状。多见于老年人和孕妇。

(三)处理原则

1.急性膀胱炎　一般采用单剂量或短程疗法的抗菌药物治疗。无论是何种疗程,在停服抗菌药物7天后,需进行尿细菌培养。若细菌培养结果阴性表示急性细菌性膀胱炎已治愈;若仍为真性细菌尿,应继续治疗2周。

2.急性肾盂肾炎

(1)应用抗菌药。

(2)碱化尿液。

3.无症状细菌尿　对于非妊娠妇女和老年人无症状细菌尿,一般不予治疗。妊娠妇女的无症状细菌尿则必须治疗,选用肾毒性较小的抗菌药物,如头孢类等。学龄前儿童的无症状细菌尿也应予以治疗。

4.再发性尿路感染　再发可分为复发和重新感染,复发指原致病菌再次引起感染,通常在停药6周内发生;而重新感染指因另一种新致病菌侵入而引起感染,一般多在停药6周后发生。对于复发性尿路感染,应积极寻找并去除易感因素如尿路梗阻等,并选用有效的强力杀菌性抗生素,在允许的范围内用最大剂量,治疗6周,如不成功,可再延长疗程或改为注射用药。再发性尿路感染为重新感染引起者,提示患者的尿路防御功能低下,可采用长程低剂量抑菌疗法作预防性治疗,如每晚临睡前排尿后口服复方磺胺甲噁唑半片,疗程半年,如停药后再发,则再给予此疗法 1~2 年或更长。

(四)护理评估

1.病史采集

(1)临床表现:尿路感染相关症状的特点、持续时间及伴随症状。

(2)既往史、药物史及相关疾病史等:寻找发病的可能原因、伴随疾病、曾经的药物治疗史及可能影响疾病发展、转归的因素等。

2.体格检查　包括泌尿外生殖器的检查;腹部和肾区的体检。盆腔和直肠指诊对鉴别是否合并其他疾病有意义。

3.心理状况　评估患者心理状况和对疾病知识的了解程度。

4.辅助检查

(1)实验室检查:包括血常规、尿常规、尿涂片镜检细菌、中段尿细菌培养+药敏、血液细菌培养+药敏、肾功能检查等。

(2)影像学检查:包括超声、腹部平片、静脉肾盂造影等,必要时可选择 CT 或 MRI 检查。

(五)护理措施

1.专科护理　留置导尿管的患者,按留置尿管常规护理。告知便后清洁肛周时勿污染尿道口。中段尿采集指导:

(1)宜在使用抗生素之前或是停用抗生素 5 日之后留取尿标本。

(2)应收集清晨第一次的清洁、新鲜中段尿液,保证尿液在膀胱内停留 6~8 小时。

(3)留取前应充分清洗外阴,不宜使用消毒剂,留取中段尿,并在 1 小时内做细菌培养。

(4)标本勿混入消毒液,女性患者注意勿混入白带。月经期间不宜留取。

2.用药指导　遵医嘱给予抗菌药物,注意药物的用法,剂量,疗程和注意事项,并同时服用碳酸氢钠,以增强疗效,减少尿路刺激征。观察用药疗效及药物有无肾毒性。

3.饮食护理　给予清淡、易消化食物,多吃新鲜蔬水果。忌辛辣刺激、酸性食物。多喝水,每日饮水量>3000ml。高热患者注意补充水分。

4.休息与睡眠　注意休息,疼痛及高热患者应卧床休息。

5.心理护理　加强对患者的关心,减缓患者因期间反复高热不适带来的焦虑。

6.基础护理　高热患者出汗后,及时更换衣物及床单位,嘱患者注意个人卫生,每天清洗外阴部,着棉质衣物,每日更换。

7.其他　安全护理。

(六)健康指导

1.疾病预防指导

(1)保持规律生活、避免劳累,坚持体育运动,增加机体免疫力。

(2)多饮水、勤排尿是预防尿路感染最简便有效的措施。

(3)注意个人卫生,尤其是会阴部及肛周皮肤的清洁,特别是月经期、妊娠期、产褥期。教会患者正确清洁外阴部的方法。

(4)与性生活有关的反复发作者,应注意性生活后立即排尿,并服抗菌药物预防。

2.疾病知识宣教　告知疾病的病因、特点和治愈标准,告知患者多饮水,勤排尿,注意会阴部、肛周皮肤清洁的重要性,出院后仍需遵从。

3.用药指导与病情监测　按时、按量、按疗程服药,勿随意停药,并按医嘱定期随访。教会患者识别尿路感染的临床表现,一旦发生尽快诊治。

五、急性肾功能衰竭

急性肾损伤(acute kidney injury,AKI)是由各种原因引起的短时间内肾功能急剧减退而出现的临床综合征,主要表现为含氮代谢废物潴留,水、电解质和酸碱平衡紊乱,甚至全身各系统并发症。

(一)病因

1.肾前性因素　各种原因引起的急性血容量不足和周围循环衰竭。

2.肾性因素　各种肾脏疾病如急、慢性肾小球肾炎等。

3.肾后性因素　尿路梗阻如肾结石、输尿管结石、肿瘤等。

(二)临床表现

1.起始期　指肾脏受到缺血或中毒影响而发生损伤的过程。此期尚未发生明显的肾实质损伤,在此阶段急性肾衰竭常可预防。一般持续数小时至几天。

2.维持期　又称少尿期。典型者持续 7~14 天,也可短至几天或长至 4~6 周。肾小球滤过率维持在低水平,患者常出现少尿或无尿。

(1)急性肾衰竭的全身表现:

1)消化系统症状:常为急性肾衰竭的首发症状,可有食欲减退、恶心、呕吐、消化道出血等。

2)呼吸系统症状:可出现呼吸困难、咳嗽、憋气、胸痛等症状。

3)循环系统症状:出现高血压、心力衰竭、急性肺水肿、各种心律失常及心肌病变表现等。

4)神经系统症状:可出现意识障碍、躁动、谵妄、抽搐、昏迷等尿毒症脑病症状。

5)血液系统症状:可表现为贫血、白细胞升高、血小板减少及功能障碍、出血倾向。

6)其他:常并发感染。

(2)水、电解质和酸碱平衡失调。

3.恢复期　此期肾小管细胞再生、修复,肾小管完整性恢复。肾小球滤过率逐渐恢复至正常或接近正常范围。

(三)处理原则

治疗包括以下方面:尽早纠正可逆病因,维持体液平衡,给予营养支持,控制高钾血症,纠正代谢性酸中毒,治疗感染,防治心力衰竭,必要时行透析治疗。恢复早期肾小球滤过功能尚未完全恢复,肾小管浓缩功能仍较差,每天尿量较多,治疗重点仍为维持水、电解质和酸碱平衡,控制氮质血症,治疗原发病和防治各种并发症。

(四)护理评估

(1)病情评估:生命体征,尿量的变化,观察有无并发症。

(2)药物治疗状况:了解药物性质、作用、副作用、剂量、给药方法、注意事项等。

(3)心理状况。

(4)自理能力。

(5)实验室检查:血尿素氮及血肌酐、电解质、二氧化碳结合力等的结果。

(五)护理措施

1.专科护理

(1)少尿期:观察有无高钾血症的表现,严格控制入水量,坚持量出为入的原则,每日进水量为前 1 日尿量加 500ml,适量蛋白质饮食。

(2)多尿期:注意观察有无低血钾、低血钠的表现;注意水电解质的补充,蛋白质的摄入量根据肾功能恢复情况可逐渐增加。

(3)行血液透析或腹膜透析患者按腹膜透析和血透常规护理,深静脉置管患者注意无菌操作,定期更换敷料,禁用库存血。

2.用药护理　遵医嘱使用利尿剂和脱水剂,注意观察用药效果和不良反应。

3.体位、休息与活动护理　少尿期应绝对卧床休息,多尿期卧床休息为主,恢复期可适当活动。

4.饮食护理　高热量、高维生素、低盐、易消化饮食,不能进食的患者可静脉营养治疗。高钾患者限制钾的摄入,少食或忌用富含钾的食物,如紫菜、菠菜、苋菜、薯类、山药、坚果、香蕉、香菇、榨菜等。

5.心理护理　单纯急性肾功能衰竭起病急,症状明显,但预后较好,指导患者克服困难,树立战胜疾病的信心。

6.基础护理　积极预防口腔和皮肤黏膜感染,消化道症状明显的患者注意保持口腔清洁,可促进食欲,水肿患者定时改变体位预防压疮。

7.安全护理　多尿期患者下床活动应注意循序渐进的原则,电解质紊乱患者注意预防跌倒坠床的发生。

(六)健康指导

1.疾病预防指导　慎用氨基糖苷类等肾毒性抗生素。尽量避免需用大剂量造影剂的影像学检查,加强劳动防护,避免接触重金属、工业毒物等。

2.疾病知识指导　恢复期患者应加强营养,增强体质,适当锻炼;注意个人清洁卫生,注意保暖,防止受凉;避免妊娠、手术、外伤。教会患者测量和记录尿量的方法。指导患者定期复诊。

六、慢性肾衰竭

慢性肾衰竭(chronic renal failure,CRF)指各种原发性或继发性慢性肾脏病进行性进展引起GFR 下降和肾功能损害,出现以代谢产物潴留,水、电解质和酸碱平衡紊乱和全身各系统症状为主要表现的临床综合征。

(一)病因

西方国家有学者报告糖尿病肾病、高血压肾小动脉硬化为慢性肾衰竭的两大主要病因。我国常见的病因依次为原发性肾小球肾炎、糖尿病肾病、高血压肾小动脉硬化、狼疮性肾炎、梗阻性肾病、多囊肾等,但近年随着人口老龄化以及糖尿病高血压的发病率逐年上升,糖尿病肾病、高血压肾小动脉硬化的发病率亦明显增高。

(二)临床表现

1.水、电解质和酸碱平衡失调　可出现水肿或脱水、高钠或低钠血症、高钾或低钾血症、低钙血症、高磷血症、高镁血症、代谢性酸中毒等。

2.糖、脂肪、蛋白质代谢障碍　可表现为糖耐量减低、高甘油三酯血症、高胆固醇血症、蛋白质营养不良和血浆清蛋白水平降低。

3.各系统症状体征

(1)消化系统表现:食欲不振是最常见和最早期表现,晚期患者呼出气体中有尿味,口腔炎、口腔黏膜溃疡、消化道黏膜糜烂、溃疡以及上消化道出血也很常见。

(2)心血管系统表现:高血压、左心室肥大、心力衰竭、心包炎和动脉粥样硬化。

(3)呼吸系统表现:气促,若发生酸中毒,可表现为深而长的呼吸。循环负荷过重、心功能不全时可发生肺水肿,部分患者发生尿毒症性胸膜炎或胸腔积液。

(4)血液系统表现:贫血、出血倾向。

(5)皮肤表现:皮肤瘙痒是慢性肾度竭最常见症状之一,尿毒症患者因贫血出现面色苍白或色素沉着异常呈黄褐色,为尿毒症患者特征性面容。

(6)肾性骨营养不良症:简称肾性骨病,可出现纤维囊性骨炎、骨软化症、骨质疏松症和骨硬化症,但有症状者少见。

(7)神经肌肉系统表现:神经系统异常包括中枢和周围神经病变。中枢神经系统异常称为尿毒症脑病,周围神经病变多见于晚期患者。

(8)内分泌失调:性激素紊乱可有雌激素、雄激素水平下降,催乳素、黄体生成素水平升高等,甲状腺功能低下。

(9)感染:感染是慢性肾衰竭主要死因之一,常见肺部感染、尿路感染和皮肤等部位感染。

(三)处理原则

(1)治疗原发病和纠正加重慢性肾衰竭的因素。

(2)营养治疗:饮食治疗,应用必需氨基酸或 α-酮酸。

(3)控制高血压和肾小球内高压力。

(4)贫血的治疗。

(5)纠正水、电解质和酸碱平衡失调。

(6)控制感染。

(7)其他对症治疗:促进肠道清除尿毒症毒素,皮肤瘙痒及高脂血症。

(8)替代治疗:透析疗法、肾移植。

(四)护理评估

1.病史　患病及治疗经过,目前病情与一般状况,心理社会状况。

2.身体评估　患者精神意识状态,生命体征等。

3.实验室及其他检查　血尿素氮及血肌酐、电解质、二氧化碳结合力、GFR 等的结果。了解肾脏影像学检查结果。

(五)护理措施

1.专科护理

(1)呕吐、腹泻频繁时,观察水、电解质紊乱等症状。

(2)严格限制液体入量,量出为入。

(3)因脑部异常表现或低钙而出现抽搐、谵妄时,保护患者以免发生自我伤害。

(4)有动静脉内瘘患者注意内瘘的保护。

(5)有深静脉置管患者注意管道的护理,保持清洁、干燥、通畅,固定妥当,预防感染、堵管、脱出等并发症的发生。

2.用药护理　遵医嘱给予利尿药、降压药以及促红细胞生成素,观察用药效果及不良反应。

3.休息与活动　注意休息,适当活动,避免劳累。休息与活动视病情而定。

4.饮食护理　给予高热量、高维生素、优质蛋白饮食,可根据肾功能调节蛋白质摄入量。高血压及水肿者限制盐,高钾血症者禁止使用含钾高的食物,如红枣、鲜蘑菇等,低钾血症者适当补充含钾食物。

5.其他　心理护理。

6.基础护理　做好皮肤护理,避免使用碱性肥皂,使用温和沐浴液进行皮肤清洁,修剪指甲,避免皮肤抓伤,长期卧床患者注意口腔卫生及预防压疮。

7.安全护理　根据生活自理能力评估、跌倒坠床评估给予相应的照应,落实安全护理措施。

(六)健康指导

1.疾病预防指导　早期发现和积极治疗各种可能导致肾损害的疾病,如高血压、糖尿病等。

2.疾病知识指导　向患者及家属讲解慢性肾衰竭的基本知识,指导患者根据病情和活动耐力进行适当的活动。注意个人卫生,避免与呼吸道感染者接触。

3.饮食指导　指导患者严格遵从慢性肾衰竭的饮食原则,强调合理饮食对治疗本病的重要性。

4.病情监测指导

(1)指导患者准确记录每天的尿量和体重。

(2)指导患者掌握自我监测血压的方法,每天定时测量,确保用药期间血压控制目标为尿蛋白>1.0g/d 时,血压<125/75mmHg;尿蛋白<1.0g/d 时,血压<130/80mmHg。

(3)监测体温变化。

(4)定期复查血常规、肾功能、血清电解质等。

(5)及时就医的指征:如出现体重迅速增加超过 2kg、水肿、血压显著增高、气促加剧或呼吸困难、发热、乏力或虚弱感加重、嗜睡或意识障碍时,需及时就诊。

5.治疗指导　遵医嘱用药,避免使用肾毒性药物,不要自行用药。已行血液透析者应指导其保护好动静脉瘘管,腹膜透析者保护好腹膜透析管道。

七、常见急危重症的急救配合要点

(一)高钾血症

高钾血症是慢性肾功能衰竭的严重并发症之一,可导致各种心律失常,如不及时处理可导致心源性猝死。应立即进行紧急血透,同时进行心电监护,给予常规药物葡萄糖酸钙、碳酸氢钠、氧气吸入等对症处置。

1.严密观察病情变化　监测患者体温、呼吸、血压、心率、节律及心电图波形的变化,特别是神志变化及有无呼吸困难。

2.保持呼吸道通畅　立即给予氧气吸入,必要时气管插管。

3.基础护理　嘱患者卧床休息,保持口腔和皮肤清洁,维持良好的卫生,预防呼吸道、泌尿道及皮肤感染,按时翻身,预防压疮的发生。

4.专科护理　准确记录24小时出入量,观察尿量的变化。注意酸碱平衡及电解质情况,监测电解质及动脉血气,协助医生及时处理。遵医嘱给予抗感染和对症治疗,输注胰岛素、葡萄糖、碳酸氢钠、注射钙剂时,注意观察用药后反应。严重高钾血症患者,遵医嘱给予血液透析。

5.饮食护理　限制摄入含钾高的食物、药物及盐的代替物。慢性肾功能衰竭患者给予低盐优质低蛋白饮食。含钾高的食物包括鸡精、牛肉精及香蕉、橘子等水果,另外青菜在食用前先用水烫过,也会减少钾的摄入。另"低钠盐"或"无盐酱油"对于尿毒症患者绝对不能使用,因为低钠盐是用钾取代钠,因此会造成高钾血症,对患者反而有致命的危险。

6.心理护理　关心体贴患者,给予精神支持和安慰,消除其恐惧心理,帮助患者树立战胜疾病的信心,积极配合医生的治疗,与患者家属有效沟通。

八、专科检查

(一)肾穿刺活检术

肾穿刺活检术是为了明确肾炎的病理类型,更好的指导治疗和判断疾病的预后而进行的有创性检查。

1.适应证

(1)各种类型的肾小球肾炎,肾小球肾病,肾病综合征,全身疾病引起的肾脏病如系统性红斑狼疮、淀粉样变性、糖尿病、过敏性紫癜、尿酸性肾病、结节性动脉周围炎等。

(2)原因不明的持续性无症状蛋白尿和血尿,以及病因不明的高血压。

(3)急性肾小管及间质性病变。不典型的慢性肾盂肾炎,特别是与慢性肾炎鉴别有困难时,需要做肾活检,以明确诊断。

(4)原因不明的急性肾功能衰竭,在诊断和治疗上有困难时,或慢性肾脏病的原因不明,病情突然加重者,做肾活检可从帮助明确诊断和指导治疗。

2.禁忌证

(1)绝对禁忌证:明显出血倾向、重度高血压、精神病或不配合操作者、孤立肾、小肾。

(2)相对禁忌证:活动性肾盂肾炎、肾结核、肾盂积水或积脓,肾脓肿或肾周围脓肿、肾肿瘤或肾动脉瘤、多囊肾或肾脏大囊肿、肾脏位置过高(深吸气肾下极也不达十二肋下)或游走肾、慢性肾功能衰竭、过度肥胖、重度腹水、心功能衰竭、严重贫血、低血容量、妊娠或年迈者。

3.方法　具体做法是患者俯卧,腹部下垫一个枕头,B超一般定位右侧肾脏下极,在B超引导下刺入一根细针勾取2~3次,取出头发丝粗细的肾脏组织2厘米左右。

4.护理措施

(1)指导患者术前练习憋气及床上大小便,预防感冒、咳嗽。

(2)术后硬板床卧床休息24小时,平卧6小时,密切观察患者生命体征的变化。

(3)术后心电监护6小时,腹带包扎8小时,密切观察患者有无腰痛腹痛,尿液颜色、量,指导留取尿标本送检查。

（4）嘱患者多饮水，以尽快排出少量凝血块。

（5）术后 3 天内，嘱患者注意卧床休息。

（6）了解和关心患者的心理情况，做好心理安慰。

（7）嘱患者进清淡、优质低蛋白饮食。

（8）积极控制高血压，预防感染。

思考题

1.何为尿路刺激征？

2.急性肾盂肾炎的临床表现有哪些？

3.简述原发性肾病综合征的主要临床表现。

4.尿路感染的健康指导有哪些？

5.肾脏穿刺术护理常规有哪些？

第七节　内分泌科疾病患者的护理

一、糖尿病

糖尿病（diabetes mellitus，DM），是由遗传和环境因素共同作用而引起的一组以慢性高血糖为特征的代谢性疾病。主要特点是三多一少，及多尿、多饮、多食、体重减轻。

（一）病因

糖尿病的病因和发病机制极为复杂，至今未完全阐明。不同类型的糖尿病其病因不同，即使在同一类型中也存在差异性。概括而言，主要由遗传和环境因素导致。

（二）临床表现

1.症状体征

（1）多尿：排尿量和排尿次数均增多。

（2）多饮：饮水量和饮水次数都增多。

（3）多食。

（4）体重减轻：由于机体不能充分利用葡萄糖，使脂肪和蛋白质分解加速，消耗过多，出现体重减轻。以致疲乏无力，精神不振。

（5）皮肤瘙痒。

（6）其他症状：四肢酸痛、麻木，腰痛、月经失调等。

2.并发症　糖尿病的并发症包括急性并发症和慢性并发症，急性并发症包括糖尿病酮症酸中毒、糖尿病高血糖高渗综合征、乳酸酸中毒和低血糖症。慢性并发症包括大血管病变、微血管病变和周围神经病变。

（三）处理原则

糖尿病的治疗应坚持早期、长期、综合治疗及治疗方法个体化的原则。治疗目标是使血糖达到达到或接近正常水平，纠正代谢紊乱，消除糖尿病及相关症状，防止和延缓并发症，维持良好的健康和劳动能力，延长寿命并提高患者的生活质量。糖尿病的治疗应通过糖尿病饮食、运动、药物、血糖监测以及糖尿病自我管理教育 5 个环节相互配合。

（四）护理评估

1.健康史　评估患者的患病与治疗经过。

2.身体状况　评估患者是否有代谢紊乱综合征（三多一少症状）。

3.其他　心理-社会状况。

（五）护理措施

1.饮食护理

（1）饮食治疗目标：

1）提供糖尿病患者生理所需均衡营养的膳食和能量。

2）纠正代谢紊乱，获得并维持理想的血糖水平，同时使血脂、血糖尽可能达到接近正常水平。

3）减少心血管危险因素，降低微血管及大血管并发症的风险。

4）维持合理体重：超重的患者体重减少的目标是体重在 3~6 个月期间减轻 5%~10%。消瘦的患者应通过均衡的营养计划恢复理想体重，并长期维持理想体重。

5）提高糖尿病患者生活质量。

（2）饮食治疗原则：

1）根据患者实际情况合理控制每日摄入总热量。

2）平衡膳食，帮助患者均衡各种营养物质的摄入。

3）进餐定时定量，少量多餐，每日可 3~6 餐。

（3）制定饮食计划：

1）计算总热量：

①计算自己的标准（理想）体重：

a.简易法　标准体重(kg)=身高(cm)-105。

b.体质指数(BMI)目前国际多用此法来评估患者，BMI=体重(kg)÷身高的平方(m²)。

②确定自己体重是否为标准体重：

a.肥胖度（或消瘦性）=(实际体重~标准体重)/标准体重×100%；实际体重超过标准体重10%为超重，超过 20% 为肥胖，超过 40% 为重度肥胖。实际体重低于标准体重 10% 为体重不足，低于20%为消瘦。

b.中国成年人体质指数 18.5~24 为正常；少于 18.5 为体重过轻，超过 28 为肥胖。

③根据自己的活动量选择热量级别。

表 3-1 不同体力劳动的热量需求表[kcal/(kg·d)]

体型	休息	轻体力劳动	中体力劳动	重体力劳动
肥胖/超重	15	20~25	30	35
正常	15~20	25~30	35	40
消瘦	20~25	35	40	45~50

④成人热量计算:每天需要的热量=标准体重×热量级别(注意按标准体重,而不是实际体重计算)。

2)总热量的营养分配:常见的三大营养物质包括碳水化合物、蛋白质、脂肪。

①碳水化合物:摄入量占总热量的50%~60%。

②蛋白质:摄入量占总热量的(无肾损害时)10%~15%。有显性蛋白尿的患者蛋白摄入量宜限制在每天每千克体重0.8g,但从肾小球滤过率下降起,推荐蛋白质摄入量为每天每公斤体重0.6g。

③脂肪:膳食中由脂肪提供的热量不能超过饮食总热量的30%。饱和脂肪酸的摄入量不要超过饮食总热量的7%。

3)餐次分配:建议合理分配早、中、晚餐的量,3餐摄入量分别占总摄入量的比例:1/5、2/5、2/5。可根据实际情况具体调整。用胰岛素治疗时,可在两餐之间和睡前加餐,以防止发生低血糖。

(4)注意事项:

1)超重者忌吃油炸、油煎食物,炒菜宜用植物油,少食动物内脏、蟹黄、虾子、鱼子等高胆固醇食物。

2)戒烟限酒。

3)每天食盐<6g。

4)严格限制各种甜食,包括各种食用糖、糖果、甜点心等,对于血糖控制接近正常范围者,可在两餐间或睡前加食水果,如水果、橙子等。

5)可根据营养评估结果适量补充维生素和微量营养素。

6)每周定期测量体重1次,如果体重改变>2kg,进一步减少饮食总热量。

2.运动护理 适当的运动可以增加胰岛素敏感性,减轻体重,改善血糖情况。因此坚持有规律的运动是控制糖尿病的基本措施。运动原则是:因人而异,量力而为,循序渐进,持之以恒。

运动方式的选择:

1)有氧运动为主,如散步、快走、慢跑、骑车、游泳、跳舞、打太极等,最佳运动时间为餐后1小时。

2)运动量选择 活动时患者的心率达到个体60%的最大耗氧量(心率=170-年龄),活动时间为每周至少150分钟,每次30~40分钟。

3.胰岛素治疗的护理

(1)正确选择胰岛素注射的部位:掌握不同胰岛素的作用特点、不良反应、使用方法和操作程序。胰岛素注射部位的选择应考虑患者的运动情况,避免注射在运动所涉及的部位。

(2)对胰岛素自我注射患者的指导:

1)严格按照医嘱用药,不随意停止、更换药物,定期检查血糖。

2)经常保持足够的胰岛素以及注射器和针头,经常佩戴糖尿病患者识别证件以确保离家发生并发症时能得到适当的治疗。

3)用药期间应定期检查血糖、尿常规、肝肾功能、视力、眼底视网膜血管、血压及心电图等,以了解病情及糖尿病并发症情况。

4)糖尿病孕妇在妊娠期间对胰岛素需要量增加,分娩后需要量减少;如妊娠中发现的糖尿病为妊娠糖尿病,分娩后应终止胰岛素治疗;随访其血糖,再根据有无糖尿病决定治疗。

（六）健康指导

1.疾病预防指导 开展糖尿病社区预防,关键在于筛查出高危人群,并进行干预性健康指导。

2.疾病知识指导 采取多种方法,如课堂、放录像、发放宣传资料等,提高治疗的依从性。教导患者外出时随身携带识别卡,以便发生紧急情况及时处理。

3.病情监测指导 指导患者每3~6个月复查HbA1c,血脂异常者每1~2个月监测1次,如无异常每6~12个月监测1次,体重每1~3个月测一次,每年全面体检1~2次。

4.用药与自我护理指导 告知患者口服降糖药及胰岛素的名称、剂量、给药时间和方法,教会观察药物疗效和不良反应。

二、甲状腺功能亢进症

甲状腺功能亢进症(thyrotoxicosis)简称甲亢,是由多种病因引起的甲状腺功能增强,甲状腺激素(TH)分泌过多所致的临床综合征。甲亢是一种十分常见的内分泌疾病、是以神经、循环、消化等系统兴奋性增高和代谢亢进为主要表现的一组疾病的总称。各种原因所致甲亢中,以Graves病最多见。

（一）病因

（1）遗传因素。

（2）免疫因素。

（3）环境因素:细菌感染、应激和精神因素。

（二）临床表现

1.高代谢综合征 患者怕热、多汗,常有低热,发生危象时可出现高热,患者常有心动过速、心悸、食欲亢进等表现。

2.神经系统 易激动,神经过敏,舌和手掌向前伸出时有细震颤,失眠紧张,思想不集中,焦虑烦躁,多猜疑等,有时出现幻觉,甚至出现狂躁症。

3.甲状腺肿大 甲状腺轻、中度弥漫性肿大,质软,无压痛,其肿大程度与病情轻重无关,于双侧上下极常可听到收缩期吹风样杂音,重时能扪及震颤。

4.突眼

（1）非浸润性突眼:表现为:1)睑裂增宽,少瞬目(Stellwag征);2)上睑挛缩,下视时上睑不能随眼球运动迅速下落(VonGraefe征);3)上视时前额皮肤不皱起(Joffroy征);4)眼球辐辏反应差(Mobius征)。

（2）浸润性突眼:又称"内分泌性突眼"、"眼肌麻痹性突眼症"或"恶性突眼",较少见。

5.心血管系统 可出现心动过速,静息或睡眠时心率仍快为本病的特征之一。心律失常以期前收缩(早搏)最常见,常为房性,房颤较常见。

6.消化系统 多食、易饥、消瘦、排便次数增多,粪便无黏液及脓血。

7.血液系统 可有粒细胞、血小板减少,偶有血小板减少性紫癜,贫血常见。

8.生殖系统 女性月经稀少或闭经,男性可有乳房发育、阳痿。

9.运动系统 肌肉软弱无力。

10.皮肤及肢端 小部分患者有典型对称性黏液性水肿。

11.其他 甲状腺危象。

12.特殊表现

(1)淡漠性甲亢:多见于老年患者,甲状腺激素增多症侯群及眼征、甲状腺肿大均不明显,而主要表现为淡漠、乏力、消瘦、嗜睡、反应迟钝。

(2)甲状腺功能亢进性心脏病。

(3)T3 型甲亢:临床表现为与普通甲亢无异,但症状较轻,其特征为 TT3、FT3 升高,促甲状腺激素(TSH)降低,单 TT4、FT4 正常。

(4)亚临床甲亢:其特征为血 T3、T4 水平正常,TSH 降低,无或者仅有轻度甲亢表现。

(三)处理原则

(1)一般治疗:保持情绪稳定,注意休息和营养。

(2)抗甲状腺药物治疗

1)适应证:

①症状轻、甲状腺肿较轻的患者。

②年龄 20 岁以下患者。

③孕妇、年老体弱者。

④合并有严重心、肝、肾等疾病不宜选择手术治疗的患者。

⑤术前准备和术后复发的辅助治疗。

(2)常用药物:主要有硫脲类[丙硫氧嘧啶(PTU)]、[甲硫氧嘧啶(MTU)]和咪唑类[甲琉咪唑(MMI)、卡比马唑(CMZ)]。

(3)手术治疗。

(4)放射性碘治疗。

(四)护理评估

1.健康史　询问患者患病的起始时间,主要症状及其特点,了解有无家族史。

2.身体状况

(1)生命体征。

(2)意识精神状态。

(3)营养状况。

(4)各系统的临床表现。

3.其他　心理-社会状况。

(五)护理措施

1.饮食护理　给予高热量、高蛋白、高维生素的饮食,腹泻者,限制含纤维高的食物,并注意补充液体。忌饮酒、咖啡、浓茶,以减少食物对患者的不良刺激勿使用含碘高的食物如海带、紫菜等。

2.休息护理　在病情允许的范围内适当活动,注意避免劳累,病情重者严格卧床休息。

3.高代谢症状的护理

(1)提供安静、整洁、安全、通风良好的环境,维持适当的温度和湿度,避免强光照射,减少陪伴探视,使患者感觉凉爽舒适。

(2)进食清淡易消化饮食,保证水分摄人,忌饮酒、咖啡、浓茶等兴奋性饮料。

(3)在病情允许的情况下适当活动,但要避免劳累,病情重者卧床休息,必要时予以吸氧。

(4)皮肤潮湿多汗者,勤换内衣,勤洗澡,保持皮肤清洁、干爽。

(5)医务人员和家属要耐心对待患者,注意自己的语言和行为,避免对患者形成不良刺激,保证患者有足够睡眠。

4.甲状腺肿大的护理

(1)向患者讲解疾病相关知识,使其对疾病有正确的认识。

(2)指导患者穿宽松高领衫可以适当修饰颈部和避免甲状腺受压。

(3)体检时避免用力触诊甲状腺。

(4)告知患者如果出现吞咽困难、局部疼痛等压迫症状应及时告诉医护人员。

5.用药的护理

(1)指导患者正确按疗程足量服药,随时需要根据甲状腺功能调节药物用量,熟知药物的作用,向患者介绍疗程和用法,随意停药和减量的危害,嘱患者用药期间勿私自更换药物剂量或停药,指导和鼓励患者正规服药。使用碘剂治疗时,应掌握准确剂量,

(2)协助医生取血复查甲状腺功能、血常规和肝肾功能,并注意追查结果。

(3)密切观察药物的不良反应,服用抗甲状腺药物的开始 3 个月,每周查血象 1 次,每隔 1~2 个月做甲状腺功能测定。抗甲状腺药物最常见的不良反应有:1)粒细胞缺乏:为致命性,多在初治 2 个月及复治 1 个月内发生,该期内需每周复查 WBC。高热、咽痛时要警惕粒细胞缺乏。停药指征:WBC<3.0x10⁹/L,粒细胞<1.5x10⁹/L;2)肝损害;3)药疹较为常见。

6.其他 放射性碘治疗的护理。

7.心理护理

(1)评估患者心理状态并给予必要的关心,消除患者的自卑心理。

(2)动员患者的社会支持系统。

(六)健康指导

(1)一般知识宣教:向患者宣教有关甲亢的临床表现、诊断性实验、治疗、饮食原则和要求以及眼睛的防护等。

(2)用药指导。

(3)饮食指导。

(4)活动指导:轻者可适当活动,重者应绝对卧床休息,保证充足的睡眠。

(5)自我监测:每日清晨卧床时自测脉搏,定期测量体重,脉搏减慢、体重增加是治疗有效的重要标志。

(6)预防并发症:出现高热、恶心、呕吐、大汗淋漓、腹痛、腹泻、体重锐减、突眼加重等甲亢危象应及时就诊。

(7)出院指导:指导正确用药,定期复查,出现不适及时就诊。门诊随访:每隔 1~2 个月门诊随访做甲状腺功能测定。

三、甲状腺功能减退症

甲状腺功能减退症(hypothyroidism)简称甲减,是指由多种原因引起的甲状腺激素合成、分泌或生物效应不足,导致以全身新陈代谢率降低为特征的内分泌疾病。本病多见于中年女性。

(一)病因

(1)自身免疫损伤。

(2)甲状腺破坏。

(3)下丘脑和垂体病变。

(4)碘过量。

(5)抗甲状腺药物的使用。

(二)临床表现

1.低代谢症群　基础代谢率降低、食欲减退、便秘、畏寒、体温下降、体重增加、蛋白质合成与分解均减少、骨骼及软组织生长缓慢。

2.面容及皮肤　表情呆板淡漠、颜面水肿、全身皮肤粗糙干燥,并有非凹陷性水肿,以眼周、手背、足背和锁骨上窝最为多见。

3.心血管疾病　心动过缓、收缩压下降、舒张压上升、脉压缩小。严重患者常见心影扩大,听诊心音低钝。心室壁增厚。心室腔扩大(以左心室为著)。

4.精神-神经系统　精神萎靡、言语迟钝、反应低下、记忆障碍,嗜睡、头痛、共济失调。腱反射松弛延缓为其特征,尤以跟腱反射为著。

5.血液系统　主要表现为贫血。

6.消化系统　肠蠕动减弱,导致便秘、腹胀,严重时发生麻痹性肠梗阻和巨十二指肠、巨结肠症,可有腹腔积液。

7.内分泌生殖系统　长期甲减可引起高催乳素血症和溢乳,女性患者可以月经过多或淋漓不尽,继发性甲减可有卵巢萎缩和闭经。男性患者则可表现为性欲减退、阳痿和精液减少。

8.黏液性水肿昏迷　表现为嗜睡、低体温、呼吸减慢、心动过缓、血压下降、四肢肌肉松弛、甚至昏迷、休克,可因心、肾衰竭而危及患者生命。

(三)处理原则

(1)补充铁剂、维生素 B12、叶酸等对症治疗,食欲缺乏者补充稀盐酸。

(2)TH 替代治疗。

(3)病因治疗及预防。

(四)护理评估

1.健康史　询问患者主要症状,如有无畏寒、少汗、食欲减退等表现。有无手术切除史或放疗损伤史等。

2.身体状况　观察有无少言、易疲劳、反应迟钝、体温偏低、食欲减退而体重无明显减轻。观察眼睑水肿、皮肤干燥、粗糙脱屑。

3.其他心理-社会状况。

(五)护理措施

1.药物护理

(1)用药前后分别测脉搏,观察有无心悸、腹痛、心律失常、出汗、烦躁不安等药物过量的症状。慎用催眠、镇静、止痛等药物。

(2)观察患者的体重和水肿情况。

(3)甲状腺制剂需长期或终身服用,不能随意间断。

2.心理护理　多与患者交谈,让患者倾诉自己的想法,鼓励患者家属及亲友探视患者,多于患者沟通,理解其行为,提供心理支持。鼓励患者多参与社会活动,结交朋友。

(六)健康指导

(1)地方性甲减多与摄入碘不足有关,要指导患者食用碘化盐;药物引起者应注意及时调整剂量。

(2)适当体育锻炼,提高机体抵抗力。

(3)注意个人卫生,出院后减少出入公共场合,避免皮肤受损、感染和创伤。

(4)冬季注意保暖。

(5)解释终生服药的必要性,向患者说明按时服药,不可随意停药或变更剂量,解释其严重后果。指导患者定时到医院复查。

(6)指导及安排患者出院后的活动计划。鼓励家属多关心,给予支持。

四、皮质醇增多症

皮质醇增多症即通常所称的库欣综合征(Cushing syndrome,CS),是指肾上腺皮质分泌过量糖皮质激素(主要是皮质醇)而出现的一系列临床症状与体征,主要临床表现为向心性肥胖、满月脸、多血质外貌、皮肤紫纹、痤疮、高血压、高血糖、骨质疏松等。

(一)病因

(1)分泌垂体促肾上腺皮质激素(ACTH)过多。

(2)原发性肾上腺皮质肿瘤。

(3)垂体外肿瘤分泌过多 ACTH:部分垂体~肾上腺外的肿瘤,可分泌类似 ACTH 活性的物质,进而引起本病。

(4)其他:原发性色素结节性肾上腺病、ACTH 非依赖性大结节增生、异位 CRH 综合征等也是较为罕见的引起库欣综合征的疾病。

(二)临床表现

1.外貌表现　向心性肥胖、满月脸、多血质外貌。

2.皮肤表现　皮肤薄,面部红润。

2.代谢障碍　蛋白质代谢障碍,蛋白过度消耗,儿童患者生长发育受抑制。

3.心血管表现　表现为高血压、左心室肥大、心力衰竭和脑血管意外。

4.抵抗力下降　患者对感染的抵抗力减弱,故皮肤真菌感染多见,且较严重;化脓性细菌感染不容易局限化,可发展成蜂窝织炎、菌血症、败血症。

5.性功能障碍　女性患者大多出现月经减少、不规则或停经,轻度多毛、痤疮常见,明显男性化者少见,但如出现,要警惕为肾上腺癌。男性患者性欲减退、阴茎缩小、睾丸变软。

6.全身及神经系统　四肢肌肉可有萎缩,常表现为肌无力、下蹲后起立困难;失眠、情绪不稳定,注意力不集中。

(三)处理原则

(1)肾上腺腺瘤或肾上腺腺癌应行肿瘤切除或(和)同侧肾上腺切除。

(2)异位 ACTH 综合征应手术切除产生异位激素的原发癌肿。

(3)皮质醇分泌抑制剂适用于晚期癌不能切除时,或切除后癌肿复发转移者。

(4)肾上腺增生的治疗:

1)垂体无病变者,行肾上腺次全切除或全切除术,再加垂体放射治疗。

2)垂体瘤者行垂体瘤切除术或行颅外 γ 刀切除术。

3)疑为垂体癌肿者,应早期切除垂体。

(5)对肾上腺次全切除或全切除的患者,手术前后必须按预计计划补充肾上腺糖皮质激素,并防治感染,纠正高钠低钾血症及低钾性碱中毒。

(6)对肾上腺全切除的患者可择期做异体肾上腺移植。

（四）护理评估

1.健康史　询问患者有无肾上腺皮质激素用药史及用药情况；询问患者体态改变或肥胖开始的时间、发展速度，有无肿瘤疾病史等改变。

2.身体状况　评估患者有无脂肪代谢障碍、蛋白质代谢障碍、糖代谢障碍、电解质紊乱、心血管病变、神经精神障碍及其他改变。

3.心理-社会状况　由于皮质醇分泌的增多可引起患者体型改变、精神症状的产生如易激动、焦虑、妄想、抑郁等，因此在评估患者心理时应注意精神状况的评估。

（五）护理措施

1.饮食护理　适量摄入低钠、高钾、高蛋白、低碳水化合物、低热量的食物，预防和控制水肿。鼓励患者食用柑橘类、枇杷、香蕉、南瓜等含钾高的食物。鼓励患者进食富含钙及维生素D的食物。

2.运动和休息　保证患者在休息的基础上适当运动，不能过劳，注意安全。

3.用药护理　服用阻断皮质醇生成药物时的护理　在使用药物过程中，应注意观察药物的不良反应，如低血压、头昏、嗜睡、口干、恶心呕吐、头痛、腹泻、皮疹等症状，定期复查肝功能等。

4.其他　心理护理。

5.感染和外伤的预防与护理

（1）感染的预防与护理　保持病室环境和床单位整洁，室内温度、湿度适宜；严格无菌操作，杜绝交叉感染；加强对患者和家属的日常生活指导，保持皮肤、口腔和用具的清洁卫生，减少感染机会。

（2）外伤的预防与护理　广泛骨质疏松和骨痛患者要注意休息，避免过劳；优化环境设施布置，防止外伤和骨折；变动体位和护理操作时动作轻柔，防止骨折和皮下出血等。

（六）健康指导

（1）指导患者正确地摄取营养平衡的饮食，饮食注意低盐、含钾丰富、高蛋白、高维生素、低胆固醇、低碳水化合物。

（2）指导患者在日常生活中，要注意预防感染，皮肤保持清洁，防止外伤、骨折。

（3）遵医嘱服药，不擅自减药或停药。一旦发生虚弱、头晕、发热、恶心、呕吐等，立即就诊。

（4）定期门诊随访。

五、常见急危重症的急救配合要点

（一）糖尿病酮症酸中毒

1.补液　先快后慢，先盐后糖。最初2~3小时输入2000ml生理盐水，以后根据血压、心率、每小时尿量、末梢循环、中心静脉压进行输液量和速度的调节。对于因休克血容量持续不恢复的可以输入血浆或羧早淀粉以便提高有效血容量。

2.小剂量胰岛素治疗　根据患者尿糖、血糖及进食情况进行胰岛素剂量的调整。

3.酸碱平衡　纠正电解质及酸碱平衡失调。

4.防治诱因和处理并发症　包括休克、严重感染、心力衰竭、心律失常等。

（二）高渗高血糖综合征

治疗基本同DKA，严重失水时，24小时补液量可达到6000~10000ml。当血糖降至16.7mmol/L时，可改用5%葡萄糖溶液加入短效胰岛素控制血糖，一般不补碱。

（三）低血糖

（1）注意观察低血糖反应，若患者出现心慌、出冷汗、脉率快，为低血糖反应。

（2）立即测电脑血糖并报告医生，轻者无意识障碍能口服的可以口服高糖食品，如果汁、饼干等,重者有意识障碍无法口服者则采取静脉补充治疗。

(3)对于α-糖苷酶抑制剂如阿卡波糖所致的低血糖必须口服或静脉推注葡萄糖,进食食物一般无效。

(4)监测血糖变化,5~10分钟低血糖症状不缓解,血糖仍低于正常可以重复以上处理。

(5)皮下、肌内或者静脉注射胰高糖素。

(6)查找引起低血糖的原因,根据医嘱调整降糖药的用量。

(7)指导患者如何预防低血糖及自我救治方法。

思考题

1.糖尿病的慢性并发症有哪些?

2.糖尿病酮症酸中毒的主要护理措施有哪些?

3.低血糖的处理原则有哪些?

4.糖尿病患者饮食指导中如何计算每日总热量并如何进行分配?

5.简述治疗甲状腺药物的注意事项。

第八节 风湿免疫科疾病患者的护理

一、系统性红斑狼疮

系统性红斑狼疮(sytsemic lupus erythematosus,SLE)是一累及全身多个系统的自身免疫病,血清出现多种自身抗体,并有明显的免疫紊乱。

(一)病因

病因不明,可能与遗传、性激素、环境等多种因素有关。

(二)临床表现

1.全身症状 发热、体重下降、疲倦乏力等。

2.皮肤黏膜 80%患者有皮肤黏膜的损害,呈对称性,包括面部蝶形红斑(最具有特征性)、盘状红斑、皮肤红斑等。

3.肌肉和骨关节 关节受累,多为对称性、游走性关节疼痛,不伴骨质侵蚀、软骨破坏及关节畸形。肌肉受累,表现为肌痛和肌无力。

4.肾脏病变 狼疮肾炎对SLE预后影响甚大,肾功能衰竭是SLE的主要死亡原因。

5.心血管 心包炎最为常见。

6.肺部表现 急性狼疮性肺炎、慢性狼疮性肺炎,可发展为肺间质纤维化。

7.消化系统 可出现急性腹膜炎、胰腺炎、胃肠炎及由于肠壁或肠系膜的血管炎造成的胃肠出血、坏死、穿孔、肠梗阻等。

8.血液系统 慢性贫血,最常见为正常色素细胞性贫血,可伴有白细胞、淋巴细胞及血小板的减少,中、轻度淋巴结肿大等。

9.神经系统 可累及神经系统任何部位,以脑受累最多见,称为狼疮脑病。

10.眼 包括结膜炎、葡萄膜炎、眼底病变和视神经损害等。

11.其他 动静脉血栓形成、习惯性自发性流产等。

(三)处理原则

1.一般治疗 急性活动期以卧床休息为主,慢性期可适当参加工作学习,注意劳逸结合;积极避免各种诱因,如环境、食物、药物等;积极治疗感染、各种并发症。

2.药物治疗

(1)糖皮质激素:包括泼尼松、甲泼尼龙。糖皮质激素是治疗 SLE 的首选药物。

(2)抗疟药:包括氯喹、羟氯喹。控制皮疹和光敏感及关节症状有一定效果。

(3)免疫抑制剂:包括环磷酰胺、硫唑嘌呤、环孢素等,可与激素联合应用。

(4)生物制剂。

(5)其他治疗:血浆置换、免疫吸附、骨髓干细胞移植等。

(四)护理评估

1.健康史

(1)一般情况:包括年龄、性别、婚姻、职业、饮食、生活习惯、性格特征、营养状况。

(2)既往史:了解患者发病时间、病程、治疗及用药情况等;有无其他伴随疾病,如高血压、糖尿病、冠心病、高胆固醇血症、脑血管疾病等。

(3)家族史:了解家族中是否有与患者同样的疾病,有无遗传有关的病。

(4)服药史:是否使用诱发疾病的药物,如普鲁卡因胺、氯丙嗪、甲基多巴、异烟肼等;有无药物过敏。

2.身体评估

(1)询问与本病有关的病因及诱因:如有无感染、日光过敏、妊娠、药物、精神刺激等。

(2)皮肤情况:有无面部蝶形红斑及其他皮疹、口腔黏膜溃疡等。

(3)关节情况:评估受累关节疼痛、肿胀及功能障碍程度,有无关节畸形和活动受限的情况。

(4)全身情况:询问患者有无发热、乏力、体重下降等全身症状。

3.辅助检查　了解血常规、血沉、C 反应蛋白、抗 Sm 抗体等自身抗体检查、影像学检查结果。

4.心理-社会状况　了解患者对疾病的认知程度和情绪状态;了解患者的社会支持情况。

(五)护理措施

1.病情观察　严密观察病情变化,定时监测生命体征、体重。注意观察水肿的程度及尿量、性状、尿液检查结果;监测血电解质、血肌酐、血尿素氮的改变,发现异常及时报告医生。

2.专科护理

(1)皮肤护理:观察皮疹出现的部位、伴随症状及皮肤黏膜完整情况,保持皮肤清洁干燥,避免挠抓引起感染。对口腔溃疡患者进行口腔护理,遵医嘱用药。禁忌使用刺激性肥皂,避免染发及烫发。

(2)肾脏损害的护理:密切观察血压、尿量、水肿变化,警惕心力衰竭、脑水肿、尿毒症、高血压等的发生。每周测体重 1 次,对水肿严重及使用利尿剂的患者应每日测量,记录 24 小时出入量。

(3)关节疼痛护理:避免因环境因素加重患者疼痛感,合理应用物理治疗等缓解疼痛。对疼痛剧烈患者遵医嘱使用药物。

3.用药护理　按医嘱及时准确给药,并观察疗效及不良反应。

4.体位、休息与活动护理　急性期患者卧床休息,卧床期间注意保持关节功能位,协助患者做好生活护理。

5.饮食护理　进食易消化、高热量、高维生素食物,避免食用无花果、蘑菇、芹菜等易增强光敏感食物。合并肾脏损害时给予优质低蛋白饮食,控制水钠的摄入。

6.心理护理　对患者及家属做好心理安慰,缓解紧张、焦虑和恐惧。

7.基础护理　做好皮肤护理,保持会阴部、肛周清洁,预防发生感染;做好口腔护理,防止口腔溃疡及霉菌性口腔炎。

8.安全护理　根据生活自理能力评估、跌倒风险评估给予相应的照护,落实安全护理措施。

9.并发症的护理

(1)狼疮肾炎:活动期应卧床休息。缓解或恢复期,可适当活动。给予优质低蛋白饮食,控制水钠摄入。观察小便性状、量。记录24小时出入量。

(2)心脏损害:根据病情适当活动,有呼吸困难时,宜半卧位,并给予吸氧。密切观察血压、脉搏、呼吸变化。对心率异常患者应做好心电监护,严密观察病情,备好各种抢救药品和器械,病情发生变化,立即通知医生配合急救。

(3)狼疮肺炎:严重者卧床休息,室内空气保持流通、新鲜和适当的温度、湿度。呼吸困难者,取半卧位,给予吸氧。发热者给予物理降温或药物降温。患者咳嗽,遵医嘱雾化拍背,指导患者有效咳痰。

(4)神经系统损害:有脑出血或有颅压增高时,遵医嘱立即给予脱水剂脱水。

(5)血液系统损害。

(六)健康指导

1.疾病预防指导　告知患者疾病发生的原因,避免诱因,如劳累、情绪激动等。

2.疾病知识指导　告诉患者避免疾病诱发因素,如阳光照射、妊娠、分娩、药物、手术等。外出时戴遮阳帽,戴防光眼镜,穿长袖衣裤。避免接触刺激性物质,如碱性肥皂、化妆品等。有雷诺氏现象时冬季避免长时间待在寒冷空气中,注意保暖。疾病活动期伴有心、肺、肾功能不全者应禁忌妊娠,并避免接种各种疫苗。

3.用药指导与病情监测　出院时告知患者及家属使用的药物、剂量、用法和注意事项,观察药物的效果以及不良反应。

4.康复指导　告诉患者在体力良好情况下选择合适的运动,如:散步、保健操等,以增强体质、提高机体抗病能力。

5.心理指导　指导患者适当参加社交活动,保持心情愉悦。告诉家属多关心、体贴患者,避免刺激。

二、类风湿性关节炎

类风湿关节炎(rheumatoid arthritis,RA)是一种以累及周围关节为主的系统性炎性自身免疫性疾病。临床上以多个关节慢性、对称性、周围性、非化脓性炎症为主要特征。可累及关节外多个器官,导致多系统损害。

(一)病因

确切病因目前尚未明确,可能与以下因素有关:

(1)遗传因素。

(2)环境与感染。

(3)内源性免疫因素。

(4)其他因素(如性激素、生活方式等)。

(二)临床表现

1.关节表现　典型患者变现为对称性多关节炎。主要侵犯小关节,以腕关节、近端指间关节、掌指关节及跖趾关节最常见,其次为膝、踝、肘、肩、髋及颞颌关节。远端指间关节、脊柱、腰骶关节极少受累。

(1)晨僵:是 RA 突出的临床表现,可作为观察病情活动及轻重的一个指标。病变关节较长时间不运动后出现活动障碍、僵硬感,影响翻身、扣衣扣、握拳等活动,需经过肢体缓慢活动后这种感觉才消失。

(2)关节肿胀:以手近端指间关节、掌指关节及腕关节受累者最为多见。

(3)关节痛:常为最早出现的症状。为多关节、全身性的、慢性、对称性疼痛,以夜间、晨间及关节起动时明显。

(4)关节畸形:常出现于病程的中晚期。如掌指关节可见尺侧偏斜或掌指半脱位;近端指间关节可见纽扣花畸形或天鹅颈畸形或连枷指;腕关节可见旋后半脱位或掌侧脱位;拇指可见连枷指或纽扣花畸形或鸭嘴兽畸形。

(5)关节功能障碍:关节肿痛、结构破坏和畸形导致关节活动受限,影响生活自理能力和工作能力。美国风湿病学会(ACR)将关节功能按轻重程度可分为以下 4 级:

Ⅰ级:能正常地进行各种工作和日常生活活动。

Ⅱ级:能正常地进行各种日常生活活动和某些特定工作,其他工作受限。

Ⅲ级:能正常地进行各种日常生活活动,不能胜任工作。

Ⅳ级:各种日常生活和工作活动均受限。

2.关节外表现

(1)早期:疲倦、乏力、发热、食欲缺乏、体重减轻等。

(2)类风湿结节:是 RA 较特征性的临床表现。常见部位为关节伸面、受压部位或经常受到机械摩擦处,出现类风湿结节提示 RA 病情活动。

(3)心血管疾病:RA 过早死亡的风险主要是由心血管并发症发病率增高导致的。RA 的心血管并发症包括动脉粥样硬化、心肌梗死、充血性心力衰竭、心包炎、心肌炎等。

(4)血液系统疾病:大部分的 RA 患者存在轻度的正细胞正色素性贫血,还有部分患者出现血小板增多。

(5)骨质疏松:RA 可因药物、细胞因子等作用而合并全身骨量减少和骨质疏松,增高应力性骨折发生的风险。

(6)肺部疾病:RA 的肺部病变与疾病本身及治疗有关,包括胸膜炎、肺纤维化、肺动脉高压等。

(7)其他:部分患者还可出现内脏动脉炎、皮肤溃疡、周围神经病等。

(三)处理原则

治疗目的在于缓解症状、控制疾病发展、改善关节功能。

1.一般治疗　急性期关节制动,缓解期功能锻炼。卧床休息只适宜急性期、发热及内脏受累的患者。

2.药物治疗　遵循早期、联合、规范、强化和个体化的治疗原则。

(1)非甾体抗炎药:双氯芬酸、尼美舒利等。

(2)糖皮质激素:泼尼龙、甲泼尼龙。

(3)免疫抑制剂:环磷酰胺、吗替麦考酚、来氟米特、甲氨蝶呤等。

(4)生物制剂:依那西普、英夫利昔单抗、阿达木单抗等。

(5)其他:植物药雷公藤总甙、白芍总甙。外用药扶他林软膏等

3.非药物治疗 免疫吸附治疗、外科治疗等。

(四)护理评估

1.健康史

(1)一般情况:包括年龄、性别、婚姻、职业、饮食、生活习惯、性格特征、营养状况。

(2)既往史:了解患者发病时间、病程、治疗用药情况等,有无其他伴随疾病,有无传染病史;有无药物过敏;有无吸烟、酗酒。

(3)家族史:了解家族中是否有与患者同样的疾病,有无遗传有关的病。

2.身体状况

(1)关节情况:评估受累关节疼痛、肿胀及功能障碍程度,有无关节畸形和活动受限的情况。

(2)全身情况:评估患者生活自理能力、活动能力以及活动的安全性,评估患者的肌力及全身皮肤情况,是否多脏器系统受累表现。

(3)辅助检查:了解血常规、血沉、C反应蛋白、类风湿因子(RF)、抗环瓜氨酸肽抗体(CCP)等自身抗体检查、关节影像学检查结果。

(4)心理-社会状况:了解患者对疾病的认知程度和情绪状态;了解患者的社会支持情况。

(五)护理措施

1.病情观察:严密观察病情变化,定时监测生命体征,了解关节疼痛部位、疼痛性质、肿胀和活动受限的程度,有无畸形,晨僵的程度;注意关节外症状。

2.专科护理

(1)关节护理:症状基本控制后,鼓励患者及早下床活动,必要时提供辅助工具。协助、督促患者锻炼,肢体锻炼由被动向主动渐进,可作肢体屈伸、散步、手部抓握、提举等活动,也可配合理疗、按摩,增加局部血液循环,防止关节废用。关节肿痛明显时可使用热敷等,必要时遵医嘱给予止痛药。

(2)晨僵护理:指导患者早晨起床前先活动关节再下床活动,晚上睡觉时带上弹力手套,可行温水浴或用温水浸泡僵硬的关节。

(3)做好氧疗护理:合并肺间质病变的患者依病情及病理、生理特点,采取不同给氧方式。注意观察氧疗效果。

(3)用药护理:按医嘱及时准确给药,并观察疗效及不良反应。

(4)体位、休息与活动护理:急性活动期、高热和内脏受累时应卧床休息,限制受累关节活动,保持关节功能位。病情改善后逐步增加活动量,恢复期加强关节功能锻炼。

(5)饮食护理:给予高蛋白质、高维生素饮食,减少脂肪摄入,严格戒烟戒酒,禁食生冷、辛辣刺激食物。

(6)心理护理:对患者及家属做好心理安慰,缓解紧张、焦虑和恐惧。

(7)基础护理:保持皮肤及口腔清洁,勿抓挠皮肤,用温水洗浴,禁忌使用刺激性肥皂,避免染发及烫发。

(8)安全护理:根据生活自理能力评估、跌倒风险评估给予相应的照护,落实安全护理措施。

(六)健康指导

1.疾病预防指导 告知患者疾病发生的原因,避免诱因,保持规律的作息时间。

2.疾病知识指导 告诉患者观察关节症状和关节外症状的变化,一旦出现异常,提示病情严重,应及时就医。

3.用药指导与病情监测　出院时告知患者及家属使用的药物、剂量、用法和注意事项,严格遵医嘱用药。遵医嘱定期复查,定期监测血常规、尿常规及肝肾功能等,一旦出现异常,及早就医。

4.康复指导　有计划地进行功能锻炼,经常地、规律地,将关节进行最大范围的活动。进行关节周围的皮肤和肌肉的按摩,增进血液循环,防止肌肉萎缩与关节畸形。

5.心理指导　指导患者适当参加社交活动,保持心情愉悦。告诉家属多关心体贴患者,避免刺激。

三、骨性关节炎

骨关节炎(cotedarthrctis)是一种中老年常见的风湿性疾病,又称退行性关节病,骨关节病,是一种以关节软骨的变性破坏及骨质增生为特征的慢性关节病。

(一)病因

病因尚不明确,目前认为可能有多种因素诱发,并非与一种因素有关,主要与以下因素有关。

(1)年龄。

(2)关节软骨基质的原发改变。

(3)软骨代谢异常。

(4)创伤。

(5)软骨代谢调控的改变。

(6)关节炎性病变。

(7)肥胖。

(8)遗传因素。

(二)临床表现

1.症状　主要为受累关节的疼痛,肿胀,晨僵,关节积液及骨性肥大,可伴有活动时的骨摩擦音、功能障碍或畸形。病变主要累及脊柱关节、下肢负重关节、双手远端指间关节。

(1)关节疼痛:典型的关节疼痛活动后加重,休息后缓解,变换姿势时疼痛,晨起活动痛。

(2)晨僵:受累关节出现晨起时关节僵硬或者活动后缓解,时间不超过 15~30 分钟。

(3)关节活动障碍。

2.体征　受累关节可见关节肿胀、压痛,活动时有摩擦感或"咔嗒"声,病情严重者可有肌肉萎缩及关节畸形。浮髌试验(+)。

(三)处理原则

治疗目的是缓解关节的疼痛、改善功能并重建受损的软骨及骨结构。

1.药物治疗

(1)非甾体抗炎药。

(2)关节腔内注射:透明质酸酶、糖皮质激素等。

(3)外用药:扶他林软膏。

2.非药物治疗

(1)患者的健康指导:包括自我训练、减肥、有氧操、助行工具的使用、膝内翻的楔行鞋垫使用、职业治疗及关节保护、日常生活的辅助设施等。

(2)关节活动度训练、肌力训练。

(3)物理治疗。

3.外科治疗　关节镜手术、关节置换术。

（四）护理评估

1.健康史

（1）一般情况：包括年龄、性别、婚姻、职业、饮食、生活习惯、性格特征、体重。

（2）既往史：患者发病时间、病程、治疗用药情况、有无副作用等，有无其他伴随疾病等。

（3）家族史：了解家族中是否有与患者同样的疾病，有无遗传有关疾病。

2.身体状况

（1）关节情况：评估受累关节疼痛、肿胀及功能障碍程度，有无关节畸形和活动受限的情况。

（2）全身情况：了解患者的肌力，评估患者生活自理能力、活动能力以及活动的安全性。

3.辅助检查　了解血常规、血沉、C反应蛋白、关节影像学检查结果。

4.心理-社会状况　了解患者对疾病的认知程度和情绪状态；了解患者的社会支持情况。

（五）护理措施

1.病情观察　严密观察病情变化，定时监测生命体征。注意观察受累关节肿胀、疼痛、活动受限，皮肤黏膜受损情况，发现异常及时报告医生。

2.专科护理

（1）做好关节护理：保持关节功能位，适当活动关节，注意关节保暖。避免剧烈的活动、过度负重运动等。对肿痛关节按摩、热敷、理疗等方法减轻疼痛，必要时遵医嘱使用非甾体类抗炎药物。

（2）晨僵的护理：注意关节保暖，晨僵患者晨起时动作宜慢，使用温水浴或用热水浸泡缓解僵硬的关节。夜间睡眠戴弹力手套保暖。

（3）关节腔注射护理：术前向患者及家属交代关节腔注射的方法、过程、配合要点，消除患者的恐惧心理，观察和清洁穿刺部位的皮肤；术后观察穿刺部位渗血、疼痛情况，卧床休息4~6小时再下地活动，2周内避免穿刺关节腔进行过度负重运动。

（4）用药护理：按医嘱及时准确给药，并观察疗效及不良反应。长期使用非甾体抗炎药物患者注意是否出现上腹部不适、黑便、便秘等副作用。

（5）体位、休息与活动护理：保护关节，可戴保护关节的弹力套，避免穿高跟鞋。肥胖者应减轻体重，使用手杖、助步器等协助活动。保持环境安静，空气流通，适宜的温、湿度。

（6）饮食护理：给予高蛋白质、高维生素饮食，减少脂肪摄入，严格戒烟戒酒，禁食生冷、辛辣刺激食物。

（7）心理护理：对患者及家属做好心理安慰，缓解紧张、焦虑和恐惧。

（8）基础护理：做好皮肤护理，定期翻身，预防发生压疮和坠积性肺炎；做好口腔护理，防止口腔感染。

（9）安全护理：根据生活自理能力评估、跌倒风险评估给予相应的照护，落实安全护理措施。

（六）健康指导

1.疾病预防指导　告知患者疾病发生的原因，避免诱因，如关节过度负重运动、肥胖等。

2.疾病知识指导　告诉患者合理休息与活动，可散步、适当的家务等，避免剧烈运动。加强营养，合理膳食，戒烟限酒，控制体重，减轻关节负重。

3.用药指导与病情监测　出院时告知患者及家属使用的药物、剂量、用法和注意事项，严格遵医嘱用药，不能擅自加量、减量或停药，如有问题应及时与医生联系。遵医嘱定期复查，若有关节红、肿、热、痛等病情变化，应及早就医。

4.康复指导　告诉患者及家属关节锻炼方法和注意事项。对不同受累关节进行不同的锻炼，如手关节可做抓、握锻炼,膝关节在非负重情况下做屈伸活动,颈椎和腰椎关节进行轻柔的不同方向活动。

5.心理指导　指导患者适当参加社交活动,保持心情愉悦。告诉家属多关心体贴患者,避免刺激。

四、强直性脊柱炎

强直性脊柱炎(ankylosing spondylitis,AS)是以骶髂关节及脊柱中轴关节慢性炎症为主,也可累及内脏及其他组织的慢性、进展性风湿性疾病,属血清阴性脊柱关节病的一种。

(一)病因

迄今未有定论,可与遗传和微生物感染有关。

(二)临床表现

1.症状

(1)关节表现:

1)骶髂关节:最早受累的关节之一。早期主要表现为腰骶痛或不适、臀部疼痛、晨僵等;局部可有压痛。

2)脊柱及椎间关节:典型病变是由腰椎始发逐节向上蔓延至胸椎和颈椎,部分患者可以颈椎或胸椎病变为首发。主要表现为程度不同的腰背(颈)部痛及活动受限,以晨起为甚,活动后可缓解,休息或静止状态可加重。夜间痛是患者最突出的症状之一。

3)外周关节:部分患者可以外周大关节受累为首发病症,以非对称性髋、膝和踝等下肢大关节受累较为常见。

4)肌腱端炎:是AS的特征性病变。主要表现为足跟、足弓及脊柱旁、髂嵴、坐骨结节等肌腱或韧带附着点的疼痛和局部压痛。

(2)关节外症状:包括眼葡萄膜炎、结膜炎、肺上叶纤维化、升主动脉根和主动脉瓣病变以及心传导系统失常等。

2.体征　随着病情的进展,脊柱生理弯曲逐渐消失及胸廓和脊柱各方向活动度逐渐减少,主要检查方法包括:

(1)改良Schober试验:能较准确地反映腰椎前屈和侧弯运动受限的程度。

(2)胸廓活动度检查。

(3)枕墙距检查。

(4)骶髂关节挤压试验。

(5)Patrick(4字)试验。

(三)处理原则

1.非药物治疗　是延缓疾病发展及促进康复的有效措施。包括患者心理支持、功能锻炼及理疗等。其中熏蒸、威伐光等物理治疗方法,可起到解除肌肉痉挛、改善血液循环及消炎止痛的作用。

2.药物治疗

(1)非甾体类抗炎药:为缓解关节疼痛、晨僵及改善关节活动度的一线用药。

(2)缓解病情抗风湿药:常用药物有柳氮磺吡啶、甲氨蝶呤等。

(3)糖皮质激素:不作首选。眼急性葡萄膜炎、肌肉骨骼炎症可局部使用激素。

(4)生物制剂:疗效确切,可显著改善病情及各项炎性实验指标。主要包括重组人可溶性肿瘤坏死因子受体融合蛋白(如依那西普)、抗肿瘤坏死因子的单克隆抗体(如英夫利昔单抗和阿达木单抗)等。

(5)其他:焦虑、抑郁者可试用抗焦虑或抑郁类药物。

3.手术治疗　对于髋关节僵直和脊柱严重畸形的晚期患者可选用矫形手术治疗。

(四)护理评估

1.健康史

(1)一般情况:包括年龄、性别、生命体征、营养、面容与表情、皮肤、体型、步态、性格特征等。

(2)既往史:患者发病时间、病程、用药情况等,有无其他伴随疾病;有无传染病史;有无药物过敏;有无吸烟、酗酒,有无外伤手术病史。

(3)家族史:了解家族中是否有与患者同样的疾病,有无遗传有关的疾病。

2.身体状况

(1)脊柱及关节:脊柱及关节有无红、肿、热、压痛、活动受限及畸形等。

(2)全身情况:评估患者生活自理能力、活动能力以及活动的安全性,评估患者的肌力及全身皮肤情况。

3.辅助检查　疾病活动期可有血沉(ESR)增快,C反应蛋白(CRP)和免疫球蛋白增高,轻度贫血。90%以上的患者HLA~B27阳性。中轴关节影像学等检查结果。

4.心理-社会状况　了解患者对疾病相关知识的认知程度和情绪状态;了解患者的社会支持情况。

(五)护理措施

1.病情观察　评估疼痛发生的部位、性质及程度。观察脊柱有无异常弯曲以及受累关节有无畸形,检查脊柱及受累关节有无活动受限。发现异常及时报告医生。

2.专科护理

(1)关节疼痛护理:注意观察患者腰背疼痛的程度以及伴随症状,脊柱、肢体活动情况。

(2)晨僵的护理:注意关节保暖,晨僵患者晨起时动作宜慢,使用温水浴或用温水浸泡缓解僵硬的关节。夜间睡眠戴弹力手套保暖。

(3)髋关节僵直和脊柱严重畸形护理:髋关节僵直和脊柱严重畸形的晚期患者进行外科矫形手术,按手术后常规护理。

3.用药护理　按医嘱及时准确给药,并观察疗效及不良反应。

4.体位、休息与活动护理　保持身体各部位处于功能位,睡硬板床,注意减少脊椎的负重,避免弯腰活动,防止脊柱弯曲畸形等。

5.饮食护理　进食高蛋白、高维生素、富含钙和铁、易消化的食物,饮食多样化,保持均衡并富于营养,戒烟酒。

6.心理护理　对患者及家属做好心理安慰,缓解紧张、焦虑和恐惧。

7.基础护理　做好皮肤护理,特别是疼痛剧烈卧床休息患者,加强受压部位皮肤的检查与护理,预防压疮的发生,并做好生活护理。

8.安全护理　根据生活自理能力评估、跌倒风险评估给予相应的照护,落实安全护理措施。

(六)健康指导

1.疾病预防指导　告知患者疾病发生的原因,避免诱因,如劳累、情绪激动等。

2.疾病知识指导　鼓励患者适当锻炼,注意立、坐、卧正确姿势,坚持脊柱、胸廓、髋关节活动。宜睡硬板床、低枕,避免过度负重和剧烈活动。

3.用药指导与病情监测　出院时告知患者及家属使用的药物、剂量、用法和注意事项,严格遵医嘱用药,遵医嘱定期复查,若有关节疼痛、脊柱畸形等病情变化,及早就医。

4.康复指导　注意休息,体力劳动及活动要适当,指导患者进行体疗如深呼吸、颈椎运动、腰椎运动、肢体运动、猫背运动等。

5.心理指导　指导患者适当参加社交活动,保持心情愉悦。告诉家属多关心体贴患者,避免刺激。

五、常见急危重症的急救配合要点

(一)狼疮脑癫痫发作

1.体位　将患者去枕平卧,头偏向一侧,解开衣领及裤带,清除口腔内假牙等异物,防止误吸。吸痰,保持气道通畅。放置压舌板,防止舌咬伤。手足抽搐者避免用力按压肢体,避免引起骨折。必要时给予约束带保护性约束,防止自伤、伤人及毁物。并请旁边人员帮助呼叫其他医务人员进行急救。

2.给氧　保持呼吸道通畅,给予高流量供氧 4~6L/min,防止因缺氧所致的不可逆损伤。

3.终止发作　遵医嘱给予地西泮 10mg 静脉缓推,可见效;如果无效 5min 后可重复,并给以地西泮 100mg 加入 10%GS50ml 微量泵入。

4.观察　密切观察意识、瞳孔、生命体征及血氧饱和度变化,观察并记录癫痫发作的类型、频率、持续时间。建立静脉通道,遵医嘱急查血气分析、血糖、血常规、肝肾功能、电解质、凝血功能,配合抢救。

5.其他　患者经治疗病情好转,生命体征逐渐平稳后,护理人员应给患者做好:

(1)清洁口腔,床单元整洁,皮肤完整,室内保持安静,空气新鲜。

(2)让患者保持安静,卧床休息,避免搬动,防止情绪激动。

(3)抢救结束后,6 小时内据实、准确地记录护理过程。

思考题

1.美国风湿病学会(ACR)将关节功能按轻重程度可分为哪些级别?

2.类风湿性关节炎的关节典型表现有哪些?

3.系统性红斑狼疮并发症的护理要点有哪些?

4.强直性脊柱炎的健康指导有哪些?

第九节　感染科疾病患者的护理

一、病毒性肝炎

病毒性肝炎(viral hepatitis)是由多种肝炎病毒引起的以肝脏损害为主的一组传染病。目前确定的肝炎病毒有甲型、乙型、丙型、丁型及戊型,各型病原不同,但临床表现基本相似,以疲乏、食欲减退、肝大、肝功能异常为主要表现,部分病例出现黄疸。

(一)病原学及流行病学

1.甲型肝炎病毒(HAV)　HAV对外界抵抗力较强,耐酸碱,能耐60℃30分钟,室温下可生存1周,在贝壳类动物、污水、海水、泥土中可存活数月,100℃1分钟才能完全灭活。对紫外线、氯、3%甲醛等敏感。

(1)传染源:主要是急性期患者和隐性感染者,尤其以后者多见,患者在发病前2周和起病后1周,从粪便中排出病毒的数量最多,传染性最强。

(2)传播途径:HAV主要经粪–口传播。污染的水源、食物可导致暴发流行,日常生活密切接触大多为散发性发病,极少见输血传播。

(3)人群易感性:抗HAV阴性者均易感。6个月以下婴儿从母体获得了抗HAVIgG而不易感染,6个月以后抗体逐渐消失而成为易感者。在我国初次接触HAV的儿童最为易感,故以学龄前发病率最高,其次为青年人。

2.乙型肝炎病毒(HBV)　HBV的抵抗力很强,对热、低温、干燥、紫外线及一般浓度的消毒剂均能耐受。在血清中30~32℃可保存6个月,~20℃可保存15年,但煮沸10分钟、65℃10小时或高压蒸汽消毒可使之灭活,对0.2%苯扎溴铵及0.5%过氧乙酸敏感。

(1)传染源:急、慢性乙型患者和病毒携带者均可传播乙型肝炎,慢性患者和HBsAg携带者是乙型肝炎最主要的传染源,其中以HBsAg、HBVDNA阳性的患者传染性最强。

(2)传播途径:

1)血液传播:是主要的传播方式,包括不洁注射(如静脉药瘾者共用注射器)、针刺、输注含肝炎病毒的血液和血制品、手术、拔牙、血液透析、器官移植等;

2)母婴传播:主要经胎盘、产道分娩、哺乳和喂养等方式传播。

3)性接触传播:与HBV阳性者发生无防护的性接触,特别是有多个性伴侣者、其感染HBV的危险性增高;

4)生活密切接触传播。

(3)人群易感性:HBsAg阴性者均易感。婴幼儿期是获得HBV感染最危险的时期。

3.丙型肝炎病毒(HCV)　10%氯仿、煮沸、紫外线可使HCV灭活。

(1)传染源:急、慢性患者和病毒携带者,尤以病毒携带者有重要的意义。

(2)传播途径:

1)血液传播:是HCV感染的主要方式,包括输血和血制品、静脉注射毒品、使用非一次性注射器和针头、使用未经严格消毒的医疗器械、内镜、侵袭性操作和针刺、共用剃须刀和牙刷、文身等,均可导致血液传播。

2)性传播。

3)母婴传播。

(3)人群易感性:各个年龄组均普遍易感。目前检测到的抗HCV并非保护性抗体。

4.丁型肝炎病毒(HDV)　传染源和传播途径与乙型肝炎相似。人类对HDV普遍易感。

5.戊型肝炎病毒(HEV)　HEV对高热、氯仿、氯化铯敏感。传染源和传播途径与甲肝相似。戊肝患者或隐性感染者是主要传染源,主要经粪–口传播。散发为主,暴发流行均由粪便污染水源所致。春冬季高发,隐性感染为主。发病者主要见于成年人。

(二)临床表现

潜伏期:甲型肝炎2~6周,平均4周;乙型肝炎1~6个月,平均3个月;丙型肝炎2周~6个月,平均 40 天;丁型肝炎 4~20 周;戊型肝炎 2~9 周,平均 6 周。甲型和戊型肝炎主要表现为急性肝炎。乙、丙、丁型肝炎除了表现为急性肝炎外,慢性肝炎更常见。5 种肝炎病毒之间可出现重叠感染或混合感染,导致病情加重。

1.急性肝炎　急性肝炎分为两型:急性黄疸型肝炎和急性无黄疸型肝炎。

(1)急性黄疸型肝炎:典型的临床表现有阶段性,分 3 期,病程 2~4 个月。

1)黄疸前期:平均 5~7 天。表现为:

①病毒血症:畏寒、发热、疲乏及全身不适等。甲型及戊型肝炎起病较急,发热多在 38℃以上。乙型肝炎起病较缓慢,多无发热或发热不明显。

②消化系统症状:食欲减退、厌油、恶心、呕吐、腹胀、腹痛和腹泻等。

③其他症状:部分乙型肝炎病例可出现荨麻疹、斑丘疹、血管神经性水肿和关节痛等。

2)黄疸期:持续 2~6 周。前期症状好转,而黄疸逐渐加深,尿色深如浓茶,巩膜、皮肤黄染,1~3 周达到高峰。部分患者可有短暂粪便颜色变浅、皮肤瘙痒、心动过缓等阻塞性黄疸的表现。体检常见肝大、质软,有轻压痛及叩击痛。部分患者有轻度脾大。血清胆红素和转氨酶升高。

3)恢复期:本期约持续 4 周。上述症状消失,黄疸逐渐消退,肝、脾回缩,肝功能逐渐恢复正常。

(2)急性无黄疸型肝炎:较黄疸型肝炎多见。主要表现为消化道症状,多较黄疸型肝炎轻。因不易被发现而成为重要的传染源。

2.慢性肝炎　急性肝炎病程超过半年,或原有乙、丙、丁型肝炎急性发作再次出现肝炎症状、体征及肝功能异常者。根据病情轻重分为轻度、中度和重度。分型有助于对预后的判断和指导抗病毒治疗。

(1)轻度慢性肝炎:反复出现疲乏、食欲缺乏、厌油、肝区不适、肝大伴轻压痛,也可有轻度脾大。部分患者无症状、体征。肝功能指标 1 或 2 项异常。

(2)中度慢性肝炎:症状、体征和实验室检查介于轻度和重度之间。

(3)重度慢性肝炎:有明显或持续出现的肝炎症状、体征,包括疲乏、食欲缺乏、厌油、腹胀、腹泻,面色灰暗、蜘蛛痣、肝掌或肝脾大。肝功能持续异常。

3.重型肝炎(肝衰竭)　是一种最严重的临床类型,占全部病例 0.2%~0.5%,病死率高达 50%~80%。各型肝炎均可引起肝衰竭,病因及诱因复杂,包括重叠感染、妊娠 HBV 前 C 区突变、过度疲劳、精神刺激、饮酒、应用肝损害药物、机体免疫状况差、有其他并发症(如甲状腺功能亢进、糖尿病)等。

(1)临床表现:

1)黄疸迅速加深,血清胆红素高于 171umol/L。

2)肝脏进行性缩小,出现肝臭。

3)出血倾向,凝血酶原活动度(PTA)低于 40%。

4)迅速出现腹水、中毒性鼓肠。

5)精神-神经系统症状(肝性脑病):早期可出现计算能力下降、定向障碍、精神行为异常、烦躁不安、嗜睡和扑翼样震颤等,晚期可发生昏迷,深反射消失;

6)肝肾综合征:出现少尿甚至无尿,电解质、酸碱平衡紊乱以及血尿素氮升高等。

4.肝衰竭分型　可分为 4 种类型。

(1)急性肝衰竭:起病较急,早期即出现上述肝衰竭的临床表现。尤其是病后 2 周内出现 Ⅱ度以上肝性脑病、肝脏明显缩小、肝臭等。

(2)亚急性肝衰竭:急性黄疸型肝炎起病15 天~26 周内出现上述肝衰竭临床表现。肝性脑病多出现在疾病的后期,腹水往往较明显。晚期可有难治性并发症,如脑水肿、消化道大出血、严重感染、电解质紊乱及酸碱平衡失调。此型病程可长达数月。

(3)慢加急性肝衰竭:在慢性肝病基础上出现的急性肝功能失代偿。

(4)慢性肝衰竭:在慢性肝炎或肝炎后肝硬化基础上发生的肝衰竭。此型主要以同时具有慢性肝病的症状、体征和实验室检查的改变及肝衰竭的临床表现为特点。

5. 淤胆型肝炎　以肝内胆汁淤积为主要表现的一种特殊临床类型,又称毛细胆管炎型肝炎。其病程较长,可达 2~4 个月或更长时间。临床表现类似急性黄疸型肝炎,但自觉症状较轻,黄疸较深且具有以下特点:

(1)"三分离"特征:黄疸深,但消化道症状轻,ALT 升高不明显,PTA 下降不明显。

(2)"梗阻性"特征:在黄疸加深的同时,伴全身皮肤瘙痒,粪便颜色变浅或灰白色。

6.肝炎后肝硬化　在肝炎基础上发展为肝硬化,表现为肝功能异常及门静脉高压。

(三)处理原则

1.急性肝炎

(1)一般治疗:注意休息、营养,避免饮酒及使用损害肝脏的药物。

(2)对症支持治疗。

2.慢性肝炎　除了适当休息和营养外,还需要保肝、抗病毒和对症治疗等。根据慢性肝炎临床分度,有无黄疸,有无病毒复制及肝功能受损、肝纤维化的程度等进行治疗。

(1)一般治疗:适当休息,合理饮食。

(2)药物治疗:

1)改善和恢复肝功能:护肝药、降酶药、退黄药。

2)免疫调节:如胸腺肽、转移因子等。

3)抗肝纤维化:主要有丹参,冬虫夏草,γ 干扰素等。

4)抗病毒治疗:主要药物有干扰素、恩替卡韦、替诺福韦等。

3.重型肝炎

(1)一般和支持疗法:绝对卧床休息,重症监护,预防感染,尽量减少蛋白质供应,维持水、电解质、酸碱平衡,禁用对肝、肾有损害的药物。

(2)促进肝细胞再生:如肝细胞生长因子。

(3)防治并发症。

(4)人工肝治疗。

(5)肝移植术。

(四)护理评估

1.评估皮肤　巩膜有无黄染,黄染程度、皮肤瘙痒程度等。

2.评估出血倾向　注意有无牙龈出血、鼻衄、皮下瘀斑等倾向,黑便、柏油样便、呕血等消化道出血征象。

3.评估排泄物　观察患者大小便、呕吐物的颜色、性状、量的变化。

4.评估神志　观察有无性格、情绪、精神意识的改变,以及有无嗜睡,烦躁、昏迷等肝性脑病的发生。

5.评估营养状况　观察饮食每周测体重,维持在病前水平或略增加。

(五)护理措施

1.一般护理

(1)休息:生活规律,劳逸结合。卧床休息,以降低机体代谢率,增加肝脏的血流量,有利于肝细胞的修复。肝炎急性期、慢性活动期及重型肝炎应卧床休息,降低机体代谢促进肝脏血流量,有利于肝细胞恢复。症状好转后逐渐增加活动量,以不疲劳为准。

(2)饮食:

1)肝炎急性期:不宜强调"高营养"或强迫进食,宜进食清淡、易消化、富含维生素的流质。如进食量太少,不能满足生理需要,可遵医嘱静脉补充葡萄糖、脂肪乳和维生素。

2)黄疸消退期:食欲好转后,可逐渐增加饮食,少量多餐,应避免暴饮暴食。保证营养的摄入。蛋白质以优质蛋白为主,多食水果、蔬菜等含维生素丰富的食物。不宜长期摄入高糖高热量饮食,腹胀者可减少产气食品。

(3)皮肤:腹水的患者限制水钠,每日进水量在 1000ml 左右。指导患者不要用碱性肥皂应用温水擦洗皮肤,不要抓挠,可穿宽松棉质衣服,宽口袜子。

2.并发症护理

(1)出血的护理:指导患者用软毛刷刷牙、不用牙签剔牙、不抠鼻,拔针后适当延长按压时间。出血量的估计见上消化道出血疾病患者的护理。

(2)肝性脑病的护理:应减少食物中蛋白质的供给量,禁止用肥皂水灌肠。做好安全防护,防止意外发生。密切观察患者意识状态。监测生命体征及瞳孔变化。

3.心理护理　正确对待疾病,保持乐观情绪。过分焦虑、忧虑、愤怒等不良情绪会造成免疫功能减退,不利于肝脏功能恢复。

4.隔离　如患者的食具、用具和洗漱用品应专用,患者的排泄物、分泌物可用 3%漂白粉消毒后弃去。患者应自觉注意卫生,养成良好卫生习惯,防止唾液、血液及其他排泄物污染环境。皮肤有破损避免与其血液接触。家中密切接触者,可行预防接种。

(六)健康指导

1.疾病预防指导　甲型和戊型肝炎应预防消化道传播,重点在于加强粪便管理,保护水源,严格饮用水的消毒,加强食品卫生和食具消毒。乙、丙、丁型肝炎预防重点则在于防止通过血液和体液传播。对供血者进行严格筛查,做好血源监测。推广一次性注射用具,重复使用的医疗器械要严格消毒灭菌。大力推广安全注射(包括针灸的针具),并严格遵循医院感染管理中的标准预防原则。注意个人卫生,不和任何人共用剃须刀和牙具等用品。若性伴侣为 HBsAg 阳性者,应接种乙型肝炎疫苗或采用安全套;在性伴侣健康状况不明的情况下,一定要使用安全套以预防乙型肝炎及其他血源性或性传播疾病。

2.保护易感人群　甲型肝炎流行期间,易感者可接种甲型肝炎减毒活疫苗,对接触者可接种人血清免疫球蛋白以防止发病。乙型肝炎疫苗全程需接种 3 针,按照 0、1、6 个月程序,即接种第 1 针疫苗后,间隔 1 个月及 6 个月注射第 2 及第 3 针疫苗。新生儿接种乙型肝炎疫苗要求在出生后 24 小时内接种,越早越好。母亲 HBsAg 阳性者,新生儿应在出生后立即注射高效价抗 HBV IgG(HBIG),剂量 100~200IU,同时在不同部位注射乙型肝炎疫苗,在 1 个月和 6 个月时分别接种第 2 和第 3 针乙型肝炎疫苗,可显著提高阻断母婴传播的效果。

3.意外暴露后乙型肝炎预防 在意外接触 HBV 感染者的血液和体液后,应立即检测 HBV DNA、HBsAg、抗 HBs、抗 HBc、ALT 和 AST,并在 3 个月和 6 个月后复查。如已接种过乙型肝炎疫苗,且已知抗 HBs≥10IU/L 者,可不进行特殊处理。如未接种过乙型肝炎疫苗,或虽接种过乙型肝炎疫苗,但抗 HBs<10IU/L 或抗 HBs 水平不详,应立即注射 HBIG200~400IU,并同时在不同部位接种一针乙型肝炎疫苗,于 1 个月和 6 个月后分别接种第 2 和第 3 针乙型肝炎疫苗。

4.疾病知识指导 慢性患者和无症状病毒携带者应做到:

(1)正确对待疾病,保持乐观情绪。

(2)恢复期患者应生活规律,劳逸结合。

(3)加强营养,适当增加蛋白质摄入,但要避免长期高热量、高脂肪饮食,戒烟限酒。

(4)不滥用药物,如吗啡、苯巴比妥类、磺胺类及氯丙嗪等药物,以免加重肝损害。

(5)患者的用具和洗漱用品应专用,家中密切接触者可行预防接种。

5.用药指导与病情监测 指导患者遵医嘱抗病毒治疗,明确用药剂量、使用方法、漏用药物或自行停药可能导致的风险。急性肝炎患者出院后第 1 个月复查 1 次,以后每 1~2 个月复查 1 次,半年后每 3 个月复查 1 次,定期复查 1~2 年。慢性肝炎患者定期复查肝功能、病毒的血清学指标、肝脏 B 超和与肝纤维化有关的指标,以指导调整治疗方案。

二、细菌性痢疾

细菌性痢疾(bacillary dysentery)简称菌痢,是由志贺菌(也称痢疾杆菌)引起的肠道传染病。本病以直肠、乙状结肠的炎症与溃疡为主要病变,以腹痛、腹泻、里急后重和黏液脓血便为主要表现,可伴有发热及全身毒血症状,严重者可有感染性休克和(或)中毒性脑病。

(一)病原学及流行病学

志贺菌属于肠杆菌科志贺菌属,该菌为革兰阴性杆菌,最适宜于需氧环境生长。本菌在体外生存力较强,温度越低存活时间越长。但对理化因素的抵抗力较低,日光直接照射 30 分钟死亡,60℃10 分钟死亡,煮沸 2 分钟即被杀死,对各种化学消毒剂均敏感。

1.传染源 包括急、慢性菌痢患者和带菌者。

2.传播途径 本病主要经粪~口途径传播。志贺菌随患者粪便排出后,通过手、苍蝇、食物和水,经口感染。另外,还可通过生活接触传播,即接触患者或带菌者的生活用具而感染。

3.人群易感性 人群普遍易感,有两个发病高峰年龄段,即学龄前儿童和青壮年。病后可获得一定的免疫力,但持续时间短,易反复感染。

4.流行特征 菌痢主要集中在温带和亚热带地区,多见于卫生条件差的区域。在我国以夏秋季多发。

(二)临床表现

潜伏期一般为 1~4 天,根据病程长短和病情轻重可以分为下列各型:

1.急性菌痢

(1)普通型(典型):起病急,有畏寒、发热,体温可达 39℃以上,伴头痛、乏力、食欲减退,并出现腹痛、腹泻,多先为稀水样便,1~2 天后转为黏液脓血便,每天排便 10 余次,排便量少,有时为脓血便,此时里急后重明显。

(2)轻型(非典型):全身毒血症状轻微,可无发热或仅低热。表现为急性腹泻,每天排便 10

次以内,稀便有黏液但无脓血。有轻微腹痛及左下腹压痛,里急后重较轻或缺如,一周左右可自愈,少数转为慢性。

(3)重型:多见于老年、体弱、营养不良患者,急起发热,腹泻每天 30 次以上,为稀水脓血便,偶尔排出片状假膜,甚至大便失禁,腹痛、里急后重明显。后期可出现严重腹胀及中毒性肠麻痹,常伴呕吐,严重失水可引起外周循环衰竭。

(4)中毒性:以 2~7 岁儿童为多见。起病急骤,突起畏寒、高热,病势凶险,全身中毒症状严重,可有嗜睡、昏迷及抽搐,迅速发生循环和呼吸衰竭。临床以严重毒血症状、休克和(或)中毒性脑病为主,而局部肠道症状很轻或缺如。

2.慢性菌痢　菌痢反复发作或迁延不愈达 2 个月以上者,即为慢性菌痢。分为 3 型:

(1)慢性迁延型:急性菌痢发作后,迁延不愈,时轻时重。长期腹泻可导致营养不良、贫血、乏力等。

(2)急性发作型:有慢性菌痢史,间隔一段时间又出现急性菌痢的表现,但发热等全身毒血症状不明显。

(3)慢性隐匿型:有急性菌痢史,无明显临床症状,但粪便培养可检出志贺菌,结肠镜检可发现黏膜炎症或溃疡等病变。

(三)处理原则

1.急性菌痢

(1)一般治疗:消化道隔离至临床症状消失,粪便培养连续 2 次阴性。毒血症状重者必须卧床休息。饮食以流食为主,忌食生冷、油腻及刺激性食物。

(2)抗菌治疗:轻型菌痢患者可不用抗菌药物,严重病例则需应用抗生素。

(3)对症治疗:只要有水和电解质丢失,均应口服补液,只有对严重脱水者,才可考虑先静脉补液,然后尽快改为口服补液。高热可物理降温为主,必要时适当使用退热药;毒血症状严重者,可给予小剂量肾上腺皮质激素。

2.慢性菌痢

(1)一般治疗:注意生活规律,进食易消化、吸收的食物,忌食生冷、油腻及刺激性食物,积极治疗可能并存的慢性消化道疾病或肠道寄生虫病。

(2)病原治疗:根据病原菌药敏结果选用有效抗菌药物,通常联用 2 种不同类型药物,疗程需适当延长,必要时可给予多个疗程治疗。也可药物保留灌肠、选用 0.3%小檗碱液、5%大蒜素液或 2%磺胺嘧啶银悬液等灌肠液 1 种,每次 100~200ml,每晚 1 次,10~14 天为一疗程。

(3)对症治疗:有肠道功能紊乱者可采用镇静或解痉药物。

(四)护理评估

1.流行病学资料　夏秋季,有不洁饮食史。

2.身体状况　出现发热、头痛、里急后重、脓血便。

3.辅助检查资料　粪便培养阳性。

(五)护理措施

(1)按肠道隔离至两次大便培养阴性方可解除隔离。

(2)卧床休息至症状消失后逐步恢复活动。

(3)保持病室清洁安静,做好患者用物及地面常规消毒。

(4)给予高热量、易消化、少渣、避免油炸及刺激性食物。

(5)保证入量,每天入量不少于出量(呕吐+腹泻)。

(6)观察并记录大便性质,量及次数,按时留取新鲜脓血便及时送检。

(7)里急后重严重者应注意有无肛脱,肛脱者可用温水坐浴,或用纱布协助轻揉还纳。

(8)腹痛者应在医生指示下方可给予止痛解痉剂。

(9)观察患者面色、肤色、体温、脉搏、血压变化,如有中毒性休克现象,立即报告医生,积极配合抢救。

(10)注意床单位清洁整齐,做好皮肤护理,防止臀红发生。

(11)观察药物反应,如有反应及时通知医生停药。

(六)健康指导

1.疾病预防指导　做好饮水、食品、粪便的卫生管理及防蝇灭蝇工作,改善环境条件。从事服务性行业者定期健康检查,发现慢性带菌者应暂时调换工作,接受治疗。养成良好的个人卫生习惯,餐前便后洗手,不饮生水,禁食不洁食物,把住病从口入关。

2.保护易感人群　在痢疾流行期,易感者可口服多价痢疾减毒活菌苗,提高机体免疫力。

3.疾病知识指导　痢疾患者应及时隔离、治疗、粪便消毒对于传染病的控制极为重要,应向患者及家属说明。遵医嘱按时、按量、按疗程坚持服药,争取急性期彻底治愈,以防转为慢性痢疾。慢性痢疾患者可因进食生冷食物,暴饮暴食、过度紧张和劳累、受凉、情绪波动等诱发急性发作,应注意避免诱发因素。加强体育锻炼,保持生活规律,复发时及时治疗。

三、发热待查

感染性发热(lnfectious fever)是指感染性疾病所致体温调节中枢功能障碍引起的发热。发热是多数感染性疾病较为常见的病因,但并非所有的发热都是感染性发热。

(一)病原学

引起感染性发热的病原体包括细菌、病毒、真菌、螺旋体、立克次体支原体、衣原体、原虫、蠕虫等。

(二)临床表现

1.常见症状

(1)畏寒、寒战、肌肉酸痛、乏力、纳差等非特异性感染中毒症状。常见于感染性疾病、药物热,急性溶血或输血反应、输液反应等。

(2)结膜充血:常见于麻疹、流行性出血热、斑疹、伤寒、钩端螺旋体病等。

(3)口唇单纯疱疹:多出现于急性发热性疾病。

(4)淋巴结肿大:常见于感染性疾病(风疹、淋巴结结核、局灶性化脓性感染、丝虫病)、白血病、淋巴瘤、转移癌等。

(5)肝脾大:常见于感染性疾病(传染性单核细胞增多症、病毒性肝炎、肝及胆道感染、布氏杆菌病)、结缔组织病(SLE、成人斯蒂尔病)、白血病、淋巴瘤等。

(6)关节肿痛:常见于败血症、猩红热、布氏杆菌病、结缔组织病(如风湿热、成人斯蒂尔病)、痛风等。

(7)皮疹:

1)麻疹样皮疹:斑疹、斑丘疹,疹间皮肤正常。见于麻疹、柯萨奇病毒和埃可病毒感染、莱姆病、药物热等。

2）猩红热样皮疹：弥漫性发红，上有粟粒状丘疹。见于猩红热、金黄色葡萄球菌感染、败血症及药物热。

3）疱疹：表面隆起，内含浆液或脓液的皮疹。见于水痘、带状疱疹、单纯疱疹、金黄色葡萄球菌败血症等。

4）瘀点、瘀斑：见于流行性出血热、病毒性肝炎、斑疹伤寒、败血症、流行性脑脊髓膜炎及某些血液病。

5）荨麻疹：为不规则的片块状丘疹。见于过敏性皮疹、药物疹、血吸虫病、蠕虫移行症、丝虫病和血清病。

（8）头痛、喷射性呕吐、昏迷、脑膜刺激征等中枢神经系统症状常见于脑膜炎、脑炎、脑血管意外、中暑等。

2.发热分期

（1）体温上升期：指患者在病程中体温上升的时期。若体温逐渐上升，患者可出现畏寒，见于伤寒、细菌性痢疾；若体温骤然上升至39℃以上，患者可有寒战，见于疟疾和登革热等。

（2）极期：指体温上升至一定高度，然后持续一段较长时间的时期，如典型伤寒的极期。

（3）体温下降期：指升高的体温缓慢或骤然下降的时期。有些传染病体温缓慢下降，几天后才降至正常，如伤寒。有些传染病体温可在1天之内降至正常，此时常伴有大量出汗，如疟疾、败血症、恙虫病等。

3.常见热型

（1）稽留热：表现为体温升高达39℃以上，且24小时体温变化相差不超过1℃，见于伤寒、斑疹伤寒等传染病的极期。

（2）弛张热：发热特点为24小时体温相差超过1℃，但最低点未达正常水平，常见于败血症、伤寒缓解期、肾综合征出血热等传染病。

（3）间歇热：发热表现为24小时内体温波动于高热与正常体温之间，如疟疾、败血症的发热。

（4）回归热：高热持续数日后自行消退，但数日后又再出现高热，如布鲁菌病的发热。若在病程中重复多次出现发热并持续数月之久，称为波状热。

（5）不规则热：体温曲线无一定规律的热型，如流感和败血症等。

（三）处理原则

1.诊断性抗菌治疗　感染部位为决策依据，不同部位的感染应选用病原菌敏感抗生素。

2.特效诊断性抗病原微生物治疗　应遵循诊断的唯一性、药物的针对性、结果的可判性。

3.诊断性激素治疗　主要针对结缔组织病及血液性疾病。

4.其他对症治疗　酌情物理降温。

（四）护理评估

1.病史　注意患者发病的地区、季节、接触史等流行病学特点。重点观察发热的诱因、起病急缓、时间、发热的程度、热型的特点、持续时间、伴随症状及热退情况。

2.身体评估　进行全面的体格检查，包括患者的一般情况、生命体征等。

3.实验室及其他检查　对感染性发热的患者进行血常规检查、粪便常规检查和病原学检查尤为重要。另外结合病史还可以进行脑脊液检查、血清学检查,必要时进行活体组织病理检查、X线检查、B超检查、CT检查等。

（五）护理措施

1.严密监测病情变化　严密监测患者的生命体征,重点观察体温的变化。注意发热的过程、热型、持续时间、伴随症状。根据病情确定体温测量的间隔时间。

2.采取有效降温措施　通常应用物理降温方法,如用冰帽、冰袋冷敷头部或大动脉走行处,可有效降低头部温度,适用于中枢神经系统传染性疾病;对高热、烦躁的患者可用酒精擦浴;对高热伴寒战、四肢肢端厥冷的患者采用32~35℃的温水擦浴;冷(温)盐水灌肠适用于中毒性痢疾患者;高热惊厥患者可遵医嘱采用冬眠疗法或亚冬眠疗法。降温时应注意:

(1)避免持续长时间冰敷在同一部位,以防局部冻伤。

(2)注意周围循环情况,如脉搏细速、面色苍白、四肢厥冷的患者,禁用冷敷和酒精擦浴。

(3)全身皮疹或有出血倾向的患者禁忌酒精擦浴。

(4)应用药物降温前,注意不可在短时间内将体温降得过低,以免大汗导致虚脱。

(5)应用冬眠疗法降温前,应先补充血容量,用药过程中避免搬动患者,观察生命体征,特别是血压的变化,并保持呼吸道通畅。

3.加强基础护理　发热患者应注意休息,高热患者应绝对卧床休息,以减少耗氧量。保持病室适宜的温湿度,定期通风换气,保持空气清新和流通。

4.补充营养和水分　每天应保证足够的热量和液体的摄入。可给予高热量、高蛋白、高维生素、易消化的流质或半流质食物,维持水、电解质的平衡,必要时遵医嘱静脉输液,以补充水分。

5.口腔、皮肤护理　发热患者易并发口腔感染,应指导并协助患者在餐前、餐后、睡前漱口。病情严重或昏迷患者,给予特殊口腔护理。高热患者及时更换浸湿的床单、被褥和衣裤,以保持皮肤的清洁、干燥,使患者舒适,防止皮肤继发感染。

（六）健康指导

1.治疗指导　遵照医嘱,按时用药,巩固疗效。

2.严密观察　按照发热的程度每天测量体温、呼吸和脉搏4次或者6次,必要时可以重复测量。当体温达39℃以上,应给患者降温。出汗多时,要及时更换衣物、床单等,注意保暖。高热患者要注意保持口腔清洁。

3.饮食护理　发热期间选用营养高、易消化的流质,如豆浆、藕粉、果泥和菜汤等;体温下降病情好转,可改为半流质,如面条、粥,配以高蛋白、高热量菜肴,如豆制品、鱼类、蛋黄等以及各种新鲜蔬菜;恢复期可改为普通饮食。

4.其他　心理护理。

四、流行性感冒

流行性感冒(lnfluenza)简称流感,是由流感病毒引起的急性呼吸道传染病,其潜伏期短、传染性强、传播速度快。临床主要表现为高热、乏力、头痛、全身肌肉酸痛等中毒症状,而呼吸道症状轻微。但在老年人和慢性病患者中则可引起较严重的并发症。

（一）病原学及流行病学

流感病毒属于正黏病毒科,是一种RNA病毒,人类流感病毒根据其核蛋白和基质蛋白M1的抗原性分为甲、乙、丙三型。甲型流感病毒抗原变异频繁、传染性强,常引起流感大流行。

1.传染源　患者和隐性感染者从潜伏期即有传染性,发病3天内传染性最强,是主要传染源。

2.传播途径　主要通过飞沫经呼吸道传播,也可通过接触被污染的手、日常用具等传播。

3.人群易感性　人群普遍易感,感染后获得对同型病毒免疫力,但持续时间短,各型及亚型之间无交叉免疫,可反复发病。

4.流行特征　突然发生、迅速传播,四季均可发生,以秋、冬季为主。

(二)临床表现

潜伏期 1~3 天,最短数小时,最长 4 天。

1.典型流感　全身症状较重,呼吸道症状较轻。急起高热,显著头痛、肌痛、关节痛、乏力、咽痛及食欲减退等。

2.肺炎型流感　起病时与典型流感相似,但于发病 1~2 天内病情迅速加重。出现高热、全身衰竭、烦躁不安、剧烈咳嗽、血性痰液、呼吸急促、发绀。

3.轻型流感　轻至中度发热、咳嗽、咳少量黏液痰,无明显呼吸困难,病程 2~4 天。

4.其他类型　除了流感的症状、体征,伴有其他肺外表现者。包括:胃肠型、脑膜脑炎型、肌炎型、心肌炎型和心包炎。

(三)处理原则

1.隔离期　退热后 48 小时解除隔离。

2.抗病毒　发病 48 小时内用药效果好,疗程 5~7 天。

3.降温　以物理降温为主,高热者可用解热镇痛药物。

4.呼吸及消化系统受累　对症、支持治疗。

(四)护理评估

1.流行病学资料　是否接触过流感患者及隐形感染者。

2.身心状况

(1)重点询问是否有咳嗽、咳痰、咽痛、腹痛、腹泻等症状。

(2)护理检查:注意观察患者有无高热、呼吸急促、咳嗽的时间及性质、痰液的性状及量。

(3)心理社会状况:因发病急、症状重,是否引起患者的焦虑情绪。

3.辅助检查资料　血象白细胞及中性粒细胞是否减少,淋巴细胞是否增多,病毒分离是否阳性。

(五)护理措施

(1)按呼吸道隔离要求,隔离患者 1 周或至主要症状消失。隔离期患者应避免外出,如外出要戴口罩。

(2)卧床休息,协助做好生活护理。

(3)用药护理:儿童应避免应用阿司匹林,以免诱发严重的 Reye 综合征。密切观察用药后的疗效和不良反应。

(4)高热患者按发热护理常规护理,积极采取物理降温,如冰帽、冰袋冷敷头部或大动脉走行处,对高热、烦躁不安的患者可用 25%~50% 的酒精擦浴,对高热伴寒战、四肢肢端厥冷的患者采用 32~35℃温水擦浴。

(5)做好患者的皮肤护理,预防压疮的发生。

(6)高热惊厥者应加床档或专人看护,口腔内加用牙垫,防止舌咬伤。

(7)给予清淡易消化、富含维生素流质或半流质饮食。

(8)咳嗽、咳痰者给予翻身、拍背,帮助痰液有效地排出。

(9)密切观察患者的生命体征,有无高热不退、呼吸急促、发绀、血氧饱和度下降。观察有无咳嗽、咳痰,咳嗽的性质、时间、诱因、节律、音色;痰液的性状、量等。协助采集血液、痰液或呼吸道分泌物标本,以明确诊断或发现继发性细菌感染。

(六)健康指导

1.疾病预防指导　注意锻炼身体,增强机体的抵抗力。根据天气变化及时增减衣服。流感流行时应尽可能减少公众集会,尤其是室内活动,以防止疫情扩散。房间要经常通风换气,保持清洁。

2. 保护易感人群　接种疫苗是预防流感的基本措施,接种应在每年流感流行前的秋季进行,应使用与现行流行株一致的灭活流感疫苗。

3. 疾病知识　指导患者减少病毒传播的方法,室内每天进行空气消毒或开窗通风换气,患者使用过的食具应煮沸,衣物、手帕等可用含氯消毒液消毒或阳光下暴晒2小时。

五、败血症

败血症(septicemia)是指病原微生物侵入血液循环并生长繁殖,产生大量毒素和代谢产物引起严重毒血症症状的全身感染综合征。

(一)病原学

(1)革兰阳性球菌:最常见的是金黄色葡萄球菌,尤其是耐甲氧西林金黄葡菌。

(2)革兰阴性杆菌:常见的是肠杆菌科细菌。

(3)厌氧菌。

(4)真菌。

(5)其他细菌。

(二)临床表现

1.共同表现

(1)毒血症状:常有寒战,高热,多为弛张热或间歇热型,少数为稽留热、不规则热或双峰热、伴全身不适、头痛、肌肉及关节疼痛、软弱无力,脉搏、呼吸加快。

(2)皮疹:以瘀点最常见,多分布于躯干、四肢、口腔黏膜及眼结膜等处,数量少。

(3)关节损害:主要表现为膝关节等大关节红肿、疼痛、活动受限,少数有关节腔积液或积脓。

(4)肝脾肿大:常仅为轻度肿大,并发中毒性肝炎或肝脓肿时肝脏可显著肿大,伴压痛,也可有黄疸。

(5)原发病灶:常见的原发病灶为毛囊炎、痈或脓肿等,皮肤烧伤、压疮、呼吸道、泌尿道、胆道、消化道,生殖系统感染,开放性创伤感染等。

(6)迁徙性病灶。

2.常见临床特点

(1)革兰阳性细菌败血症:以金葡菌败血症为代表,多见于严重痈、急性蜂窝织炎、骨与关节化脓症以及大面积烧伤时。主要表现为发病急、寒战、高热,呈弛张热或稽留热型;多形性皮疹、脓点常见。

(2)革兰阴性杆菌败血症:患者病前一般情况常较差,多有严重原发疾病,或伴有影响免疫功能的药物干预。

(3)厌氧菌败血症。

(4)真菌败血症。

3.特殊类型败血症

(1)老年人败血症:肺部感染后发生败血症者较多,由压疮侵入者常见。

(2)新生儿败血症:常表现为食欲减退、呕吐、腹胀、精神萎靡、呼吸困难、黄疸、惊厥等。部分有发热,新生儿血脑屏障功能不健全,易并发颅内感染。

(3)烧伤败血症:临床表现较一般败血症为重,可为过高热(>42℃)或低体温,多为弛张热,心动过速明显,可发生中毒性心肌炎、中毒性肝炎及休克等。常出现麻痹性肠梗阻或意识障碍。

(4)医院感染败血症:临床表现常因基础疾病症状掩盖而不典型,可发热或低温、寒战,白细胞增高或正常。病情危重,预后差,包括医院金葡菌血流感染在内均有较高的病死率。

(三)处理原则

1.病原治疗

(1)病原治疗原则:败血症病原治疗应个体化,重视药代动力学、药效学,以确保安全有效。根据药物敏感试验选择抗菌药物。

(2)常见败血症的病原治疗:

1)革兰阳性球菌败血症:社区获得革兰阳性菌败血症多为不产青霉素酶的金葡菌或 A 组溶血性链球菌所致,可选用普通青霉素或半合成青霉素苯唑西林等,或第一代头孢菌素如头孢噻吩或头孢唑林。医院感染葡萄球菌败血症 90% 以上为 MRSA 所致,多数凝固酶阴性葡萄球菌呈多重耐药性,因此金葡菌败血症可选用多肽类抗菌药物如万古霉素或替考拉宁,或噁唑烷类药物利奈唑胺,或与利福霉素类抗菌药物利福平联合应用。

2)革兰阴性细菌败血症:多数革兰阴性菌耐药性突出,应以第三代头孢菌素为主,或与氨基糖苷类联合治疗。

3)厌氧菌败血症:可用化学合成类药物如替硝唑或奥硝唑。同时对需氧菌进行有效抗菌治疗。

4)真菌败血症:可选用三唑类如氟康唑、伊曲康唑、伏立康唑,或多烯类如两性霉素 B,或棘白菌素类如卡泊芬净等。两性霉素 B 抗真菌作用强,但毒性反应大,必要时可用两性霉素脂质体。

(3)剂量与疗程:败血症用抗菌药物的剂量(按体重或体表面积计算)可达治疗量的高限。疗程为 2 周左右,如有原发或转移性感染病灶者适当延长,一般用至体温正常及感染症状、体征消失后 5~10 天。合并感染性心内膜炎者疗程为 4~6 周。

2.祛除感染病灶 脓肿应切开引脓,胸腔、腹腔或心包腔等脓液应酌情穿刺抽脓,或手术引流。胆道或泌尿道梗阻者应手术治疗。导管相关性败血症应及早去除或更换导管等。

3.其他治疗 酌情物理降温。感染性休克者扩容、纠酸、血管活性药物或肾上腺皮质激素治疗。维护心、脑、肾、肺等重要器官功能。补充多种维生素。维持水、电解质、酸碱、能量和氮平衡。严重败血症酌情输入新鲜血浆、血或白蛋白等。

(四)护理评估

1.健康史 了解患者发病的时间、经过及发展过程。

2.身体状况 了解原发感染灶的部位、性质及其脓液性状;评估患者有无突发寒战、高热、头痛、头晕、恶心、呕吐、腹胀等。

3.心理-社会状况　多数全身性感染患者起病急、病情重、发展快,患者和家属常有焦虑、恐惧等表现。故应评估他们的心理状态,患者和家属对疾病、拟采取治疗方案和预后的认知程度和患者对医院环境的适应情况。

4.其他　实验室检查。

（五）护理措施

1.一般护理

(1)卧床休息:提供一个安静、舒适的环境,保证患者充分休息和睡眠。

(2)营养支持:鼓励患者进高蛋白质、高热量、含丰富维生素、高碳水化合物的低脂肪饮食,对无法进食的患者可通过肠内或肠外途径提供足够的营养。

2.病情观察　严密观察患者的面色和神志,监测生命体征等,及时发现病情变化。

3.用药护理　根据医嘱及时、准确地执行静脉输液和药物治疗,以维持正常血压、心输出量及控制感染。

4.心理护理　关心、体贴患者,给患者及家属心理安慰和支持。

5.健康指导　注意个人日常卫生,保持皮肤清洁;加强饮食卫生,避免肠源性感染;发现身体局部感染灶应及早就诊,以免延误治疗。

（六）健康指导

(1)避免外伤,创伤者及时消毒处理。

(2)积极治疗局部感染。

(3)避免挤压疖疮等皮肤感染。

(4)减少血管内装置和监护装置使用时间和频率。

(5)静脉插管及时更换,注意长期留置导管的操作和保护。

(6)合理应用广谱抗菌药物、肾上腺糖皮质激素和免疫抑制剂,并密切观察口腔、消化道、呼吸道及泌尿道等处有无真菌感染。

(7)对粒细胞缺乏、免疫缺陷患者严格消毒,必要时可预防性服抗菌药物。

(8)隔离治疗耐药菌感染者;掌握创伤性诊治适应证。

六、感染性休克

感染性休克(lnfectious shock)也称败血症性休克或脓毒性休克,是指侵入血液循环的病原微生物及其毒素等激活宿主的细胞和体液免疫系统,产生各种细胞因子和内源性炎症介质,引起全身炎症反应综合征,并进一步作用于机体各个器官、系统造成组织、细胞损害及代谢和功能障碍,甚至多器官功能衰竭,导致以休克为突出表现的危重综合征。

（一）病原学及流行病学

1.病原微生物　感染性休克的病原菌包括革兰阴性及革兰阳性细菌、真菌,罕见为原虫及立克次体等。医院获得性肺炎是医院内感染最常见的致死原因。

2.宿主因素　常见于医院内感染患者,老年人、婴幼儿、分娩妇女、大手术后体力恢复较差者尤易发生。

3. 特殊类型的感染性休克　中毒性休克综合征是由细菌毒素引起的严重感染性中毒休克症候群。

感染性休克虽不是传染病,但与传染病同属于感染病范畴,应加以重视。老年人感染性休克的发生率很高,感染性休克及其并发症是非冠心病性重症监护病房患者最常见的死因。

(二)临床表现

1.休克早期　患者大多有交感神经兴奋症状、神志尚清,但烦躁、焦虑,面色和皮肤苍白,口唇和甲床轻度发绀,肢端湿冷。可有恶心、呕吐、心率增快、呼吸深而快,血压尚正常或偏低,脉压小。

2.休克中期　主要表现为低血压和酸中毒。收缩压下降至 80mmHg 以下,脉压小,呼吸表浅且快,心率快且心音低钝,脉搏细速,皮肤湿冷可见花斑,烦躁不安、嗜睡或意识不清,尿量更少或无尿,表浅静脉萎陷,抽取的血液极易凝固。

3.休克晚期　可出现 DIC,患者有顽固性低血压、广泛出血(皮肤黏膜、内脏)和重要脏器功能衰竭。

(三)处理原则

感染性休克的治疗应是综合性的,包括积极控制感染和抗休克治疗两方面。

1.病因治疗　应积极迅速地控制感染,在病原菌未明前可根据临床表现、原发病灶等推断最可能的致病菌,开始经验性治疗,致病菌确定后再根据药敏结果调整用药方案。

2.抗休克治疗

(1)早期复苏:一旦临床诊断为感染性休克应尽快进行积极的液体复苏。

(2)液体治疗:补充血容量是治疗抢救休克最基本而重要的手段之一,扩容治疗要求做到组织灌注良好、神清、口唇红润、肢端温暖、发绀消失;收缩压>90mmHg,脉压>30mmHg。

(3)脉率<100 次/分,尿量>30ml/小时,血红蛋白恢复至基础水平,血液浓缩现象消失。

(4)血管活性药物,缩血管药物,血压骤降,血容量一时未能补足,可短期内应用小剂量以提高血压,加强心肌收缩力,保证心脑血供。扩血管药:适用于低排高阻型休克(冷休克),应在充分扩容的基础上使用。

3.维持水电解质酸碱平衡　根据实验室检查的结果及时调整,保持内环境稳定,特别注意纠正代谢性酸中毒。

4.糖皮质激素的应用　一般可选用泼尼松龙或氢化可的松。

5.维护重要脏器功能　针对具体情况,采取相应的措施。

(四)护理评估

(1)休克的严重程度:

1)发生休克的原因。

2)患者的意识和表情、皮肤色泽和温度、血压和脉压、脉搏、尿量及尿比重等。

(2)心理和社会支持状况。

(3)了解各项检查情况(血气、电解质、DIC、中心静脉压、肺毛血管楔压、心排血量和心脏指数及血、脑脊液、尿、便及化脓性病灶渗出物的培养结果)。

(五)护理措施

1.补充血容量　恢复有效循环血量。

(1)建立静脉通路:迅速建立 1~2 条静脉输液通道,必要时行中心静脉置管。

(2)合理补液:一般先快速输入晶体液,后输胶体液。根据血压及血流动力学监测情况,调整输液速度。

(3)记录出入量:详细记录 24 小时出入量以作为治疗的依据。

(4)严密观察病情变化:每 15~30 分钟测体温、脉搏、呼吸、血压 1 次。观察意识、表情、面唇色泽、皮肤肢端温度、瞳孔及尿量。若患者从烦躁转为平静,淡漠迟钝转为对答自如;唇色红,肢体转暖;尿量>40ml/h,提示休克好转。

2.改善组织灌注

(1)休克体位:将患者头和躯干抬高 20~30°,下肢抬高 15~20°。

(2)使用抗休克裤。

(3)应用血管活性药物:监测血压的变化,及时调整输液速度。

3.观察用药反应　在用药过程中,注意观察心率变化及药物的不良反应。

4.保持呼吸道通畅

(1)观察呼吸形态、监测动脉血气、了解缺氧程度。

(2)避免误吸、窒息,昏迷患者,头应偏向一侧或置入通气管,以免舌后坠或呕吐物误吸,有气道分泌物时及时清除。

(3)协助患者咳嗽、咳痰:痰液及分泌物堵塞呼吸道时,及时清除,必要时给予雾化吸入。

5.心理护理　关心、体贴患者,给患者及家属心理安慰和支持。

(六)健康指导

(1)加强锻炼、增强体质,预防呼吸道、消化道等病毒感染,流行期少到公共场所,一旦发病及时就诊治疗。注意营养,接受医务人员的康复指导。

(2)合理调整饮食,适当控制进食量,禁忌刺激性食物及烟、酒,少吃动物脂肪及胆固醇较高的食物。

(3)避免各种诱发因素,如紧张、劳累、情绪激动、便秘、感染等。

(4)按医嘱服药,随身常备硝酸甘油等扩张冠状动脉的药物,并定期随访。

(5)如有反复发热、头痛等病情突然变化时应采取立即就医。

七、疟疾

疟疾(malaria)是由雌性按蚊叮咬人体将其体内寄生的人类疟原虫传入人体内而引起的寄生虫病。临床上以反复发作的间隔性寒战、高热、继之出大汗后缓解为主要临床表现。

(一)病原学及流行病学

疟疾的病原体为疟原虫。可感染人类的疟原虫共有 4 种,即间日疟原虫、卵形疟原虫、三日疟原虫和恶性疟原虫。

1.传染源　患者及带虫者是主要传染源。

2.传播途径　雄性按蚊是疟疾传播的主要媒介,经蚊虫叮咬是主要传播途径,极少数患者经输入带疟原虫的血液或经母婴传播后发病。

3.人群易感性　普遍易感,感染后可产生一定的免疫力。

4.流行特征　热带及亚热带地区全年都有疟疾发病,在我国主要以间日疟流行为主,发病以夏秋季较多,海南和云南两省为间日疟和恶性疟混合流行地区。

(二)临床表现

间日疟和卵形疟的潜伏期为 13~15 天,亦可长达 6 个月以上,三日疟为 24~30 天,恶性疟为 7~12 天。

1.症状

(1)前驱期:头痛、全身酸痛、乏力、畏寒。

(2)发冷期:手脚发冷,继而寒战、发抖、面色苍白、口唇指甲发绀。体温迅速上升、此期可持续 10 多分钟至 2 小时。

(3)发热期:寒战后全身发热、头痛、口渴,体温可升至 39℃或以上,有些患者可出现抽搐、此期可持续 2~3 小时。

(4)出汗期:高热后大汗淋漓,体温迅速下降,此期可持续 1 小时以上。

2.分型

(1)脑型:最常见且病死率高,主要表现为急起高热或超高热,伴剧烈头痛、呕吐、行为异常,2~5 天后出现抽搐,不同程度的意识障碍。

(2)超高热型:起病急,体温迅速上升至 40℃以上并持续不退,患者呼吸急促、烦躁不安、谵妄,常发展为深度昏迷而导致死亡。

(3)厥冷型:患者的肛温在 38~39℃以上,软弱无力、皮肤苍白或轻度发绀、体表湿冷,常有频繁呕吐、水样腹泻,继而血压下降、脉搏细弱,多死于循环衰竭。

(4)胃肠型:除疟疾典型症状外,患者常有腹泻,粪便先为黏液水便,每天数十次,后可有血便、柏油样黑便,伴下腹痛或全腹痛,无明显腹部压痛。重者死于休克和肾衰竭。

(三)处理原则

1.抗疟原虫治疗　应根据疟原虫种类、抗疟药的敏感性与耐药性、宿主的免疫状态 3 个方面选择抗疟药。

2.对症治疗

(1)脑型疟疾:脑水肿者给予甘露醇脱水;高热者应用物理降温;抽搐者给予镇静药如地西泮;应用低分子右旋糖酐可改善脑循环。

(2)黑尿热:

1)立即停用可能诱发溶血的抗疟药物,如血中仍有疟原虫,可改用青蒿素、氯喹、乙胺嘧啶。

2)控制溶血反应:补充液体,碱化尿液,加用糖皮质激素,有贫血者小量输新鲜血、少尿或无尿者按肾衰竭处理。

(四)护理评估

1.流行病学资料

(1)流行季节、有无在疟疾流行区居住/停留史。

(2)今年有无疟疾发作史。

(3)近期接受过输血的情况。

2.身心状况

(1)症状评估:重点询问有无发热及持续时间,有无腰痛、恶心、呕吐等症状。

(2)护理体检:注意生命体征、尿量、意识的变化。

(3)心理社会状况:因起病急骤,患者常有紧张的心理,间日疟患者因多次复发而出现焦虑,恶性疟则因病情严重,易产生恐惧心理。

3.辅助检查　血常规可有红细胞和血红蛋白降低,白细胞正常或减少,但嗜酸性粒细胞可增高,血液涂片、骨髓涂片是否找到疟原虫。

（五）护理措施

1.隔离　病室应防蚊、灭蚊。

2.病情观察　严密监测生命体征,尤其注意热型、体温的升降方式、伴随症状,定时记录体温变化。观察面色,注意有无贫血的征象。监测有无剧烈头痛、抽搐昏迷等的症状。

3.休息和饮食　发作期卧床休息,能进食者给予高热量的流质或半流质饮食。有呕吐、不能进食者,静脉补充液体。发作间歇期,给予高热量、高蛋白、高维生素、含丰富铁质食物,以补充消耗、纠正贫血。

4.用药护理　遵医嘱使用抗疟药,观察药物疗效及不良反应。

5.其他　并发症的护理。

（1）惊厥、脑疝:

1）病情观察:对初次发病的患者、年龄较小的恶性疟患者应予以重点观察,监测体温等生命体征。注意有无神志改变及其程度,有无瞳孔变化,有无头痛、呕吐和抽搐等颅内高压或脑膜刺激征的表现,注意有无发生呼吸抑制。若出现上述情况,应及时报告医生并做好抢救准备。

2）安全护理:绝对卧床休息,专人护理,病室保持安静舒适,高热时遵医嘱给予物理降温、药物降温,应备齐急救药品和物品,如:镇静药、开口器、压舌板、舌钳、氧气、中心吸引设备等。

3）用药护理:应用甘露醇等脱水药时需注意观察心功能情况,并注意补充电解质。

（2）黑尿热:

1）病情观察:若患者出现急起寒战、高热、头痛、呕吐、进行性贫血和黄疸、腰痛、尿量骤减、排酱油样尿等表现,提示黑尿热的发生。注意观察生命体征的变化,记录 24 小时出入量,监测血生化指标的变化,及时发现肾衰竭。监测血红细胞、血红蛋白,及时发现贫血。

2）对症护理:立即停用奎宁、伯氨喹等诱发溶血反应、导致黑尿热的药物;减少不必要的搬动,避免诱发心衰;吸氧、遵医嘱应用氢化可的松、5%碳酸氢钠等药物,以减轻溶血和肾损害、贫血严重者,可遵医嘱少量多次输新鲜全血。

（六）健康指导

1.疾病预防指导　预防疟疾应以防蚊、灭蚊为主。在疟区黄昏后应穿长袖衣服和长裤,在暴露的皮肤上涂驱蚊剂,可减少被疟蚊叮咬的机会;挂蚊帐睡觉,房间喷洒杀虫剂及用纱窗来阻挡纹虫的叮咬。对疟疾高发区人群及流行区的外来人群,进行预防性服药以防止发生疟疾。疟疾病愈未满 3 年者,不可输血给其他人。

2.疾病知识指导　对患者进行疾病知识教育,如传染过程、主要症状、治疗方法、药物不良反应、复发原因等,指导患者坚持服药,以求彻底治愈。治疗后定期随访,有反复发作时,应速到医院复查。对 1~2 年内有疟疾发作史及血中查到疟原虫者,在流行季节前 1 个月,给予抗复发治疗,常用乙胺嘧啶与伯氨喹联合治疗,以根治带虫者。以后每 3 个月随访 1 次,直至 2 年内无复发为止。

思考题

1.如何做好病毒性肝炎患者的病情观察?

2.细菌性痢疾的健康指导有哪些?

3.发热的常见热型有哪些?护理措施有哪些?

4.流感的健康指导有哪些?

5.如何做好败血症患者的病情观察?

第十节　神经内科疾病患者的护理

一、病毒性脑膜炎

病毒性脑膜炎（ralmeningitis）是一组由各种病毒感染引起的脑膜急性炎症性疾病，临床以发热、头痛和脑膜刺激征为主要表现，本病大多呈良性过程。

（一）病因

病毒性脑膜炎主要由肠道病毒引起。也可由脊髓灰质炎病毒、柯萨奇病毒 A 和 B、埃可病毒等。

（二）临床表现

（1）本病以夏秋季为高发季节，儿童多见，成人也可患病。多为急性起病，出现病毒感染的全身中毒症状如发热、头痛、畏光、肌痛、恶心、呕吐、食欲减退、腹泻和全身乏力等，并可有脑膜刺激征。

（2）临床表现可因患者的年龄、免疫状态和病毒种类及亚型的不同而异。

（三）处理原则

本病是一种自限性疾病，主要是对症治疗、支持治疗和防治并发症。

1.对症治疗　如头痛严重者可用止痛药，癫痫发作可首选卡马西平或苯妥英钠，脑水肿在病毒性脑膜炎不常见，可适当应用甘露醇。

2.抗病毒治疗　可明显缩短病程和缓解症状。

（四）护理评估

（1）病史：既往史、个人史。

（2）身体评估：有无呼吸道、消化道或皮肤等前驱感染征象；神志、瞳孔、生命体征、肢体活动、言语交流能力；有无人格改变、反应迟钝、记忆力及计算力下降或丧失等精神症状等。

（3）实验室及其他检查。

（五）护理措施

1.心理护理　保持良好的心态，正确对待疾病。向患者及家属讲述疾病的相关知识。

2.卧床休息　适当抬高床头，瘫痪肢体保持良肢位。勤翻身，预防压疮发生。

3.安全护理　躁动不安或癫痫发作时防止坠床/跌倒、舌咬伤等意外发生。

4.营养支持　保证足够的热量摄入，给予高热量、清淡、易消化的流质或半流质饮食。少量多餐，以减轻胃胀，防止呕吐。频繁呕吐不能进食者，根据医嘱予静脉补液，维持水电解质平衡，注意防止窒息和误吸，必要时插胃管，鼻饲营养液。

5.高热护理　对于高热患者每 4 小时测体温 1 次，观察热型及伴随症状。鼓励患者多饮水，必要时静脉补液。出汗多时及时更衣，注意保暖。体温超过 38.5℃ 时，及时给予物理降温或药物降温，观察降温效果，做好口腔护理。

6.陪护人员指导　对于精神异常者，教育家属及陪护人员，这是一种病理状态，以获得更多的配合和支持。关注患者有无伤人或自伤行为，注意自我保护，加强对患者的看护。

7.康复护理　恢复期患者，应进行功能锻炼，指导家属根据不同情况给予相应护理，以减轻后遗症。

（六）健康指导

(1)保持情绪稳定,安心配合治疗与护理。

(2)急性期卧床休息,家人陪护,防止坠床/跌倒等意外发生。

(3)保持病室安静,减少探视,避免声光刺激,以免诱发癫痫发作。

(4)注意保暖,防止受凉。保持口腔、皮肤清洁。高热时及时擦干汗液,补充水分。

(5)加强营养,给予高热量、易消化、富含纤维素、维生素的食物。

(6)识别癫痫发作的先兆表现如肢体麻刺感、上腹部不适、恐惧、幻觉等,发作时家属的正确应对。

(7)坚持肢体及言语功能的康复锻炼。

(8)有精神症状者,外出家人陪同,并佩带身份牌,防止走失。

(9)药物的作用和副作用。

(10)定期门诊复查。

二、脑出血

脑出血(intracerebral hemorrhage,ICH)是指原发性非外伤性脑实质内出血,通常按ICH出血的部位、稳定与否及病因等分为不同类型脑出血。

（一）病因

高血压合并小动脉硬化所致,也可由动脉瘤或动静脉血管畸形破裂所致,其他病因包括脑动脉粥样硬化、血液病、脑淀粉样血管病变、抗凝或溶栓治疗等。

（二）临床表现

1.一般表现　ICH的好发年龄为50~70岁,男性稍多于女性,冬春两季发病率较高,多有高血压病史。多在情绪激动或活动中突然发病,发病后病情常于数分钟至数小时内达到顶峰。ICH患者发病后有血压明显升高。

2.局限性定位表现　取决于出血量和出血部位。

(1)基底节区出血

1)壳核出血:最常见,常有病灶对侧偏瘫、偏身感觉缺失和同向性偏盲,还可出现双眼球向病灶对侧同向凝视不能,优势半球受累可有失语。

2)丘脑出血:常有对侧偏瘫、偏身感觉障碍,通常感觉障碍重于运动障碍。深浅感觉均受累,而深感觉障碍更明显。

3)尾状核头出血:常有头痛、呕吐、颈项强直、精神症状,神经系统功能缺损症状并不多见,故临床酷似蛛网膜下腔出血。

(2)脑叶出血:出血以顶叶最常见。

(3)脑干出血:脑桥出血最为常见。

(4)小脑出血。

(5)脑室出血。

（三）处理原则

1.治疗原则　卧床休息、脱水降颅压、调整血压、防治继续出血、加强护理防治并发症,以挽救生命,降低死亡率、残疾率和复发率。

2.一般治疗　卧床休息,保持呼吸道通畅,吸氧,鼻饲,预防感染等。

3.调控血压 脑出血急性期一般不应用降压药物降血压。当收缩压超过 200mmHg 或舒张压超过 110mmHg 时,可适当给予作用温和的降压药物如硫酸镁等。急性期后,血压仍持续过高时可系统的应用降压药。

4.控制脑水肿 脑出血后,由于脑实质内突然出现了血肿的占位效应,引起脑室受压,中线结构移位,颅内压急剧增高时,可出现脑疝,危及生命。

5.止血药和凝血药 仅用于并发消化道出血或有凝血障碍时。

6.其他 手术治疗。

7.早期康复治疗 脑出血病情稳定后宜尽早进行康复治疗。

(四)护理评估

1.病史

(1)起病情况:了解起病的方式、速度及有无明显诱因,如起病前有无头晕、头痛、肢体麻木和口齿不利;是否在情绪激动、兴奋、活动过程、疲劳、用力排便等情况下发病。

(2)主要症状:注意有无剧烈头痛、喷射性呕吐、打呵欠、嗜睡或烦躁不安等颅内压增高的表现。

(3)治疗情况:了解是否遵医嘱使用抗凝、降压等药物。

(4)既往史和个人史:询问患者既往有无高血压、动脉粥样硬化、血液病和家族脑卒中病史;了解患者的性格特点、生活习惯与饮食结构。

(5)心理-精神-社会状况:了解患者的心理状态,以及家属对患者的关心支持程度等。

2.身体评估 生命体征、瞳孔大小及对光反射有无异常;有无意识障碍及其程度等。

3.实验室及其他检查

(1)血液检查:有无白细胞计数和血糖的增高。

(2)影像学检查:头部 CT 检查是否存在高密度灶。MRI 与 DSA 检查有无异常。

(3)脑脊液检查:腰穿脑脊液压力是否增高,是否为血性脑脊液。

(五)护理措施

1.急性意识障碍

(1)休息与安全:急性期绝对卧床休息 2~4 周,抬高床头 15°~30°,以减轻脑水肿;谵妄、躁动患者加保护性床栏,必要时给予约束带适当约束;保持环境安静、安全,严格限制探视,避免各种刺激,各项治疗护理操作应集中进行。

(2)生活护理:给予高蛋白、高维生素的清淡饮食;昏迷或有吞咽障碍者,遵医嘱胃管鼻饲。做好口腔护理、皮肤护理和大小便护理,保持患者良肢位。

(3)保持呼吸道通畅:平卧头侧位,开放气道,取下活动性义齿,及时清除口鼻分泌物和吸痰,防止舌后坠、窒息、误吸或肺部感染。

(4)病情监测:严密观察病情变化,定时测量生命体征、意识、瞳孔并详细记录;使用脱水降颅压药物时注意监测尿量与水电解质的变化,防止低钾血症和肾功能受损。

2.潜在并发症 脑疝。

(1)评估有无脑疝的先兆表现:应严密观察患者有无剧烈头痛、喷射性呕吐、躁动不安、血压升高、脉搏减慢、呼吸不规则、一侧瞳孔散大、意识障碍加重等脑疝的先兆表现,一旦出现,应立即报告医生。

(2)配合抢救:保持呼吸道通畅,建立静脉通路,遵医嘱给予快速脱水、降颅压药物,备好物品与设备。

3.潜在并发症　上消化道出血(参考本篇第一章第四节上消化道大出血护理)。

(六)健康指导

1.疾病知识和康复指导　指导患者和家属了解本病的基本病因、主要危险因素和危害,告知本病的早期症状和就诊时机,掌握本病的康复治疗知识与自我护理方法,帮助分析和消除不利于疾病康复的因素,落实康复计划。

2.合理饮食指导　进食高蛋白、低盐、低脂、低热量的清淡饮食,改变不良饮食习惯,多吃新鲜蔬菜、水果、谷类、鱼类和豆类,使能量的摄入和需要达到平衡,戒烟、限酒。

3.日常生活指导

(1)改变不良生活方式,适当运动(如慢跑、散步等),每天 30min 以上,合理休息和娱乐,多参加朋友聚会和一些有益的社会活动,日常生活不要依赖家人,尽量做力所能及的家务等。

(2)患者起床、起坐或低头系鞋带等体位变换时动作宜缓慢,转头不宜过猛过急,洗澡时间不宜过长,平时外出时有人陪伴,防止跌倒。

(3)气候变化时注意保暖,防止感冒。

(4)指导患者尽量避免使血压骤然升高的各种因素。

4.预防复发　遵医嘱正确服用降压、降糖和降脂药物;定期门诊检查,动态了解和控制血压、血糖、血脂变化和心脏功能情况;预防并发症和脑卒中复发。

三、脑梗死

脑梗死(cerebral infarct)又称缺血性脑卒中,是指各种原因所致脑部血液供应障碍,导致脑组织缺血、缺氧性坏死,出现相应神经功能缺损。脑梗死是脑血管疾病(cerebrovascular disease,CVD)的最常见类型,通常将脑梗死分为脑血栓形成(cerebral thrombosis)、脑栓塞(cerebral embolism)、腔隙性脑梗死(lacuna infarct)。

(一)病因

1.动脉硬化　是本病基本病因,特别是动脉粥样硬化,常伴高血压病,两者互为因果。

2.脑栓塞的栓子　来源可分为心源性、非心源性、来源不明性三大类。

(1)心源性为脑栓塞最常见的原因。

(2)非心源性:感染性脓栓、脂肪栓子、寄生虫虫卵栓子、癌性栓子等。

(3)来源不明性。

3.其他　药源性(如可卡因、安非他明)、血液系统疾病、蛋白 C 和蛋白 S 异常等。

(二)临床表现

1.一般特点

(1)动脉粥样硬化性脑梗死多见于中老年人,动脉炎性脑梗死以中青年多见。常在安静或睡眠中发病,症状取决于梗死灶的大小和部位。

(2)通常患者可有某些未引起注意的前驱症状,如头晕、头痛等;部分患者发病前曾有 TIA 史。

(3)多数患者在安静休息时发病,不少患者在睡眠中发生,次晨被发现不能说话,一侧肢体瘫痪。

2.临床分型　根据起病形式可分为以下几种:

（1）可逆性缺血性神经功能缺失：此型患者的症状和体征持续时间超过24h，但在1~3周内完全恢复，不留任何后遗症。

（2）完全型：起病6小时内病情达高峰，为完全性偏瘫，病情重，甚至出现昏迷，多见于血栓栓塞。

（3）进展型：局灶性脑缺血症状逐渐进展，阶梯式加重，可持续6h至数日。临床症状因血栓形成的部位不同而出现相应动脉支配区的神经功能障碍。

（4）缓慢进展型：患者症状在起病2周以后仍逐渐发展。

（三）处理原则

1.急性期治疗

（1）早期溶栓：脑血栓形成发生后，尽快恢复脑缺血区的血液供应是急性期的主治疗原则。早期溶栓是指发病后6h内采用溶栓治疗使血管再通，常用的溶栓药物有重组组织型纤溶酶原激活剂（rtPA）和尿激酶（UK）。

（2）调整血压：脑血栓形成患者急性期的血压应维持在发病前平时稍高的水平，除非血压高（收缩压大于220mmHg），一般不使用降压药物，以免血压过低而导致脑血流量不足，使脑梗死加重。血压过低，应补液或给予适当的药物如多巴胺、间羟胺等以升高血压。

（3）防治脑水肿：若患者意识障碍加重，出现颅内压增高症状，应行降低颅内压治疗。

（4）抗凝治疗。

（5）血管扩张剂：一般主张在脑水肿已基本消退时，可适当应用血管扩张剂。

（6）高压氧舱治疗。

（7）抗血小板聚集治疗。

（8）脑保护治疗：可用自由基清除剂、阿片受体阻断剂、钙通道阻滞剂等。

（9）中医药治疗：丹参、川芎嗪、葛根素、银杏叶制剂等。

（10）外科治疗。

（11）血管内介入治疗。

2.恢复期治疗　促进神经功能恢复，康复治疗和护理应贯穿于起病至恢复期的全程。

（四）护理评估

1.病史

（1）起病情况：询问起病的时间、方式，有无明显的前驱症状和伴发症状。

（2）病因和危险因素：了解患者的年龄、性别，有无颈动脉狭窄、高血压、糖尿病、高脂血症及TIA病史。

（3）生活方式与饮食习惯：是否长期摄入高钠盐、高动物脂肪饮食，有无烟酒嗜好，有无家族脑卒中病史。

（4）心理社会状况：应评估患者及照顾者对疾病的认识程度，家庭条件与经济状况，社区就医环境、患者的心理反应，家属对患者的关心程度和对疾病治疗的支持情况。

2.身体评估

（1）生命体征：监测血压、脉搏、呼吸、体温有无异常。颈内动脉狭窄或闭塞可使整个大脑半球缺血、水肿而导致严重状态。

（2）意识与精神状态：观察患者有无意识障碍及其类型。

（3）头颈部检查。

(4)四肢躯干检查。

3.其他　实验室及其他检查。

(五)护理措施

1.躯体活动障碍

(1)生活护理:帮助卧床患者采取舒适卧位,向患者及家属讲明翻身、拍背的重要性,协助定时翻身、拍背。每天全身温水擦拭 1~2 次,促进肢体血液循环,增进睡眠,增进舒适感和满足患者基本生活需求。

(2)安全护理:床铺要有保护性床栏,防止发生坠床事件。

(3)用药护理:脑血栓患者常联合应用溶栓、抗凝、血管扩张药及脑代谢活化剂等治疗,护士应耐心解释各类药物的作用、不良反应及使用注意事项,指导患者遵医嘱正确用药。

(4)心理护理。

2.吞咽障碍

(1)评估吞咽障碍的程度:观察患者能否经口进食,进食不同稠度食物的吞咽时有无呛咳,以及采用不同姿势技巧时的吞咽、进食效果(量和速度),评估有无营养障碍。

(2)饮食护理:鼓励能吞咽的患者进食,每天总热量在 6300kJ(1500kcal)左右。进食高蛋白、高维生素的食物,选择软饭、半流或糊状、陈状的黏稠食物,避免粗糙、干硬、辛辣等刺激性食物。少量多餐;给患者提供充足的进餐时间,以利充分咀嚼;患者吞咽困难、不能进食时给予营养支持,遵医嘱胃管鼻饲,并做好留置胃管的护理。

(3)防止窒息。

3.语言沟通障碍

(1)心理护理。

(2)沟通方法指导:鼓励患者采取任何方式向医护人员或家属表达自己的需要,可借助卡片、笔、本、图片、表情或手势等提供简单而有效的双向沟通方式。

(3)语言康复训练:脑卒中所致失语症的患者,由卒中单元制定个体化的全面语言康复计划,并组织实施;构音障碍的康复以发音训练为主,遵循由易到难的原则。

(六)健康指导

1.疾病知识和康复指导　应指导患者和家属了解本病的基本病因、主要危险因素和危害,告知本病的早期症状和就诊时机,掌握本病的康复治疗知识与自我护理方法,帮助分析和消除不利于疾病康复的因素,落实康复计划。

2.合理饮食指导　进食高蛋白、低盐、低脂、低热量的清淡饮食,改变不良饮食习惯多吃新鲜蔬菜、水果、谷类、鱼类和豆类,使能量的摄入和需要达到平衡,戒烟、限酒。

3.日常生活指导

(1)改变不良生活方式,适当运动,合理休息和娱乐,多参加朋友聚会和一些有益的社会活动,日常生活不要依赖家人尽量做力所能及的家务等。

(2)患者起床、起坐或低头系鞋带等体位变换时动作宜缓慢,转头不宜过猛过急,洗澡时间不宜过长,平日外出时有人陪伴,防止跌倒。

(3)气候变化时注意保暖,防止感冒。

(4)预防复发:遵医嘱正确服用降压、降糖和降脂药物;定期门诊检查,动态了解血压、血糖、血脂变化和心脏功能情况;预防并发症和脑卒中复发。当患者出现头晕、头痛、一侧肢体麻木无力、讲话吐词不清或进食呛咳、发热、外伤时,家属应及时协助就诊。

四、短暂性脑缺血发作

短暂性脑缺血发作(transient ischemic attack,TIA)是指因脑血管病变引起的短暂性、局限性脑功能缺失或视网膜功能障碍,临床症状一般持续 10~20 分钟,多在 1 小时内缓解,最长不超过 24 小时,不遗留神经功能缺损症状,CT、MRI 检查无责任病灶。

(一)病因

TIA 的发病与动脉粥样硬化、动脉狭窄、心脏病、血液成分改变及血流动力学变化等多种病因及多种途径有关,主要包括:

(1)血流动力学改变:基本病因可能是由各种原因(如动脉硬化和动脉炎等)所致的颈内动脉系统或椎基底动脉系统的动脉严重狭窄。

(2)微栓子形成。

(3)其他因素:如锁骨下动脉盗血综合征,某些血液系统疾病等。

(二)临床表现

1.一般特点 TIA 好发于中老年人(50~70 岁),男性多于女性,患者多伴有高血压、动脉粥样硬化、糖尿病或高血脂等脑血管病危险因素。发病突然,历时短暂,最长时间不超过 24 小时,不留后遗症状。

2.颈内动脉系统 TIA 临床表现与受累血管分布有关。

3.椎-基底动脉系统 TIA 最常见表现是晕厥、平衡障碍、眼球运动有单侧或双侧面部、口周麻木,单独出现或伴有对侧肢体瘫痪、感觉障碍,呈现典型或不典型的脑干缺血综合。

(三)处理原则

1.病因治疗 确诊 TIA 后应针对病因进行积极治疗。如控制血压,治疗心律失常等。

2.药物治疗

(1)抗血小板聚集剂:可能减少微栓子的发生,对预防复发有一定疗效。

(2)抗凝治疗。

(3)钙通道阻滞剂:钙通道阻滞剂可扩张血管,阻止脑血管痉挛。

(4)中医药治疗:常用川芎、丹参、红花等药物。

3.其他 治疗外科手术和血管内介入治疗。

(四)护理评估

1.病史评估 由于 TIA 发作持续时间短,多数患者就诊时既无症状又无体征,诊断完全靠病史,详细的病史询问是 TIA 诊断的主要依据。

2.身体评估 意识、生命体征、肌力、血糖、活动能力、心理状态等。

3.其他 实验室检查。

(五)护理措施

1.安全护理 发作时卧床休息,注意枕头不宜太高(以 15°~20°为宜),以免影响头部的血液供应;仰头或头部转动时应缓慢、动作轻柔,转动幅度不要太大,防止因颈部活动过度或过急导致发作而跌伤。频繁发作的患者应避免重体力劳动,必要时如厕、沐浴以及外出活动时应有家人陪伴。

2.运动护理　指导患者注意运动量和运动方式,做到劳逸结合。

3.用药护理　指导患者遵医嘱正确服药,不能随意更改、终止或自行购药服用。告知患者药物的作用机制、不良反应观察及用药注意事项。

(六)健康指导

1. 疾病知识指导　本病为脑卒中的一种先兆表现或警示,如未经正确治疗而任其自然发展,约1/3的患者在数年内会发展成为完全性卒中。帮助患者寻找和去除自身的危险因素,主动采取预防措施,改变不健康的生活方式。

2.定期体检　了解自己的心脏功能、血糖、血脂水平和血压高低。

3.饮食指导　指导患者改变不合理的饮食习惯和饮食结构。选择低盐、低脂、充足蛋白质和丰富维生素的饮食,控制食物热量,保持理想体重,戒烟限酒。

4.保持心态平衡　长期精神紧张不利于控制血压和改善脑部的血液供应,甚至还可以诱发某些心脑血管病。应鼓励患者积极调整心态、稳定情绪,培养自己的兴趣爱好,增加社交机会,多参加有益身心的社交活动。

五、蛛网膜下腔出血

蛛网膜下腔出血(subarachnoid　hemorrhage,SAH)通常为脑底部或脑表面的血管破裂,血液直接流入蛛网膜下腔引起的一种临床综合征。

(一)病因

(1)颅内动脉瘤:是最常见的病因。

(2)血管畸形。

(3)其他:如烟雾病、颅内肿瘤、垂体卒中、血液系统疾病等。

(二)临床表现

1.一般症状　SAH临床表现差异较大,轻者可没有明显临床症状和体征,重者可突然昏迷甚至死亡。以中青年发病居多,起病突然(数秒或数分钟内发生),多数患者发病前有明显诱因(剧烈运动、过度疲劳、用力排便、情绪激动等)。一般症状主要包括:

(1)头痛:动脉瘤性SAH的典型表现是突发异常剧烈全头痛,患者常将头痛描述为人生中经历的最严重的头痛。多伴发一过性意识障碍和恶心、呕吐。

(2)脑膜刺激征:患者出现颈项强直、Kernig征和Brudzinski征等脑膜刺激征,以颈项强直最多见。

(3)眼部症状。

(4)精神症状。

(5)其他症状:部分患者可以出现心脑综合征、消化道出血、急性肺水肿和局限性神经功能缺损症状等。

2.常见并发症

(1)再出血是SAH主要的急性并发症。

(2)脑血管痉挛是死亡和致残的重要原因。

(3)急性或亚急性脑积水。

(三)处理原则

1.一般治疗　对急性蛛网膜下腔出血的一般处理与高血压性脑出血相同,如维持生命体征稳定、降低颅内压、纠正水电解质平衡紊乱、预防感染等。

2.防治再出血

(1)安静休息　应强调绝对卧床休息 4~6 周,一切可能使患者的血压和颅内压增高的因素均应尽量避免。对头痛和躁动不安者应用足量有效的止痛、镇静药,以保持患者能安静休息。

(2)抗纤溶药物　为制止继续出血和预防再出血,一般主张在急性期使用大剂量止血剂。

3.防治脑动脉痉挛及脑缺血　尼莫地平。

4.防治脑积水　轻度的急、慢性脑积水可先行药物治疗,经内科治疗无效者可考虑脑室穿刺脑脊液外引流和脑脊液分流术。

5.其他　手术治疗。

(四)护理评估

1.病史　既往史和个人史。

2.主要症状　诊断要点在活动中或情绪激动时突然出现头痛、呕吐、脑膜刺激征阳性。

3.身体评估　生命体征、瞳孔大小及对光反射有无异常;有无意识障碍及其程度;有无排便、排尿障碍等。

4.实验室及其他检查

(1)头颅 CT:临床疑诊 SAH 首选 CT 检查可早期诊断。

(2)头颅 MRI:可检出脑干小动静脉畸形,但需注意 SAH 急性期 MRI 检查可能诱发再出血。

(3)腰椎穿刺。

(4)DSA。

(5)TCD:可作为非侵入性技术监测 SAH 后脑血管痉挛情况。

(6)其他血常规、凝血功能和肝功能等检查有助于寻找其他出血原因;心电图可显示 T 波高尖或明显倒置、PR 间期缩短和出现高 U 波等异常。

(五)护理措施

1.活动与休息　蛛网膜下腔出血的患者应绝对卧床休息 4~6 周,告诉患者及家属绝对卧床休息的重要性,为患者提供安静、安全、舒适的休养环境,控制探视,避免不良的声、光刺激,治疗护理活动也应集中进行,避免频繁接触和打扰患者休息。

2.避免诱因　告诉患者及家属容易诱发再出血的各种因素,如避免精神紧张、情绪波动、用力排便、屏气、剧烈咳嗽及血压过高等。

(六)健康指导

1.合理饮食　选择低盐、低脂、充足蛋白质和丰富维生素的饮食。

2.日常指导　避免诱因。

3.检查指导　SAH 患者一般在首次出血 3 周后进行 DSA 检查,应告知脑血管造影相关知识,指导患者积极配合,以明确病因,尽早手术,解除隐患或危险。

4.照顾者指导　家属应关心、体贴患者,为其创造良好的休养环境,督促尽早检查手术,发现再出血征象及时就诊。

六、癫痫

癫痫(epilepsy)是多种原因导致的脑部神经元高度同步化异常放电的临床综合表现,具有发作性、短暂性、重复性和刻板性的特点。临床上每次发作或每种发作的过程称为痫性发作(seizure),一个患者可有一种或数种形式的痫性发作。在癫痫中,由特定症状和体征组成的特定癫痫现象称为癫痫综合征。

(一)病因

1.症状性癫痫 由各种明确的中枢神经系统结构损伤或功能异常所致,如脑外伤、脑血管病、脑肿瘤、中枢神经系统感染等。

2.特发性癫痫 病因不明,未发现脑部有足以引起癫痫发作的结构性损伤或功能异常,与遗传因素密切相关。

3.隐源性癫痫 临床表现提示为症状性癫痫。

4.影响因素 如年龄、遗传因素、睡眠、内环境改变。

(二)临床表现

1.共同特征

(1)发作性,即症状突然发生,持续一段时间后迅速恢复,间歇期正常。

(2)短暂性,即发作持续时间非常短,通常为数秒钟或数分钟,除癫痫持续状态外,很少超过半小时。

(3)重复性,即第一次发作后,经过不同间隔时间会有第二次或更多次的发作。

(4)刻板性,指每次发作的临床表现几乎一致。

2.部分性发作 源于大脑半球局部神经元的异常放电。

(1)单纯部分性发作:局限性发作,时程短,一般不超过1分钟,发作起始与结束均较突然,无意识障碍。

(2)复杂部分性发作:根据起源、扩散途径及速度不同,临床表现有较大差异,出现意识障碍。

(3)部分性发作继发全面性发作:可泛化为全面性强直阵挛发作,出现意识障碍。

3.全面性发作 发作起源于双侧脑部,多在发作初期就有意识丧失。

(1)全面强直-阵挛发作:表现为意识丧失、双侧强直后出现阵挛,早期出现意识丧失、跌倒、其后的发作过程可分强直期、阵挛期、发作后期。

(2)强直性发作:表现为与强直~阵挛性发作中强直期相似的全身骨骼肌强直性收缩,常伴有明显的自主神经症状,如面色苍白等,如发作时处于站立位可剧烈摔倒。发作持续数秒至数十秒。

(3)阵挛性发作:重复阵挛性抽动伴意识丧失,之前无强直期。双侧对称或某一肢体为主的抽动,幅度、频率和分布多变,为婴儿发作的特征,持续1分钟至数分钟。

(4)失神发作:分典型和不典型失神发作,临床表现、脑电图背景活动及发作期改变、预后等均有较大差异。

(5)肌阵挛发作:表现为快速、短暂、触电样肌肉收缩,可遍及全身,也可限于某个肌群或某个肢体,常成簇发生,声、光等刺激可诱发。

(6)失张力发作:表现为部分或全身肌肉张力突然降低导致垂颈(点头)、张口、肢体下垂(持物坠落)或躯干失张力跌倒或猝倒发作,持续数秒至 1 分钟,时间短者意识障碍可不明显,发作后立即清醒和站起。

4.癫痫持续状态　又称癫痫状态,是指癫痫连续发作之间意识尚未完全恢复又频繁再发,或癫痫发作持续 30min 以上不自行停止。

(三)处理原则

1.发作时治疗　当患者正处在意识丧失和全身抽搐时,原则上是预防外伤及其他并发症。立即让患者就地平卧,保持呼吸道通畅,及时给氧。防止受伤、骨折和脱臼。为预防再次发作,选用地西泮、苯妥英钠和苯巴比妥等药。

2.发作间歇期治疗　癫痫患者在间歇期应定时服用抗痫药物,药物治疗原则为:

(1)从单一药物开始,从小剂量开始,逐渐加量。

(2)一种药物达到最大有效血药浓度而仍不能控制发作者再加用第二种药物。

(3)偶尔发病,EEG 异常而临床无癫痫症状及 5 岁以下,每次发作都伴有发热的儿童,一般不用抗癫痫药物。

(4)抗癫痫药物的选择应根据癫痫发作的类型、药物不良反应大小以及患者的接受度决定。

(5)坚持长期规律服药不能突然停药,联合用药者先在医生指导下改为单一用药,然后逐渐减量,间断不规则用药不利于癫痫控制。

(6)常用抗癫痫药物:苯妥英钠、卡马西平、苯巴比妥等。

3.癫痫持续状态的治疗

(1)尽快控制发作可依次选用以下药物:

1)首选地西泮 10~20mg 静注。

2)10%水合氯醛加等量植物油保留灌肠。

3)苯妥英钠。

4)异戊巴比妥钠。

(2)保持呼吸道通畅:平卧头侧位,吸痰,安放口咽通气管,必要时行气管切开,备人工呼吸机。

(3)立即采取维持生命功能的措施。

(4)防治并发症。

(四)护理评估

1.病史　既往史和个人史。

2.主要症状　观察一般症状,是否有癫痫持续状态。

3.身体评估　生命体征、瞳孔大小及对光反射有无异常;有无意识障碍及其程度;有无排便、排尿障碍、有无癫痫发作。

4.实验室及其他检查　EEG 癫痫发作时,除个别部分性和精神运动性发作者,一般可见特异性 EEG 改变,对癫痫诊断和对痫性灶定位的帮助最大。

(五)护理措施

1.保持呼吸道通畅　GTCS 和癫痫持续状态的患者,应取头低侧卧或平卧头侧位,下颌稍向前;松开领带、衣扣和裤带;取下活动性义齿,及时清除口鼻腔分泌物;立即放置压舌板,必要时用舌钳将舌拖出,防止舌后坠阻塞呼吸道,以利呼吸道通畅。癫痫持续状态者插胃管鼻饲,防止误吸;必要时备好床旁吸引器和气管切开包。

2.安全护理

（1）发作期：切勿用力按压抽搐身体，以免发生骨折、脱臼；将压舌板或筷子、纱布、手绢、小布卷等置于患者口腔一侧上下臼齿之间，防止舌、口唇和颊部咬伤；癫痫持续状态、极度躁动或发作停止后意识恢复过程中有短时躁动的患者，均应专人守护，放置保护性床档，必要时给予约束带适当约束。

（2）发作间歇期：给患者创造安全、安静的休养环境，保持室内光线柔和、无刺激；床两侧均安装带床档套的床档；清除床旁桌上的热水瓶、玻璃杯等危险物品。

3.知识宣教　告知患者相关知识，以及抗癫痫药物治疗的原则，指导患者掌握药物疗效及不良反应的观察，鼓励遵医嘱坚持长期正确服药。

（六）健康指导

1.疾病知识指导　向患者及家属介绍疾病及其治疗的相关知识，避免促发因素。

2.用药指导和病情监测　告知患者坚持长期有规律服药，切忌突然停药、减药、漏服药及自行换药，平时随身携带示有姓名、住址、联系电话及疾病诊断的个人信息卡，以备发作时及时联系与急救。

3.工作与婚育　指导建议患者选择适当的工作，禁止从事攀高、游泳、驾驶等职业以及在炉火旁、高压电机旁或其他在发作时可能危及生命的工种；特发性癫痫又有家族史的女性患者，婚后不宜生育；双方均有癫痫或一方患癫痫，另一方有家族史，不宜婚配。

七、重症肌无力

重症肌无力（myasthenia gravis,MG）　是一种神经肌肉接头传递功能障碍的获得性自身免疫性疾病。临床主要表现为部分或全身骨骼肌无力和极易疲劳，活动后症状加重，经休息和胆碱酯酶抑制剂治疗后症状减轻。

（一）病因

（1）重症肌无力的发病机制与自身抗体介导的突触后膜 AChR 的损害有关。

（2）引起重症肌无力免疫应答的始动环节仍不清楚。

（二）临床表现

1.临床特征

（1）受累骨骼肌病态疲劳：肌肉连续收缩后出现严重无力甚至瘫痪，休息后症状可减轻。肌无力于下午或傍晚劳累后加重，晨起或休息后减轻，此种波动现象称之为"晨轻暮重"。

（2）受累肌的分布和表现：全身骨骼肌均可受累，多以脑神经支配的肌肉最常受累。首发症状常为一侧或双侧眼外肌麻痹，如上睑下垂、斜视和复视。

（3）重症肌无力危象：指呼吸肌受累时出现无力感甚至呼吸困难，需用呼吸机辅助通气，是致死的主要原因。

（4）胆碱酯酶抑制剂治疗有效，这是重症肌无力一个重要的临床特征。

（5）病程特点：起病隐匿，整个病程有波动，缓解与复发交替。

2.临床分型　成年型（Osserman 分型）、儿童型、少年型（多在 10 岁后发病，多为单纯以肌麻痹，部分伴吞咽困难及四肢无力）。

（三）处理原则

1.胸腺治疗

（1）胸腺切除。

（2）胸腺放射治疗：对不适于做胸腺切除者可行胸腺深部放射治疗。

2.药物治疗

（1）胆碱酯酶抑制剂：应从小剂量开始，逐步加量，以能维持日常起居为宜。可用溴吡斯的明、溴新斯的明。

（2）肾上腺皮质激素。

（3）免疫抑制剂。

3.血浆置换　仅适用于危象和难治性重症肌无力。

4.大剂量静脉注射免疫球蛋白　作为辅助治疗缓解病情。

5.危象的处理

（1）肌无力危象：为最常见的危象，疾病本身发展所致。

（2）胆碱能危象：非常少见，由于抗胆碱酯酶药物过量引起，患者肌无力加重，并且出现明显胆碱酯酶抑制剂的不良反应如肌束颤动及毒蕈碱样反应。

（3）反拗危象：由于对抗胆碱酯酶药物不感而出现严重的呼吸困难。

（四）护理评估

1.病史　既往史、个人史、用药史。

2.身体评估　意识、生命体征、肌力、肢体活动能力，密切观察呼吸情况，观察患者眼肌闭合情况及心理状态。

3.实验室及其他检查

（1）疲劳试验（Joly 试验）。

（2）抗胆碱酯酶药物试验：新斯的明试验、依酚氯铵试验。

（五）护理措施

1.活动与休息　指导患者充分休息，避免疲劳。应自我调节活动量，以省力和不感到疲劳为原则。

2.生活协助　肌无力症状明显时，应协助做好洗漱、进食、穿衣、个人卫生等生活护理，保持口腔清洁，防止外伤和皮肤并发症。

3.有效沟通　耐心倾听，不催促打断患者的表述，指导患者采用文字形式和肢体语言表达自己的需求。

4.疾病相关知识指导　护士应耐心解释病情，详细告知本病的病因临床过程、治疗效果以及负性情绪与预后的关系，帮助患者掌握疾病相关知识，树立治疗信心。

5.目带指导　保持呼吸道通畅。

6.用药指导　抗胆碱酯酶药必须按时服用，有咀嚼和吞咽无力者应在餐前 30min 口服，在患者出现感染、处于月经前或其他应激状况时，常需增加给药剂量，故应及时发现并报告医生。

（六）健康指导

1.饮食指导　用餐过程中因咀嚼肌无力，患者往往会感到疲劳，很难连续咀嚼，应指导患者适当休息后再继续进食；鼓励患者少量慢咽，给患者充足的进食时间，不要催促和打扰患者进食。

2.活动与休息　患者应建立健康的生活方式，生活有规律，保证充分休息和充足睡眠。

3.防止并发症

(1)预防误吸或窒息:指导患者掌握正确的进食方法,当咽喉、软腭和舌部肌群受累出现吞咽困难、饮水呛咳时,不能强行服药和进食,以免导致窒息或吸入性肺炎。

(2)预防营养失调:了解吞咽情况和进食能力,记录每天进食量;发现患者摄入明显减少、体重减轻或消瘦、精神不振、皮肤弹性减退等营养低下表现时,应及时就诊。

(3)预防危象:遵医嘱正确服用抗胆碱酯酶药,避免漏服,自行停服和更改药量,防止因用药不足或过量导致危象发生。

4.照顾者指导:家属应理解和关心患者,给予精神支持和生活照顾;细心观察和及时发现病情变化。

八、专科检查

(一)腰椎穿刺术

腰椎穿刺(lumbar　puncture)是神经内科应用非常普遍的辅助检查,对于疾病的诊断有重要价值,应正确掌握其适应证、禁忌证和并发症。

1.适应证

(1)留取脑脊液做各种检查以助中枢神经系统疾病如感染、蛛网膜下腔出血、脑膜癌病等的诊断。

(2)测量颅内压或行动力学试验以明确颅内压高低及脊髓腔、横窦通畅情况。

(3)动态观察脑脊液变化以助判断病情、预后及指导治疗。

(4)注入放射性核素行脑、脊髓扫描。

(5)注入液体或放出脑脊液以维持、调整颅内压平衡,或注入药物治疗相应疾病。

2.禁忌证

(1)颅内压明显升高,或已有脑疝迹象,特别是怀疑后颅窝存在占位性病变。

(2)穿刺部位有感染灶、脊柱结核或开放性损伤。

(3)明显出血倾向或病情危重不宜搬动。

(4)脊髓压迫症的脊髓功能处于即将丧失的临界状态。

3.护理措施

(1)术前护理:

1)评估患者的文化水平、合作程度以及是否做过腰椎穿刺检查等;指导患者了解腰椎穿刺的目的、特殊体位、过程与注意事项,消除患者的紧张、恐惧心理,征得患者和家属的签字同意。

2)备好穿刺包、压力表包、无菌手套、所需药物、氧气等,用普鲁卡因局麻时先做好过敏试验。

3)指导患者排空大小便,在床上静卧 15~30 分钟。

(2)术中护理:

1)指导和协助患者保持腰椎穿刺的正确体位。

2)观察患者呼吸、脉搏及面色变化,询问有无不适感。

3)协助患者摆放术中测压体位,协助医生测压。

4)协助医生留取所需的脑脊液标本,督促标本送检。

(3)术后护理:

1)指导患者去枕平卧 4~6 小时,告知卧床期间不可抬高头部,可适当转动身体。

2)观察患者有无头痛、腰背痛、脑疝及感染等穿刺后并发症。穿刺后头痛最常见,多发生在穿刺后 1~7 天,可能为脑脊液量放出较多或持续脑脊液外漏所致颅内压降低。应指导多进饮料、多饮水,延长卧床休息时间至 24 小时,遵医嘱静滴生理盐水等。

3)保持穿刺部位的纱布干燥,观察有无渗液、渗血,24 小时内不宜淋浴。

思考题

1.简述病毒性脑膜炎的健康指导。

2.简诉脑出血急性期的护理措施。

3.简述脑梗死患者的护理要点。

4.蛛网膜下腔出血的常见并发症有哪些?

5.简诉癫痫患者急救护理措施。

第二章　外科护理

第一节　概述

外科护理学是临床护理学科的重要组成部分之一,是研究如何从现代护理观点出发,对外科患者进行整体护理的专业课程。本章内容包括普通外科、周围血管外科、颅脑外科、心胸外科、泌尿男性生殖外科、骨关节外科等常见病多发病的病因、临床表现、治疗原则和患者护理等,其总体目标是介绍外科护理学的基本理论、基本知识和基本技能,使护士充分了解外科护理学的相关知识,培养护士素质和护理道德,并能运用上述有关知识,以整体的人为中心,以护理程序为框架,以较熟练的护理操作技术和优良的工作态度,对外科患者进行整体护理。

第二节　颈部疾病患者的护理

一、甲状腺癌

甲状腺癌(thyroid carcinoma)是最常见的甲状腺恶性肿瘤,约占全身恶性肿瘤的 1%,是目前发病率增长最快的恶性肿瘤之一。除髓样癌外,大多数甲状腺癌起源于滤泡上皮细胞。

(一)病因

病因尚不明确,与碘缺乏、放射线照射、促甲状腺激素(TSH)慢性刺激、家族史等有关。

(二)临床表现

1.甲状腺肿大或结节　淋巴结肿大最常见于颈深上、中、下淋巴结,体表可触及。随着病程进展,肿块逐渐增大、质硬、可随吞咽上下移动,吞咽时肿块移动度变小。

2.压迫症状　随着病情进展,肿块迅速增长,压迫周围组织,可产生一系列症状。晚期癌肿增大压迫气管,使气管移位,可产生不同程度的呼吸障碍;癌肿侵犯气管可导致呼吸困难或咯血;癌肿压迫或浸润食管,可引起吞咽困难;癌肿侵犯喉返神经可出现声音嘶哑;交感神经受压则可出现 Horner 综合征;颈丛浅支受侵犯时,患者可有耳、枕、肩等处疼痛。

3.远处转移症状　乳头状癌颈部,淋巴结转移灶发生率高、出现早、范围广、发展慢、可有囊性变。滤泡状癌易发生远处转移,以血行转移为主,常转移至肺和骨。

(三)处理原则

手术切除是各型甲状腺癌(除未分化癌外)的基本治疗方法。根据患者情况再辅以放射性核素治疗、内分泌及放射外照射等疗法。

1.非手术治疗

(1)放射性核素治疗:利用 131I 发射出的 β 射线的电离辐射生物效应的作用可破坏甲状腺组织和癌细胞。

(2)内分泌治疗:甲状腺癌作全/近全切除者 131I 治疗后均应及时、长期、足量地接受 TSH 抑制治疗,预防甲状腺功能减退。治疗药物首选左甲状腺素(LT$_A$)口服制剂。

(3)放射外照射治疗:是一种采用高能量的射线来杀死颈部或者癌灶转移部位的癌细胞的疗法。主要用于未分化型甲状腺癌。

2.手术治疗　包括甲状腺本身的切除及颈部淋巴结的清扫,手术方式的选择,需结合术前评估、复发危险度和患者意愿综合考虑。其疗效与肿瘤的病理类型有关,并应根据病情及病理类型决定是否加行颈部淋巴结清扫术或放射性碘治疗等。

(四)护理评估

1.术前评估

(1)健康史:

1)一般情况:包括年龄、性别、文化程度等。

2)既往史:了解有无结节性甲状腺肿或其他自身免疫性疾病史、有无童年放射线接触史、有无其他部位的肿块和手术治疗史、有无其他伴随症状。

3)家族史。

(2)身体状况。

(3)辅助检查。

(4)心理-社会状况。

2.术后评估

(1)术中情况:了解麻醉方式与效果、手术种类及病灶处理情况、术中出血与补液、输血情况。

(2)身体状况:

1)一般情况:评估患者呼吸道是否通畅以及生命体征是否平稳、神志是否清楚。

2)伤口与引流管情况:评估患者切口敷料是否干燥,伤口引流管是否通畅,是否固定牢固,注意观察引流液的颜色、性状、量。

3)并发症发生情况:了解患者是否出现术后常见并发症,如呼吸困难和窒息、吞咽困难、喉返神经损伤、喉上神经损伤和甲状腺功能减退等。

(3)心理-社会状况。

(五)护理措施

1.术前护理

(1)心理护理:告知患者甲状腺癌的有关知识,说明手术的必要性、手术的方法、术后恢复过程及预后情况,消除其顾虑和恐惧。

(2)术前适应性训练:术前教患者练习头颈过伸位,每日数次,以适应术中体位变化。指导患者学会深呼吸、有效咳嗽的方法,以保持呼吸道通畅。

(3)术前准备:必要时,为患者剃除耳后毛发,以便行颈部淋巴结清扫术。术前晚遵医嘱予以镇静安眠类药物。

2.术后护理

(1)体位和引流:术后取平卧位,待血压平稳或全麻清醒后取半卧位,指导患者在床上变换体位、咳嗽时可用手固定颈部以减少震动。切口常规放置橡皮片或胶管引流,24~48小时注意观察引流液的量和颜色,保持引流通畅,及时更换切口处敷料,评估并记录出血情况。

(2)饮食与营养:术后清醒患者,可给予少量温水或凉水。若无呛咳、误咽等不适,可逐步过渡到便于吞咽的微温流质饮食,再逐步过渡到半流质和软食。必要时遵医嘱静脉补充营养和水电解质。

(3)保持呼吸道通畅:注意避免引流管阻塞,并指导和协助患者进行深呼吸和有效咳嗽,必要时进行超声雾化吸入。因切口疼痛而不敢或不愿意咳嗽排痰者,遵医嘱适当给予镇痛药。

3.术后并发症观察与处理

(1)呼吸困难和窒息是最危急的并发症,多发生于术后48小时内。

1)原因:出血及血肿压迫气管、喉头水肿、气管塌陷、声带麻痹。

2)表现:患者出现呼吸频率增快,呼吸费力,出现三凹征,甚至窒息死亡。

3)护理:①对于血肿压迫所致呼吸困难,若出现颈部疼痛、肿胀,甚至颈部皮肤出现瘀斑者,应立即返回手术室拆开伤口。如患者呼吸困难严重则应在床边拆开缝线,消除血肿,严密止血,必要时行气管切开。②轻度喉头水肿者无须治疗,中度者应嘱其不说话,可采用皮质激素作雾化吸入,严重者应紧急作环甲膜穿刺或气管切开。

(2)喉返神经损伤:

1)原因:多数系手术直接损伤,少数为术后血肿压迫或瘢痕组织牵拉所致。

2)表现:一侧喉返神经损伤可由健侧向患侧过度内收而代偿,但不能恢复原音色;双侧喉返神经损伤可导致失声或严重的呼吸困难,甚至窒息。

3)护理:钳夹、牵拉或血肿压迫所致损伤多为暂时性,经理疗等及时处理后,一般在3~6个月内可逐渐恢复,严重呼吸困难时立即气管切开。

(3)喉上神经损伤:

1)原因:损伤喉上神经内支(感觉)或外支((运动)所致。

2)表现:损伤外支引起声带松弛、声调降低、无力;损伤内支则使咽喉黏膜感觉丧失,易引起误咽或呛咳。

3)护理:一般经理疗后可自行恢复。

(4)甲状旁腺功能减退:

1)原因:手术时甲状旁腺被误切、挫伤或其血液供应受累。

2)表现:多数患者临床表现不典型,严重者可出现面肌和手足伴有疼痛的持续性痉挛,甚至可发生喉和膈肌痉挛引起窒息而死。

3)护理:①预防的关键在于切除甲状腺时注意保留腺体背面的甲状旁腺。②一旦发生应适当限制肉类、乳品和蛋类等食品,因其含磷较高,影响钙的吸收。③严重低血钙、手足抽搐时,立即遵医嘱予以10%葡萄糖酸钙或氯化钙10ml缓慢静脉推注,可重复使用;症状轻者可口服及静脉注射钙剂,并定期监测血清钙浓度,以调节钙剂的用量。

(六)健康指导

1.功能锻炼 卧床期间鼓励患者床上活动,头颈部在制动一段时间后,可开始逐步练习活动。颈部淋巴结清扫术者,切口愈合后还应开始肩关节的功能锻炼,并持续至出院后3个月。

2.心理调适 指导患者调整心态,积极配合后续治疗。

3.后续治疗 指导甲状腺全/近全切除者遵医嘱坚持服用甲状腺素制剂,预防肿瘤复发。术后遵医嘱按时行放射治疗等。

4.定期复诊 教会患者自行检查颈部,若发现结节、肿块等异常及时就诊。出院后定期复诊,检查颈部、肺部及甲状腺功能等。

二、甲状腺功能亢进

甲状腺功能亢进(hyperthyroidism)简称甲亢,是由各种原因引起循环中甲状腺素异常过多而出现以全身代谢亢进为主要特征的疾病。

(一)病因

原发性甲亢是一种自身免疫性疾病,继发性甲亢和高功能腺瘤可能与结节本身自主性分泌紊乱有关。

(二)临床表现

1.甲状腺素分泌过多综合征 患者可出现高代谢综合征和各系统功能受累,表现为性情急躁、易激惹、失眠、双手颤动、疲乏无力、怕热多汗、皮肤潮湿;食欲亢进却体重减轻,肠蠕动亢进和腹泻;月经失调和阳痿;心悸、脉快有力(脉率常在100次/分以上,休息与睡眠时仍快)脉压增大。其中脉率增快及脉压增大常作为判断病情程度和治疗效果的重要指标。

2.甲状腺肿大 呈弥漫性、对称性,质地不等,无压痛,多无局部压迫症状。甲状腺扪诊可触及震颤,听诊时可闻及血管杂音。

3.眼征 典型者双侧眼球突出、睑裂增宽。严重者上下眼睑难以闭合,甚至不能盖住角膜;瞬目减少;眼睛向下看时上眼睑不能随眼球下闭;上视时无额纹出现;两眼内聚能力差;甚至伴眼睑肿胀、结膜充血水肿等。

(三)处理原则

1.非手术治疗 主要包括放射性131I治疗和抗甲状腺药物治疗。

2.手术治疗 手术是治疗甲亢的有效疗法,手术方式首选甲状腺全/近全切除术。

(1)适应证:继发性甲亢或高功能腺瘤;中度以上的原发性甲亢;腺体较大,伴有压迫症状或胸骨后甲状腺肿;抗甲状腺药物或131I治疗后复发者;妊娠早、中期的甲亢患者。

(2)禁忌证:青少年患者、症状较轻者、老年患者或具有严重器质性疾病不能耐受手术治疗者。

(四)护理评估

1.术前评估

(1)健康史：

1)一般情况：包括年龄、性别、文化程度等。

2)既往史：了解有无结节性甲状腺肿或其他自身免疫性疾病史；有无甲状腺疾病的用药或手术史；近期有无感染、劳累、精神刺激或创伤等应激因素。

3)家族史。

(2)身体状况。

(3)辅助检查。

(4)心理-社会状况。

2.术后评估　参考本节甲状腺癌患者的术后护理评估。

(五)护理措施

1.术前护理

(1)休息：保持病房安静,指导患者减少活动,适当卧床。

(2)饮食护理：给予高热量、高蛋白质和富含维生素的食物,加强营养支持,纠正负氮平衡,给予足够的液体摄入,但有心脏疾病的患者应避免大量摄入水分。禁用浓茶、咖啡等刺激性饮料,戒烟、酒,勿进食富含粗纤维的食物。

(3)心理护理：多与患者交谈,消除顾虑和恐惧心理,避免情绪激动。精神过度紧张或失眠者,适当应用镇静剂或安眠药物。

(4)用药护理：术前通过药物降低基础代谢率是甲亢患者手术准备的重要环节,通常有4种方法,分别为单用碘剂、硫脲类药物加用碘剂、碘剂加用硫脲类药物后再加用碘剂、普萘洛尔。

(5)突眼护理：注意保护眼睛,常滴眼药水。外出戴墨镜或眼罩以免强光、风沙及灰尘刺激,睡前用抗生素眼膏敷眼,戴黑眼罩或以油纱布遮盖。

(6)术前适应性训练：指导患者练习头颈过伸位、深呼吸、咳嗽等。

2.术后护理

(1)体位和引流：术后取平卧位,待麻醉清醒、血压平稳后取半卧位。

(2)保持呼吸道通畅,预防肺部并发症。

(3)特殊药物的应用：甲亢患者术后继续服用复方碘化钾溶液,由3次/日,16滴/次开始,逐日每次减少1滴,直至病情平稳。遵医嘱术后口服甲状腺素,每日30~60mg,连服6~12个月,以抑制促甲状腺素的分泌和预防复发。

(4)并发症的护理：除与甲状腺癌相似并发症外,还可能出现甲状腺危象。

1)原因：多与术前准备不足、甲亢症状未能很好控制及手术应激有关。

2)表现：术后12~36小时内出现高热(>39℃)、心率增快(>120~140次/分),可出现烦躁不安、谵妄,甚至昏迷,也可表现为神志淡漠、嗜睡、呕吐、腹泻,以及全身红斑及低血压。

3)护理：预防的关键在于术前应准备充分、完善,使血清甲状腺素水平及基础代谢率降至正常范围后再手术。术后早期加强巡视和病情观察,一旦发现患者出现甲状腺危象,立即通知医师予以处理。

(六)健康指导

1.康复指导　指导患者正确面对疾病,自我控制情绪,保持心情愉快。合理安排休息与饮食。

鼓励患者学会自我护理方法,促进康复。

2. 用药指导 告知甲亢术后继续服药的重要性并督促执行,教会患者正确服用碘剂的方法。

3. 复诊指导 指导患者定期至门诊复查,了解甲状腺的功能,出现心悸、手足震颤、抽搐等症状及时就诊。

三、单纯性甲状腺肿

单纯性甲状腺肿(simple goiter)又称地方性甲状腺肿(endemic goiter),是由于机体缺碘、存在致甲状腺肿物质或甲状腺素合成酶缺陷所致的代偿性甲状腺肿大,不伴有明显的甲状腺功能亢进或减退。

(一)病因

(1)甲状腺素原料(碘)缺乏:环境缺碘是主要因素。

(2)甲状腺素需要量增高:青春发育期、妊娠期或绝经期的妇女,对甲状腺素的需要量暂时性升高所致,是一种生理现象,常在成年或妊娠结束后自行缩小。

(3)甲状腺合成和分泌障碍。

(二)临床表现

1. 甲状腺肿大或颈部肿块 甲状腺不同程度肿大,随吞咽上下活动。早期,甲状腺呈对称、弥漫性肿大,腺体表面光滑,质地柔软。随后,在肿大腺体的一侧或两侧可扪及多个(或单个)结节,常年存在,增长缓慢。

2. 压迫症状 常见的为压迫气管、食管和喉返神经,出现气管弯曲、移位和呼吸道狭窄影响呼吸。开始只在剧烈活动时感觉气促,发展严重时甚至休息睡觉也有呼吸困难。少数喉返神经或食管受压者可出现声音嘶哑或吞咽困难。压迫颈深部大静脉,引起头颈部静脉回流障碍,出现面部青紫、肿胀及颈胸部表浅静脉怒张。

(三)处理原则

1. 非手术治疗 生理性甲状腺肿的患者,可不予药物治疗,宜多食含碘丰富的食物,如海带、紫菜等。对于20岁以前的弥漫性单纯甲状腺肿患者,不宜手术治疗,可给予小量甲状腺素或左甲状腺素片以抑制腺垂体 TSH 分泌,缓解甲状腺增生和肿大。

2. 手术治疗 手术方式多采用甲状腺次全切除术。有以下情况时,应及时行手术治疗。

(1)压迫气管、食管或喉返神经而引起临床症状者。

(2)胸骨后甲状腺肿。

(3)巨大甲状腺肿影响生活和工作者。

(4)结节性甲状腺肿继发有功能亢进者。

(5)结节性甲状腺肿疑有恶变者。

(四)护理评估

参考本节甲状腺癌患者的护理评估。

(五)护理措施

1. 非手术治疗患者的护理

(1)一般护理:嘱患者注意劳逸结合,适当休息。多食海带、紫菜等海产品及含碘丰富的食物,避免过多食用卷心菜、萝卜、菠菜、花生等抑制甲状腺激素合成的食物。

（2）病情观察：观察患者甲状腺肿大的程度、质地、有无结节及压痛，颈部增粗的进展情况及有无局部压迫表现等。

（3）用药护理：碘缺乏者，嘱患者遵医嘱准确、长期补充碘剂，并注意观察药效及不良反应。致甲状腺肿物质所致者，停用后一般可自行消失。生理性甲状腺肿大多可自行消退。

（4）心理护理：及时向患者解释及宣教病因及防治知识，告知患者补碘等治疗后甲状腺肿可逐渐缩小或消失。

2.手术前后的护理　参考本节甲状腺癌患者的护理内容。

（六）健康指导

1.饮食指导　应在甲状腺肿流行地区推广加碘食盐，鼓励患者多进食含碘丰富的食物，如海带、紫菜等。

2.防治指导　妊娠期、哺乳期、成长发育期应增加碘的摄入。

四、甲状腺腺瘤

甲状腺瘤（thyroid adenoma）是最常见的甲状腺良性肿瘤。多见于 20~30 岁年轻人，女性较多。

（一）病因

包括性别、癌基因、家族性肿瘤综合征、外部射线照射、TSH 过度刺激因素。

（二）临床表现

腺瘤多为单发，呈圆形或椭圆形，局限在一侧腺体内，表面光滑，稍硬，无压痛，边界清楚，随吞咽上下移动。腺瘤生长缓慢，多数患者无不适症状。腺瘤发生囊内出血时，肿瘤可在短期内迅速增大，局部出现胀痛。

（三）处理原则

甲状腺腺瘤有诱发甲亢和恶变的可能，原则上应早期行包括腺瘤的患侧甲状腺大部或部分（腺瘤小）切除。

（四）护理评估

参考本节甲状腺癌患者的护理。

（五）护理措施

参考本节甲状腺癌患者的护理。

（六）健康指导

参考本节甲状腺癌患者的护理。

五、颈部常见肿块

颈部肿块是颈部或非颈部疾病的共同表现。据统计，恶性肿瘤、甲状腺疾病及炎症、先天性疾病和良性肿瘤各占颈部肿块的 1/3。

（一）分类及病因

1.颈部淋巴结结核　结核分枝杆菌大多经扁桃体、龋齿侵入，近 5%继发于肺和支气管结核病变，并在人体抵抗力低下时发病。

2.炎症　急、慢性淋巴结炎、涎腺炎、软组织化脓性感染等。

3.肿瘤

（1）原发性肿瘤：良性肿瘤有甲状腺腺瘤、舌下囊肿、血管瘤等；恶性肿瘤有甲状腺癌、恶性淋巴瘤、涎腺瘤、恶性神经源性肿瘤等。

(2)转移性肿瘤:原发病灶多在口腔、鼻咽部、喉、甲状腺、食管、肺、乳房、消化道、女性生殖系统等处。

4.先天性畸形　甲状腺舌管囊肿或瘘、胸腺咽管囊肿或瘘、囊状淋巴管瘤(囊状水瘤),颏下皮样囊肿等。

(二)临床表现

1.颈部淋巴结结核(thberculous cervical lymphadenitis)　多见于儿童和青年,表现为颈部一侧或双侧出现多个大小不等的肿大淋巴结,初发时肿大的淋巴结较硬,无痛,可推动。病情继续发展,发生淋巴结周围炎,使淋巴结与皮肤和周围组织发生粘连;各个淋巴结也可相互粘连,融合成团,形成不易推动的结节性肿块。晚期,淋巴结发生干酪样坏死、液化,形成寒性脓肿,破溃后形成经久不愈的窦道或慢性溃疡。少数患者有低热、盗汗、食欲缺乏、消瘦等全身中毒症状。

2.慢性淋巴结炎(chronic lymphadenitis)　常继发于头、面、颈部的炎性病灶,肿大的淋巴结常散见于颈侧区或颌下、颏下区,略硬、表面光滑、能活动,可有不同程度的红、肿、热、痛表现。

3.转移性肿瘤(metastatic tamor)　最常见为鼻咽癌和甲状腺癌的转移。

4.恶性淋巴瘤(malignant lymphoma)　包括霍奇金病和非霍奇金淋巴瘤,肿大淋巴结常先出现于颈侧、散在、质硬、固定、尚活动、表面不光滑、结节状、无压痛;继之淋巴结逐渐融合成团,伴腋窝、腹股沟等全身淋巴结肿大、肝脾大、发热。

5.甲状腺舌管囊肿(thyroglossal cystl)　表现为颈前区中线、舌骨下方有直径 1~2cm 的圆形肿块,边界清楚,表面光滑,有囊性感,无压痛,并随吞咽或伸、缩舌而上下移动,加压不能使之缩小,若并发感染,可出现红、肿、热、痛及全身感染症状。感染性囊肿破溃后,可形成经久不愈的瘘管。

(三)处理原则

颈部常见肿块的处理原则依其性质而定。

1.结核

(1)非手术治疗:包括注意休息、加强营养和抗结核药物治疗等综合措施。

(2)手术治疗:

1)少数局限、较大、可推动的淋巴结可手术切除。

2)寒性脓肿尚未破溃可穿刺抽脓,再注入抗结核药物,每周 2 次。

3)无继发感染的窦道或溃疡行刮除术并开放引流。

4)寒性脓肿继发化脓性感染者,先行切开引流,待感染控制后,必要时再行刮除术。

2.炎症　控制原发炎症病灶。

3.肿瘤　除恶性淋巴瘤以放射治疗和化学治疗为首选治疗方法外,其他肿瘤的治疗仍以早期手术为原则;若疑为转移性肿瘤、在全面细致查找原发病灶的同时早期行病理学检查,以明确诊断和治疗。

4.先天性畸形　彻底切除囊肿及其残留的管状结构。合并急性感染者,需在控制感染后手术。

(四)护理评估

1.术前评估

(1)健康史和相关因素:包括年龄、性别、文化程度等;了解患者是否曾患有颈部肿块、其他部位恶性肿瘤、局部感染和先天性畸形等;了解家族中有无相关疾病患病史。

(2)身体状况。

(3)辅助检查。

(4)心理-社会状况。

2.术后评估　参考本节甲状腺癌患者的护理评估。

(五)护理措施

术前、术后护理　参考本节甲状腺癌患者的护理。

(六)健康指导

1.定期随访　嘱颈部肿块的患者加强随访、尽早明确病因,对症治疗。

2.自我检查　教会患者自查颈部的方法,注意观察肿块生长情况,包括大小、活动度、质地、是否伴有局部压痛等;注意肿块与全身症状的关系。

思考题

1.什么是甲状腺功能亢进?

2.简述甲状腺素分泌过多综合征的临床表现。

3.甲状腺术后发生呼吸困难和窒息的常见原因有哪些?

4.喉上神经损伤有哪些临床表现?喉返神经损伤有哪些临床表现?

第三节　乳腺疾病患者的护理

一、急性乳腺炎

急性乳腺炎(acute mastitis)是乳腺的急性化脓性感染,多见于产后哺乳期妇女,尤以初产妇多见,往往发生在产后 3~4 周。

(一)病因

1.乳汁淤积　乳汁过多、婴儿吸乳过少或乳管不通畅。

2.细菌入侵　金黄色葡萄球菌是主要的致病菌。

(二)临床表现

1.症状

(1)乳房胀痛:局部红肿、发热,有压痛性肿块。

(2)脓肿形成:一般在数日后可形成单房或多房性脓肿。表浅脓肿可向外破溃或破入乳管自乳头流出。深部脓肿可缓慢向外破溃,也可向深部穿至乳房与胸肌间的疏松组织中,形成乳房后脓肿。

2.体征　患者常有患侧腋窝淋巴结肿大和触痛。

(三)处理原则

控制感染,排空乳汁,脓肿形成前主要是抗生素治疗为主,脓肿形成后则需及时行脓肿切开引流。

1.非手术治疗

(1)局部处理:局部外敷金黄散或鱼石脂软膏,皮肤水肿明显者可用 25%硫酸镁湿热敷。

(2)应用抗生素:首选青霉素治疗,或用耐青霉素酶的苯唑西林钠(新青霉素Ⅱ),或头孢一代抗生素(如头孢拉定)。如皮肤发红和乳房硬块在数日至1周内减退,需根据细菌培养和药敏试验结果选用抗生素。

(3)终止乳汁分泌:若感染严重或脓肿引流后并发乳瘘,应单侧停止喂养或终止哺乳。

(4)中药治疗:可服用蒲公英、野菊花等清热解毒类中药。

2.手术治疗 脓肿形成后,及时在超声引导下穿刺抽吸脓液,必要时可切开引流。

(四)护理评估

1.健康史 询问患者是否为初产妇,有无乳腺炎病史,既往乳房发育情况如何,有无乳房肿块、乳头异常溢液病史。观察哺乳方法是否正确,了解婴儿的口腔卫生状况。

2.身体评估 检查乳头有无破损,是否有乳汁,观察乳房局部炎症进展状况,脓肿是否形成,了解发热、出汗程度、疼痛及止痛效果等。

3.辅助检查 了解患者的血常规、B超检查结果,以确定患者的感染程度以及脓肿的数目、部位和大小。

4.心理-社会状况 观察患者情绪变化,是否担心婴儿的喂养与发育,乳房的功能及形态改变等,注意家庭其他成员对患者生活和情绪的影响。

(五)护理措施

1.非手术治疗的护理/术前护理

(1)一般护理:注意休息,避免过度紧张和劳累。摄入充足的食物、液体和维生素C。对发热者给予物理或药物降温。

(2)排空乳汁:

1)鼓励哺乳者继续用双侧乳房哺乳,若婴儿无法顺利吸出乳汁或医嘱建议暂停哺乳,则用手挤出或用吸奶器吸出乳汁。

2)在哺乳前温敷乳房。

3)在婴儿吸吮间期,用手指从阻塞部位腺管上方向乳头方向轻柔按摩,以帮助解除阻塞。

4)若疼痛感抑制了喷乳反射,可先喂健侧乳房后喂患侧乳房。

5)变换不同的哺乳姿势或托起一侧乳房哺乳,以促进乳汁排出。

(3)治疗:遵医嘱局部用药,口服抗生素或中药以控制感染,必要时服用药物终止哺乳,用药后应遵医嘱决定是否暂停哺乳。

(4)缓解疼痛:

1)局部托起:用宽松胸罩托起患乳。

2)热敷、药物外敷或理疗。

3)遵医嘱服用对乙酰氨基酚或布洛芬镇痛。

2.术后护理 脓肿切开引流后保持引流通畅,密切观察引流液颜色、性状、量及气味的变化,定时更换切口敷料。

3.心理护理

(1)消除不良情绪,增加与患者的沟通。

(2)保持情绪稳定和心情舒畅。

4.健康指导

（1）保持婴儿口腔卫生，及时治疗口腔炎症。

（2）养成良好哺乳习惯　产后尽早开始哺乳，按需哺乳，每次哺乳时将乳汁吸净。每日清水擦洗乳房 1~2 次，避免过多清洗和用肥皂清洗。

（3）纠正乳头内陷：每日挤捏、提拉乳头，矫正内陷。

（4）预防和处理乳头破损：

1）预防：让婴儿用正确姿势含接乳头和乳晕，防止乳头皲裂；不让婴儿含着乳头睡觉；哺乳后涂抹乳汁或天然羊毛脂乳头修护霜以保护乳头皮肤，哺乳前不需擦掉，可以让婴儿直接吸吮。

2）处理：适当缩短每次哺乳的时间，增加哺乳频率；乳头、乳晕破损或皲裂者，暂停哺乳，改用吸乳器吸出乳汁哺乳婴儿，局部用温水清洗后涂抗生素软膏，待愈合后再哺乳，症状严重时应及时诊治。

二、乳腺囊性增生病

乳腺囊性增生病（mastopathy）是女性多发病，常见于中年妇女。本病是乳腺组织的良性增生，可发生于腺管周围并伴有大小不等的囊肿形成；也可发生于腺管内，表现为不同程度的乳头状增生伴乳管囊性扩张；也有发生在小叶实质者，主要为乳管及腺泡上皮增生。

（一）病因

（1）体内雌、孕激素比例失调，黄体素分泌减少、雌激素量增多，使乳腺实质增生过度和复旧不全。

（2）部分乳腺实质成分中女性激素受体的质和量异常，使乳房各部分的增生程度参差不齐。

（二）临床表现

1．症状　突出的表现是乳房胀痛，部分患者具有周期性。疼痛与月经周期有关，往往在月经前疼痛加重，月经来潮后减轻或消失，有时整个月经周期都有疼痛。

2．体征

（1）一侧或双侧乳腺有大小不一、质韧而不硬的单个或多个结节，可有触痛，与周围乳腺组织分界不明显，与皮肤无粘连，也可为弥漫性增厚。

（2）少数患者可有乳头溢液，呈黄绿色或血性，偶为无色浆液。

（三）处理原则

1．非手术治疗　定期观察和药物对症治疗，症状严重者可用中药调理，如口服中药逍遥散，也可选用雌激素受体拮抗剂（他莫昔芬、托瑞米芬等）和维生素类药物联合治疗，若肿块变软、缩小或消退，则可予以观察并继续中药治疗，若肿块无明显消退，或观察过程中对局部病灶有恶变可疑者，应切除并作快速病理检查。

2．手术治疗　病理检查证实有不典型上皮增生，则可结合其他因素决定手术。

（四）护理评估

1．健康史　乳腺囊性增生病的发病高峰年龄为 40~49 岁，青年女性少见，绝经后发病率迅速下降。

2．身体状况　乳房周期性疼痛、乳房肿块、乳头有无溢液。

3．辅助检查　乳房钼靶摄片可协助诊断，超声检查穿刺行细胞学检查或切片活检可明确诊断。

（五）护理措施

1.减轻疼痛

(1)心理护理:解释疼痛发生的原因,消除患者的顾虑,保持心情舒畅。

(2)局部托起:用乳罩托起乳房。

(3)用药护理:遵医嘱服用中药或其他对症治疗药物。

2.定期检查　嘱患者经常进行乳房自我检查。局限性增生者在月经后 1 周至 10 日内复查,每隔 2~3 个月到医院复诊,有对侧乳腺癌或有乳腺癌家族史者密切随访。

(六)健康指导

(1)嘱患者在诊断和治疗后应给予严密的监测:每月 1 次的乳房自我检查,每年 1 次的乳腺 X 线摄影,每 4~6 个月 1 次的临床乳房检查等。对每位患者建立一套完整的随访监测计划。

(2)嘱患者注意经期和产褥期乳房的卫生,不穿过紧的乳罩,经常清洁乳头。

(3)增强体质,提高自身免疫力　注意劳逸结合,多参加体育锻炼,多进食富含维生素的新鲜蔬果。

三、乳腺癌

乳腺癌(breast cancer)是女性发病率最高的恶性肿瘤。

(一)病因

1.激素作用　雌酮及雌二醇对乳腺癌的发病有直接关系。

2.家族史　一级女性亲属中有乳腺癌病史者的发病危险性是普通人群的 2~3 倍。

3.月经婚育史　月经初潮年龄早、绝经年龄晚、未育、初次足月产年龄较大及未进行母乳喂养者发病率增加。

4.乳腺良性疾病　多数认为乳腺小叶有上皮高度增生或不典型增生可能与本病发生有关。

5.饮食与营养　营养过剩、肥胖和高脂肪饮食可增加发病机会。

6.其他　环境和生活方式。

(二)临床表现

1.常见乳腺癌

(1)乳房肿块:

1)早期:表现为患侧乳房出现无痛性、单发小肿块,肿块多位于乳房外上象限,质硬、表面不光滑,与周围组织分界不清,在乳房内不易被推动。

2)晚期:

①肿块固定:癌肿侵入胸筋膜和胸肌时,固定于胸壁不易推动。

②卫星结节、铠甲胸:癌细胞侵犯大片乳房皮肤时,可出现多个坚硬小结节或条索,呈卫星样围绕原发病灶。若结节彼此融合,弥漫成片,可延伸至背部和对侧胸壁,致胸壁紧缩呈铠甲状,患者呼吸受限。

③皮肤破溃:癌肿处皮肤可溃破而形成溃疡,常有恶臭,易出血。

(2)乳房外形改变:

1)酒窝征:若肿瘤累及 Cooper 韧带,可使其缩短而致肿瘤表面皮肤凹陷,出现"酒窝征"。

2)乳头内陷:邻近乳头或乳晕的癌肿因侵入乳管使之缩短,可将乳头牵向癌肿一侧,进而使乳头扁平、回缩、凹陷。

3)橘皮征:如皮下淋巴管被癌细胞堵塞,引起淋巴回流障碍,可出现真皮水肿,乳房皮肤呈

"橘皮样"改变。

(3)转移征象:

1)淋巴转移:最初多见于患侧腋窝,肿大的淋巴结少数散在,质硬、无痛、可被推动,继而逐渐增多并融合成团,甚至与皮肤或深部组织粘连。

2)血行转移:乳腺癌转移至肺、骨、肝时,可出现相应症状。如肺转移可出现胸痛、气急,骨转移可出现局部骨疼痛,肝转移可出现肝大或黄疸等。

2.特殊类型乳腺癌

(1)炎性乳腺癌发病率低,年轻女性多见。表现为患侧乳房皮肤发红、水肿、增厚、粗糙、表面温度升高等,类似急性炎症,无明显肿块。病变开始比较局限,短期内即扩展到乳房大部分皮肤,常可累及对侧乳房。本病恶性程度高,发展迅速,早期即转移,预后极差,患者常在发病数月内死亡。

(2)乳头湿疹样乳腺癌少见,乳头有瘙痒、烧灼感,之后出现乳头和乳晕皮肤发红、糜烂,如湿疹样,进而形成溃疡;有时覆盖黄褐色鳞屑样痂皮,病变皮肤较硬。部分患者于乳晕区可扪及肿块。本病恶性程度低,发展慢,腋淋巴结转移较晚。

(三)处理原则

1.非手术治疗

(1)化学治疗:乳腺癌是实体瘤中应用化学治疗最有效的肿瘤之一。浸润性乳腺癌伴腋淋巴结转移是应用辅助化学治疗的指征,可以改善生存率。

(2)内分泌治疗:肿瘤雌激素受体阳性者优先应用内分泌治疗,阴性者优先应用化学治疗。

(3)放射治疗:在保留乳房的乳腺癌手术后,应给予较高剂量放射治疗。

(4)生物治疗:近年临床上已推广使用的曲妥珠单抗注射液,是通过转基因技术制备,对HER2有过度表达的乳腺癌患者有一定效果。

2.手术治疗

(1)保留乳房的乳腺癌切除术完整切除肿块及其周围1~2cm的组织,适合于I期、II期患者,且乳房有适当体积,术后能保持外观效果者,术后必须辅以放射治疗。

(2)乳腺癌改良根治术有2种术式。一是保留胸大肌,切除胸小肌,二是保留胸大、小肌。该术式保留了胸肌,术后外观效果较好,适用于I、II期乳腺癌患者。

(3)乳腺癌根治术和乳腺癌扩大根治术前者切除整个乳房,以及胸大肌、胸小肌、腋窝及锁骨下淋巴结。后者在此基础上切除胸廓内动脉、静脉及其周围淋巴结(即胸骨旁淋巴结)。

(4)全乳房切除术切除整个乳腺,包括腋尾部及胸大肌筋膜。适用于原位癌、微小癌及年迈体弱不宜作根治术者。

(5)前哨淋巴结活检术和腋淋巴结清扫术根据前哨淋巴结的病理结果可预测腋淋巴结是否有肿瘤转移。前哨淋巴结病理结果阴性者可不做腋淋巴结清扫术,阳性常规行腋下淋巴结清扫术。

(四)护理评估

1.术前评估

(1)健康史:

1)一般情况:包括年龄、性别、婚姻和职业、肥胖、饮食习惯、生活环境等。

2)既往史:评估患者的月经史、婚育史、哺乳史等,以及既往是否患有乳房良性肿瘤。

3)家族史:了解家庭中有无乳腺癌或其他肿瘤患者。

(2)身体状况:

1)症状与体征。

2)辅助检查:了解有无钼靶 X 线、超声、病理检查及其他有关手术耐受性检查是否异常。

3)心理-社会状况:了解患者对疾病的认知程度,对手术有何顾虑和思想负担;了解朋友及家属,尤其是配偶,对患者的关心、支持程度;了解家庭对手术的经济承受能力。

2.术后评估

(1)术中情况:了解患者手术、麻醉方式与效果、病变组织切除情况、术中出血、补液、输血情况和术后诊断。

(2)身体状况:评估生命体征是否平稳,患者是否清醒,胸部弹力绷带是否包扎过紧,有无呼吸困难等;评估有无皮瓣下积液,患肢有无水肿,肢端血液循环情况;各引流管是否通畅,引流量、颜色与性状等。

(3)心理-社会状况:了解患者有无紧张、焦虑、抑郁、恐惧等;患肢康复训练和早期活动是否配合;对出院后的继续治疗是否清楚。

(五)护理措施

1.术前护理

(1)心理护理:了解和关心患者,鼓励患者表达对疾病和手术的顾虑与担心,有针对性地进行心理护理。向患者和家属解释手术的必要性和重要性,请曾接受手术且已痊愈者现身说法,帮助患者度过心理调适期。告诉患者行乳房重建的可能,鼓励其树立战胜疾病的信心。对已婚患者,应同时对其丈夫进行心理辅导,使之逐渐接受妻子手术后身体形象的改变,鼓励夫妻双方坦诚相待,取得丈夫的理解、关心和支持。

(2)终止哺乳或妊娠。

(3)术前准备:做好术前常规检查和准备。对手术范围大、需要植皮者,除常规备皮外,同时做好供皮区(如腹部或同侧大腿区)的皮肤准备。乳房皮肤溃疡者,术前每日换药至创面好转。乳头凹陷者应清洁局部。

2.术后护理

(1)体位:术后麻醉清醒、血压平稳后取半卧位。

(2)病情观察:严密观察生命体征变化,观察切口敷料渗血、渗液情况,并予以记录。乳腺癌扩大根治术有损伤胸膜可能,患者若感到胸闷、呼吸困难,应及时报告医师,以便早期发现和协助处理肺部并发症,如气胸等。

3.伤口护理

(1)有效包扎:手术部位用弹力绷带加压包扎,使皮瓣紧贴胸壁防止积液积气。包扎松紧度以能容纳一手指,维持正常血运,且不影响呼吸为宜。

(2)观察皮瓣血液循环:注意皮瓣颜色及创面愈合情况。

(3)观察患侧上肢远端血液循环:若手指发麻、皮肤发绀、皮温下降、动脉搏动不能扪及,提示腋窝部血管受压,肢端血液循环受损,应及时调整绷带的松紧度。

4.引流管护理

（1）有效吸引：负压吸引的压力大小要适宜，负压引流球或引流管应保持压缩状态。

（2）妥善固定：引流管的长度要适宜，患者卧床时将其固定于床旁，起床时固定于上衣。

（3）保持通畅：定时挤压引流管，避免管道堵塞，防止引流管受压和扭曲。若有局部积液、皮瓣不能紧贴胸壁且有波动感，报告医师及时处理。

（4）注意观察：包括引流液的颜色、性状和量。

（5）拔管：若引流液转为淡黄色，连续 3 日每日量少于 10~15ml，创面与皮肤紧贴，手指按压伤口周围皮肤无空虚感，即可考虑拔管。

5.患侧上肢肿胀的护理

（1）避免损伤：勿在患侧上肢测血压、抽血、注射或输液等。避免患肢过度活动、负重和外伤。

（2）抬高患肢：平卧时患肢下方垫枕抬高 10°~15°，肘关节轻度屈曲；半卧位时屈时 90°放于胸腹部；下床活动时用吊带托或用健侧手将患肢抬高于胸前，需要他人扶持时只能扶健侧以防腋窝皮瓣滑动而影响愈合；避免患肢下垂过久。

（3）促进肿胀消退：在专业人员指导下向心性按摩患侧上肢，或进行握拳、屈肘、伸肘和缓慢渐进的举重训练等，促进淋巴回流；深呼吸运动改变胸膜腔内压，并引起膈肌和肋间肌的运动，从而持续增加胸腹腔内的淋巴回流；肢体肿胀严重者，用弹力绷带包扎或戴弹力袖以促进淋巴回流；局部感染者，及时应用抗生素治疗。

6.患侧上肢功能锻炼

（1）术后 24 小时内：活动手指和腕部，可作伸指、握拳、屈腕等锻炼。

（2）术后 1~3 日：进行上肢肌肉等长收缩，可用健侧上肢或他人协助患侧上肢进行屈肘、伸臂等锻炼，逐渐过渡到肩关节的小范围前屈、后伸运动（前屈小于 30°，后伸小于 15°）。

（3）术后 4~7 日：鼓励患者用患侧手洗脸、刷牙、进食等，并做以患侧手触摸对侧肩部及同侧耳朵的锻炼。

（4）术后 1~2 周：术后 1 周开始做肩关节活动，以肩部为中心，前后摆臂。术后 10 日左右做抬高患侧上肢（将患侧肘关节伸屈、手掌置于对侧肩部，直至患侧肘关节与肩平）；手指爬墙（每日标记高度，逐渐递增幅度，直至患侧手指能高举过头）、梳头（以患侧手越过头顶梳对侧头发、扪对侧耳朵）等的锻炼。指导患者做患肢功能锻炼时应根据患者的实际情况而定，一般以每日 3~4 次、每次 20~30 分钟为宜；循序渐进，逐渐增加功能锻炼的内容。术后 7 日内不上举，10 日内不外展肩关节；不要以患侧肢体支撑身体，防皮瓣移动而影响愈合。

（六）健康指导

1.饮食与活动　加强营养，多食高蛋白、高维生素、高热量、低脂肪的食物。近期避免患侧上肢搬动或提拉过重物品，继续进行功能锻炼。

2.避免妊娠　术后 5 年内避孕，防止乳腺癌复发。

3.坚持治疗　遵医嘱坚持化疗、放疗或内分泌治疗。化疗期间定期检查肝、肾功能和血白细胞计数，告诉患者坚持服药的重要性，并积极预防和处理不良反应；放疗期间注意保护皮肤，出现放射性皮炎时及时就诊；放疗、化疗期间少到公共场所。

4.乳房定期检查　20 岁以上的妇女，特别是高危人群每月进行 1 次乳房自我检查。术后患者也应每月自查 1 次。检查时间最好选在月经周期的第 7~10 日，或月经结束后 2~3 日。已经绝经的女性应选择每个月固定的 1 日检查。40 岁以上女性或乳腺癌术后患者每年还应行钼靶 X 线检查。乳房自我检查方法如下：

(1)视诊：站在镜前取各种姿势(两臂放松垂于身体两侧、向前弯腰或双手上举置于头后)观察双侧乳房的大小和外形是否对称；有无局限性隆起、凹陷或皮肤橘皮样改变；有无乳头回缩或抬高等。

(2)触诊：患者平卧或侧卧，肩下垫软薄枕或将手臂置于头下进行触诊。一侧手的示指、中指和无名指并拢，用指腹在对侧乳房上进行环形触摸，要有一定的压力。从乳房外上象限开始检查，依次为外上、外下、内下、内上象限，然后检查乳头、乳晕，最后检查腋窝有无肿块、乳头有无溢液。若发现肿块和乳头溢液，及时到医院做进一步检查。

四、专科检查

(一)乳腺钼靶 X 线摄片

乳腺钼靶，全称乳腺钼靶 X 线摄影检查，又称钼靶检查，是目前诊断乳腺疾病的首选和最简便、最可靠的无创性检测手段。

1.适应证

(1)乳腺肿块、硬化，异常的乳头溢液，皮肤异常，局部疼痛或肿胀。

(2)筛查发现的异常改变。

(3)良性发现的短期随诊。

(4)乳腺移植的患者。

(5)乳腺肿瘤治疗的患者。

(6)其他需要放射科医师检查或会诊的患者。

2.禁忌证 无特殊禁忌。

3.方法 乳腺钼靶检查系统是一种低剂量乳腺 X 光拍摄乳房的技术，它能清晰显示乳腺各层组织，可以发现乳腺增生，各种良、恶性肿瘤以及乳腺组织结构紊乱，可观察到小于 0.1 毫米的微小钙化点及钙化簇。

4.护理

(1)检查前请选择穿戴合适的衣裤。

(2)检查时必须完全脱去上衣及装饰物。

(3)优质的摄片效果离不开良好的乳腺组织压迫。为了能清楚呈现深部组织的影像，减少辐射剂量，技术人员会尽量按压乳房。压迫会使患者感到有压力或疼痛，但每次压迫时间一般不超过一分钟。

(4)请尽量避开经期前后 3~5 天。

思考题

1.急性乳腺炎的症状有哪些？

2.急性乳腺炎的预防原则有哪些？

3.简述急性乳腺炎的高发人群。

4.乳腺囊性增生患者的症状与体征有哪些？

5.急性乳腺炎患者的非手术治疗方法有哪些？

6.乳腺癌患者如何进行术后的功能锻炼？

7.如何做好乳房自检？

8.什么是酒窝征？

第四节　腹外疝疾病患者的护理

一、腹股沟疝

腹股沟疝(inguinal hernia)是指发生在腹股沟区域的腹外疝,通常将腹股沟疝分为斜疝和直疝 2 种。疝囊经过腹壁下动脉外侧的腹股沟管深环(内环)突出,向内、向下、向前斜行经过腹股沟管,再穿出腹股沟管浅环(皮下环),并可进入阴囊,称为腹股沟斜疝。疝囊经腹壁下动脉内侧的直疝三角区直接由后向前突出,不经过内环,也不进入阴囊,称为腹股沟直疝。腹股沟斜疝是最常见的腹外疝,发病率约占全部腹外疝的 75%~90%,占腹股沟疝的 85%~95%,多见于儿童及成年人;腹股沟直疝多见于老年人。

(一)病因

1.先天性解剖异常　婴儿出生后,若鞘突不闭锁或闭锁不全,当啼哭、排便等致腹内压力增加时,肠管、大网膜等即可进入未闭锁或闭锁不全的鞘突形成疝。

2.后天性腹壁薄弱或缺损　腹横筋膜不同程度的薄弱或缺损,腹横肌和腹内斜肌发育不全或萎缩。

(二)临床表现

1.症状与体征

(1)腹股沟斜疝:

1)易复性斜疝:除腹股沟区有肿块和偶有胀痛外,并无其他症状。肿块常在站立、行走、咳嗽或劳动时出现,多呈带蒂柄的梨形,可降至阴囊或大阴唇。用手按住肿块同时嘱患者咳嗽,可有冲击感。若患者平卧休息或用手将肿块向腹腔推送,肿块可向腹腔回纳而消失。

2)难复性斜疝:除胀痛稍重外,主要特点是疝块不能完全回纳。

3)嵌顿性疝:表现为疝块突然增大,并伴有明显疼痛,平卧或用手推送不能使疝块回纳。肿块紧张发硬,且有明显触痛。嵌顿内容如为大网膜,局部疼痛常较轻微;如为肠袢,不仅局部疼痛明显,还可伴有腹部绞痛、恶心、呕吐、停止排便排气、腹胀等机械性肠梗阻的表现。

4)绞窄性疝:临床症状多较严重,但在肠袢坏死穿孔时,疼痛可因疝块压力骤降而暂时缓解。绞窄时间较长者易引起疝外被盖组织的急性炎症;严重者可发生急性腹膜炎及脓毒症。

(2)腹股沟直疝:患者站立时,在腹股沟内侧端、耻骨结节上外方出现一半球形肿块,并不伴有疼痛或其他症状。

2.并发症　腹膜炎、脓毒症及机械性肠梗阻。

(三)处理原则

腹股沟疝早期手术效果好、复发率低;若不及时处理,疝块逐渐增大,终将加重腹壁的损坏而影响劳动力,术后复发率增高;斜疝又常可发生嵌顿或绞窄而威胁患者的生命。因此,除少数特殊情况外,腹股沟疝一般应尽早行手术治疗。

1.非手术治疗

(1)棉线束带法或绷带压深环法:适用于1岁以下婴儿。

(2)医用疝带的使用:适用于年老体弱或伴有其他严重疾病而禁忌手术者。

(3)手法复位:嵌顿性疝在下列情况下可先试行手法复位:①嵌顿时间在3~4小时内,局部压痛不明显,也无腹部压痛或腹肌紧张等腹膜刺激征者;②年老体弱或伴有其他较严重疾病而估计肠祥尚未绞窄坏死者。

2.手术治疗

(1)传统的疝修补术:基本原则是高位结扎疝囊、加强或修补腹股沟管管壁。

1)疝囊高位结扎术:显露疝囊颈,予以高位结扎或贯穿缝合,然后切去疝囊。单纯性疝囊结扎适用于婴幼儿或儿童,以及绞窄性斜疝因肠坏死而局部严重感染者。

2)加强或修补腹股沟管管壁。

(2)无张力疝修补术:在无张力情况下,利用人工高分子材料网片进行修补。

(3)经腹腔镜疝修补术:其基本原理是从腹腔内部用网片加强腹壁缺损或用钉(缝线)使内环缩小。

(四)护理评估

1.术前评估

(1)健康史:

1)一般情况:了解患者的年龄、性别、职业,女性患者的生育史。

2)腹股沟疝发生情况:了解腹股沟疝发生的状况、病情进展情况及对日常生活的影响。

3)相关因素:了解营养、发育等状况,有无慢性咳嗽、便秘、排尿困难,腹水等腹内压增高的情况,有无腹部手术、外伤、切口感染等病史,有无糖尿病及血糖控制情况,有无其他慢性疾病,有无阿司匹林、华法林等药物服用史。

(2)身体状况:

1)症状与体征。

2)辅助检查:了解血常规检查有无白细胞计数及中性粒细胞比值升高、大便隐血试验是否阳性等,腹部X线检查有无肠梗阻;了解阴囊透光试验结果;对老年患者还需了解其心、肺、肾功能和血糖水平。

3)心理-社会状况:评估患者对疾病的认知,评估患者是否出现焦虑等心理反应,评估患者对手术方式的了解程度。

2.术后评估

(1)术中情况:了解患者麻醉方式、手术方式、术中生命体征是否平稳等,术中是否输液、输血等。

(2)身体状况:观察局部切口的愈合情况、有无发生切口感染;有无发生阴囊水肿;有无腹内压增高因素存在。

(2)心理-社会状况:评估患者是否出现焦虑等心理反应,评估患者及家属社会支持情况,评估患者的经济能力等。

(五)护理措施

1.非手术治疗的护理/术前护理

(1)卧床休息:疝块较大、年老体弱或伴有其他严重疾病暂不能手术者,减少活动,多卧床休息;建议患者离床活动时佩戴医用疝带。

(2)消除引起腹内压增高的因素:有引起腹内压增高的因素而暂不行手术者,积极治疗原发病,控制症状。指导患者注意保暖,预防呼吸道感染;指导患者戒烟;养成良好的排便习惯,多饮水、多吃蔬菜等粗纤维食物,保持排便通畅;妊期间在活动时可使用疝带压住疝环口。

(3)棉线束带或绷带压深环法的护理:应注意局部皮肤的血运情况,睡觉时可不用;避免长时间的哭闹,防止嵌顿疝的形成。

(4)嵌顿性/绞窄性疝的护理:观察患者疼痛程度及病情变化,若出现明显腹痛,伴疝块突然增大、发硬且触痛明显、不能回纳腹腔,应高度警惕嵌顿疝发生的可能,立即报告医师,并配合处理。若发生疝的嵌顿、绞窄,引起肠梗阻等情况,应予禁食、胃肠减压,纠正水、电解质及酸碱平衡失调、抗感染,必要时备血。做好急诊手术准备。行手法复位的患者,若疼痛剧烈,可遵医嘱注射吗啡或哌替啶。手法复位后24小时内严密观察患者生命体征,尤其是脉搏、血压的变化,注意观察腹部情况,注意有无腹膜炎或肠梗阻的表现。如有这些表现,配合医师做好紧急手术探查的准备。

(5)完善术前准备:

1)对年老体弱、腹壁肌肉薄弱或复发疝的患者,术前应加强腹壁肌肉锻炼,并练习卧床排便和使用便器等。

2)术前2周戒烟。

3)服用阿司匹林者术前7日停药,抗凝治疗者术前遵医嘱停药,或选用合适的拮抗药。

4)便秘者,术前晚灌肠,清除肠内积粪,防止术后腹胀及排便困难。

5)术前完成阴囊及会阴部的皮肤准备,若发现有毛囊炎等炎症表现,必要时应暂停手术。

6)患者进手术室前,嘱其排尿,以防术中误伤膀胱。

7)高龄、糖尿病、肥胖、消瘦、多次复发疝、化学治疗或放射治疗后和其他免疫功能低下者,遵医嘱预防性使用抗生素。

2.并发症

(1)休息与活动:采用无张力疝修补术者一般术后当日或次日即可下床活动,年老体弱、复发性疝、绞窄性疝、巨大疝等患者可适当延迟下床活动的时间。

(2)饮食护理:若无恶心、呕吐,在局部麻醉下行无张力疝修补术者术后即可进软食或普食;经腹腔镜疝修补术者术后6~12小时,少量饮水或进流质,之后逐渐恢复到软食或普食。行肠切除吻合术者术后应禁食,待肠功能恢复后方可进食。

(3)防止腹内压增高:注意保暖,防止受凉引起咳嗽;指导患者在咳嗽时用手掌按压,以保护切口和减轻震动引起的切口疼痛。保持排便通畅,便秘者给予通便药物,避免用力排便。因麻醉或手术刺激引起尿潴留者,可肌内注射卡巴胆碱或针灸,促进膀胱平滑肌的收缩,必要时导尿。

(4)预防阴囊水肿:术后可用丁字带托起阴囊,并密切观察阴囊肿胀情况。

(5)预防切口感染:

1)病情观察:注意体温和脉搏的变化;观察切口有无红、肿、疼痛,阴囊部有无出血、血肿。

2)切口护理:术后切口一般不需加沙袋压迫,有切口血肿时应予适当加压;保持切口敷料清洁干燥、不被粪尿污染;若敷料脱落或被污染,及时更换。

3)抗生素使用:绞窄性疝行肠切除、肠吻合术后,易发生切口感染,术后须合理应用抗生素。

（六）健康指导

1.疾病知识宣教　向患者解释引起腹外疝的原因和诱发因素,手术治疗的必要性,做好患者的心理护理。对拟采用无张力疝修补术者,介绍补片材料的优点及费用等。

2.出院指导

（1）活动指导:患者出院后应逐渐增加活动量,3个月内应避免重体力劳动或提举重物等。

（2）饮食指导:调整饮食习惯,保持排便通畅。

（3）防止复发:减少和消除引起腹外疝复发的因素,并注意避免增加腹内压的动作如剧烈咳嗽、用力排便等。

（4）定期随访:若疝复发,应及早诊治。

二、股疝

腹腔内脏器或组织通过疝环、经股管向卵圆窝突出形成的疝,称为股疝（femorl hernia）。股疝的发病率约占腹外疝的 3%~5%,多见于 40 岁以上妇女。

（一）病因

股管是狭长的漏斗形间隙,上口称股环,下口为卵圆窝。女性骨盆较宽大、联合肌腱和腔隙韧带较薄弱,使股管上口宽大松弛而易发病。妊娠是腹腔内压力增高的主要原因。

（二）临床表现

1.体征　疝块往往不大,表现为腹股沟韧带下方卵圆窝处有一半球形突起。易复性股疝的症状较轻。一部分患者可在久站或咳嗽时感到患处胀痛,并有可复性肿块。因疝囊外常有很多脂肪堆积,故平卧回纳内容物后,疝块有时不能完全消失。股疝如发生嵌顿,除引起局部明显疼痛外,常伴有明显的急性机械性肠梗阻,严重者甚至可以掩盖股疝的局部症状。

2.并发症　急性机械性肠梗阻。

（三）处理原则

及时手术治疗,最常用的手术方式是 McVay 修补术,也可采用无张力疝修补术或经腹腔镜修补术。

（四）护理评估

参考本节腹股沟疝患者的护理评估。

（五）护理措施

重点在于消除引起腹内压增高的因素,及时发现和处理嵌顿性/绞窄性疝。具体护理措施参考本节腹股沟疝患者的护理。

（六）健康指导

1.疾病知识宣教　向患者解释造成股疝的原因和诱发因素,手术治疗的必要性,了解患者的顾虑所在,尽可能地予以解除,使其安心配合治疗。

2.出院指导

（1）活动指导:患者出院后应逐渐增加活动量,3个月内应避免重体力劳动或提举重物等。

（2）饮食指导:调整饮食习惯,保持排便通畅。

（3）防止复发:减少和消除引起股疝复发的因素,并注意避免增加腹内压的动作如剧烈咳嗽、用力排便等。

(4)定期随访:若疝复发,应及早诊治。

三、切口疝

腹腔内器官或组织自腹壁手术切口突出形成的疝,称为切口疝(incisional hernia)。临床上比较常见,其发生率约为腹外疝的第三位。

(一)病因

(1)解剖因素:腹部切口疝多见于腹部纵向切口。

(2)手术因素:手术操作不当是导致切口疝的重要原因,如留置引流物过久,切口过长导致切断肋间神经过多缝合不严密,缝合时张力过大而致组织撕裂等情况均可导致切口疝的发生。

(3)切口愈合不良。

(4)腹内压增高:手术后腹胀明显或肺部并发症导致剧烈咳嗽而致腹内压骤增,也可致切口内层哆裂。

(二)临床表现

1.症状 多数患者无特殊不适。较大的切口疝有腹部牵拉感,伴食欲减退、恶心、便秘、腹部隐痛等表现,有时还伴有不完全性肠梗阻表现。

2.体征 腹壁切口瘢痕处有肿块出现,站立或用力时更为明显,平卧休息则缩小或消失。肿块小者直径数厘米,大者可达 10~20cm,甚至更大。有时疝内容物可达皮下,若为肠管常可见到肠型和肠蠕动波。疝内容物回纳后,多数能扪及腹肌裂开所形成的疝环边缘。若是腹壁肋间神经损伤后腹肌薄弱所致切口疝,虽有局部膨隆,但无边缘清楚的肿块,也无明显疝环可扪及。

(三)处理原则

1.较小的切口疝 切除疝表面的原手术瘢痕,显露疝环并沿其边缘解剖出腹壁各层组织,回纳疝内容物后在无张力条件下拉拢疝环边缘,逐层缝合健康的腹壁组织,必要时重叠缝合。

2.较大的切口疝 可用人工高分子修补材料或自体筋膜组织进行修补。

(四)护理评估

参考本节腹股沟疝患者的护理评估。

(五)护理措施

不宜手术或暂不宜手术者,推荐采用适当的腹带包扎以限制切口疝的增大和发展;对于巨大切口疝,为防止疝内容物还纳腹腔后发生呼吸窘迫和腹腔间室综合征,术前应进行相应腹腔扩容及腹肌顺应性训练;术后适当延迟下床活动时间,加用腹带包扎 3 个月或更长时间以确保切口的完全愈合。其他护理措施参考本节腹股沟疝患者的护理。

(六)健康指导

1.疾病知识宣教 向患者解释造成切口疝的原因和诱发因素,介绍手术的方式等,消除患者焦虑紧张情绪。

2.出院指导 指导患者避免增加腹内压的动作如剧烈咳嗽、用力排便等,若疝复发,应及早诊治。

四、脐疝

腹腔内脏器或组织通过脐环突出形成的疝,称为脐疝(umbilical hernia)。脐疝有小儿脐疝和成人脐疝之分,以前者多见。

（一）病因

1.小儿脐疝 为先天性,因脐环闭锁不全或脐部组织不够坚固,经常啼哭和便秘等致腹内压增高时发生,多属易复性。

2.成人脐疝 多见于中年经产妇女,也见于肝硬化腹水、肥胖等患者。脐环处有脐血管穿过,是腹壁的薄弱点;此外,由于妊娠或腹水等原因腹内压长期增高,引起腹壁结构发生病理性结构变化,从而降低了腹壁强度,同时,腹内压也促使腹腔内器官或组织通过脐环形成疝。

（二）临床表现

1.症状 小儿脐疝表现为啼哭时出现脐部肿块,安静平卧时肿块消失。成人脐疝由于疝环狭小,成人脐疝发生嵌顿或绞窄者较多。

2.体征 小儿脐疝疝囊颈一般不大,但极少发生嵌顿和绞窄。孕妇或肝硬化腹水者,如伴发脐疝,有时会发生自发性或外伤性穿破。

3.并发症 机械性肠梗阻,急性腹膜炎及全身中毒症状。

（三）处理原则

1.小儿脐疝 未闭锁的脐环至2岁时多能自行闭锁,除了脐疝嵌顿或穿破等紧急情况外,小儿2岁之前可采取非手术治疗。可在回纳疝块后,用一大于脐环、外包纱布的硬片抵住脐环,然后用胶布或绷带固定勿使之移动。6个月以内的婴儿采用此法治疗,疗效较好。满2岁后,如脐环直径仍大于1.5cm,则可手术治疗。原则上,5岁以上儿童的脐疝均应采取手术治疗。

2.成人脐疝 首选手术治疗,原则是切除疝囊,缝合疝环。

（四）护理评估

1.术前评估

（1）健康史:

1）一般情况:了解患者的年龄、性别、职业。

2）腹股沟疝发生情况:了解腹股沟疝发生的状况、病情进展情况及对日常生活的影响。

（2）身体状况:

1）症状与体征:评估疝块的部位、大小、质地、有无压痛、能否回纳,用手压住深环观察疝块能否突出;有无腹部绞痛、恶心、呕吐、肛门停止排便排气等肠梗阻症状及其诱因;有无压痛、反跳痛、腹肌紧张等腹膜刺激征。

2）辅助检查:了解血常规检查有无白细胞计数及中性粒细胞比值升高、大便隐血试验是否阳性等。

2.术后评估

（1）术中情况:了解患者麻醉方式、手术方式、术中生命体征是否平稳等,术中是否输液、输血等。

（2）身体状况:观察局部切口的愈合情况、有无发生切口感染;有无发生阴囊水肿;有腹内压增高因素存在。

（五）护理措施

重点在于消除引起腹内压增高的因素,具体护理措施参考本节腹股沟疝患者的护理。

（六）健康指导

1.疾病知识宣教 向患者家属解释造成脐疝的原因和诱发因素、介绍手术的方式等,消除患者焦虑紧张情绪。

2.出院指导　指导患者注意避免增加腹内压的动作如剧烈咳嗽、用力排便等,若疝复发,应及早诊治。

思考题

1.简述腹股沟疝的护理措施。

2.腹外疝的健康指导有哪些?

第五节　小肠疾病患者的护理

一、肠梗阻

肠内容物由于各种原因不能正常运行,顺利通过肠道,称肠梗阻(intestinal obstruction)。

(一)病因

1.机械性肠梗阻

(1)肠腔内堵塞:如结石、粪块、寄生虫、异物等。

(2)肠管外受压:如肠扭转、腹腔内肿瘤压迫、粘连引起肠管扭曲、嵌顿疝等。

(3)肠壁病变:如肿瘤、肠套叠、先天性肠道闭锁等。

2.动力性肠梗阻　可分为麻痹性肠梗阻(paralytic ileus)及痉挛性肠梗阻(pastic ileus)。前者常见于急性弥漫性腹膜炎、低钾血症、细菌感染及某些腹部手术后等。后者可继发于尿毒症、慢性铅中毒和肠功能紊乱等。

3.血运性肠梗阻　肠系膜血栓形成、栓塞或血管受压等。

(二)临床表现

1.症状

(1)腹痛:单纯性机械性肠梗阻表现为阵发性腹部绞痛。疼痛发作时,患者自觉腹内有"气块"窜动,并受阻于某一部位,即梗阻部位;绞窄性肠梗阻者表现为腹痛间歇期不断缩短,呈持续性剧烈腹痛。麻痹性肠梗阻者腹痛为全腹持续性胀痛或不适;肠扭转所致闭袢性肠梗阻者多表现为突发腹部持续性绞痛并阵发性加剧;而肠蛔虫堵塞多为不完全性肠梗阻,以阵发性脐周腹痛为主。

(2)呕吐:高位肠梗阻呕吐发生较早且频繁,呕吐物主要为胃及十二指肠内容物等;低位肠梗阻呕吐出现较晚,呕吐物初期为胃内容物,后期可呈粪样,若吐出蛔虫,多为蛔虫团引起的肠梗阻;麻痹性肠梗阻时呕吐呈溢出性;绞窄性肠梗阻呕吐物为血性或棕褐色液体。

(3)腹胀:高位肠梗阻由于呕吐频繁,腹胀较轻,低位肠梗阻腹胀明显。闭袢性肠梗阻患者腹胀多不对称,麻痹性肠梗阻则表现为均匀性全腹胀。肠扭转时腹胀多不对称。

(4)停止排便排气:完全性肠梗阻,多不再排便排气,但在高位肠梗阻早期,由于梗阻以下肠腔内仍残存粪便及气体,可在灌肠后或自行排出,故不应因此而排除肠梗阻。不完全性肠梗阻可有多次少量排便排气;绞窄性肠梗阻可排血性黏液样便。

2.体征

(1)腹部:

1)视诊:机械性肠梗阻可见肠型和蠕动波。

2)触诊:单纯性肠梗阻因肠管膨胀,可有轻度压痛,但无腹膜刺激征;绞窄性肠梗阻时,可有固定压痛和腹膜刺激征;蛔虫性肠梗阻,常在腹中部触及条索状团块,肠套叠时可扪及腊肠样肿块。

3)叩诊:绞窄性肠梗阻时,腹腔有渗液,移动性浊音可呈阳性。

4)听诊:机械性肠梗阻时有肠鸣音亢进,气过水音,麻痹性肠梗阻时,则肠鸣音减弱或消失。

(2)全身:初期可无明显变化。梗阻晚期或绞窄性肠梗阻患者可出现唇干舌燥、眼窝凹陷、皮肤弹性消失、尿少或无尿等明显脱水体征,还可出现脉搏细速、血压下降、面色苍白、四肢发冷等全身中毒和休克征象。

(三)处理原则

处理原则是纠正肠梗阻引起的全身生理紊乱和解除梗阻。

1.基础治疗 主要措施包括禁食、胃肠减压,纠正水、电解质及酸碱平衡失调,防止感染和中毒,给予生长抑素减少胃肠液的分泌量以减轻胃肠道膨胀,酌情应用解痉剂、镇静剂等。

2.解除梗阻

(1)非手术治疗:适用于单纯性粘连性肠梗阻、麻痹性或痉挛性肠梗阻、蛔虫或粪块阻塞引起的肠梗阻、肠结核等炎症引起的不完全性肠梗阻等。方法包括中医中药治疗、口服或胃肠道灌注植物油、针刺疗法等。

(2)手术治疗:适用于各类型的绞窄性肠梗阻以及由肿瘤、先天性肠道畸形引起的肠梗阻,非手术治疗无效者。常见手术方式:单纯解除梗阻、肠段切除术、肠短路吻合术、肠造口或肠外置术。

(四)护理评估

1.术前评估

(1)健康史:

1)一般情况:包括年龄、性别,发病前有无体位不当、饮食不当、饱餐后剧烈活动等诱因。

2)既往史:了解既往有无腹部手术及外伤史、各种急慢性肠道疾病史及个人卫生情况等。

3)家族史:了解家族中有无各种急慢性肠道疾病患者。

(2)身体状况:

1)症状与体征:

2)辅助检查:了解实验室检查是否提示有水、电解质及酸碱平衡失调及其类型,腹部 X 线等有无异常。

3)心理-社会状况:评估患者的心理情况,有无过度焦虑或恐惧,是否了解围术期的相关知识,了解患者的家庭、社会支持情况。

2.术后评估

(1)术中情况:了解患者采取的麻醉、手术方式及术中输血、输液情况。

(2)身体状况:评估患者的生命体征及意识状态;评估切口情况;评估腹腔引流管是否通畅有效,引流液的颜色、性状和量;评估患者术后有无发生肠粘连、腹腔内感染或肠瘘等并发症。

(3)心理-社会状况:评估患者的心理情况;是否了解术后康复的相关知识;了解患者的家庭、社会支持情况。

(五)护理措施

1.非手术治疗的护理/术前护理

(1)缓解疼痛与腹胀:

1)胃肠减压:有效的胃肠减压对单纯性肠梗阻和麻痹性肠梗阻可达到解除梗阻的目的。

2)安置体位:取低半卧位。

3)应用解痉剂:在确定无肠绞窄后,可应用阿托品、654-2等抗胆碱类药物。

4)按摩或针刺疗法:若为不完全性、痉挛性或单纯蛔虫所致的肠梗阻,可适当顺时针轻柔按摩腹部,并遵医嘱配合应用针刺疗法。

(2)维持体液与营养平衡:

1)补充液体:严密监测呕吐次数、呕吐物的量和性状以及皮肤弹性、尿量、尿比重、血液浓缩程度、血清电解质、血气分析结果等,根据病情遵医嘱补充液体的量和种类。

2)饮食与营养支持:肠梗阻时需禁食,应给予肠外营养支持。若梗阻解除,患者开始排气排便,腹痛、腹胀消失12小时后,可进流质饮食,忌食用易产气的甜食和牛奶等;如无不适,24小时后进半流质饮食,3日后进软食。

3)呕吐护理:呕吐时坐起或头偏向一侧,及时清除口腔内呕吐物,呕吐后给予漱口,保持口腔清洁。观察和记录呕吐物颜色、性状和量。

4)病情观察:定时监测体温、脉搏、呼吸和血压,以及腹痛、腹胀和呕吐等变化,及时了解患者各项实验室指标。若出现以下情况应警惕绞窄性肠梗阻发生的可能:①腹痛发作急骤,发病开始即可表现为持续性剧痛,或持续性疼痛伴阵发性加重,有时出现腰背痛。②呕吐出现早、剧烈而频繁。③腹胀不对称,腹部有局限性隆起或触痛性肿块。④呕吐物、胃肠减压液或肛门排出物为血性,或腹腔穿刺抽出血性液体。⑤出现腹膜刺激征,肠鸣音可不亢进或由亢进转为减弱甚至消失。⑥体温升高、脉率增快、白细胞计数升高。⑦病情进展迅速,早期出现休克,抗休克治疗无效。⑧经积极非手术治疗而症状体征未见明显改善。⑨腹部X线可见孤立、突出胀大的肠袢,位置固定不变,或有假肿瘤状阴影;或肠间隙增宽,提示腹腔积液。此类患者病情危重,应在抗体克,抗感染的同时,积极做好术前准备。

5)肠道准备:慢性不完全性肠梗阻需作肠切除手术者,除常规术前准备外,还应按要求作肠道准备。

2.术后护理

(1)体位:全麻术后未清醒时予以平卧位,头偏向一侧;清醒血压平稳后给予半卧位。

(2)饮食:术后暂禁食,禁食期间给予静脉补液。待肠动恢复、肛门排气后可开始进少量流质;进食后若无不适,逐步过渡至半流质。

(3)并发症的护理:

1)肠梗阻:鼓励患者术后早期活动,如病情平稳,术后24小时即可开始床上活动,3日后下床活动,以促进机体和胃肠道功能的恢复,防止肠粘连。

2)腹腔内感染及肠瘘:妥善固定引流管并保持通畅,观察记录引流液的颜色、性状和量。更换引流管时注意无菌操作。监测生命体征变化及切口情况。

(六)健康指导

1.调整饮食　少食辛辣刺激性食物,宜进高蛋白、高维生素、易消化吸收的食物。避免暴饮暴食,饭后忌剧烈运动。

2.保持排便通畅 便秘者应注意通过调整饮食、腹部按摩等方法保持大便通畅,无效者可适当给予缓泻剂,避免用力排便。

3.自我监测 指导患者自我监测病情,若出现腹痛、腹胀、呕吐、停止排便等不适,及时就诊。

二、肠瘘

肠瘘(intestinal fistula)是指肠管与其他脏器、体腔或体表之间存在病理性通道,肠内容物经此通道进入其他脏器、体腔或体外,引起严重感染、体液失衡、营养不良等改变。肠瘘分为内瘘和外瘘,肠内瘘是指肠腔通过瘘管与腹内其他脏器或肠管的其他部位相通;肠外瘘多见,指肠腔与体表相通的瘘。

(一)病因

(1)先天性畸形。

(2)腹部损伤。

(3)腹腔感染或肠道疾病。

(4)腹腔内脏器或肠道的恶性病变。

(二)临床表现

1.症状 手术后肠外瘘可有腹痛、腹胀、恶心、呕吐或由于麻痹性肠梗阻而停止排便、排气症状。术后1周左右,腹壁的瘘口可有肠液、胆汁、气体、食物或粪便排出。继发感染者体温升高,达38℃以上;患者可出现严重水、电解质及酸碱平衡失调,严重脱水者可出现低血容量性休克。若引流通畅,病情可逐渐减轻。若未得到及时、有效处理,则可能并发脓毒症、多器官功能障碍综合征,甚至死亡。

2.体征 腹壁可有1个或多个瘘口。瘘口排出物的性状与瘘管位置有关,高流量的高位小肠瘘漏出的肠液中往往含有大量胆汁、胰液等,多呈蛋花样、刺激性强,腹膜刺激征明显;而结肠瘘等低位肠瘘,若瘘口小,其漏出液排出量小,也可形成局限性腹膜炎,因漏出液内含有粪渣,有臭气。肠液有较强腐蚀性,导致瘘口周围皮肤糜烂、红肿、疼痛。

(三)处理原则

1.非手术治疗

(1)补液及营养支持:纠正水、电解质及酸碱平衡失调和营养失调。

(2)控制感染:根据肠瘘的部位及其常见菌群或药物敏感性试验结果选择抗生素。

(3)药物治疗:使用生长抑素制剂如奥曲肽等降低胃肠液分泌量,从而降低瘘口肠液的排出量以减少液体丢失。当肠液明显减少时,改用生长激素,可促进蛋白质合成,加速组织修复。

(4)瘘口局部处理:

1)双套管负压引流。

2)封堵处理。

2.手术治疗

(1)瘘口造口术。

(2)肠段部分切除吻合术。

(3)肠瘘局部楔形切除缝合术。

（四）护理评估

1.术前评估

（1）健康史：

1）一般情况：包括年龄、性别，发病前有无体位不当、饮食不当、饱餐后剧烈活动等诱因。

2）既往史：了解既往有无腹部手术及外伤史、各种急慢性肠道疾病史及个人卫生情况等。

3）家族史：了解家族中有无肠瘘疾病患者。

（2）身体状况：

1）症状与体征。

2）辅助检查：了解实验室检查是否提示有水、电解质及酸碱平衡失调及其类型，腹部 X 线等有无异常。

3）心理-社会状况：评估患者的心理情况，有无过度焦虑或恐惧，是否了解围术期的相关知识，了解患者的家庭、社会支持情况。

2.术后评估

（1）术中情况：了解患者采取的麻醉、手术方式及术中输血、输液情况。

（2）身体状况：评估患者的生命体征及意识状态；评估切口情况；评估腹腔引流管是否通畅有效，引流液的颜色、性状和量；评估患者术后有无发生肠粘连、腹腔内感染等并发症。

（3）心理-社会状况：评估患者的心理情况；是否了解术后康复的相关知识；了解患者的家庭、社会支持情况。

（五）护理措施

1.非手术治疗的护理/术前护理

（1）维持体液与营养平衡：补充液体和电解质，纠正水、电解质及酸碱平衡失调，并根据患者生命体征、皮肤弹性、黏膜湿润情况、出入水量、血电解质及血气分析检测结果，及时调整液体与电解质的种类与量。

（2）控制感染：

1）体位：取低半坐卧位。

2）合理应用抗生素。

3）负压引流的护理：经手术切口或瘘管内放置双套管行腹腔灌洗并持续负压吸引，并做到：①调节负压 10~20kPa（75~150mmHg）为宜。②保持引流管通畅。③一般每日灌洗量为 2000~4000ml 左右，速度为 40~60 滴/分，根据引流量进行动态调整，灌洗液以等渗盐水为主，若有脓腔形成或腹腔内感染严重，灌洗液中可加入敏感抗生素。灌洗液的温度在 30~40℃ 为宜。④观察并记录引流液的量及性状。灌洗过程中应观察患者有无畏寒、心慌气急、面色苍白等不良反应，一旦出现应立即停止灌洗，对症处理。

（3）营养支持：在肠瘘发病初期原则上应停止经口进食，可通过中心静脉置管行全胃肠外营养。随着病情的好转，漏出液的减少和肠功能的恢复，逐渐恢复肠内营养。

（4）瘘口周围皮肤的护理：保持有效的腹腔冲洗，减少肠液漏出，及时清除漏出的肠液，保持皮肤清洁干燥，可选用中性皂液或 0.5%氯己定清洗皮肤；局部清洁后涂抹复方氧化锌软膏、皮肤保护粉或皮肤保护膜加以保护，若局部皮肤发生糜烂，可采取红外线或超短波等进行理疗。

（5）心理护理：通过集体讲座、个别辅导等方法向患者及其家属解释肠瘘的发生、发展过程和治疗方法,并向患者介绍愈合良好的康复患者。

(6)术前准备:除胃肠道手术前的常规护理外,还应加强以下护理措施。1)肠道准备:术前3日进少渣半流质饮食,并口服肠道不吸收抗生素,术前2日进无渣流质,术前1日禁食;2)皮肤准备:术前认真清除瘘口周围皮肤的污垢及油膏,保持局部清洁;3)口腔护理:予生理盐水或漱口液漱口2次/日,并观察口腔黏膜改变。

2.术后护理 除肠道手术后常规护理,还应注意以下几点:

(1)饮食:适当延长禁食时间至4~6日,禁食期间继续全胃肠外营养支持。

(2)引流管护理:应妥善固定并标识各类引流管;保持各管道引流通畅;严格无菌技术操作;观察并记录各引流液的颜色、性状和量;根据引流情况及时调整引流管负压大小。

3.并发症的护理

(1)术后出血:严密监测生命体征,观察切口渗血、渗液情况,以及各引流液的性状、颜色和量,若发现出血,应及时通知医师,并协助处理。

(2)腹腔感染:除保持引流通畅、预防性应用抗生素外,尚需加强监测,注意观察有无切口局部或腹部疼痛、腹胀、恶心呕吐等不适,切口有无红肿、发热;腹部有无压痛、反跳痛、肌紧张等腹膜刺激征表现以及生命体征的变化。

(3)粘连性肠梗阻:术后患者麻醉反应消失、生命体征平稳,可予半坐卧位。指导患者在术后早期进行床上活动,如多翻身、肢体屈伸运动;在病情许可的前提下,鼓励其尽早下床活动,观察患者有无腹痛、腹胀、恶心呕吐、停止排便排气等肠梗阻症状。

(六)健康指导

(1)肠瘘期间禁食,恢复后忌辛辣刺激性食物,宜进高蛋白、高维生素、易消化吸收的食物。避免暴饮暴食,饭后忌剧烈运动。

(2)保持冲洗引流管通畅,勿牵拉折叠引流管。

(3)自我监测,指导患者自我监测病情,若出现腹痛、腹胀、发热及时就诊。

三、专科检查

(一)肠镜检查

肠镜检查是经肛门将肠镜循腔插至回盲部,从黏膜侧观察结肠病变的检查方法。

1.方法 医生将带摄像镜头的细管从肛门插入肠道,并在插入后不断往里推进。肠镜到达检查的部位时,在一旁的电脑显示器中,医患双方都可以观察到肠道内部的情况。如果需要,医生还会利用肠镜在肠道取样进行下一步的活检。

2.护理

(1)饮食要求:肠镜检查前一天进流食,检查当天早晨禁食。

(2)肠道准备:患者在预定检查时间5小时前服用3000ml聚乙二醇电解质散剂溶液。即(6A+6B)共溶于750ml温水中(1杯),两个小时内服完4杯。

(3)观察重点:排便7~8次,直到排出清水样便(肠道基本排空)即可进行肠镜检查。

(4)取活检或息肉电切除术后一般禁食三天,给予静脉输液,嘱患者绝对卧床休息,三天内勿剧烈运动,不做钡灌肠检查。

四、常见急危重症的急救配合要点

(一)感染性休克

1.纠正休克 立即建立 2~3 条静脉通道(套管针 16 号针头)交叉配血、输血,尽快恢复有效循环血量,留置尿管,观察尿量,并保持尿管通畅。

2.给氧 保持呼吸道通畅,给予高流量供氧 4~6L/min,并注意呼吸道通畅。

3.控制感染 积极处理原发病灶,给予足量、有效的抗生素治疗,才能纠正休克。

4.纠正酸中毒 给予 5%碳酸氢钠溶液纠正酸中毒。

5.补充血容量 恢复足够的循环血量是治疗感染性休克的重要环节。

6.观察 密切观察患者的病情变化及生命体征情况。

思考题

1.肠梗阻典型症状有哪些?

2.肠瘘患者的护理要点有哪些?

3.持续负压吸引的负压大小为多少?

4.简述感染性休克患者的护理要点。

5.简述腹腔冲洗的目的。

6.肠梗阻的类型有哪些?

第六节 胃十二指肠疾病患者的护理

一、胃十二指肠溃疡

胃十二指肠溃疡(gastroduodenal ulcer)是指发生于胃十二指肠的局限性圆形或椭圆形的全层黏膜缺损,胃十二指肠溃疡大出血是上消化道大出血最常见的原因,其中 5%~10%需要外科手术治疗。胃十二指肠溃疡患者可因幽门管、幽门或十二指肠球部溃疡反复发作形成瘢痕狭窄,合并幽门痉挛水肿而造成幽门梗阻。

(一)病因

(1)幽门螺旋杆菌感染。

(2)胃酸分泌异常。

(3)胃黏膜屏障破坏。

(4)其他因素(如遗传、吸烟和心理压力等)。

(二)临床表现

1.胃十二指肠溃疡

(1)胃溃疡:腹痛多于进餐后 0.5~1 小时开始,持续 1~2 小时后消失。进食后疼痛不能缓解,有时反而加重,服用抗酸药物疗效不明显。压痛点位于剑突与脐间的正中线或略偏左。

(2)十二指肠溃疡:临床表现为上腹部或剑突下烧灼痛或钝痛,主要为餐后延迟痛(餐后3~4 小时)饥饿痛或夜间痛,服用抗酸药物或进食能使疼痛缓解或停止。脐部偏右上方可有压痛。具有周期性发作的特点,秋冬季或冬春季好发。十二指肠溃疡每次发作时,症状持续数周后缓解,间歇 1~2 个月再发。

2.并发症

(1)胃十二指肠溃疡急性穿孔:

1)症状:主要表现为突发性上腹部刀割样剧痛,并迅速波及全腹,但以上腹部为重。患者疼痛难忍,并有面色苍白、出冷汗、脉搏细速、血压下降、四肢厥冷等表现。常伴恶心、呕吐。有时伴有肩部或肩胛部牵涉痛。若消化液沿右结肠旁沟流入右下腹,可引起右下腹疼痛。当腹腔内大量渗出液稀释漏出的消化液时,腹痛略有减轻;继发细菌感染后腹痛可再次加重。

2)体征:患者呈急性面容,表情痛苦,蜷曲位、不愿移动;腹部呈舟状;腹式呼吸减弱或消失;全腹有明显的压痛和反跳痛,以上腹部为明显,腹肌紧张呈"木板样"强直;肝浊音界缩小或消失,可有移动性浊音;肠鸣音减弱或消失。

(2)胃十二指肠溃疡大出血:

1)症状:呕血和黑便是主要症状。多数患者只有黑便而无呕血,迅猛的出血则表现为大量呕血与排紫黑色血便。呕血前患者常有恶心,便血前多突然有便意。呕血或便血前后常有心悸、眩晕、无力甚至昏厥。短期内失血量超过400ml时,患者可出现面色苍白、口渴、脉搏快速有力、血压正常或略偏高的循环系统代偿征象。当失血量超过800ml时,可出现休克症状:患者烦躁不安、出冷汗、脉搏细速、呼吸急促、血压下降、四肢湿冷等。

2)体征:腹部稍胀,上腹部可有轻度压痛,肠鸣音亢进。

(3)胃十二指肠溃疡瘢痕性幽门梗阻:

1)症状:进食后上腹饱胀不适并出现阵发性胃痉挛性疼痛,伴嗳气、恶心、呕吐。呕吐反复发作是最突出的症状,特点是呕吐量大,一次1000~2000ml;呕吐物含大量宿食,带腐败酸臭味,不含胆汁;呕吐后患者自觉胃部舒适。长期呕吐导致营养不良,患者可有脸色苍白、消瘦、皮肤干燥、弹性消失等表现。

2)体征:上腹部可见胃型和胃蠕动波,用手轻拍上腹部可闻及振水音。

(三)处理原则

无严重并发症的胃十二指肠溃疡一般采取内科药物治疗,外科手术仅适用于发生并发症的患者。

1.非手术治疗

(1)一般治疗:包括养成规律的饮食作息习惯、劳逸结合、避免精神高度紧张等。

(2)药物治疗:使用根除Hp、抑制胃酸分泌及保护胃黏膜等的药物。必要时遵医嘱使用抗生素、给予肠外营养支持。

(3)禁食、胃肠减压:胃十二指肠溃疡出现并发症者如不能立即手术,应禁食、胃肠减压。

2.手术治疗

(1)适应证主要有:

1)经内科系统治疗3个月以上仍不愈合或愈合后短期内又复发者。

2)并发急性大出血、瘢痕性幽门梗阻、溃疡穿孔及溃疡穿透至胃壁外者。

3)溃疡巨大(直径>2.5cm)或高位溃疡。

4)胃十二指肠复合性溃疡。

5)胃溃疡癌变或不能排除癌变者。

(2)手术方式:胃大部切除术是治疗胃十二指肠溃疡及其并发症的首选术式。另外,胃十二指肠溃疡急性穿孔者可行穿孔修补术;胃十二指肠溃疡大出血者可行溃疡底部贯穿缝扎术。胃大部切除术术式包括毕(BillrothI)式胃大部切除术、毕(BillrothⅡ)式胃大部切除术和胃大部切除后胃空肠Roux-en-Y吻合术。

（四）护理评估

1.术前评估

(1)健康史：

1)一般情况：包括年龄、性别、婚姻、职业、饮食、生活习惯、性格特征、药物使用情况，特别是有无非甾体类抗炎药和皮质类固醇等药物服用史。

2)既往史：了解有无其他部位手术治疗史；有无传染病史；有无其他伴随疾病，如糖尿病、冠心病、高血压等；有无药物过敏。

3)家族史：了解家族中有无胃十二指肠疾病患者。

(2)身体状况：

1)腹部情况：了解腹痛发生的时间、部位、性质、程度、范围及其伴随症状等；有无腹部压痛、反跳痛、肌紧张及其部位；有无呕血和黑便及其发生情况；有无腹胀、呕吐及呕吐物的性质和量。

2)全身情况：了解患者精神状态、生命体征；有无休克表现；有无感染中毒反应；有无水、电解质紊乱和酸碱失衡表现；有无消瘦和贫血等全身表现。

3)辅助检查：了解各项辅助检查结果，如胃酸测定、胃镜及X线钡餐检查的结果等，判断溃疡及并发症的发生状况，以及患者各脏器功能状态。

(3)心理-社会状况：亲属对患者的关心程度、支持力度，家庭对手术的经济承受能力。

2.术后评估

(1)术中情况：了解麻醉和手术方式、术中出血、补液、输血情况。

(2)身体状况：评估患者术后生命体征；各引流管引流液的颜色、性状和量，伤口愈合情况，患者是否发生术后出血、十二指肠残端破裂、吻合口瘘、胃排空障碍、术后梗阻、倾倒综合征等。

(3)心理-社会状况：了解患者对疾病康复的认知程度和情绪状态；了解患者的社会支持情况。

（五）护理措施

1.非手术治疗的护理/术前护理

(1)体位：取平卧位或半卧位。有呕血者，头偏向一侧。伴有休克者取休克体位，生命体征平稳后改为半卧位。

(2)饮食护理：出现并发症者暂禁食，出血停止或非完全性幽门梗阻者，可进流质或无渣半流质饮食。术前1日进流质饮食，术前12小时禁食、禁饮。

(3)胃肠减压：保持引流通畅和有效负压，注意观察和记录引流液的颜色、性状和量。

(4)静脉补液：建立多条静脉通路，必要时行深静脉血管穿刺输液。根据医嘱和血清电解质检测结果，合理安排输液种类和速度，维持水、电解质和酸碱平衡。

(5)病情观察：严密观察患者的血压、脉搏、尿量、中心静脉压、周围循环情况及腹部情况如腹膜刺激征、肠鸣音等的变化；观察有无鲜红色血液持续从胃管引出。

(6)术前准备：

1)遵医嘱静脉补充肠外营养液、输血或其他血制品。

2)遵医嘱合理使用抗生素以预防和控制感染。

3)大出血者遵医嘱应用止血药物或给予冰生理盐水洗胃。

4)完全梗阻者持续胃肠减压排空胃内潴留物，并于术前3日，每晚用300~500ml温生理盐水洗胃。

5)术日晨留置胃管。

(7)心理护理:告知患者疾病和治疗的有关知识及手术治疗的必要性,解答患者的各种疑问。

2.术后护理

(1)病情观察:术后每30分钟测量1次血压、脉搏、呼吸,直至血压平稳,如病情较重或有休克者,仍需每1~2小时测量1次,病情平稳后可延长测量间隔时间。同时观察患者神志、体温、尿量、切口渗血、渗液和引流液情况等。

(2)体位:术后取平卧位,待患者血压平稳后给予低半卧位。

(3)饮食护理:拔除胃管前禁食,拔胃管后当日可饮少量水或米汤;如无不适,第2日进半量流质饮食,每次50~80ml;第3日进全量流质,每次100~150ml;进食后无不适,第4日可进半流质饮食。食物宜温、软、易于消化,忌生、冷、硬和刺激性食物,少量多餐。开始时每日5~6餐,逐渐减少进餐次数并增加每次进餐量,逐步恢复正常饮食。

(4)鼓励早期活动:除年老体弱或病情较重者,鼓励并协助患者术后第1日坐起轻微活动,第2日协助患者于床边活动,第3日可在病室内活动。患者活动量根据个体差异而定。

(5)引流管护理:

1)妥善固定并准确标记各引流管。

2)保持引流通畅,防止受压、扭曲、折叠等,经常挤捏各引流管以防堵塞。

3)观察并记录引流液的颜色、性状和量等。

4)胃管需接负压吸引装置时,需维持适当的负压,避免负压过大损伤胃黏膜。

(6)输液护理:保持静脉输液管路通畅,记录24小时出入水量,及时了解患者各项检查结果。

(7)营养支持:

1)肠外营养支持:胃肠减压期间及时输液补充患者所需的水、电解质和营养素,必要时输入血白蛋白或全血。

2)肠内营养支持:术中放置空肠喂养管的患者,术后早期经喂养管输注肠内营养液,并根据患者的个体状况,合理制定营养支持方案。护理时注意:①妥善固定喂养管。②保持喂养管的通畅。③控制营养液的温度、浓度和速度。④观察有无恶心、呕吐、腹痛、腹胀、腹泻和水电解质紊乱等并发症的发生。

(8)并发症的护理:

1)术后胃出血:

①表现:术后短期内从胃管不断引流出鲜红色血性液体,24小时后仍未停止,甚至出现呕血和黑便。

②护理:a.术后严密观察患者的生命体征和神志的变化;b.加强对胃肠减压引流液的性状和量的观察;c.遵医嘱应用止血药物、用冰生理盐水洗胃或输新鲜血等;d.若经非手术治疗不能有效止血或出血量>500ml/h时,积极完善术前准备。

2)十二指肠残端破裂是毕Ⅱ式胃大部切除术后早期严重并发症。

①表现:多发生在术后24~48小时,患者出现突发性上腹部剧痛、发热和腹膜刺激征;白细胞计数增加;腹腔穿刺可抽得胆汁样液体。

②护理:立刻进行手术治疗的术前准备;术后持续负压吸引,积极纠正水、电解质和酸碱平

衡失调,经静脉或空肠造瘘管提供营养支持,遵医嘱使用广谱抗生素抗感染,用氧化锌软膏保护引流管周围皮肤。

3)吻合口破裂或吻合口瘘是胃大部切除术后的早期严重并发症之一。

①表现:多发生在术后 1 周内,患者出现高热、脉速等全身中毒症状,腹膜炎以及腹腔引流管引流出含肠内容物的混浊液体。

②护理:a.出现弥漫性腹膜炎的吻合口破裂患者须立即手术,做好急诊手术的准备;b.形成局部脓肿、外瘘或无弥漫性腹膜炎的患者,进行局部引流,及时清洁瘘口周围皮肤并保持干燥,局部涂以氧化锌软膏、皮肤保护粉或皮肤保护膜加以保护;c.禁食、胃肠减压;d.合理应用抗生素和给予肠外营养支持。

4)胃排空障碍(胃瘫):

①表现:常发生在术后 4~10 日,患者出现上腹饱胀、钝痛和呕吐,呕吐含胆汁胃内容物。消化道 X 线造影可见残胃扩张、无张力、蠕动波少而弱,造影剂通过胃肠吻合口不畅。

②护理:禁食、胃肠减压,给予肠外营养支持,应用胃动力促进剂,也可用 3%温盐水洗胃。

5)术后梗阻:

①输入袢梗阻:急性完全性输入袢梗阻 a.表现:患者突起上腹部剧烈疼痛,频繁呕吐,量少,多不含胆汁,呕吐后症状不缓解,且上腹有压痛性肿块。病情进展快,不久即出现烦躁、脉速、血压下降等休克表现;b.处理:紧急手术治疗。

慢性不完全性输入袢梗阻 a.表现:进食后出现上腹胀痛或绞痛,随即突然喷射性呕吐出大量不含食物的胆汁,呕吐后症状缓解。b.处理:包括禁食、胃肠减压、营养支持等,如症状不能缓解,则手术治疗。

②输出袢梗阻:a.表现:患者上腹饱胀,严重时呕吐出食物和胆汁;b.处理:若非手术治疗无效,应手术解除梗阻。

③吻合口梗阻:a.表现:患者进食后出现上腹饱胀感和溢出性呕吐;呕吐物含或不含胆汁。X线钡餐检查可见造影剂完全停留在胃内;b.处理:非手术治疗措施同胃排空障碍的处理措施。若经非手术治疗仍无改善,可手术解除梗阻。

6)倾倒综合征:指胃排空过快所产生的一系列综合征。

①早期倾倒综合征:a.表现:多发生在进食后半小时内,循环系统症状包括心悸、心动过速、出汗、全身无力、面色苍白和头晕等;胃肠道症状有腹部饱胀不适或绞痛、恶心呕吐和腹泻等。b.护理:指导患者调整饮食,即少食多餐,避免过甜、过咸、过浓的流质饮食;宜进低碳水化合物、高蛋白饮食;用餐时限制饮水喝汤,进餐后平卧 20 分钟。

②晚期倾倒综合征:a.表现:餐后 2~4 小时患者出现心慌、出冷汗、面色苍白、手脚无力甚至虚脱等。b.护理:饮食中减少碳水化合物含量,增加蛋白质比例,少量多餐可防止其发生;出现症状时稍进饮食,尤其是糖类,即可缓解。

(六)健康指导

1.生活方式　告知患者戒烟、戒酒,饮食宜少量多餐,进高蛋白、低脂饮食,补充铁剂与足量维生素,少食盐腌和烟熏食品,避免过冷、过烫、过辣及煎、炸食物。注意劳逸结合,避免过劳。

2.心理调节　指导患者自我调节情绪,保持情绪乐观。

3.用药指导　教导药物的服用时间、方式、剂量,说明药物副作用。避免服用对胃黏膜有损害性的药物,如阿司匹林、吲哚美辛、皮质类固醇等。

4.复诊　指导定期门诊复查,若有不适及时就诊。

二、专科检查

(一)胃镜检查

胃镜检查能直接观察到被检查部位的真实情况,更可通过对可疑病变部位进行病理活检及细胞学检查,以进一步明确诊断,是上消化道病变的首选检查方法。

1.方法　胃镜检查是利用一条直径约一厘米的黑色塑胶包裹导光纤维的细长管子,前端装有内视镜由嘴中伸入受检者的食道–胃–十二指肠,借由光源器所发出之强光,经由导光纤维可使光转弯,让医生从另一端清楚地观察上消化道内各部位的健康状况。

2.护理　若上午检查,检查前一天晚餐进少渣易消化的食物,晚上 8 时以后,不进食物及饮料,禁止吸烟;若下午作胃镜,可嘱患者当天早 8 点前喝些糖水,但不能吃其他东西,中午不进食。如为幽门梗阻患者,在检查前一天晚上必须进行洗胃,彻底洗清胃内容,直至冲洗的回流液清晰。

思考题

1.胃溃疡的临床表现有哪些?

2.十二指肠溃疡临床表现有哪些?

3.如何观察患者术后是否发生胃出血,若发生应该如何护理?

4.何为倾倒综合征?如何护理?

第七节　大肠和肛管疾病患者的护理

一、痔

痔(hemorrhoid)是指直肠下端的肛垫出现了病理性肥大,是最常见的肛肠疾病,可发生于任何年龄,且发病率随年龄增长而增高。

(一)病因

1.肛垫下移学说　反复便秘、妊娠等引起腹内压增高,肛垫内正常纤维弹力结构破坏伴有肛垫内静脉的曲张和慢性炎症纤维化,肛垫出现病理性肥大并向远侧移位后形成痔。

2.静脉曲张学说　认为痔的形成与静脉扩张瘀血相关。

(二)临床表现

1.内痔　主要表现是便血及痔脱出。内痔的分度:Ⅰ度:便时带血、滴血或喷射状出血,便后出血可自行停止,无痔脱出,肛门镜检查可见齿状线以上直肠柱结节状突出。Ⅱ度:便血常见,排便时痔脱出,便后可自行回纳;Ⅲ度:偶有便血,劳累、步行过久、负重、咳嗽或排便时痔脱出,需用手回纳;Ⅳ度:偶有便血,痔长期脱出于肛门外,无法回纳或回纳后又立即脱出。

2.外痔　主要表现是肛门不适感,常有黏液分泌物流出,有时伴局部瘙痒。若发生血栓性外痔,疼痛剧烈,咳嗽或排便时加剧,数日后可减轻,可在肛周看见暗紫色椭圆形肿物,表面皮肤水肿、质硬、压痛明显。

3.混合痔　兼有内痔及外痔的临床表现。严重时呈环状脱出肛门外,在肛周呈梅花状,称环状痔。痔脱出时若发生嵌顿,可引起充血、水肿甚至坏死。

（三）处理原则

无症状痔无须治疗，有症状的痔旨在减轻及消除症状，而非根治。首选非手术治疗，失败或不宜保守治疗时才考虑手术治疗。

1.非手术治疗

（1）一般治疗：适用于痔初期及无症状静止期的痔。主要措施包括：

1）饮食调整。

2）温水坐浴。

3）肛管内用药。

4）手法痔块回纳。

（2）注射疗法：用于治疗Ⅰ度、Ⅱ度出血性内痔的效果较好。

（3）胶圈套扎疗法：可用于治疗Ⅰ~Ⅲ度内痔。

（4）多普勒超声引导下痔动脉结扎术：适用于Ⅱ~Ⅳ度内痔。

2.手术治疗

（1）痔切除术：主要适用于Ⅱ度、Ⅲ度内痔和混合痔的治疗。

（2）吻合器痔上黏膜环切术：主要适用于Ⅲ度、Ⅳ度内痔、环状痔和部分Ⅱ度大出血内痔。

（3）激光切除痔核。

（4）血栓性外痔剥离术：适用于治疗血栓性外痔。

（四）护理评估

1.术前评估

（1）健康史：

1）一般情况：包括年龄、性别、婚姻、职业、饮食、生活习惯等。

2）既往史：了解有无其他部位手术治疗史；有无传染病史；有无其他伴随疾病，如糖尿病、冠心病、高血压等；有无药物过敏。

3）家族史。

（2）身体状况：详见临床表现。

（3）心理-社会状况：亲属对患者的关心程度、支持力度，家庭对手术的经济承受能力。

2.术后评估

（1）术中情况：了解麻醉和手术方式、术中出血、补液、输血情况。

（2）身体状况：评估患者术后生命体征。

（3）心理-社会状况：了解患者对疾病康复的认知程度和情绪状态，了解患者的社会支持情况。

（五）护理措施

1.非手术治疗的护理/术前护理

（1）饮食与活动：嘱患者多饮水，多吃新鲜水果蔬菜及粗粮，少饮酒，少吃辛辣刺激食物，保持心情愉快及规律的生活起居，养成定时排便的习惯；适当增加运动量，促进肠蠕动，切忌久站、久坐、久蹲。

（2）温水坐浴：便后及时清洗，采用1:5000高锰酸钾溶液3000ml温水坐浴，温度控制在43~46℃，每日2~3次，每次20~30分钟。

（3）痔块回纳：痔块脱出时及时用手轻轻将脱出的痔块推回肛内。

（4）疼痛护理：肛管内注入抗生素油膏或栓剂，以润滑肛管、促进炎症吸收、减轻疼痛。

（5）术前准备：关心体贴患者，指导患者进少渣食物，术前排空粪便，必要时采用全肠道灌洗；做好会阴部皮肤准备及药敏试验；及时纠正贫血。

2.术后护理

（1）饮食与活动：术后 1~2 日应以无渣或少渣流质、半流质为主。术后 24 小时内在床上活动四肢、翻身等，24 小时后适当下床活动，逐渐延长活动时间，并指导患者进行轻体力活动，伤口愈合后可以恢复正常工作、学习和劳动，但避免久站、久坐、久蹲。

（2）控制排便：术后 3 日内尽量避免排便，以利于切口愈合，可于术后 48 小时内口服阿片酊以减少肠蠕动，控制排便；之后应保持大便通畅，防止用力排便使伤口裂开。如有便秘，可口服缓泻剂，但切忌灌肠。

（3）疼痛护理：评估疼痛的原因，给予相应处理。

（4）并发症的护理：

1）尿潴留：术后 24 小时内，嘱患者每 4~6 小时排尿 1 次，避免因手术、麻醉、疼痛等原因造成尿潴留。若术后 8 小时仍未排尿且感下腹胀痛、隆起时，可行诱导排尿、针刺或导尿等。

2）出血：术后容易因为止血不彻底、用力排便等导致伤口出血。如患者出现恶心、呕吐、心慌、出冷汗、面色苍白等并伴肛门坠胀感和急迫排便感进行性加重，敷料渗血较多时，应及时报告医师予以处理。

3）切口感染：术后 3 日内控制好排便；保持肛门周围皮肤清洁，便后用 1:5000 高锰酸钾溶液温水坐浴；切口定时换药，充分引流。

4）肛门狭窄：术后观察患者有无排便困难及粪便变细，以排除肛门狭窄。如发生狭窄，应在手术切口愈后及早行扩肛治疗。

（六）健康指导

（1）养成每天定时排便的良好习惯。

（2）每次排便时间不宜超过 10 分钟，排尽即起。

（3）排便后，最好用温水坐浴 10 分钟。平时既要防止便秘，又要杜绝腹泻。

二、直肠肛管周围脓肿

直肠肛管周围脓肿（perianorectal abscess）是指直肠肛管周围间隙或其周围软组织的急性化性感染，并发展成为脓肿。

（一）病因

绝大多数直肠肛管周围脓肿源于肛腺感染，少数可继发于外伤、肛裂或痔药物注射治疗等。

（二）临床表现

1.肛周脓肿　多见，肛周持续性跳动性疼痛为主要表现，可因排便、局部受压、摩擦或咳嗽而疼痛加剧，坐立不安，行动不便。早期局部红肿、发硬，压痛明显，脓肿形成后则波动明显，若自行穿破皮肤，则脓液排出。全身感染症状不明显。

2.坐骨肛管间隙脓肿（坐骨肛门隙脓肿）　较多见，其感染的范围较肛门周围脓肿深而广泛，而其特点在发病开始时感觉肛管患侧有持续性疼痛，逐渐加重，坐卧不安，发热畏寒等全身性感染症状较明显。

3.骨盆直肠间隙脓肿（骨盆直肠窝脓肿）　少见，其特点是全身症状明显，早期即出现持续

高热、寒战、乏力等全身中毒症状,而局部症状则不明显

4.其他 如直肠后间隙脓肿、高位肌间脓肿等。

(三)处理原则

1.非手术治疗

(1)原则是控制感染,缓解疼痛,促进排便,方法包括:1)使用抗生素;2)温水坐浴;3)局部理疗;4)口服缓泻剂。

2.手术治疗 脓肿形成后及早行手术切开引流,现有许多学者采取皮肤脓肿切开引流并挂线术使脓肿完全敞开引流通畅,还可避免形成肛瘘后的二次手术治疗。

(四)护理评估

1.术前评估

(1)健康史:

1)一般情况:包括年龄、性别、婚姻、职业、饮食、生活习惯等。

2)既往史:了解有无其他部位手术治疗史;有无传染病史;有无其他伴随疾病,如糖尿病、冠心病、高血压等;有无药物过敏。

3)家族史。

(2)身体状况:详见临床表现。

(3)心理-社会状况:亲属对患者的关心程度、支持力度,家庭对手术的经济承受能力。

2.术后评估

(1)术中情况:了解麻醉和手术方式、术中出血、补液、输血情况。

(2)身体状况:评估患者术后生命体征、引流情况等。

(3)心理-社会状况:了解患者对疾病康复的认知程度和情绪状态;了解患者的社会支持情况。

(五)护理措施

1.饮食护理 告知患者忌食辛辣刺激食物,多食蔬菜、水果、蜂蜜等,保持大便通畅。

2.体位 协助患者采取舒适体位,避免局部受压加重疼痛。

3.控制感染 遵医嘱应用抗生素控制感染,有条件时穿刺抽取脓液,并根据药物敏感试验结果选择合适的抗生素治疗。

4.脓肿切开引流的护理 密切观察并记录引流液颜色、性状及量;用甲硝唑或中成药等定时冲洗脓腔,当脓液变稀,引流量<50ml/d 时,可考虑拔管。

5.其他 高热患者给予物理降温,用 1:5000 高锰酸钾溶液温水坐浴时,注意控制好坐浴时间和水的温度。

(六)健康指导

(1)按时作息,起居有常。

(2)保持肛门清洁干燥,勤换内裤,养成定时排便的习惯,便后坐浴。

(3)嘱患者保持情绪稳定,精神愉快。

(4)嘱患者出院后如有肛门疼痛,肛门处有分泌物流出或肿胀,速到医院复查。

三、肛瘘

肛瘘(anal fistula)是指肛管或直肠与肛周皮肤相通的肉芽肿性管道,由内口、瘘管及外口组成。内口常位于肛窦,外口为脓肿破溃处或手术切开的肛周皮肤上,内、外口之间是脓腔周围增

生的纤维组织包绕的管道即瘘管。

(一)病因

大多数肛瘘由直肠肛管周围脓肿发展而来。

(二)临床表现

1.症状 肛门周围可见一个或数个外口,排出少量脓性、血性或黏液性分泌物,可刺激肛门周围皮肤引起肛门部潮湿、瘙痒,甚至出现湿疹。较大的高位肛瘘外口可排出粪便及气体。当外口因假性愈合而暂时封闭时,脓液积存,再次形成脓肿,可出现直肠管周围脓肿症状,脓肿破溃或切开引流后脓液排出,症状缓解。上述症状反复发作是肛瘘的特点。

2.体征 在肛周皮肤可见单个或多个外口,呈红色乳头状隆起,挤压可排出少量脓性或血性分泌物。直肠指诊在内口处有轻压痛,瘘管位置表浅时可触及硬结样内口及条索样瘘管。

(三)处理原则

1.非术治疗

(1)堵塞法:适用于单纯性肛瘘,但治愈率较低。

(2)挂线疗法:适用于距肛门 3~5cm 内,有内、外口的低位单纯性肛瘘、高位单纯性肛瘘或作为复杂性肛瘘切开、切除的辅助治疗。

2.手术治疗

(1)瘘管切开术:将瘘管全部切开,靠肉芽组织生长使切口愈合。适用于低位肛瘘,术后不会出现大便失禁。

(2)肛瘘切除术:切除全部管壁直至健康组织,创面敞开,使其逐渐愈合,适用于低位单纯性肛瘘。

(四)护理评估

1.术前评估

(1)健康史:

1)一般情况:包括年龄、性别、婚姻、职业、饮食、生活习惯等。

2)既往史:了解有无其他部位手术治疗史;有无传染病史;有无其他伴随疾病,如糖尿病、冠心病、高血压等;有无药物过敏。

3)家族史。

(2)身体状况:详见临床表现。

(3)心理-社会状况:亲属对患者的关心程度、支持力度、家庭对手术的经济承受能力。

2.术后评估

(1)术中情况:了解麻醉和手术方式、术中出血、补液、输血情况。

(2)身体状况:评估患者术后生命体征。

(3)心理-社会状况:了解患者对疾病康复的认知程度和情绪状态;了解患者的社会支持情况。

(五)护理措施

1.皮肤护理 保持肛周皮肤清洁,嘱患者局能皮肤瘙痒时不可用指甲抓,免皮肤损伤感染,术后创面换药至药线脱落后 1 周。

2.饮食护理 术前晚进半流质饮食,术晨可进流质饮食,术后宜进清淡、易消化食物,保持大便通畅。

3.温水坐浴　术后第 2 日开始每日早晚及便后用 1:5000 高锰酸钾溶液温水坐浴或中药坐浴。

（六）健康指导

1.收紧药线　嘱患者每 5~7 日至门诊收紧药线,直到药线脱落。脱线后局部可涂生肌散或抗生素软膏。

2.扩肛或提肌运动　术后 5~10 日内可用示指扩肛,每日 1 次。肛门括约肌松弛者,术后 3 日起可指导患者进行提肛运动。

四、肛裂

肛裂（anal fissure）是指齿状线以下肛管皮肤层裂伤后形成的经久不愈的缺血性溃疡,方向与肛管纵轴平行,长约 0.7cm,呈梭形或椭圆形,常引起肛周剧痛。多见于青中年人。

（一）病因

病因尚不清楚,可能与多种因素有关,但直接原因大多是因长期便秘、粪便干结致排便时损伤肛管及其皮肤层。好发部位为肛管后正中线。

（二）临床表现

1.症状　典型的临床表现为疼痛、便秘、出血。

（1）疼痛:为主要症状,一般较剧烈,有典型的周期性,表现为排便时疼痛–间歇期–括约肌挛缩痛。

（2）便秘:肛裂患者因惧怕疼痛而不愿排便,引起或加重便秘,粪便更加干结,便秘又加重肛裂,形成恶性循环。

（3）出血:排便时粪便擦伤溃疡面或撑开肛管撕拉裂口会有少量出血,故在粪便表面、便纸见到少量血迹或排便过程中滴鲜血,大量出血少见。

2.体征　典型体征是肛裂"三联症",前哨痔、肛裂与肛乳头肥大。

（三）处理原则

1.非手术治疗　原则是软化大便,保持大便通畅,解除肛门括约肌痉挛,缓解疼痛,中断恶性循环,促进局部创面愈合。

2.手术治疗　适用于经久不愈、非手术治疗无效且症状较重的陈旧性肛裂。手术方法有裂切除术和肛管内括约肌切断术,现在前者已较少使用。

（四）护理评估

1.术前评估

（1）健康史:

1）一般情况:包括年龄、性别、婚姻、职业、饮食、生活习惯等。

2）既往史:了解有无其他部位手术治疗史;有无传染病史;有无其他伴随疾病,如糖尿病、冠心病、高血压等;有无药物过敏。

3）家族史。

（2）身体状况:详见临床表现。

（3）心理–社会状况:亲属对患者的关心程度、支持力度,家庭对手术的经济承受能力。

2.术后评估

（1）术中情况:了解麻醉和手术方式、术中出血、补液、输血情况。

（2）身体状况:评估患者术后生命体征。

(3)心理-社会状况:了解患者对疾病康复的认知程度和情绪状态;了解患者的社会支持情况。

（五）护理措施

1.保持大便通畅　增加膳食中新鲜蔬菜、水果及粗纤维食物的摄入,少食或忌食辛辣和刺激食物,多饮水;指导患者养成每日定时排便的习惯,进行适当的户外锻炼;必要时服缓泻剂,也可选用蜂蜜、番泻叶等泡茶饮用,以润滑、松软粪便利于排便。

2.心理护理　向患者详细讲解肛裂的相关知识,鼓励患者克服因惧怕疼痛而不敢排便的情绪,配合治疗。

3.并发症的护理

(1)切口出血:多发生于术后1~7日。1)原因:常因术后便秘、剧烈咳嗽等导致创面裂开、出血;2)护理:告知患者保持大便通畅,防止便秘,预防感冒,避免腹内压增高的因素如剧烈咳嗽、用力排便等。密切观察创面的变化。

(2)排便失禁:询问患者排便前有无便意,排便次数、量及形状。若仅为肛门括约肌松弛,可于术后3日开始指导患者进行提肛运动;若发现会阴部皮肤常有黏液及粪便沾染或无法提肛排便时,立即报告医生,及时处理。

（六）健康指导

(1)多吃纤维丰富、清淡、易消化的食物,忌油炸、辣椒等刺激性食物。

(2)养成定期排便的习惯,防止便秘。

(3)保持愉悦的心情,防止情志内伤。

思考题

1.痔可分成哪几类?

2.肛裂的临床表现有哪些?

3.肛瘘的护理要点有哪些?

4.直肠肛管周围脓肿的处理原则有哪些?

第八节　胆道疾病患者的护理

一、胆囊结石

胆囊结石(cholecystolithiasis)指发生在胆囊内的结石,主要为胆固醇结石、混合性结石或黑色素结石。

（一）病因

是综合性因素作用的结果,主要与胆汁中胆固醇过饱和、胆固醇成核过程异常以及胆囊功能异常有关。

（二）临床表现

1.症状

(1)胆绞痛:右上腹或上腹部阵发性疼痛,或持续性疼痛阵发性加剧,可向右肩胛部或背部放射,可伴有恶心、呕吐。常发生于饱餐、进食油腻食物后或睡眠中体位改变时。

(2)上腹隐痛:多数患者仅在进食油腻食物、工作紧张或疲劳时感觉上腹部或右上腹隐或有饱胀不适、嗳气、呃逆等。

（3）胆囊积液：胆囊结石长期嵌顿或阻塞胆囊管但未合并感染时，胆囊黏膜吸收胆汁中的胆色素并分泌黏液性物质导致胆囊积液。积液呈透明无色，称为白胆汁。

（4）Mirizzi综合征：胆囊管与肝总管伴行过长或胆囊管与肝总管汇合位置过低，持续嵌顿于胆囊颈部的结石或较大的胆囊管结石压迫肝总管，引起肝总管狭窄。炎症反复发作导致胆囊肝总管瘘，胆囊管消失、结石部分或全部堵塞肝总管，引起反复发作的胆囊炎、胆管炎以及明显的梗阻性黄疸。

2.体征　右上腹有时可触及肿大的胆囊。若合并感染，右上腹可有明显压痛、反跳痛或肌紧张。

3.并发症　急性胆囊炎，包括坏疽性、气肿性胆囊炎，胆囊周围脓肿和穿孔等。

（三）处理原则

1.非手术治疗　包括溶石治疗、体外冲击波碎石治疗、经皮胆囊碎石溶石等方法，但这些方法危险性大、效果不肯定。

2.手术治疗　胆囊切除术是治疗胆囊结石的最佳选择。无症状胆囊结石不需积极手术治疗可观察和随访。

（1）适应证：

1）结石反复发作引起临床症状。

2）结石嵌顿于胆囊颈部或胆囊管。

3）慢性胆囊炎。

4）无症状，但结石已充满整个胆囊。

（2）手术方式：包括腹腔镜胆囊切除术和开腹胆囊切除术（open chelecystectomy,OC），首选腹腔镜手术。

（四）护理评估

1.术前评估

（1）健康史：

1）一般情况：包括年龄、性别、职业、饮食习惯、劳动强度、有无吸烟史及妊娠史。

2）既往史：了解是否发生过胆绞痛，有无上腹隐痛不适。有无反酸、嗳气、餐后饱胀等消化道症状。有无胆囊炎和黄疸病史。有无过敏史及其他腹部手术史。

3）家族史：了解家庭中有无胆囊结石、胆囊炎等患者。

（2）身体状况：

1）症状与体征：评估腹痛的诱因、部位、性质及有无肩背部放射痛等。有无肝大、肝痛和叩痛等，是否触及肿大的胆囊，有无腹膜刺激征等。有无食欲减退、恶心、呕吐，黄疸、寒战、高热等症状。

2）辅助检查：了解白细胞计数、中性粒细胞比值、肝功能、腹部超声检查、其他影像学检查结果等有无异常。

（3）心理-社会状况：了解患者对疾病的认知程度，对手术有何顾虑和思想负担。了解朋友及家属对患者的关心、支持程度，家庭对手术的经济承受能力。

2.术后评估

（1）术中情况：了解患者手术、麻醉方式与效果、病变组织切除情况、术中出血及引流情况、引流管放置的位置及目的、补液情况、术后诊断等。

(2)身体状况：评估生命体征是否平稳，患者是否清醒，末梢循环、呼吸状态如何，体温是否正常等。伤口是否干燥，有无渗液、渗血。引流管是否通畅，引流液的颜色、性状及量等。

(3)心理-社会状况：了解患者有无焦虑，康复训练和早期活动是否配合。

（五）护理措施

1.术前护理

(1)控制疼痛：评估疼痛的程度，观察疼痛的部位、性质、程度、发作时间、诱因及缓解的相关因素。评估疼痛与饮食、体位、睡眠的关系。对诊断明确且剧烈疼痛者，遵医嘱予消炎利胆、解痉镇痛药物，以缓解疼痛。

(2)合理饮食：进食低脂饮食。

(3)皮肤准备：指导患者用肥皂水清洗脐部，脐部污垢可用松节油或液体石蜡清洁。

(4)呼吸道准备：术前指导患者进行呼吸功能锻炼，避免感冒，戒烟。

2.术后护理

(1)病情观察：观察并记录生命体征，观察腹部体征，了解有无腹痛、腹胀及腹膜刺激征等。有引流管者，观察并记录引流液的颜色、性状和量。

(2)体位：清醒且血压稳定者改为半卧位，指导患者有节律的深呼吸，达到放松和减轻疼痛的效果。

3.饮食护理　腹腔镜术后禁食6小时，术后24小时内饮食以无脂流质、半流质为主，逐渐过渡到低脂饮食。

4.并发症的护理

(1)出血：观察生命体征、腹部体征和伤口渗血情况。有腹腔引流管者，观察引流液的颜色、性状及量。如出现面色苍白、冷汗、脉搏细弱、血压下降，腹腔引流管引流出大量血性液体等情况，及时报告医师并做好抢救准备。

(2)胆瘘：

1)原因：术中胆道损伤、胆囊管残端破漏。

2)表现：患者出现发热、腹胀、腹痛、腹膜刺激征等表现，或腹腔引流液呈黄绿色胆汁样。

3)护理：观察腹部体征及引流液情况，一旦发现异常，及时报告医师并协助处理，取半卧位，安置腹腔引流管引流胆汁；补液并维持水、电解质平衡；及时更换引流管周围被胆汁浸湿的敷料，给予氧化锌软膏或皮肤保护膜涂敷局部皮肤。

（六）健康指导

1.合理饮食　少量多餐，进食低脂、高维生素、富含膳食纤维的饮食，忌辛辣刺激性食物，多食新鲜蔬菜和水果。

2.疾病指导　告知患者胆囊切除后出现消化不良、脂肪性腹泻等情况的原因，出院后如出现腹痛、黄疸、陶土样大便等情况应及时就诊。

3.复查指导　中年以上未行手术治疗的胆囊结石患者应定期复查或尽早手术治疗，以防结石及炎症的长期刺激诱发胆囊癌。

二、胆管结石

胆管结石(calculus of bile duct)为发生在肝内、外胆管的结石。左右肝管汇合部以下的肝总管和胆总管结石为肝外胆管结石，汇合部以上的结石为肝内胆管结石。

(一)病因

1.肝外胆管结石　原发性结石的成因与胆汁淤滞、胆道感染、胆道异物(包括蛔虫残体、虫卵等)、胆管解剖变异等因素有关。继发性结石主要是胆囊结石排入胆总管内引起。也可因肝内胆管结石排入胆总管引起。

2.肝内胆管结石　主要与胆道感染、胆道积血、胆汁淤滞、胆道解剖变异、营养不良等有关。

(二)临床表现

1.肝外胆管结石　平时无症状或仅有上腹部不适,当结石造成胆管梗阻时可出现腹痛或黄疸,如继发感染,可表现为典型的 Charcot 三联征,即腹痛、寒战高热及黄疸。

2.肝内胆管结石　可多年无症状或仅有上腹部和胸背部胀痛不适。

(三)处理原则

胆管结石以手术治疗为主。原则为尽量取尽结石,解除胆道梗阻,去除感染病灶,通畅引流胆汁,预防结石复发。

1.肝外胆管结石

(1)胆总管切开取石、T 管引流术:该术式可保留正常的 Oddi 括约肌功能,为首选方法。适用于单纯胆总管结石,胆管上、下端通畅,无狭窄或其他病变者。若伴有胆囊结石和胆囊炎,可同时行胆囊切除术。术中应尽量取尽结石,如条件不允许,可在胆总管内留置 T 管,术后行造影或胆道镜检查、取石。安置 T 管的目的为:

1)引流胆汁和减压。

2)引流残余结石。

3)支撑胆道:防止胆总管切开处粘连、瘢痕狭窄等导致管控变小。

(2)胆肠吻合术适用于:

1)胆总管下端炎性狭窄且梗阻无法解除,胆总管扩张。

2)胆胰汇合部异常,胰液直接流入胆管。

3)胆管因病变已部分切除无法再吻合者。

2.肝内胆管结石　无症状的肝内胆管结石可不治疗,定期观察、随访即可。临床症状反复发作者应手术治疗。

(1)胆管切开取石术是基本的方法,应切开狭窄部位,直视下或通过胆道镜取结石,直至取尽。难以取尽的局限性结石需行肝切除。高位胆管切开后,常需同时行胆肠吻合术。

(2)胆肠吻合术:多采用肝管空肠 Roux-en-y 吻合。

(3)肝切除术:切除病变部分的肝,包括结石和感染灶、不能切开的狭窄胆管。

(4)残留结石的处理:包括激光、超声、体外震波碎石,以及中西医结合治疗等。

(四)护理评估

参考本节胆囊结石患者的护理。

(五)护理措施

1.术前护理

(1)病情观察:术前患者出现寒战,高热、腹痛、黄疸等情况,应考虑发生急性胆管炎,及时报告医师。有黄疸者,观察和记录大便颜色并监测血清胆红素变化。

(2)缓解疼痛:给予消炎利胆、解痉镇痛药物,禁用吗啡。

(3)降低体温:采取物理降温和(或)药物降温,遵医嘱应用抗生素。

(4)营养支持:给予低脂、高蛋白、高碳水化合物、高维生素的普通饮食或半流质饮食。禁食、控制感染、不能经口进食或进食不足者,给予肠外营养支持。

(5)纠正凝血功能障碍:肝功能受损者肌内注射维生素 K1,纠正凝血功能。

(6)保持皮肤完整性:指导患者修剪指甲,勿搔抓皮肤,穿宽松纯棉质衣裤。保持皮肤清洁,用温水擦浴,勿使用碱性清洁剂,瘙痒剧烈者,遵医嘱使用炉甘石洗剂、抗组胺药或镇静药等。

2.术后护理

(1)病情观察:观察生命体征、腹部体征及引流情况,评估有无出血及胆汁渗漏。

(2)营养支持:禁食期间实施肠外营养,胃管拔除后根据患者胃肠功能恢复情况,由无脂流质逐渐过渡至低脂饮食。

3.T 管引流的护理

(1)妥善固定 T 管。

(2)观察并记录 T 管引流出胆汁的量、色和性状。

(3)防止 T 管扭曲、折叠、受压、堵塞。

(4)长期带管者,定期更换引流袋,更换时严格无菌操作。平卧时引流管的远端不可高于腋中线,坐位、站立或行走时不可高于引流管口平面,以防胆汁逆流引起感染。引流管周围皮肤覆盖无菌纱布,保持局部干燥,防止胆汁浸润皮肤引起炎症反应。

(5)拔管护理:若 T 管引流出的胆汁色泽正常,且引流量逐渐减少,可在术后 10~14 日试行夹管 1~2 日。夹管期间注意观察病情,若无发热、腹痛、黄疸等症状,可经 T 管行胆道造影,造影后持续引流 24 小时以上。如胆道通畅,无结石或其他病变,再次夹闭 T 管 24~48 小时,患者无不适可予拔管。

4.并发症的护理

(1)出血:可能发生在腹腔、胆管内或胆肠吻合口。

1)原因:腹腔内出血可能与术中血管结扎线脱落、肝断面渗血及凝血功能障碍有关,胆管内或胆肠吻合口出血多因结石、炎症引起血管壁糜烂、溃疡或术中操作不慎引起。

2)表现:腹腔内出血表现为术后 24~48 小时内,可见腹腔引流管引流出的血性液体超过100ml/h、持续 3 小时以上,伴有心率增快、血压波动。胆管内或胆肠吻合口出血表现为 T 管引流出血性胆汁或鲜血,粪便呈柏油样,可伴有心率增快、血压下降等。

3)护理:严密观察生命体征及腹部体征。一旦发现出血征兆,及时报告医师并采取相应措施。

(2)胆瘘:因术中胆管损伤、胆总管下端梗阻、T 管脱出所致。

(六)健康指导

1.饮食指导 注意饮食卫生,定期驱除肠道蛔虫。

2.复诊指导 非手术治疗患者定期复查,出现腹痛、黄疸、发热等症状时,及时就诊。

3.带 T 管出院患者的指导 穿宽松柔软的衣服,以防管道受压。淋浴时,可用塑料薄膜覆盖引流管口周围皮肤,以防感染。避免提举重物或过度活动,以免牵拉 T 管导致管道脱出,出现引流异常或管道脱出时,及时就诊。

三、急性胆囊炎

急性胆囊炎(acute cholecystitis)是胆囊管梗阻和细菌感染引起的炎症,为一种常见急腹症,女性多见。

(一)病因

(1)胆囊管梗阻。

(2)细菌感染。

(二)临床表现

1.症状

(1)腹痛:右上腹部疼痛,开始时仅有胀痛不适,逐渐发展至阵发性绞痛。常在饱餐、进食油腻食物后或夜间发作。疼痛可放射至右肩、肩胛和背部。

(2)消化道症状:腹痛发作时常伴有恶心、呕吐、厌食、便秘等消化道症状。

(3)发热:常为轻度至中度发热。

2.体征 右上腹可有不同程度的压痛或叩痛,炎症波及浆膜时可出现反跳痛和肌紧张,Murphy征阳性是急性胆囊炎的典型体征。

(三)处理原则

原则上争取择期手术治疗,手术时机和方式取决于患者的病情。急性非结石性胆囊炎因易发生坏死、穿孔,一经诊断,应及早手术治疗。

1.非手术治疗 可作为手术前的准备。方法包括禁食、抗感染、解痉、补液、营养支持纠正水电解质及酸碱平衡失调等。

2.手术治疗

(1)胆囊切除术:首选腹腔镜胆囊切除,也可采用开腹胆囊切除。

(2)胆囊造口术:对高危患者或局部粘连解剖不清者,可先行胆囊造口术减压引流,3个月后再行胆囊切除。

(3)超声引导下经皮经肝胆囊穿刺引流术:可降低胆囊内压,待急性期后再行择期手术,适用于病情危重且不宜手术的化脓性胆囊炎患者。

(四)护理评估

1.健康史

(1)一般情况:包括年龄、性别、职业、饮食习惯、劳动强度、有无吸烟史及妊娠史。

(2)既往史:了解是否发生过胆绞痛,有无上腹隐痛不适;有无反酸、嗳气、餐后饱胀等消化道症状;有无胆囊炎和黄疸病史;有无过敏史及其他腹部手术史。

(3)家族史:了解家庭中有无胆囊结石、胆囊炎等患者。

2.身体状况

(1)症状与体征:评估腹痛的诱因、部位、性质及有无肩背部放射痛等。有无肝大、肝痛和叩痛等,是否触及肿大的胆囊,有无腹膜刺激征等。有无食欲减退、恶心、呕吐,黄疸、寒战、高热等症状。

(2)辅助检查:了解白细胞计数、中性粒细胞比值、肝功能、腹部超声检查、其他影像学检查结果等有无异常。

3.心理-社会状况 了解患者对疾病的认知程度,对手术有何顾虑和思想负担。了解朋友及家属对患者的关心、支持程度,家庭对手术的经济承受能力。

(五)护理措施

参考本节胆管结石患者的护理。

（六）健康指导

（1）嘱患者合理安排作息时间，劳逸结合，避免过度劳累及精神高度紧张。

（2）指导患者进食低脂饮食，忌油腻食物，宜少量多餐，避免暴饮暴食。

（3）复查指导：非手术治疗或行胆囊造口术者，遵医嘱服用消炎利胆药物，按时复查，以确定是否需行胆囊切除手术，出现腹痛、发热和黄疸等情况，及时就诊。

四、急性梗阻性化脓性胆管炎

急性梗阻性化脓性胆管炎（acute obstructive suppurative cholangitis，AOSC），又称急性重症胆管炎，本病的发病基础是胆道梗阻及细菌感染。

（一）病因

在我国，最常见的原因为肝内外胆管结石，其次为胆道蛔虫和胆管狭窄。在国外，恶性肿瘤、胆道良性病变引起狭窄、先天性胆道解剖异常等较常见。近年来，因手术及介入治疗后胆肠合口狭窄、PTC、ERCP、安置内支架等引起者逐渐增多。

（二）临床表现

1.症状

（1）腹痛：表现为突发剑突下或右上腹持续性疼痛，阵发性加重，并向右肩胛下及腰背部放射。肝外梗阻者腹痛较重，肝内梗阻者腹痛较轻。

（2）寒战高热：体温持续升高，达 39~40℃或更高，呈弛张热。

（3）黄疸：多数患者可出现不同程度的黄疸，肝外梗阻者黄疸较肝内梗阻者明显。

（4）休克：口唇发绀，呼吸浅快，脉搏细速达 120~140 次/分，血压在短时间内迅速下降可出现全身出血点或皮下瘀斑。

（5）神经系统症状：神志淡漠、嗜睡、神志不清，甚至昏迷。合并休克者可表现为烦躁不安、谵妄等。

（6）胃肠道症状：多数患者伴恶心、呕吐等消化道症状。

2.体征　剑突下或右上腹部不同程度压痛，可出现腹膜刺激征。肝大并有压痛和叩击痛肝外梗阻者胆囊肿大。

（三）处理原则

立即解除胆道梗阻并引流。

1.非手术治疗　既是治疗手段，又是手术前准备。

（1）抗休克治疗：补液扩容，恢复有效循环血量，休克可使用多巴胺维持血压。

（2）纠正水、电解质及酸碱平衡失调。

（3）抗感染治疗：选用针对革兰氏阴性杆菌及厌氧菌的抗生素，联合、足量用药。

（4）其他治疗：包括吸氧、禁食和胃肠减压、降温、解痉镇痛、营养支持等。

2.手术治疗　主要目的是解除梗阻、降低胆道压力，挽救患者生命。多采用胆总管切开减压、T管引流术。在病情允许的情况下，也可采用经内镜鼻胆管引流术或 PTCD 治疗。急诊手术常不能完全去除病因，待患者一般情况恢复，1~3 个月后根据病因选择彻底的手术治疗。

（四）护理评估

参考急性胆囊炎的护理。

（五）护理措施

1.维持体液平衡

(1)观察指标:严密监测生命体征,特别是体温和血压的变化。准确记录24小时出入水量,必要时监测中心静脉压及每小时尿量。

(2)补液扩容:迅速建立静脉通路,使用晶体液和胶体液扩容,尽快恢复有效循环血量。必要时使用肾上腺皮质激素和血管活性药物。

(3)纠正水、电解质及酸碱平衡失调:监测电解质、酸碱平衡情况,确定补液的种类和量,合理安排补液的顺序和速度。

2.维持有效气体交换

(1)呼吸功能监测:密切观察呼吸频率、节律和幅度。动态监测PaO_2和血氧饱和度,了解患者的呼吸功能状况。

(2)改善缺氧状况:非休克患者采取半卧位,休克患者取仰卧中凹位。根据患者呼吸形态及血气分析结果选择给氧方式和确定氧气流量或浓度。

3.维持正常体温

(1)降温:采用温水擦浴、冰袋冷疗等物理降温方法,必要时使用药物降温。

(2)控制感染:联合应用足量有效的抗生素,控制感染,使体温恢复正常。

4.营养支持　禁食和胃肠减压期间进行肠外营养补充能量。

5.其他　完善术前检查及准备。

(六)健康指导

参考本节胆管结石患者的护理。

五、胆道蛔虫病

胆道蛔虫病(biliary ascariasis)是指由于饥饿、胃酸降低或驱虫不当等因素,肠道蛔虫上行引起的一系列临床症状。

(一)病因

蛔虫钻入胆道,引起胆绞痛、诱发急性胰腺炎,严重者可引起急性化脓性胆管炎、肝脓肿。甚至引起胆囊穿孔,或者形成结石。

(二)临床表现

"症征不符"是本病的特点,即剧烈的腹痛与较轻的腹部体征不相称。胆道蛔虫病表现为突发性剑突下方钻顶样绞痛,伴右肩或左肩部放射痛,痛时辗转不安、呻吟不止、大汗淋漓,可伴有恶心、呕吐甚至呕出蛔虫。疼痛可突然平息,又可突然再发,无一定规律。合并胆道感染时,可出现寒战高热,也可合并急性胰腺炎的临床表现。体征甚少或轻微当患者胆绞痛发作时,除剑突下方有深压痛外,无其他阳性体征。体温多不增高,少数患者可有轻微的黄疸,严重者表现同急性梗阻性化脓性胆管炎。

(三)处理原则

1.非手术治疗

(1)解痉镇痛:疼痛发作时可注射阿托品、山莨菪碱等,必要时可用哌替啶。

(2)利胆驱虫:发作时口服食醋、乌梅汤、驱虫药、33%硫酸镁或经胃管注入氧气。

(3)控制胆道感染:多为大肠埃希菌感染,选择合适的抗生素预防和控制感染。

(4)纤维十二指肠镜驱虫。

2.手术治疗　若病情未缓解或合并胆管结石、急性梗阻性化脓性胆管炎等可行胆总管探查、T管引流术,术中使用胆道镜去除虫体。术后驱虫治疗,防止胆道蛔虫复发。

（四）护理评估

参考本节胆结石或胆囊炎的护理。

（五）护理措施

正确服用驱虫药，一般应于清晨空腹或晚上睡前服用，根据药物类型观察疗效，其余同胆石症患者的护理。

（六）健康指导

（1）养成良好的饮食和卫生习惯，不喝生水，蔬菜要洗净煮熟，水果应洗净或削皮后吃，饭前便后要洗手。

（2）指导患者正确服用驱虫药。

六、胆道疾病专科检验检查

（一）经内镜逆行性胰胆管造影检查

经内镜逆行性胰胆管造影术是指将十二指肠镜插至十二指肠降部，找到十二指肠乳头，由活检管道内插入造影导管至乳头开口部，注入造影剂后 X 线摄片，以显示胰胆管的技术。

1.适应证

（1）胆道梗阻引起的黄疸。

（2）临床、实验室或影像学检查支持胰腺或胆道疾患（如结石、肿瘤、硬化性胆管炎等）。

（3）胰腺疾病：胰腺肿瘤、慢性胰腺炎、胰腺囊肿等。

（4）原因不明的胰腺炎。

（5）Oddi 括约肌测压。

（6）胰管或胆管的组织活检。

2.禁忌证

（1）严重的心肺或肾功能不全者。

（2）急性胰腺炎或慢性胰腺炎急性发作（胆源性除外）。

（3）对碘造影剂过敏。

3.方法

（1）插镜：患者一般采取俯卧位或左侧卧位，十二指肠镜经口依次通过食管、胃、进入十二指肠降段，找到十二指肠乳头。

（2）插管：经活检孔插入导管，调节角度钮及抬钳器，使导管与乳头开口垂直，将导管插入乳头。

（3）造影：在透视下经造影导管注入造影剂，在荧光屏上见到胆管或胰管显影，显示病变。尽量减少不必要的胰管显影，以防术后胰腺炎的发生。

（4）拍片：胰胆管显影后，进行拍片存储。

（5）治疗：根据患者胰胆管病变情况，采取不同内镜下治疗措施（如括约肌切开取石、放置引流管或支架缓解胆管梗阻、瘘管支架放置等）。

4.护理

（1）严格把握适应证，评估手术危险，操作难度，为减少操作风险而进行的术前处理（预防性的抗生素应用），内镜检查的时机把握等。

（2）术前患者及家属知情同意并签字，告知操作风险及相关可能的并发症。

(3)术前作碘造影剂过敏试验,术前禁食6~8小时。

(4)术前用哌替啶50mg肌注,可静注解痉灵20mg,以减少患者术中的不适反应。

(5)对于需要行十二指肠乳头切开的患者,应提前一周停用抗血小板药物以及抗凝药物,术前检测血小板和凝血指标。

思考题

1.简述胆囊结石的临床表现。

2.胆囊结石的护理要点有哪些?

3.急性梗阻性化脓性胆囊炎的处理原则有哪些?

4.急性梗阻性化脓性胆囊炎的护理措施有哪些?

5.简述胆道蛔虫的典型体征。

6.胆道疾病的辅助检查有哪些?

7.经内镜逆行性胰胆管造影检查的护理要点有哪些?

第九节　胰腺疾病患者的护理

一、胰腺炎

急性胰腺炎

急性胰腺炎(acute pancreatitis)指胰腺分泌的胰酶在胰腺内被异常激活,对胰腺自身及其周围脏器产生消化作用而引起的炎症性疾病,是一种常见的急腹症,急性胰腺炎严重程度不一,轻型易于治疗,预后好;重型病情险恶,病死率高。

(一)病因

(1)胆道疾病:胆道结石、急、慢性胆囊炎和胆管炎等。

(2)过量饮酒。

(3)十二指肠液反流:十二指肠内压力升高时,十二指肠液可反流入胰管激活胰蛋白酶原,导致胰腺组织自身消化。

(4)高脂血症。

(5)创伤:上腹部钝器伤、贯通伤或手术都可能直接或间接损伤胰腺组织。

(6)其他:饮食、感染、内分泌和代谢、药物、遗传和自身免疫性疾病等因素。

(二)临床表现

1.症状

(1)腹痛:常于饱餐和饮酒后突然发作,腹痛剧烈,呈持续性、刀割样疼痛。位于上腹正中偏左,严重时两侧腰背部有放射痛,以左侧为主。胆源性胰腺炎的腹痛始于右上腹,逐渐向左侧转移,并向左肩、左腰背部放射。

(2)腹胀:与腹痛同时存在,早期为反射性,继发感染后则由腹膜后的炎症刺激所致。腹膜后炎症越严重,腹胀越明显。

(3)恶心、呕吐:发作早且频繁,呕吐物为胃、十二指肠内容物,呕吐后腹痛不缓解。

(4)发热:早期可中度发热,38℃左右,胰腺坏死伴感染时,持续高热为主要症状之一,合并胆道感染时常伴寒战、高热。

(5)休克和脏器功能障碍:早期以低血容量休克为主,后期合并感染性休克。伴急性肺功能衰竭时可出现呼吸困难和发绀;有胰性脑病者可引起中枢神经系统症状,如感觉迟钝、意识模糊甚至昏迷;病情严重者甚至可有 DIC 表现。

2.体征

(1)腹膜炎体征:轻型急性腹膜炎压痛多局限于中上腹,常无明显肌紧张,病情严重者压痛明显,并有肌紧张和反跳痛,移动性浊音为阳性,肠鸣音减弱或消失。

(2)皮下出血:少数严重患者胰液外溢至皮下组织间隙,溶解皮下脂肪,使毛细血管破裂出血,在腹部、季肋部和下腹部皮肤出现大片青紫色瘀斑,称 Grey-Turner 症,脐周皮肤出现青紫色改变,称 Cullen 症。

(3)黄疸:结石嵌顿称胰头肿大压迫胆总管可引起黄疸,程度一般较轻。

(三)处理原则

1.非手术治疗 适用于急性胰腺炎初期、轻型及无感染的患者。常用措施:

(1)禁饮食、胃肠减压。

(2)静脉输液和营养支持。

(3)使用胰酶抑制剂,如抑肽酶、胰岛素、胞磷胆碱等。

(4)使用抑制胰腺外分泌的药物,如阿托品、东莨菪碱等。

(5)早期使用抗生素和甲硝唑。

(6)给予糖皮质激素,以抗炎抗休克,降低死亡率。

2.手术治疗 适用于出血坏死性胰腺炎、胆源性胰腺炎、急性胰腺炎非手术治疗无效者。对继发性胰腺炎感染者,行胰腺周围坏死组织清除,腹腔引流术;对胆源性胰腺炎者,应手术解除胆道梗阻,如胆总管切开引流。

(四)护理评估

1.术前评估

(1)健康史:

1)一般情况:包括年龄、性别、婚姻、职业、饮酒习惯、有无吸烟史及长期大量饮酒史等。

2)既往史:了解有无胆道疾病、十二指肠液反流、高脂血症及高钙血症等。

3)家族史:了解家族中有无急性胰腺炎及其他胰腺疾病患者。

(2)身体状况:

1)症状与体征:评估有无腹痛,腹痛的部位及性质;有无消化道症状,如恶心、呕吐、腹胀等;有无发热、黄疸、腹膜刺激症、移动性浊音及皮下出血等。

2)辅助检查:了解有无血清淀粉酶、尿淀粉酶、血清脂肪酶。白细胞计数、血糖、血钙、肝功能、血气分析、腹部超声、CT 增强扫描及其他手术相关耐受性检查等的异常发现。

(3)心理-社会状况:了解患者对疾病的认知程度,对手术有何顾虑和思想负担;了解朋友及家属对患者的关心、支持程度,家庭对于手术的经济承受能力。

2.术后评估

(1)术中情况:了解患者手术、麻醉方式与效果、病变组织切除情况,术中出血、补液、输血情况。

(2)身体状况:评估生命体征是否平稳,患者是否清醒,末梢循环、呼吸状态如何,有无发热等,伤口敷料是否干燥,有无渗血、渗液,各引流管安置的位置,引流管是否通畅,引流液的颜色、性状、量,有无出血、胰瘘、胃肠道瘘等并发症的发生。

(3)心理-社会状况:了解患者有无焦虑,康复训练和早期活动是否配合,对出院后的继续治疗是否清楚。

(五)护理措施

1.非手术治疗的护理/术前护理

(1)控制疼痛:协助患者膝盖弯曲,按摩背部缓解疼痛,疼痛剧烈时,诊断明确后予解痉(山莨菪碱、阿托品等)、镇痛药物,慎用吗啡。

(2)禁食、胃肠减压。

(3)营养支持:禁食期间给予肠外营养支持,轻型急性胰腺炎一般1周后可开始进食无脂低蛋白流质,并逐渐过渡至低脂饮食。重症急性胰腺炎待病情稳定、淀粉酶恢复正常、肠麻痹消失后,可通过空肠造瘘管行肠内营并支持,并逐步过渡至全肠内营养及经口进食。

(4)静脉补液:严密监测生命体征,观察神志、皮肤黏膜温度和色泽,监测水电解质、酸碱平衡情况;准确记录24小时出入水量,必要时监测中心静脉压及每小时尿量。发生休克时迅速建立静脉输液通路,补液扩容,尽快恢复有效循环血量。重症急性胰腺炎患者易发生低钾、低钙血症,应根据病情及时补充,维持水、电解质及酸碱平衡,预防并治疗低血压,维持循环稳定,改善微循环。

(5)降低体温:发热患者给予物理降温,必要时予药物降温,遵医嘱使用敏感、能通过血胰屏障的抗生素。

(6)用药护理:遵医嘱使用质子泵抑制剂、H_2受体阻滞药、生长抑素或胰蛋白酶抑制剂,抑制胰腺分泌。

(7)心理护理:为患者提供安全舒适的环境,了解其感受,安慰、鼓励并讲解治疗和康复知识。

2.术后护理　主要介绍行胰腺及胰周坏死组织清除加引流术后患者的护理。

(1)病情观察:观察并记录生命体征,维持水、电解质及酸碱平衡,准确记录24小时出入水量。观察腹部体征,了解有无腹痛、腹胀及腹膜刺激征等。

(2)体位:患者麻醉未清醒前取平卧位,清醒且血压稳定者,改为半卧位。

(3)引流管的护理:

1)腹腔双套管灌洗:持续腹腔灌洗常用生理盐水加抗生素,现配现用,冲洗速度为20~30滴/分。保持引流通畅,持续低负压吸引,负压不宜过大。观察引流液的颜色、性状和量,维持出入液量平衡,准确记录冲洗液量及引流液量,保持平衡。拔管护理:患者体温维持正常10日左右,白细胞计数正常,腹腔引流液少于5ml/d,引流液的淀粉酶测定值正常,可考虑拔管,拔管后保持局部敷料的清洁、干燥。

2)空肠造瘘管:妥善固定将管道固定于腹壁,告知患者翻身、活动、更换衣物时避免牵拉,防止管道脱出。保持管道通畅。营养液现配现用,使用时间不超过24小时,输注时注意营养液的速度、浓度和温度,观察有无腹痛、腹胀或腹泻等不良反应。

(4)伤口护理:观察伤口敷料是否干燥,有无渗血、渗液,如有渗液及时更换敷料。

(5)并发症的护理:

1）出血：

表现：胃管、腹腔引流管或手术切口流出血性液体，患者出现呕血、黑便或血便。

护理：a.密切观察生命体征，特别是血压和脉搏的变化；b.保持引流管通畅，准确记录引流液的颜色、性状和量；c.监测凝血功能，纠正凝血功能紊乱；d.遵医嘱使用止血和抑酸药物；e.应激性溃疡出血可采用冰盐水加去甲肾上腺素胃内灌洗；f.胰腺及周围坏死腔大出血时行介入或手术治疗。

2）胰瘘：

表现：患者出现腹痛、持续腹胀、发热，腹腔引流管或伤口流出无色清亮液体。

护理：a.取半卧位，保持引流通畅；b.根据胰瘘程度，采取禁食、持续胃肠减压、静脉泵入生长抑素等措施；c.严密观察引流液量、色和性状，准确记录；d.必要时作腹腔灌洗引流；e.保护腹壁瘘口周围皮肤，可用凡士林纱布覆盖、皮肤保护膜或氧化锌软膏涂抹。

3）胃肠道瘘：

表现：引流管或创口有消化液、食糜或食物残渣引出，口服或经造瘘管注入亚甲蓝从创口或窦道引出，胃肠道造影显示瘘口部位以及瘘口远端肠道情况，窦道加压造影显示窦道与消化道相通。

护理：持续腹腔灌洗，低负压吸引，保持引流通畅，纠正水、电解质紊乱，加强营养支持，合理使用生长抑素，指导患者正确使用造口袋，保护瘘口周围皮肤，对不易愈合的瘘，应当采用手术治疗。

（六）健康指导

1.减少诱因　积极治疗胆道疾病、戒酒、预防感染、正确服药等，预防复发。

2.休息与活动　劳逸结合，保持良好心情，避免疲劳和情绪激动。

3.合理饮食　养成良好的饮食习惯，规律饮食，少量多餐，进食低脂饮食，少食油腻食物，忌食辛辣刺激食物，禁烟酒。

4.控制血糖及血脂　监测血糖及血脂，必要时使用药物控制。

5.定期到医院复查　出现胰腺假性囊肿、胰腺脓肿、胃肠道瘘等并发症时，及时就诊。

慢性胰腺炎(chronic pancreatitis)

各种病因引起胰腺组织和功能不可逆改变的慢性炎症性疾病。基本病理特征包括胰腺实质慢性炎症损害和间质纤维化、胰腺实质钙化、胰管扩张及胰管结石等改变。

（一）病因

胆道疾病、慢性酒精中毒、吸烟、甲状旁腺功能亢进、高脂血症、营养不良、急性胰腺炎造成的胰管狭窄、先天性胰腺分离畸形及遗传因素等。

（二）临床表现

（1）腹痛：最常见症状。平时为隐痛，发作时疼痛剧烈，呈持续性。腹痛位于上腹部剑突下或偏左，可向腰背部放射，呈束腰带状。

（2）体重下降。

（3）消化不良：可有食欲不振、饱胀感、不耐油腻、脂肪泻。

（4）糖尿病。

（5）黄疸。

（三）处理原则

（1）非手术治疗（病因治疗、镇痛、控制饮食、补充胰酶、治疗糖尿病、营养支持）。

（2）手术治疗（胆道手术、胰管空肠吻合术、胰腺切除术、内脏神经切断术）。

（四）护理评估

参考本节急性胰腺炎的护理。

（五）护理措施

（1）心理护理：介绍疾病的发生、发展经过，减轻患者的焦虑情绪。

（2）饮食指导：少量多餐，规律饮食，进食蛋白质、高维生素、低脂饮食，限制辛辣、刺激性食物，限制糖的摄入。

（3）疼痛护理：遵医嘱合理使用解痉、镇静或镇痛药物。

（4）药物指导：嘱患者口服胰酶制剂时应与"食"同进，保证脂肪酶与食物充分混合后一起进入十二指肠。糖尿病患者遵医嘱采用胰岛素替代疗法。

（5）营养支持：禁食期间可短期间歇、有计划的采用肠外营养和（或）肠内营养支持。

（六）健康指导

（1）帮助患者建立规律的生活方式及良好的行为习惯，严格戒烟戒酒。

（2）嘱患者保持情绪稳定。

（3）定期复查，出现腹痛、恶心、呕吐等症状及时就诊。

（4）积极预防导致胰腺炎发病的可能。

二、胰腺癌

胰腺癌（pancreatic carcinoma）是一种发病隐匿，进展迅速，治疗效果及预后极差的消化道恶性肿瘤，40 岁以上好发，男性比女性多见。多发于胰头部，约占 70%~80%，其次为胰体尾部，全胰癌少见。

（一）病因

吸烟、高蛋白、高胆固醇饮食摄入、糖尿病、慢性胰腺炎、遗传因素等。

（二）临床表现

1.症状

（1）上腹痛：是胰腺癌常见的首发症状，早期出现上腹不适，中晚期出现持续性剧烈疼痛，向腰背部放射，日夜不止。腺体尾部癌的疼痛部位在左上腹或脐周.

（2）黄疸：是胰头癌最主要的症状，可伴有皮肤瘙痒，茶色尿和陶土色大便。约 25%的胰头癌患者表现为无痛性黄疸，黄疸伴无痛性胆囊增大称库瓦西耶征（courvoisier sign），对胰头癌具有诊断意义。10%左右的胰体尾部癌的患者也可发生黄疸。

（3）消化道症状：早期常有食欲减退、上腹饱胀、消化不良、腹泻等症状；部分患者可出现恶心、呕吐。晚期可出现上消化道梗阻或消化道出血。

（4）消瘦和乏力

（5）其他：可出现发热、急性胰腺炎发作、糖尿病、脾功能亢进及血栓性静脉炎等。

2.体征　肝大，胆囊肿大，腹部肿块，还可在左上腹或脐周闻及血管杂音，晚期可出现腹水或扪及左锁骨上淋巴结肿大。

（三）处理原则

1.非手术治疗　化学治疗、介入治疗、放射治疗、基因治疗及免疫治疗等。

2.手术治疗　手术是唯一可能根治的方法,包括胰十二指肠切除术、保留幽门的胰十二指肠切除术、胰体尾切除术、姑息性手术。

(四)护理评估

1.术前评估

(1)健康史:

1)一般情况:包括年龄、性别、婚姻、职业、饮酒习惯、有无吸烟史及长期大量饮酒史等。

2)既往史:了解有无胆道疾病、十二指肠液反流、高脂血症及高钙血症等。

3)家族史:了解家族中有胰腺癌及其他胰腺疾病患者。

(2)身体状况:

1)症状与体征评估:有无腹痛,腹痛的部位及性质;有无消化道症状,如恶心、呕吐、腹胀等;有无发热、黄疸、腹膜刺激症、移动性浊音及皮下出血等。

2)辅助检查:了解有无血清淀粉酶、尿淀粉酶、血清脂肪酶。白细胞计数、血糖、血钙、肝功能、血气分析、腹部超声、CT增强扫描及其他手术相关耐受性检查等的异常发现。

(3)心理-社会状况:了解患者对疾病的认知程度,对手术有何顾虑和思想负担;了解朋友及家属对患者的关心、支持程度,家庭对于手术的经济承受能力。

2.术后评估

(1)术中情况:了解患者手术、麻醉方式与效果、病变组织切除情况,术中出血、补液、输血情况。

(2)身体状况:评估生命体征是否平稳,患者是否清醒,末梢循环、呼吸状态如何,有无发热等;伤口敷料是否干燥,有无渗血、渗液;各引流管安置的位置,引流管是否通畅,引流液的颜色、性状、量;有无出血、胰瘘、胃肠道瘘等并发症的发生。

(3)心理-社会状况:了解患者有无焦虑;康复训练和早期活动是否配合;对出院后的继续治疗是否清楚。

(五)护理措施

1.术前护理

(1)心理护理:根据患者对疾病知识的掌握程度,有针对性地进行健康指导,使患者能配合治疗与护理,促进疾病的康复。

(2)疼痛护理:观察患者腹痛的部位、范围、规律及持续时间,对患者进行疼痛评估,合理使用镇痛药,保证患者良好的睡眠及休息。

(3)营养支持:监测营养相关指标,指导患者进食高热量、高蛋白、高维生素、低脂饮食。营养不良者,可经肠内和(或)肠外营养途径改善患者营养状况。

(4)改善肝功能:静脉输注高渗葡萄糖加胰岛素和钾盐,增加肝糖原储备;使用保肝、复合维生素B等;有黄疸者,静脉输注维生素K_1,改善凝血功能。

(5)皮肤护理:黄疸伴皮肤瘙痒者,指导患者修剪指甲,勿搔抓皮肤;穿宽松纯棉质衣裤;保持皮肤清洁,用温水擦浴,勿使用碱性清洁剂,以免加重皮肤瘙痒。镇静药和抗组胺药可缓解患者的瘙痒,瘙痒剧烈者可给予炉甘石洗剂外用。

(6)肠道准备:术前3日开始口服抗生素抑制肠道细菌,预防术后感染,术前2日进食流质,术前晚行全肠道灌洗或清洁灌肠,减少术后腹胀及并发症的发生。

(7)其他:血糖异常者,通过调节饮食和注射胰岛素控制血糖。有胆道梗阻并继发感染者,予抗生素控制感染。

2.术后护理

(1)病情观察:观察生命体征、腹部体征、伤口及引流情况,准确记录24小时出入量,必要时监测CVP及每小时尿量。

(2)营养支持:术后早期禁食,禁食期间予肠外营养支持,必要时输注白蛋白。拔除胃管后从流质、半流质,逐渐过渡至正常饮食。术后可口服胰酶制剂。

(3)并发症的护理:

1)出血:

表现:患者出现心慌、面色苍白、血压下降、脉搏细速等休克表现,或出现呕血、黑便或便血等消化道出血的表现,腹腔引流管和胃肠减压管流出大量鲜红色液体。

护理:监测生命体征;观察胃肠减压及腹腔引流液的颜色、性状和量,出血量少者予静脉补液,使用止血药,输血等治疗,出血量大者需急诊行介入或手术止血。

2)胰瘘:参考本节急性胰腺炎患者的护理。

3)胆瘘:表现为腹腔引流管流出大量胆汁,每日数百毫升至1000ml不等,参考胆囊结石患者的护理。

4)感染:术后严密观察患者有无高热、腹痛和腹胀、白细胞计数增高等。遵医嘱合理使用抗生素,加强全身支持治疗。形成腹腔脓肿者,可在超声引导下行脓肿穿刺置管引流术。

5)胃排空延迟:禁食、持续胃肠减压,每日观察并记录胃液量,合理补液,使用肠外营养支持,并可安置鼻肠管输注肠内营养液,使用胃动力药,遵医嘱合理使用抗生素。

(六)健康指导

1.自我监测 年龄40岁以上者,短期内出现持续性上腹部疼痛、腹胀、黄疸、食欲减退、消瘦等症状时,需行胰腺疾病筛查。

2.合理饮食 戒烟,少量多餐,均衡饮食。

3.复诊指导 术后每3~6个月复查1次,若出现贫血、发热、黄疸等情况,及时就诊。

三、常见急危重症的急救配合要点

(一)重症胰腺炎

(1)立即转入重症监护病房,给予胃肠减压。

(2)迅速建立静脉通道,补充血容量,遵医嘱记录24小时出入量。观察有无水电解质、酸碱失衡及低血容量休克现象,定期监测血常规和电解质。使用胃肠减压时,注意观察引流液的颜色。

(3)密切观察患者的生命体征,注意观察其神志变化,腹痛的程度、部位、性质、时间及引起腹痛的原因。

(4)遵医嘱给药,观察药物疗效及不良反应,使用生长抑素时速度不宜过快,给药过快可出现腹痛、胸闷等不良反应,腹痛时禁止使用吗啡止痛。

(5)嘱患者卧床休息,腹痛时取弯腰、屈膝侧卧位,保证睡眠,减轻胰腺负担。

(6)急性期禁食、禁饮,待症状好转后逐渐给予低脂清淡流质、半流质、软食,恢复期仍禁止高脂饮食。

(7)保持环境安静,空气流通,适宜的温湿度。对患者及家属做好心理安慰、缓解紧张、焦虑和恐惧。

(8)保持患者皮肤和口腔清洁。

(9)根据患者生活自理能力评估、跌倒坠床评估,落实安全护理措施。

(10)告知患者和家属急性胰腺炎的诱发因素,积极治疗胆道疾病,避免暴饮暴食,戒烟酒,禁止高脂肪饮食,适当控制体重。

思考题

1.何为急性胰腺炎?

2.急性胰腺炎的处理原则有哪些?

3.简述急性胰腺炎的护理措施。

4.胰腺癌的症状有哪些?

5.重症胰腺炎的护理要点有哪些?

第十节　急腹症疾病患者的护理

一、脾损伤

脾损伤(splenic injury)在腹部损伤中可高达40%~50%,有慢性病理改变(如血吸虫病、疟疾、淋巴瘤等)的脾更易破裂。

(一)病因

(1)开放性损伤。

(2)闭合性损伤。

(二)临床表现

1.症状

(1)血肿形成。

(2)失血性表现:真性破裂出血量较大,可迅速发展为失血性休克。

2.体征

(1)腹痛:持续性腹痛,同侧肩部牵涉痛,疼痛程度不严重,腹膜刺激征不剧烈。

(2)血尿:肾脏损伤时可出现血尿。

(三)处理原则

1.非手术治疗

(1)适应证:无休克或容易纠正的一过性休克,超声检查或CT证实脾裂伤比较局限、表浅,无其他腹腔脏器合并伤者。

(2)主要措施:

1)绝对卧床休息至少1周。

2)禁食、禁饮,胃肠减压。

3)补液或输血。

4)给予止血药和抗生素等。

5)严密观察血压、脉搏、腹部体征,了解血细胞比容及影像学变化。

2.手术治疗

(1)适应证:治疗观察期间发现继续出血或发现有其他脏器损伤。

(2)手术方法

1)保留脾脏手术。

2)脾切除术。

(四)护理评估

1.术前评估

(1)健康史(一般情况、外伤史、既往史、家族史)。

(2)症状与体征:详见临床表现。

(3)辅助检查:评估患者超声检查、CT 检查、血常规检查等。

(4)心理-社会状况。

2.术后评估

(1)术中情况:评估患者麻醉方式、手术方式、术中是否补液、输血、术中生命体征是否平稳。

(2)术后情况:评估患者生命体征、切口情况、引流情况、血常规检查等情况。

(3)心理-社会状况:评估患者是否出现焦虑、抑郁等表现。

(五)护理措施

(1)密切监测患者的生命体征、尿量以及神志变化,及时发现出血征兆。

(2)部分脾切除的患者术后会持续发热 2~3 周,体温 38~40℃,称为"脾热",应及时给予物理降温,补充水与电解质。

(六)健康指导

1.疾病知识宣教　使患者及其家属认识本病性质,积极配合治疗。出院后要适当休息,加强锻炼,增加营养,促进康复。

2.急救知识　普及各种急救知识,在发生意外事故时,能进行简单的急救或自救。

3.安全知识　加强宣传安全生产、户外活动安全、安全行车的知识,避免意外损伤的发生。

4.复诊指导　指导患者遵医嘱定期复查。

二、肝损伤

肝损伤(liver injury)在腹部损伤中约占 20%~30%,居腹部器官损伤的第二位。右肝损伤较左多见。肝脏损伤的病因、病理类型和临床表现都与脾脏损伤极为相似。

(一)病因

(1)外在因素(开放性损伤、闭合性损伤)。

(2)内在因素(腹部解剖特点、内脏原有病理情况及功能状态)。

(二)临床表现

(1)症状(失血性表现、腹痛)。

(2)体征(腹膜刺激征、移动性浊音阳性)。

(三)处理原则

1.非手术治疗　生命体征稳定或经补充血容量后病情稳定者,严密观察病情可进行非手术治疗,非手术治疗时间一般不少于 1 周。

2.手术治疗　补充血容量后生命体征仍不稳定或需大量输血才能维持血压者,以及肝脏火器伤和累及其空腔脏器的非火器伤需手术治疗。根据伤情选择不同术式,如清创缝合术,肝动脉结扎、肝切除术、纱布填塞法等。术后在创面或肝周留置多孔硅胶双套管行负压吸引。

(四)护理评估

参考本节脾损伤的护理。

(五)护理措施

(1)密切监测患者的生命体征、尿量以及神志变化,及时发现出血征兆。

(2)保持腹腔引流管通畅,并密切观察引流情况,如腹腔引流管有胆汁样液体流出或引流管周围有少量胆汁外渗,立即报告医师,并做好护理配合。

(六)健康指导

参考本节脾损伤的护理。

三、胰腺损伤

胰腺损伤(pancreatic injury)约占腹部损伤的 1%~2%,且 50%~80%的胰腺损伤伴有其他器官损伤,且早期诊断困难,并发症多,处理复杂,故胰腺损伤者的病死率高达 20%左右。

(一)病因

胰腺损伤主要是在上腹部强力挤压胰腺直接作用于脊柱所致。

(二)临床表现

(1)症状(失血性表现、腹痛)。

(2)体征(腹膜刺激征、移动性浊音阳性)。

(三)处理原则

高度怀疑或诊断为胰腺损伤者,以及出现明显腹膜刺激征者应立即手术治疗。根据伤情选择不同的术式,包括胰腺缝合修补术、部分切除术、远端与空肠 Roux-en-Y 吻合术等。各类胰腺手术之后,充分而有效的腹腔及胰周引流是保证手术效果和预防并发症的重要措施。

(四)护理评估

参考本节脾损伤的护理。

(五)护理措施

(1)密切监测患者的生命体征、尿量以及神志变化,及时发现出血征兆。

(2)保持腹腔引流管通畅,监测腹腔引流液中淀粉酶的含量。

(六)健康指导

参考本节脾损伤的护理。

四、胃、十二指肠、小肠损伤

腹部损伤时很少累及胃,胃损伤(gasyric injuty)多发生在胃膨胀时,仅占腹部损伤的 3.16%。十二指肠位置较深,损伤的发生率较胃损伤低,但一旦损伤,病情进展快,诊断和处理相当困难,死亡率可高达 25%。小肠占据中、下腹的大部分空间,受外伤的机会比较多,小肠破裂(smau intestine rupture)约占腹部损伤的 1/3。

(一)病因

参考本节肝损伤。

(二)临床表现

1.症状

(1)弥漫性腹膜炎:出现持续性剧烈腹痛。

(2)胃肠道症状:出现恶心、呕吐、呕血、便血等。

(3)全身感染症状:患者发生腹膜炎后可出现体温升高、脉率增快、呼吸急促等全身感染症状,严重者可发生感染性休克。

(4)失血性表现:空腔脏器损伤也可有某种程度的出血,但出血量一般不大,除非邻近的大血管合并损伤。

2.体征　腹膜刺激征、气腹征、腹胀。

(三)处理原则

1.非手术治疗　抗休克、抗感染、禁食、胃肠减压。

2.手术治疗

(1)胃损伤:边缘整齐的裂口直接接合,若损伤广泛宜行部分切除术,必要时行全胃切除、十二指肠空肠 Roux-en-Y 吻合术。

(2)十二指肠损伤:根据损伤的部位、程度、范围、原因、局部和全身情况、损伤时间等进行综合的分析,选择适当的手术方式,包括单纯修补术、带蒂肠片修补术、十二指肠空肠 Roux-en-Y 吻合术、十二指肠憩室化手术、浆膜切开血肿清除术、胰十二指肠切除术等。

(3)小肠损伤:以简单修补为主,但裂口较大、多处破裂、肠管大部分断裂或裂口边缘部肠壁组织损伤严重、肠壁内或系膜缘有大血肿、肠管血供障碍时,则应采取部分小肠切除吻合术。

(四)护理评估

参考本节脾损伤的护理。

(五)护理措施

(1)密切监测患者的生命体征、尿量以及神志变化,及时发现出血征兆。

(2)保持腹腔引流管通畅,观察患者腹部体征。

(3)医嘱给予抗生素,观察效果及不良反应。

(六)健康指导

参考本节脾损伤的护理。

五、急性化脓性腹膜炎

急性化脓性腹膜炎(acute pyogenic peritonitis)是指由化脓性细菌包括需氧菌、厌氧菌或两者混合引起的腹膜及腹膜腔急性炎症。按感染范围分为弥漫性与局限性 2 类;按发病机制又可分为原发性与继发性 2 类。急性化脓性腹膜炎常累及整个腹腔,称为急性弥漫性腹膜炎。

(一)病因

1.原发性腹膜炎(primary peritonitis)　又称自发性腹膜炎,致病菌多为溶血性链球菌、肺炎双球菌或大肠埃希菌。细菌进入腹膜腔的途径常有:

(1)血行播散。

(2)上行性感染。

(3)直接扩散。

(4)透壁性感染。

2.继发性腹膜炎(secondary peritonitis)　是继发于腹腔内脏器的炎症、破裂、穿孔、腹部创伤或手术等引起的大量消化液及细菌进入腹膜腔所导致的急性炎症。主要致病菌是胃肠道内的常驻菌群,其中以大肠埃希菌最多见,其次为厌氧杆菌、链球菌、变形杆菌等,多为混合性感染。引起继发性腹膜炎常见的原因有:

(1)腹内脏器穿孔或破裂。

(2)腹腔脏器炎症扩散。

(3)腹内脏器缺血。

(4)医源性感染。

(5)腹腔内出血、腹腔内脓肿破裂等。

(二)临床表现

1.症状

(1)腹痛:一般呈持续性、剧烈腹痛,常难以忍受。深呼吸、咳嗽、转动身体时疼痛加剧。腹痛范围多自原发病变部位开始,随炎症扩散而延及全腹。

(2)恶心、呕吐:腹膜受到刺激引起反射性恶心、呕吐,呕吐物为胃内容物;发生麻痹性肠梗阻时,呕吐物可含有黄绿色胆汁,甚至呈棕褐色粪样内容物。

(3)体温、脉搏变化:体温开始正常,后逐渐升高、脉搏逐渐加快;如原发病引起的炎症已经造成体温升高,则继发腹膜炎后体温将继续升高,但年老体弱者体温可不升高。多数患者的脉搏会随体温升高而加快,如果脉搏快体温反而下降,是病情恶化的征象之一。

(4)感染中毒症状:患者可出现寒战、高热、脉速、呼吸浅快、大汗及口干。随病情进一步发展,可出现重度缺水、代谢性酸中毒及感染性休克等表现。

(5)其他症状:弥漫性腹膜炎患者可有口渴、少尿或无尿、腹胀、肛门停止排便排气等表现,当炎症波及膈肌时,可出现频繁呃逆。

2.体征

(1)全身表现:患者多呈急性病容,喜仰卧位,双下肢屈曲,不愿意改变体位。

(2)腹部体征:

1)视:腹胀明显,腹式呼吸运动减弱或消失。腹胀加重是病情恶化的重要标志。

2)触:腹部压痛、反跳痛和腹肌紧张。胃肠、胆囊穿孔时腹肌可呈"木板样"强直,幼儿、老人或极度衰弱者腹肌紧张不明显,易被忽视。

3)叩:胃肠胀气时呈鼓音,胃十二指肠穿孔时,移动性浊音阳性。

4)听:肠鸣音减弱或消失。

(3)直肠指诊:直肠前窝饱满及触痛,表明盆腔已有感染或形成盆腔脓肿。

(三)处理原则

积极处理原发病灶、控制腹腔感染和预防感染复发。

1.非手术治疗/术前准备

(1)适应证:

1)对诊断明确,但病情较轻或病程已超过24小时,且腹部体征已减轻或有减轻趋势者。

2)伴有严重心、肺等脏器疾病不能耐受手术者。

3)原发性腹膜炎者。

4)部分病因不明、病情不重者,可做短期非手术治疗,根据病情发展再决定治疗措施。

(2)处理措施:

1)一般取半卧位,休克患者取平卧位或休克体位。

2)禁食和胃肠减压。

3)静脉输液,纠正水、电解质紊乱。

4)营养支持。

5)合理应用抗生素。

6)镇静、镇痛和吸氧等对症处理。

2.手术治疗　条件允许的情况实施腹腔镜手术。

(1)适应证:

1)经非手术治疗6~8小时后,腹膜炎症状和体征不缓解或反而加重者。

2)腹腔内原发病严重。

3)腹腔内炎症较重,有大量积液,出现严重的肠麻痹或中毒症状,尤其是有休克表现者。

4)腹膜炎病因不明且无局限趋势者。

(2)处理措施:

1)对腹膜炎病因进行明确探查后,决定手术方法。

2)彻底清洁腹腔:开腹后应立即将腹腔内的脓液、渗出液、食物残渣、粪便以及其他异物吸净或清除,脓液较多处可用甲硝唑及生理盐水冲洗腹腔至清洁。

3)充分引流。

4)术后处理:继续禁食、胃肠减压、补液、应用抗生素和营养支持治疗,保证引流通畅;密切观察病情,防治并发症。

(四)护理评估

1.术前评估

(1)健康史(一般情况、外伤史、既往史、家族史)。

(2)症状与体征　详见临床表现。

(3)辅助检查　评估患者CT检查、血常规检查等。

(4)心理-社会状况。

2.术后评估

(1)术中情况:评估患者麻醉方式、手术方式、术中是否补液、输血、术中生命体征是否平稳。

(2)术后情况:评估患者生命体征、切口情况、腹部体征、引流情况、血常规检查等情况。

(3)心理-社会状况:评估患者是否出现焦虑、抑郁等表现。

(五)护理措施

1.非手术治疗的护理/术前护理

(1)病情观察:监测生命体征,记录24小时出入水量,必要时监测中心静脉压、血细胞比容、血清电解质、肾功能、血气分析等,观察腹部症状和体征的动态变化。

(2)体位与活动:休克患者取休克体位,无休克时取半卧位。

(3)禁食、胃肠减压:胃肠道穿孔患者须禁食,并留置胃管持续胃肠减压。禁食、胃肠减压期间应给予肠外营养支持,并加强口腔护理。

(4)营养支持:对长期不能进食者,应尽早实施肠外营养支持。

(4)维持体液平衡和有效循环血量:迅速建立静脉输液通道,遵医嘱补充液体和电解质等。感染中毒症状明显并有休克时,给予抗休克治疗。如果输液、输血未能改善患者状况,遵医嘱使用激素以减轻中毒症状,也可以根据患者的脉搏、血压、中心静脉压等情况给予血管收缩剂或扩张剂,密切观察药物治疗的效果。

(5)控制感染:遵医嘱合理应用抗生素。

(6)镇静镇痛:遵医嘱给予镇静处理,缓解患者的痛苦与恐惧心理。

(7)心理护理:做好患者及其家属的沟通和解释,稳定患者情绪,减轻焦虑;向患者及其家属介绍疾病相关知识。

(8)根据患者情况,给予降温、吸氧等护理措施,有手术指征或已经决定手术者,做好术前准备。

2.术后护理

(1)病情观察:密切监测生命体征变化,观察并记录 24 小时出入水量,尤其是尿量变化,注意腹部体征变化,观察肠蠕动恢复情况,观察引流及伤口愈合情况等。

(2)体位与活动:术后全麻清醒前,采取去枕平卧位,头偏向一侧,待血压、脉搏平稳后改为半卧位,鼓励患者早期活动。

(3)禁食、胃肠减压:术后禁食、胃肠减压,待肠蠕动恢复后,拔除胃管,逐步恢复经口饮食,禁食期间做好口腔护理,每日 2 次。

(4)补液与营养支持:

1)补液:遵医嘱合理补充水、电解质和维生素,必要时输全血、血浆维持水、电解质、酸碱平衡及有效循环血量。

2)营养支持:根据患者状况,及时给予肠内、肠外营养支持,空肠造口者如空肠蠕动恢复,可给予肠内营养。

(5)并发症的护理:重点预防腹腔脓肿和切口感染的发生。

1)遵医嘱使用有效抗生素,观察效果及不良反应。

2)腹腔引流管的护理:妥善固定,正确标识,调整负压,有效引流,注意观察,及时拔管。

3)切口护理:观察切口敷料是否干燥,有渗血或渗液时及时更换敷料,观察切口愈合情况,及早发现切口感染征象。

(六)健康指导

1.疾病知识指导 提供疾病本身以及治疗、护理的相关知识。争取患者及其家属的理解与配合。

2.饮食指导 指导患者术后饮食从流质开始逐步过渡到半流食-软食-普食,鼓励其循序渐进、少量多餐,进食富含蛋白质、热量和维生素丰富的食物。

3.运动指导 解释术后早期活动的重要性,鼓励患者卧床期间进行床上翻身活动,视病情和患者体力早期下床走动,促进肠功能恢复,防止术后肠粘连,促进术后康复。

4.复诊指导 术后定期门诊复诊,若出现腹胀、腹痛、恶心、呕吐或原有消化系统症状加重时,应立即就诊。

六、阑尾炎

急性阑尾炎(acute appendicitis)可在各个年龄段、不同人群中发病,多发生于青壮年,以 20~

30 岁多见,男性发病率高于女性。

(一)病因

(1)阑尾管腔阻塞。

(2)细菌入侵。

(二)临床表现

1.症状

(1)腹痛:典型表现为转移性右下腹痛,疼痛发作多始于上腹部,逐渐移向脐周,位置不固定,6~8 小时后疼痛转移并局限于右下腹。

(2)胃肠道症状:早期可出现轻度厌食、恶心或呕吐,呕吐多为反射性,程度较轻。晚期并发弥漫性腹膜炎时,可致麻痹性肠梗阻而出现持续性呕吐、腹胀和排气排便减少。部分患者可发生腹泻,如盆位阑尾炎时,炎症刺激直肠和膀胱,引起排便次数增多、里急后重等症状。

(3)全身表现:早期有乏力。炎症重时出现全身中毒症状,可表现心率增快,体温升高达38℃左右。阑尾穿孔形成腹膜炎者,可出现寒战、体温达 39~40℃、反应迟钝或烦躁不安。若发生门静脉炎则可出现寒战、高热及轻度黄疸。

2.体征

(1)右下腹压痛:是急性阑尾炎的重要体征,发病早期腹痛尚未转移至右下腹时,右下腹便出现固定压痛,压痛点可随阑尾位置变化而改变,但始终固定在一个位置,通常位于麦氏点。

(2)腹膜刺激征:包括腹肌紧张、压痛、反跳痛。

(3)右下腹包块:阑尾炎性肿块或阑尾周围脓肿形成时,右下腹可扪及压痛性包块,边界不清,固定。

(4)特殊体征:

1)结肠充气试验:患者仰卧位,检查者一手压迫左下腹降结肠区,另一手按压近端结肠,结肠内气体可传至盲肠和阑尾,引起右下腹疼痛者为阳性。

2)腰大肌试验:患者左侧卧位,右大腿向后过伸,引起右下腹疼痛者为阳性,常提示阑尾位于腰大肌前方,为盲肠后位或腹膜后位。

3)闭孔内肌试验:患者仰卧位,右髋和右膝均屈曲 90°,然后被动向内旋转引起右下腹疼痛者为阳性,提示阑尾位置靠近闭孔内肌。

4)直肠指诊:盆腔位阑尾炎常在直肠右前方有触痛。若阑尾穿孔,炎症波及盆腔时,直肠前壁有广泛触痛。若发生盆腔脓肿,可触及痛性肿块。

(三)处理原则

一旦确诊,绝大多数急性阑尾炎应早期手术治疗。

1.非手术治疗　适用于不愿意手术的单纯性阑尾炎、急性阑尾炎诊断尚未确定、病程已超过 72 小时、炎性肿块和(或)阑尾周围脓肿已形成等有手术禁忌者。治疗措施主要为使用有效的抗生素和补液治疗等。

2.手术治疗　根据急性阑尾炎的病理类型,选择不同手术方法。

(1)急性单纯性阑尾炎:行阑尾切除术,切口一期缝合。有条件时也可采用腹腔镜阑尾切除。

(2)急性化脓性或坏疽性阑尾炎:行阑尾切除术,若腹腔已有脓液,应仔细清除,用湿纱布蘸净脓液后关闭腹膜,并行切口一期缝合。

(3)穿孔性阑尾炎:手术切除阑尾,术中注意保护切口,清除腹腔脓液或冲洗腹腔后,冲洗口并一期缝合,根据情况放置腹腔引流管。

(4)阑尾周围脓肿:脓肿尚未破溃穿孔时按急性化脓性阑尾炎处理,若已形成阑尾周围脓肿病情稳定者,应用抗生素治疗或同时联合中药治疗,以促进脓肿吸收消退,也可在超声引导下置管引流或穿刺抽脓,如脓肿无局限趋势,可行超声检查确定切口部位后行切开引流手术,手术与以引流为主,如阑尾显露方便,应切除阑尾,否则待 3 个月后再做阑尾切除术。

(四)护理评估

1.术前评估

(1)健康史(一般情况、既往史、家族史)。

(2)症状与体征:详见临床表现。

(3)辅助检查:评估患者 X 线检查、超声检查、CT 检查、血常规检查等。

(4)心理-社会状况:评估患者对疾病知识的了解程度及手术方式的认知。

2.术后评估

(1)术中情况:评估患者麻醉方式、手术方式、术中是否补液、输血、术中生命体征是否平稳。

(2)术后情况:评估患者生命体征、切口情况、引流情况、血常规检查等情况。

(3)心理-社会状况:评估患者是否出现焦虑、抑郁等表现。

(五)护理措施

1.非手术治疗的护理/术前护理

(1)病情观察:严密观察患者的生命体征、腹痛及腹部体征的情况。

(2)避免肠内压增高:禁食,必要时行胃肠减压,同时给予肠外营养,禁服泻药及灌肠。

(3)控制感染:遵医嘱及时应用有效的抗生素,脓肿形成者可配合医师行脓肿穿刺抽液,高热患者给予物理降温。

(4)缓解疼痛:协助患者取半卧位,缓解疼痛对明确诊断或已决定手术者疼痛剧烈时,遵医嘱给予镇痛或镇静、解痉药。

(5)心理护理:了解患者及家属的心理反应,适时地给其讲解有关知识。

(6)并发症的护理:

1)腹腔脓肿:典型表现为压痛性肿块,麻痹性肠梗阻所致腹胀,也可出现直肠、膀胱刺激症状和全身中毒症状等。超声和 CT 检查可协助定位,可采取超声引导下穿刺抽脓、冲洗或置管引流,必要时做好急诊手术的准备。

2)门静脉炎:较少见,主要表现为寒战、高热、剑突下压痛、肝大、轻度黄疸等加重会发生感染性休克或脓毒症,治疗不及时可发展为细菌性肝脓肿。一经发现,应立即好急诊手术的准备,并遵医嘱大剂量应用抗生素治疗。

2.术后护理

(1)病情观察:监测生命体征并准确记录,观察病入腹部体征的变化。

(2)体位与活动:全麻术后清醒或硬膜外麻醉平卧 6 小时后,生命体征平稳者可取半卧位,鼓励患者术后早期在床上翻身、活动肢体,待麻醉反应消失后即下床活动,以促进肠蠕动恢复减少肠粘连的发生。

（3）饮食：肠蠕动恢复前暂禁食，予以肠外营养，肛门排气后，逐步恢复饮食。

（4）腹腔引流管的护理：一般不留置引流管，只在局部有脓肿、阑尾包埋不满意和处理困难或有肠瘘形成时采用，用于引流脓液和肠内容物。引流管应妥善固定，保持通畅，注意无菌，注意观察引流液的颜色、性状及量。

（5）并发症的护理：

1）出血：主要表现为腹痛、腹胀、失血性休克等，一旦发生，应立即遵医嘱输血、补液，并做好紧急手术止血的准备。

2）切口感染：阑尾切除术后最常见的并发症，多见于化脓性或穿孔性阑尾炎。表现为术后3日左右体温升高，切口局部胀痛或跳痛、红肿、压痛，形成脓肿时，局部可出现波动感。应遵医嘱予以抗生素，若出现感染，先行试穿抽出伤口脓液，或在波动处拆除缝线敞开引流，排出脓液，定期换药，保持敷料清洁、干燥。

3）粘连性肠梗阻：术后应鼓励患者早期下床活动，不完全性肠梗阻者行胃肠减压，完全性肠梗阻者，应协助医师进行术前准备。

4）阑尾残株炎：症状表现同阑尾炎，症状较重者再行手术切除阑尾残株。

5）肠瘘/粪瘘：较少见，临床表现与阑尾周围脓肿类似，术后数日内可见肠内容物经切口或瘘口溢出。保持引流通畅、创面清洁、加强营养支持等非手术治疗后，多可自行闭合，仅少数需手术治疗。

（六）健康指导

1.预防指导　指导健康人群改变不良的生活习惯，如改变高脂肪、高糖、低膳食纤维的饮食，注意饮食卫生。积极治疗或控制消化性溃疡、慢性结肠炎等。

2.知识指导　向患者介绍阑尾炎护理、治疗知识，告知手术准备及术后康复方面的相关知识及配合要点。

3.复诊指导　出院后如出现腹痛、腹胀等不适及时就诊。阑尾炎脓肿未切除阑尾者，告知患者3个月后再行阑尾切除术。

七、常见急危重症的急救配合要点

（一）失血性休克

1.体位　出血量小者，可取平卧位，严格卧床休息。失血性休克患者给予头高10°~15°，脚高20°~30°体位，患者不可搬动，防止出血加重。

2.给氧　保持呼吸道通畅，给予高流量供氧4~6L/min，并注意呼吸道通畅。

3.纠正休克　立即建立2~3条静脉通道，交叉配血、输血，尽快恢复有效循环血量，留置尿管，观察尿量，并保持尿管通畅。

4.观察　密切观察脉搏、血压、呼吸、尿量，如患者出血量大，需做好术前准备，包括皮试、留置胃管等。

5.其他　出血量小的患者经保守治疗病情好转，生命体征逐渐平稳后，护理人员应给患者做好：

（1）清洁口腔，床单元整洁，皮肤完整，保持室内保持安静，空气新鲜。

（2）让患者保持安静，卧床休息，避免搬动，防止情绪激动，可给予适当的镇静药。

（3）抢救结束后，6小时内据实准确地记录护理过程。

思考题

1.简述脾破裂的临床表现。

2.失血性休克的护理要点有哪些？

3.简述急性化脓性腹膜炎的临床表现。

4.急性化脓性腹膜炎的护理要点有哪些？

5.阑尾炎的临床表现有哪些？

6.阑尾炎的护理措施有哪些？

第十一节 骨科疾病患者的护理

一、胫腓骨干骨折

胫腓骨干骨折是(fracture of tibia and fibula)指自胫骨平台以下至踝以上的部位发生骨折。占全身骨折的13%~17%，以青壮年和儿童居多。

（一）病因及分类

1.直接暴力 重物打击、踢伤、撞击伤或车轮碾轧伤等多见，暴力多来自小腿的外前侧。骨折线多呈横断型或短斜行，巨大暴力或交通事故伤多为粉碎性骨折。

2.间接暴力 由高处坠下、旋转、暴力、扭伤或滑倒等所致的骨折，骨折线多呈斜行或螺旋形。

（二）临床表现

1.症状 伤肢疼痛并出现肿胀、畸形等。当胫骨上端骨折时，要注意有无胫前动脉、胫后动脉以及腓总神经的损伤，另需注意小腿软组织的肿胀程度，有无剧烈疼痛等小腿筋膜间隙综合征的表现。

2.体征 正常情况下，足指内缘、内踝和髌骨内缘应在同一直线上，胫腓骨折如发生移位，则此正常关系丧失。对小儿骨折骨折后常仍能站立，卧位时膝关节也能活动，局部可能肿胀不明显

（三）处理原则

原则是矫正畸形，恢复胫骨上、下关节面的平行关系，恢复肢体长度。

1.非手术治疗 包括手法复位外固定和牵引复位。

2.手术治疗 切开复位内固定。

（四）护理评估

1.关节局部情况 是否肿胀、疼痛、活动障碍，胫骨上部有无增宽，膝关节有无内翻或外翻畸形。

2.全身情况 脉搏、血压是否正常，有无合并伤。

3.受伤史 受伤时的体位，以推断骨折类型。

4.健康情况 既往健康状况。

5.X线检查 明确骨折类型。

（五）护理措施

1.心理护理 应多关心体贴患者，促进康复。

2.饮食护理 指导患者进食高蛋白、高热量饮食以促进伤口与骨折愈合。

3.用药护理 遵医嘱使用神经营养药、促进骨折愈合的药物，观察其效果和不良反应。

4.功能锻炼　伤后早期,练习股四头肌等长收缩、髌骨的被动活动及足部各关节的活动。夹板固定的患者,可练习踝关节活动,但禁止在膝关节伸直的情况下旋转大腿,影响骨折的稳定,导致骨不连。外固定去除后,充分练习各关节活动,逐步下地活动。

（六）健康指导

（1）营养:宜高蛋白、高钙及高维生素饮食,以促进骨折愈合。

（2）功能锻炼:扶拐下床活动患侧肢体全足底着地,防止摔倒。加强患肢膝、踝关节屈伸锻炼,如有踝关节功能障碍可行踝部旋转、斜坡练步等。踝关节僵硬者,可行踝关节的下蹲背伸和站立屈膝背伸等。

（3）复诊:出院后 3 个月、6 个月、1 年复查 X 线片,以了解骨折愈合情况。

二、肱骨干骨折

肱骨干骨折（humeral shaft fracture）系指肱骨外科颈以下 1~2 厘米至肱骨髁上 2 厘米之间的骨折。多发于骨干的中部,其次为下部,上部最少。中下 1/3 骨折易合并桡神经损伤,下 1/3 骨折易导致骨不连。

（一）病因

（1）直接暴力。

（2）间接暴力。

（3）旋转暴力。

（二）临床表现

1.症状　患侧上臂出现疼痛、局部肿胀、皮下瘀斑,上肢活动障碍。

2.体征　患侧上臂可见畸形,反常活动,骨摩擦感/骨擦音。若合并桡神经损伤时,可出现患侧垂腕畸形、各手指掌指关节不能背伸,拇指不能伸直,前臂旋后障碍,手背桡侧皮肤感觉麻木等症状。

（三）处理原则

1.手法复位外固定　手法复位后比较稳定的骨折可用 U 形石膏固定。中、下段长斜形或长螺旋形骨折因不够稳定,可采取上肢悬垂石膏固定。宜采用轻质石膏,以免因重量太大而导致骨折端分离。选择小夹板固定者可在屈肘 90°位用三脚巾悬吊,成人固定 6~8 周,儿童固定 4~6 周。

2.切开复位内固定　在切开直视下骨折复位后,用外支架或内固定器械来固定骨折部位。内固定物可在半年后取出,若无不适也可不取。对于有桡神经损伤者应术中探查神经,若完全断裂可一期修复桡神经。若为挫伤则切开神经外膜,减轻神经继发性病理改变。

（四）护理评估

1.健康史　包括年龄、性别、婚姻、职业、饮食、生活习惯、性格特征、药物使用情况。

2.身体状况

（1）全身情况:注意生命体征及全身情况的观察,警惕合并损伤和其他系统并发症。

（2）局部情况:外固定是否有效、松紧是否适宜。

（3）皮肤情况:观察局部皮肤有无红肿、水疱、糜烂或压疮。

3.心理状态　了解患者对疾病康复的认知情况和情绪状态。

（五）护理措施

1.局部制动　用吊带或三角巾将患肢托起,以促进静脉回流,减轻肢体肿胀疼痛。

2.功能锻炼 骨折早期练习握拳、伸指及屈指腕关节活动,并做上臂肌肉的主动舒缩运动,禁止做上臂旋转运动;伤后第3周开始练习肩、肘关节的屈指及肩关节的环转(画圆圈)、上举活动,及划船活动;基础固定后,全面肩、肘关节各方面活动。

(六)健康指导

(1)介绍肱骨干骨折的特点、治疗原则及其预后。

(2)告知患者外固定解除后的功能锻炼。

(3)根据肱骨骨折早、中、后三期的特点,调整饮食起居。

(4)按医嘱正确服药及治疗,按时到医院复查。

三、骨盆骨折

骨盆骨折(fracture of the pelvic)是指骨盆壁的一处或多处连续性中断,多由直接暴力挤压骨盆所致,多伴有并发症和多发伤。

(一)病因

年轻人常见于交通事故和高处坠落,老年人常见于摔倒。

(二)临床表现

1.症状 患者髋部肿胀、疼痛,不敢坐起或站立。有大出血或严重内脏损伤者可有面色苍白、出冷汗、脉搏细数、烦躁不安等低血压和休克早期表现。

2.体征

(1)骨盆分离试验与挤压试验阳性。

(2)肢体长度不对称。

(3)会阴部瘀斑是耻骨和坐骨骨折的特有体征。

(三)处理原则

先处理休克和各种危及生命的并发症,再处理骨折。

1.非手术治疗

(1)卧床休息:骨盆边缘性骨折、骶尾骨骨折和骨盆环单处骨折时无移位,以卧床休息为主,卧床3~4周至症状缓解即可。骨盆环单处骨折者用多头带做骨盆环形固定,可减轻疼痛。

(2)牵引:单纯性耻骨联合分离且较轻者可用骨盆兜带悬吊固定。但是由于治疗时间长,目前多主张手术治疗。

2.手术治疗 对骨盆环双处骨折伴骨盆变形者,多主张手术复位及内固定,再加上外支架固定。

(四)护理评估

(1)症状与体征 详见临床表现。

(2)合并症

1)腹膜后血肿。

2)盆腔内脏损伤。

3)膀胱、后尿道损伤。

4)直肠损伤。

5)腰骶神经和坐骨神经损伤。

(3)生命体征。

(4)受伤史。

（五）护理措施

1.急救处理 有危及生命的并发症时应先抢救生命,对休克患者进行抗休克治疗,然后处理骨折。

2.并发症的观察与护理

(1)腹膜后血肿:患者可有腹痛、腹胀等腹膜刺激征症状。大出血可造成出血性休克,应严密观察患者的意识和生命体征,立即建立静脉输液通道,遵医嘱输血输液,纠正血容量不足。若经抗休克治疗仍不能维持血压,应配合医师及时做好术前准备。

(2)盆腔内脏损伤:肝、肾、脾等实质性脏器损伤可有腹痛与失血性休克;胃肠道等空腔脏器损伤可表现为急性弥漫性腹膜炎。应严密观察患者生命体征和意识变化,观察有无腹痛、腹胀或腹膜刺激征等表现,及时发现和处理内脏损伤。

(3)膀胱或后尿道损伤:注意观察患者有无血尿、无尿或急性腹膜炎等表现。

(4)直肠损伤:可引起弥漫性腹膜炎、直肠周围感染。应要求患者严格禁食,遵医嘱静脉补液,合理应用抗生素。

(5)神经损伤:注意观察患者是否有括约肌功能障碍,下肢某些部位感觉减退或消失,肌肉萎缩无力或瘫痪等表现,发现异常及时报告医生。

3.骨盆兜带悬吊牵引护理 选择宽度适宜的骨盆兜带,悬吊重量以将臀部抬离床面为宜,不要随意移动,保持兜带平整,排便时尽量避免污染兜带。

4.体位和活动 卧床休息期间,髂前上、下棘撕脱骨折可取髋、膝屈曲位,坐骨结节撕脱骨折者应取大腿伸直、外旋位;骶尾骨骨折者可在骶尾部垫气圈或软垫,协助患者更换体位,骨折愈合后才可患侧卧位。行牵引者12周以后可以负重。长期卧床患者需要练习深呼吸,进行肢体肌肉等长收缩训练,允许下床,可使用助行器或拐杖,以减轻骨盆骨折。

5.心理护理 积极主动安慰患者,列举手术成功案例,让患者明白手术重要性和治疗方法,增强其治疗信心,消除思想顾虑,保持良好心态。

（六）健康指导

(1)向患者及家属介绍骨盆骨折的疾病相关知识、手术方式及用药情况。

(2)指导患者进行功能锻炼:锻炼内容和幅度应根据自身情况进行调整,原则上需从被动逐渐过渡到主动运动,由浅入深、由小到大,循序渐进。指导患者术后当天开始进行股四头肌等长收缩运动及踝泵屈伸运动,促进下肢血液回流,减少下肢血液瘀滞,预防下肢深静脉血栓,术后第2~4天指导患者进行下肢关节运动,防止下肢关节僵硬、肌肉萎缩。同时指导患者进行深呼吸、扩胸运动及吹气球,以免患者长期卧床发生坠积性肺炎。

(3)饮食指导:指导患者养成良好的生活习惯,食用高蛋白、高纤维及易消化食物,避免食用油腻和高脂肪食物,避免出现便秘和腹痛等症状。提醒家属定时定期为患者按摩腹部,有效降低胃肠道并发症发生率。

四、股骨颈骨折

股骨颈骨折(femoral neck fracture)是指由股骨头下至股骨颈基底部之间的骨折。

（一）病因

股骨颈骨折的发生常与骨质疏松导致骨质量下降有关,多由走路时滑倒、身体发生扭转倒地、间接暴力传导所致。青少年股骨颈骨折较少见,常需较大暴力才会发生,且多为不稳定型。

(二)临床表现

1.症状 中老年人有跌倒外伤史,伤后髋部疼痛,下肢活动受限,不能站立和行走。部分外展嵌插型骨折患者受伤后仍能行走,但数日后疼痛逐渐加重,活动后更疼,甚至完全不能行走。

2.体征 内收型骨折患者可有患肢缩短,出现 45°~60° 的外旋畸形,患侧大转子突出,局部压痛和纵向叩击痛。患者较少出现髋部肿胀和瘀斑。

(三)处理原则

1.非手术治疗 适用于年龄过大,全身情况差,或合并有严重心、肺、肾、肝等功能障碍者。患者可穿防旋鞋,下肢外展中立位皮牵引卧床 6~8 周。对全身情况很差的高龄患者应以挽救生命和治疗并发症为主,骨折可不进行特殊治疗。

2.手术治疗

(1)闭合复位内固定:对所有类型股骨颈骨折患者均适用。闭合复位成功后,在股骨外侧打入多根空心拉力螺纹钉内固定或动力自觉螺钉固定。

(2)切开复位内固定:对手法复位失败,或固定不可靠,或青壮年患者的陈旧骨折不愈合可在切开直视下进行复位和内固定。

(3)人工关节置换术:对 65 岁以上的股骨头下骨折患者,已合并骨关节炎或股骨头坏死者,可选择单纯人工股骨头置换术或全髋关节置换术。

(四)护理评估

1.健康史 一般情况、外伤史、既往史、家族史。

2.身体状况 患髋是否肿胀;局部有无伤口;患肢有无外旋短缩畸形;在患侧腹股沟中点处有无压痛;患肢有无纵向叩击痛;患髋关节是否活动障碍;足背动脉搏动是否良好;患肢足趾活动情况及患肢的感觉及肌力情况;如有牵引和固定是否维持于有效性。

3.辅助检查 X 线检查。

4.术后评估

(1)术中情况:评估患者麻醉方式、术中是否输液、输液、术中生命体征是否平稳。

(2)身体评估:评估牵引术是否维持于有效状态;下肢功能恢复情况,评估患者术后生命体征,伤口渗血及伤口愈合情况,患者是否发生术后出血、各引流管引流液的颜色、性状和量,下肢深静脉血栓、骨折不愈合、关节脱位、关节感染等并发症。

5.心理-社会状况 评估患者对康复锻炼的认知,评估患者是否出现焦虑、抑郁等情绪。

(五)护理措施

1.非手术治疗的护理/术前护理

(1)搬运:尽量避免搬运或移动患者。搬运时将髋关节与患肢整个平托起。

(2)体位:卧床期间保持患肢外展中立位,即平卧时两腿分开,腿间放枕头,脚尖向上或穿丁字鞋。不可侧卧,不可使患肢内收,坐起时不能交叉盘腿。

(3)功能锻炼:指导患肢股四头肌等长收缩、踝关节和足趾屈伸、旋转运动,每小时练习 1 次,每次 5~20 分钟。在锻炼患肢的同时,指导患者进行双上肢及健侧下肢全范围关节活动和功能锻炼。在病情允许的情况下,遵医嘱指导患者借助吊架和床栏更换体位、坐起、移动以及使用助行器、拐杖的方法。

(4)皮牵引、骨牵引:是股骨颈骨折常用的牵引方法。

(5)术前准备:拟行手术治疗者完善术前检查,拟行人工关节置换术者若有肥胖或超重,应减轻体重以减少新关节负荷,对受累关节附件肌肉进行力量性训练。

2.术后护理

(1)一般护理:做好生命体征监测、引流管护理、术后并发症的护理。

(2)体位和活动:

1)内固定术后:卧床期间患肢不能内收,坐起时不交叉盘腿。若骨折复位良好,术后早期即可遵医嘱床上坐起和扶双拐下床活动,逐渐增加负重量,X线检查证实骨折完全愈合后可弃拐负重行走。

2)人工关节置换术后:术后一般采取外展中立位,在患者麻醉消醒后即可开展肌力训练,包括踝关节背伸和跖屈,以及股四头肌和髋部肌肉的收缩舒张运动,之后可进行髋关节外展、膝关节和髋关节屈伸、抬臀、直腿抬高等运动,患者可以在术后1周内开始使用助行器,拐杖等做行走练习,根据患者个体情况制定具体康复计划。

3.并发症的护理

(1)预防下肢静脉血栓形成及肺栓塞:术后即可指导家属进行下肢向心性按摩,麻醉作用消失后立即鼓励患者作踝泵运动,血栓高危患者应穿有压力阶差的弹力袜及使用足底静脉泵,髋部手术常规给予抗凝药物干预,术中术后适度补液,避免脱水增加血液黏稠度,如患肢肿胀明显应制动禁止按摩,以防血栓脱落,密切观察呼吸情况。

(2)预防伤口感染:遵医嘱使用抗生素。观察切口有无红、肿、热、痛,伤口有无渗出等局部感染症状。

(3)预防压疮:防止组织长时间受压,指导每2小时健肢抬臀,改善营养,加强观察。

(4)预防肺部感染:鼓励患者抓吊环抬起上身,深呼吸、有效咳嗽,清除呼吸道分泌物,定时将患者扶起叩背,促进痰液排出,必要时进行雾化吸入。

4.人工关节置换术后并发症的护理　术后可能出现关节脱位、关节感染、关节磨损等并发症,需严密监测关节情况,出现并发症征象,及时报告医生处理。

(六)健康指导

1.饮食　多进富含钙质的食物,防止骨质疏松。

2.体位　为防止植入的空心钉退出、骨折移位,患者术后半年内不能两腿交叉,跷二郎腿,禁止下蹲及坐矮凳,不能爬陡坡。

3.日常生活　告知患者股骨颈骨折愈合时间较长,无论是否接受手术治疗,都需要长期、循序渐进地进行患肢功能锻炼。尽量不做或少做容易磨损关节的活动,如爬山,爬楼梯和跑步等,避免在负重状态下反复做关节伸屈动作,或做剧烈跳跃和急停急转运动,肥胖患者应控制体重,预防骨质疏松,避免过多负重,若人工关节置换术后多年后出现关节松动或磨损,如在活动时出现关节疼痛、跛行、髋关节功减退等表现,尽快就诊。

五、脊柱骨折

脊柱骨折(fracture of spine)占全身骨折的6.4%,其中以胸腰段脊柱骨折最多见。脊柱骨折可以并发脊髓或马尾神经损伤,特别是颈椎骨折脱位合并有脊髓损伤者,往往能致残甚至致命。

(一)病因

多数脊柱骨折因间接暴力引起,少数为直接暴力所致。

(二)临床表现

1.症状

(1)局部疼痛:头颈部疼痛,不能活动。胸腰椎损伤后,因腰背部肌肉痉挛、局部疼痛,患者无法站立,或站立时腰背部无力,疼痛加重。

(2)腹痛、腹胀:出现腹痛、腹胀、肠蠕动减慢等症状。

(3)其他:伴有脊髓损伤者可有四肢或双下肢感觉和运动障碍。患者还可伴有颅脑、胸、腹部和盆腔脏器等损伤,出现相应的症状。

2.体征

(1)局部压痛和肿胀:脊柱损伤时中线部位有明显压痛,局部肿胀。

(2)活动受限和脊柱畸形:颈、胸、腰段骨折患者常有活动受限,站立及翻身困难,强迫体位,胸腰段脊柱骨折时常可摸到后凸畸形。

(三)处理原则

1.急救处理 脊柱损伤患者伴有颅脑、胸、腹腔脏器损伤或并发休克时首先处理紧急问题,抢救生命。待病情稳定后再处理脊柱骨折。

2.卧硬板床 胸腰椎单纯压缩骨折时应卧硬板床,骨折部位垫厚枕,使脊柱处于过伸位。

3.复位固定 稳定性颈椎骨折脱位、压缩或移位较轻者,应卧床休息,并采用枕颌带卧位牵引复位、颅骨牵引或 Halo 头胸固定架牵引等方法固定。待 X 线证实已复位,可改用头颈胸石膏或支具固定,石膏干硬或支具固定牢固后即可起床活动。对有神经症状、骨折块挤入椎管内以及不稳定性骨折等损伤严重者应行切开复位内固定。

4.腰背肌锻炼 利用背伸肌的肌力和背伸姿势使脊柱过伸,借助椎体前方的前纵韧带和椎间盘纤维环的张力,使压缩的椎体自行复位,恢复原状。

(四)护理评估

1.脊柱关节症状与体征 详见临床表现。

2.并发症 评估患者是否出现脊髓损伤、脑部、胸部、骨盆损伤等引起的并发症。

3.健康史 受伤史、既往史。

4.辅助检查 X 线检查、CT 检查、MRI 检查等。

5.心理-社会状况 评估患者对疾病的认知程度、有无焦虑、抑郁等负性情绪等。

(五)护理措施

1.非手术治疗及术前护理

(1)心理护理:手术前,应向患者及家属说明手术目的及探查、减压、复位及固定的基本方法,稳定其情绪。

(2)饮食:食高蛋白、高维生素、高钙、高纤维素的食物,多食蔬菜、水果。

(3)体位:卧硬板床,定时以滚动法翻身。

(4)牵引:颈椎牵引适用于颈椎骨折或脱位的患者;腰椎牵引适用于肌肉痉挛、腰痛明显并需骨折复位的患者。

(5)病情观察:密切观察生命体征、肢体活动及躯体麻痹平面的变化。对多发性损伤患者还需密切观察神志、瞳孔、胸部、腹部及小便情况。

(6)功能锻炼:一般患者在伤后 1 周内可进行腰背肌的锻炼,但在脊柱骨折伴腰背肌有较为严重的挫伤或撕裂伤时,其锻炼应推迟到伤后的 3~4 周。锻炼方法有仰卧位及俯卧位锻炼法。

2.术后护理

(1)饮食:宜高蛋白、高糖、富含胶原及粗纤维的食物。

(2)体位:颈椎术后应保护颈部,勿使颈部旋转,且轻移轻放,颈部两旁放置沙袋或佩戴颈围,翻身时颈部也需制动,头、肩、髋应在同一平面。

(3)伤口引流管:妥善固定引流管,观察引流液的颜色、性质和量。

(4)病情观察:

1)警惕窒息。

2)警惕肢体感觉、运动及括约肌功能障碍。

(5)预防压疮:

1)定时翻身。

2)保持床单位应清洁、平整、干燥和舒适,有条件时可使用气垫床,保持患者皮肤清洁干燥。

3)保证足够的营养摄入,提高机体抵抗力。

(六)健康指导

1.饮食　多吃粗纤维、丰富维生素易消化食物。

2.功能锻炼　第 1 个月主要是在床上进行四肢活动及腰背肌锻炼,2~3 个月后可下床进行步行及适度的活动。

3.复查　定期复查 X 线片,了解内固定有无移位及骨折愈合情况。

六、颈椎病

颈椎病(cervical herruation)是指由于颈椎间盘的退变及其继发性椎间关节退行性改变,从而引起颈部脊髓、神经、血管损害而表现出的相应症状及体征的一类疾病。

(一)病因

(1)椎间盘突出。

(2)钩椎关节或椎体后缘增生。

(3)后纵韧带骨化等。

(二)治疗原则

1.非手术治疗　牵引、制动、按摩、理疗、封闭以及药物治疗。

2.手术治疗　手术类型有前路和后路手术,前路术式有环锯法椎间盘切除及植骨融合术、前路减压植骨融合术、椎间 Cage 融合术、前路钢板内固定术、人工髓核植入术等;后路术式有开门式椎管扩大术、椎板切除椎管减压术等。

(三)临床表现

根据颈椎间盘向椎管内突出的位置不同,其临床表现有所差异。

1.中央突出型

(1)症状:不同程度的四肢无力,且下肢重于上肢,表现为步态不稳,严重时可出现四肢不完全性或完全性瘫痪,大小便功能障碍,表现为尿潴留和排便困难。

(2)体征:不同程度的肢体肌力下降,深、浅感觉异常,可因椎间盘突出的节段不同而显不同的平面,肢体肌张力增高,腱反射亢进,并出现病理现象。

2.侧方突出型

(1)症状:后颈部疼痛、僵硬、活动受限,颈部后伸时疼痛加剧,并向肩臂部放射,一侧上肢有放射性疼痛或麻木。

(2)体征:颈部活动受限,病变节段相应椎旁压痛、叩痛,臂丛牵拉试验阳性,受累的脊神经支配区感觉异常、肌力减退、肌肉萎缩、反射改变等。

3.旁中央突出型　除有侧方突出型颈椎间盘突出症的症状、体征外,还可有不同程度的单侧脊髓受压症状,表现为患侧下肢无力、活动不便、踩棉花感等。

(四)护理评估

1.脊柱关节症状与体征　详见临床表现。

2.并发症　评估患者是否出现脊髓损伤、脑部、胸部、骨盆损伤等引起的合并症。

3.健康史　受伤史、既往史。

4.辅助检查　X线检查、CT检查、MRI检查等。

5.心理-社会状况　评估患者对疾病的认知程度、有无焦虑、抑郁等负性情绪等。

(五)护理措施

1.非手术治疗的护理/术前护理

(1)饮食:高蛋白、高热量、低脂、富含维生素和果胶成分的且易消化的事物,嘱患者戒烟。

(2)制动:佩戴颈托或颈围限制颈椎过度活动。

(3)牵引护理:采用颌枕带牵引,一般持续牵引2小时后休息15分钟,每日牵引总时间10~14小时。

(4)术前训练:

1)呼吸功能训练。

2)俯卧位训练。

2.术后护理

(1)病情观察:包括生命体征、伤口敷料、伤口引流管、疼痛情况等。观察患者呼吸、血压等生命体征情况;观察手术切口敷料有无渗液及渗出液的颜色、性状、量等;观察伤口引流管是否通畅及引流液的颜色、性状、量等;观察患者术后有无疼痛,疼痛严重者予以镇痛剂或镇痛泵。

(2)体位:行内固定融合术者,加强颈部固定。

3.并发症的观察与护理

(1)呼吸困难:是颈椎前路手术最危险的并发症,多发生于术后1~3日内。

1)原因:①切口内出血压迫气管。②喉头水肿压迫气管。③术中损伤脊髓。④移植骨块松动、脱落压迫气管等。

2)表现:患者出现呼吸困难、张口状急迫呼吸、应答迟缓、口唇发绀等。

3)护理:颈椎前路手术患者床旁应常规准备气管切开包,术后加强患者呼吸频率、节律的观察,一旦发生,立即通知医生,并做好气管切开及再次手术的准备。

(2)伤口出血:

1)原因:颈椎前路手术常因骨面渗血或术中止血不完善而引起伤口出血。

2)表现:患者颈部明显肿胀,并出现呼吸困难、烦躁、发绀等。出血量大、引流不畅时,可压迫气管导致呼吸困难甚至危及生命。

3)护理：①观察：术后注意生命体征、伤口敷料及引流液，注意观察颈部情况，检查颈部软组织张力。②处理：如24小时伤口引流液超过200ml，检查是否有活动性出血，若引流量多且呈淡红色，考虑有脑脊液漏发生，及时报告医生处理，患者颈部明显肿胀时，报告并协助医生减开缝线、清除血肿，若血肿清除后呼吸仍不改善，应尽快实施气管切开术。

（3）脊髓神经损伤：

1)原因：手术牵拉、周围血肿压迫均可损伤脊髓及神经。

2)表现：患者出现声嘶、四肢感觉运动障碍以及大、小便功能障碍。

3)护理：手术牵拉所致的神经损伤为可逆的，一般在术后1~2日内明显好转或消失，血肿压迫所致的损伤为渐进性的，术后应注意观察，以便及时发现问题并处理。

4.功能锻炼　一般术后第1日，开始进行各关节的主、被动功能锻炼，术后引流管拔除后根据医嘱可戴支具下床活动，做坐位和站立位平稳训练及日常生活活动能力的训练。

（六）健康指导

1.饮食　多吃粗纤维、丰富维生素易消化食物，戒烟。

2.纠正不良姿势　最佳的伏案工作姿势是保持颈部正直，微微前倾，不要扭转、倾斜，工作时间超过1小时，应休息几分钟。

3.活动　佩戴颈托3个月，全休6个月，勿从事重体力劳动，自我保健适当参加体育活动，如散步、慢跑、气功等；乘车时抓好扶手，系好安全带，以防紧急刹车扭伤颈部，颈部适当锻炼，如打太极拳等。

4.颈部保暖　在秋冬季节最好高领衣服，天气稍热，夜间睡眠时应注意防止颈部受凉，炎热季节，空调温度不宜太低。

5.卧硬板床且低枕　枕头选择以中间低两端高、透气性好、长度超过肩宽10~16cm、高度以头颈部压下后一拳头高为宜。

6.用药　继续服用神经营养药，如B族维生素、甲钴胺等。

7.复查　内固定术后1个月、3个月复查X线片，了解有无松动及愈合情况。

七、腰椎间盘突出症

腰椎间盘突出症是(lumbar iutervertebral herniation)指由于椎间盘变性、纤维环破裂、髓核组织突出刺激和压迫马尾神经或神经根所引起的一种综合征，是腰腿痛最常见的原因之一。

（一）病因

可由椎间盘退行性变、长期震动、过度负荷、外伤、妊娠等引起。

（二）临床表现

1.症状

（1）腰痛　超过90%的患者有腰痛表现，也是最早出现的症状。疼痛范围主要是在下腰部及腰骶部，多为持久性钝痛。

（2）下肢放射痛　一侧下肢坐骨神经区域放射痛是本病的主要症状，多为刺痛。典型表现为从下腰部向臀部、大腿后方、小腿外侧直至足部的放射痛，伴麻木感。腰椎间盘突出多在一侧，故患者多表现为单侧疼痛。中央型腰椎间盘突出症可有双侧坐骨神经痛。咳嗽、打喷嚏时，因腹压增高，疼痛加剧。

（3）间歇性跛行　行走时随距离增加(一般为数百米左右)而出现腰背痛或患侧下肢放射

痛、麻木感加重,蹲位或坐位休息一段时间后症状缓解,再行走症状再次出现,称为间歇性跛行。

(4)马尾综合征 突出的髓核或脱垂的椎间盘组织压迫马尾神经,出现鞍区感觉迟钝,大小便功能障碍。

2.体征

(1)腰椎侧凸。

(2)腰部活动障碍。

(3)压痛、叩痛。

(4)直腿抬高试验及加强试验阳性。

(5)感觉及运动功能减弱。

(三)处理原则

1.非手术治疗 适用于初次发作、病程较短且经休息后症状明显缓解,影像学检查无严重突出者。80%~90%的患者可经非手术治疗而治愈。包括:

(1)绝对卧床休息。

(2)骨盆牵引。

(3)物理治疗。

(4)皮质激素硬膜外注射。

(5)髓核化学溶解法。

2.手术治疗

(1)手术指征:

1)急性发作,具有明显马尾神经症状。

2)诊断明确,经系统的保守治疗无效,或保守治疗有效但经常反复发作且疼痛较重,影响工作和生活。

3)病史虽不典型,但影像学检查证实椎间盘对神经或硬膜囊有严重压迫。

4)合并腰椎管狭窄症。

(2)手术类型:根据椎间盘位置和脊柱的稳定性选择手术类型。

1)椎板切除术和髓核摘除术。

2)椎间盘切除术。

3)植骨融合术。

4)经皮穿刺髓核摘除术。

5)人工椎间盘置换术。

(四)护理评估

1.术前评估

(1)健康史(一般情况、既往史、外伤史、家族史)。

(2)症状与体征:评估疼痛的部位及性质,诱发及加重的因素,缓解疼痛的措施及效果等;评估本次疼痛发作后治疗的情况,如是否使用镇痛剂、肌肉松弛剂等药物;评估下肢的感觉、运动和反射情况,患者行走的姿势、步态;有无大小便失禁现象。

(3)心理-社会状况:评估患者对疾病的认知程度,对手术及疾病预后有何顾虑和思想负担等。

2.术后评估

(1)术中情况:评估患者麻醉方式、手术方式、术中生命体征是否平稳、术中是否补液和输血等。

(2)身体状况:动态评估生命体征、伤口情况以及引流液颜色、性状和量;评估患者有无排尿困难和尿潴留,下肢感觉运动功能,是否能按计划进行功能锻炼、有无并发症发生的征象等。

(3)心理-社会状况:观察患者的情绪变化,有无紧张、恐惧心理,能否配合术后的功能训练。

(五)护理措施

1.非手术治疗的护理/术前护理

(1)休息、有效镇痛、完善术前准备及心理护理。

(2)戴腰围:卧床3周后,戴腰围下床活动。

(3)保持有效牵引:牵引前,在牵引带压迫的髂缘部位加减压保护贴,预防压疮。牵引期间观察患者体位、牵引线及重量是否正确,经常检查牵引带压迫部位的皮肤有无疼痛、红肿、破损、压疮等。

2.术后护理

(1)病情观察、体位护员或家属协助活动各个关节、按摩肌肉,以促进血液循环,预防并发症。包括:

1)四肢肌肉、关节的功能锻炼。

2)直腿抬高锻炼:术后第1日开始进行股四头肌收缩和直腿抬高锻炼,每分钟2次,抬放时间相等,每次15~30分钟,每日2~3次,以能耐受为限,逐渐增加幅度。

3)腰背肌锻炼:一般术后第7日开始,用五点支撑法,1~2周后采用三点支法,每日3~4次,每次50下,循序渐进,逐渐增加次数。

4)行走训练:一般卧床2周后借助腰围或支架下床活动,需根据手术情况适当缩短或延长下床时间。指导患者正确起床,预防长时间卧床引起的直立性低血压及肌无力。

(六)健康指导

1.预防指导　指导患者采取正确卧、坐、立、行和劳动姿势,减少急、慢性损伤发生的机会。

2.保持正确的坐、立、行姿　坐位时选择高度合适、有扶手的靠背椅,保持身体与桌子距离适当,膝与髋保持同一水平,身体靠向椅背,并在腰部衬垫一软枕,站立时尽量使腰部平坦伸直、收腰、提臀,行走时抬头、挺胸、收腹,利用腹肌收缩支持腰部。

3.经常变换姿势　避免长时间保持同一姿势,适当进行原地活动或腰背部活动,以解除腰背肌肉疲劳。长时间伏案工作者,积极参加课间操活动,以避免肌肉劳损。勿长时间穿高跟鞋站立或行走。

4.合理应用人体力学原理　如站位举起重物时,高于肘部,避免膝、髋关节过伸,蹲位举重物时,背部伸直勿弯,搬运重物时,宁推勿拉,搬抬重物时,弯曲下蹲髋膝,伸直腰背用力抬起重物后再行走。

5.采取保护措施　腰部劳动强度过大的工人、长时间开车的司机可戴腰围保护腰部。脊髓受压者,也可戴腰围,直至神经压迫症状解除。

6.加强营养　加强营养可缓解机体组织及器官退行性变。

7.体育锻炼　适当体育锻炼,增强腰背肌肌力,以增加脊柱稳定性。参加剧烈运动时,运动前应有预备活动,运动后有恢复活动,切忌活动突起突止,应循序渐进。

八、骨筋膜室综合征

骨筋膜室综合征(osteofascial compartment syndrome)是指由骨、骨间膜、肌间隔和深筋膜形成的骨筋膜室内肌肉和神经因急性缺血、缺氧而产生的一系列早期的症状和体征。

（一）病因

常由创伤骨折的血肿和组织水肿使其室内内容物体积增加或外包扎过紧,局部压迫使骨筋膜室容积减小而导致骨筋膜室内压力增高所致。当压力达到一定程度,可使供应肌肉的小动脉关闭,形成缺血-水肿-缺血的恶性循环。

（二）临床表现

1.症状

（1）濒临缺血性肌挛缩:可不发生或仅发生极小量肌肉坏死,不影响肢体功能。

（2）缺血性肌挛缩:较短时间或者程度较重的不完全缺血,恢复血液供应偶大部分坏死,形成挛缩畸形,严重影响患肢功能。

（3）坏疽广泛缺血:长时间完全缺血,大量肌肉坏疽,常需截肢。如有大量毒素进入血液循环,还可导致休克、心律不齐和急性肾功能衰竭。

2.体征　骨筋膜室综合征的早期临床表现以局部为主。只有肌肉缺血较久,已发生广泛坏死时,才出现全身症状,如体温升高、脉率增快、血压下降、白细胞计数增多、血沉加快、尿中出现肌球蛋白等。

（1）疼痛:创伤后肢体持续性剧烈疼痛,且进行性加剧,为本征最早期的症状。至晚期,当缺血严重,神经功能丧失后,感觉即消失,即无疼痛。

（2）指或趾呈屈曲状态:肌力减弱,被动牵伸指或趾时,可引起剧烈疼痛,为肌肉缺血的早期表现。

（3）患室表面皮肤略红,温度稍高,肿胀,有严重压痛,触诊可感到室内张力增高。

（4）远处脉搏和毛细血管充盈时间正常:骨筋膜室内组织压上升到一定程度,前臂 866kpa(65mmHg)、小腿 733kpa(55mmHg),就能使供给肌血运的小动脉关闭,但此压力远远低于患者的收缩血压。此时,远侧动脉搏动虽然存在,指、趾毛细血管充盈时间仍属正常,但肌已发生缺血,所以肢体远侧动脉搏动存在并不是安全的指标,应结合其他临床表现进行观察分析,协助诊断。

以上症状和体征并非固定不变。若不及时处理,缺血将继续加重,发展为缺血性肌挛缩和坏疽,症状和体征也将随之改变。缺血性痉挛的五个主要临床表现,为 5"P"征:

1）由疼痛转为无痛。

2）苍白或发绀、大理石纹等。

3）感觉异常。

4）麻痹。

5）无脉。

（三）处理原则

（1）骨筋膜室综合征已经确诊,应立即切开筋膜减压,切记不可等到出现 5"P"体征后才行切开减压术。切开的皮肤一般多因张力过大而不能缝合,可用凡士林纱布填塞,填塞不可过紧,外用无菌敷料包好,待消肿后行延期缝合,或应用游离皮片移植闭合伤口。切不可勉强缝合皮肤,失去切开减压的作用。

（2）局部切开减压后,血循环获得改善,大量坏死组织的毒素进入血液循环,应积极防治失水、酸中毒、高血钾症、肾衰竭、心律不齐、休克等严重并发症,必要时还得行截肢术以抢救生命。

（四）护理评估

（1）患肢是否有明显肿胀、发亮、张力性水泡,末端皮肤是否由潮红发展为暗红,或见大理石样花纹改变,是否有肌力减退,甚至爪形手、足畸形。

（2）肢体是否成持续性烧灼样剧烈疼痛,且进行性加重。

（3）是否有受伤史,外伤时间,夹板、石膏、绷带、止血带应用是否正确。

（4）影像学检查判断是否有骨折和移位。

（五）护理措施

1.非手术前治疗及术前护理

（1）心理护理:对患者需进行心理安慰,解除其因疼痛所致恐惧,减轻焦虑。向患者说明早期手术的必要性,并做好家属工作,以利于配合。

（2）立即松解所有外固定物,肢体放平,不可抬高,并尽量减少患肢活动。术后可抬高患肢,用护罩支撑伤口上空以免受碰撞;观察伤口分泌物的性质、量、颜色;观察动脉搏动和指（趾）端血运、感觉、活动及皮肤温度,以便及时采取相应措施。

（3）对确诊患者,遵医嘱使用镇痛药物,如哌替啶,以缓解疼痛。

（4）给予高热量、高蛋白、富含维生素的食物。

（5）在患者使用脱水剂间,应选用较粗血管,确保穿刺针在血管内,防止渗入皮下组织。观察脱水剂效果,患肢症状有无改善。

（6）密切观察生命体征,尿量,患肢疼痛、肿胀、温度、颜色、感觉等。

2.术后护理

（1）切开减压后密切观察患者的体温、脉搏、呼吸、血压,尿色和尿量,及时送检血、尿常规及生化检查,并追查结果,以便及时处理。

（2）保持肢体功能位。

（3）截肢术后残端锻炼。

3.并发症护理　特别应注意防止压疮、肺部感染、泌尿系感染、静脉栓塞等并发症,参考本节股骨颈骨折患者的护理。

4.功能锻炼　术后第一天开始进行规律性的指导,主要以主动活动为主,被动活动为辅的原则。

（六）健康指导

（1）指导患者保持心情舒畅,有利于疾病恢复。

（2）饮食指导　给予高热量、高蛋白、富含维生素的食物,调节食物的色、香、味以增进食欲,戒烟、酒。

（3）如带有外固定的患者,应嘱其注意患肢血运、感觉和活动情况,实施返院拆除外固定,如有异常及时就诊。并嘱其继续患肢功能锻炼 8 个月以上,随访观察 1~2 年。

九、髋关节脱位

髋关节（dislocation of hip joiat）周围有强大韧带和肌肉附着,结构相当稳定,故往往只有强大暴力才能导致髋关节脱位,约 50%髋关节脱位同时合并有骨折。

（一）病因

交通事故、房屋倒塌等强大外在暴力。

(二)临床表现

1.症状 患侧髋关节疼痛,主动活动功能丧失,被动活动时引起剧烈疼痛。

2.体征 不同方向的脱位,其体征有所不同。

(1)髋关节后脱位:外伤后患髋肿痛,活动受限;患髋屈曲,内收、内旋、短缩畸形等。

(2)髋关节前脱位:患髋伸直外展旋畸形。

(3)中心脱位:患肢短缩畸形,髋活动受限。

(三)处理原则

1.髋关节后脱位 一般均可手法复位。复位方法以屈髋屈膝位顺股骨轴线牵引较为稳妥可靠,提拉法(Allis法)为仰卧位牵引,悬垂法(Stimson法)为俯卧位牵引。

2.髋关节前脱位 顺患肢轴线牵引时,术者自前而后推动股骨头,使其向髋臼方位移动,内收下肢使之还纳。

3.中心脱位 宜用骨牵引复位,牵引4~6周。如晚期发生严重的创伤性关节炎,可考虑人工关节置换术或关节融合术。

4.髋关节陈旧性脱位 根据脱位时间、局部病变和伤员情况,决定处理方法。对关节面破坏严重者,可根据患者职业决定做髋关节融合术或人工关节置换术。

(四)护理评估

1.术前评估

(1)健康史:一般情况、既往史、外伤史、家族史。

(2)症状与体征:详见临床表现。

(3)心理–社会状况:评估患者对疾病的认知程度,对手术及疾病预后有何顾虑和思想负担等。

2.术后评估

(1)术中情况:评估患者麻醉方式、手术方式、术中生命体征是否平稳、术中是否补液和输血等。

(2)身体状况:动态评估生命体征,评估患者是否能按计划进行功能锻炼、有无并发症发生的征象等。

(3)心理–社会状况:观察患者的情绪变化,有无紧张、恐惧心理,能否配合术后的功能训练。

(五)护理措施

1.手法复位的护理

(1)后脱位者:复位后做小腿皮牵引维持患肢于伸直外展位,应避免髋关节屈曲、内收、内旋方面的活动,禁止患者坐起。3周后去牵引开始扶拐下地活动,经X线拍片证实股骨头血液循环良好后,再离拐步行,逐步恢复正常活动。

(2)前脱位:复位后牵引或固定时,应保持患肢于内收、内旋伸直位,应避免髋关节外旋、外展,在牵引期间可以早坐起来。

(3)陈旧性髋脱位:注意保持有效的牵引,术后要注意伤口渗血情况,疼痛较甚者,可给予止痛剂。注意观察术后有无坐骨神经损伤的症状,及时告知医生,按医嘱给神经营养药,促进神经功能的恢复。

2.疼痛护理 局部冷热敷、避免加重疼痛的因素、镇痛。

3.病情观察 观察患肢远端血运、皮肤颜色、温度、感觉和活动情况等。

4.保持皮肤完整性　使用石膏固定或牵引者,避免因固定物压迫而损伤皮肤。长期卧床者,鼓励其经常更换体位,保持床单位整洁,预防压疮形成。对于皮肤感觉功能障碍的肢体,防止烫伤和冻伤。

5.心理护理　在生活上给予帮助,加强沟通,耐心开导,使之心情舒畅,从而接受并配合治疗。

（六）健康指导

（1）向患者及家属讲解髋关节脱位治疗和康复的知识。说明复位后固定的目的、方法、重要意义及注意事项,使其充分了解固定的重要性、必要性及复位后的固定时限。

（2）讲述功能锻炼的重要性和必要性,并指导其进行康复锻炼,使患者能自觉按计划实施。

十、骨肿瘤

骨肉瘤

骨肉瘤（osteosarcoma）是最常见的原发性恶性骨肿瘤,恶性程度高,预后差。好发于10~20岁青少年,男性多于女性,好发部位为长管状骨干骺端,如股骨远端、胫骨和肱骨近端。

（一）病因

骨肉瘤从间质细胞系发展而来。肿瘤经软骨阶段直接或间接形成肿瘤骨样组织和骨组织而迅速生长。下肢负重骨在外界因素（如病毒）的作用下,使细胞突变,可能与骨肉瘤形成有关。

（二）临床表现

1.疼痛　早期症状为局部隐痛,可发生在肿瘤出现以前,起初为间断性疼痛,逐渐发展为持续性剧烈疼痛,尤以夜间为甚,休息、制动或一般镇痛药无法缓解。

2.肿胀和肿块　早期仅感觉局部不适。随着病情发展,骨端近关节处可见肿块,发展迅速,触之硬度不一,伴有压痛。

3.病理性骨折　肿瘤生长可破坏骨质,轻微外力即可引发病理性骨折,多见于溶骨性病变为主的骨肉瘤。

4.症状　晚期骨肉瘤可出现贫血、消瘦、食欲缺乏、体重下降、低热等全身症状。晚期最易转移至肺,可出现咳嗽、咯血、胸痛、憋气和呼吸困难。

5.关节活动受限和功能障碍。

6.跛行　由肢体疼痛而引发避痛性跛行,随着病情的进展而加重。

7.其他　肿块表面皮温升高,局部静脉怒张。

（三）处理原则

骨肉瘤采用以手术为主、化学治疗为辅的综合治疗。明确诊断后,及时进行辅助化学治疗,目的是消灭微小转移灶,然后作根治性瘤段切除、灭活再植或植入假体的保肢手术。目前临床上治疗骨肉瘤的化学治疗药物主要包括多柔比星（ADM）、顺铂（DDP）和甲氨蝶呤（MTX）。无保肢条件者行截肢术,截肢平面应超过患骨的近侧关节。术后继续大剂量化学治疗。

（四）护理评估

1.术前评估

（1）健康史:一般情况、既往史、外伤史、家族史。

（2）症状与体征:详见临床表现。

（3）心理-社会状况:评估患者对疾病的认知程度,对手术及疾病预后有何顾虑和思想负担等。

2.术后评估

（1）术中情况：评估患者麻醉方式、手术方式、术中生命体征是否平稳、术中是否补液和输血等。

（2）身体状况：动态评估生命体征、伤口情况以及引流液颜色、性状和量，评估患者关节活动情况，是否能按计划进行功能锻炼、有无并发症发生的征象等。

（3）心理-社会状况：观察患者的情绪变化，有无紧张、恐惧心理，能否配合术后的功能训练。

（五）护理措施

1.术前护理

（1）心理护理：向患者及家属介绍目前骨肉瘤的治疗方法和进展，手术治疗和化学治疗的重要性，鼓励患者积极配合治疗。介绍治疗成功患者与其交流，以树立战胜疾病的信心。

（2）缓解疼痛：

1）非药物镇痛。

2）药物镇痛：WHO推荐癌性疼痛三阶梯疗法及其护理参考肿瘤患者的护理。

（3）化学治疗副作用的护理：参考第八章第三节。

2.术后护理

（1）促进关节功能恢复。

（2）提供相关康复知识。

（3）预防病理性骨折。

（4）截肢术后的护理：

1）体位：术后残肢应用牵引或夹板固定在功能位置，以防发生关节挛缩，保持下肢截肢患者髋关节和（或）膝关节于伸直位，术后24~48小时整体抬高患肢，避免关节屈曲，预防肢体胀。下肢截肢者，每3~4小时俯卧20~30分钟，并将残肢以枕头支托，压迫向下；仰卧位时，不可外展患肢或在膝关节下垫枕头，以免造成膝关节的屈曲挛缩。

2）并发症的护理：

①出血：注意观察肢体残端伤口渗血情况，创口引流液的颜色、性状和量，保持引流通畅。床旁常规放置止血带，以备急用。对于渗血较多者，可用棉垫加弹性绷带加压包扎，若出血量较大，血压急剧下降，脉搏细弱，应警惕残端血管破裂或血管结扎缝线脱落，须立即以沙袋压迫术区或在出血部位的近心端扎止血带压迫止血，并告知医师，配合处理。

②伤口感染：术后按时换药，观察伤口渗出情况。

③幻肢痛：a.尽早佩戴义肢。b.心理护理。c.药物治疗。d.手术治疗。e.对于幻肢痛持续时间长者，可轻叩残端，进行残端按摩，或用理疗、封闭的方法消除幻肢痛。

3）残肢功能锻炼：下肢截肢患者应俯卧位练习大腿内收、后仰，上肢截肢患者肩关节进行外展、内收及旋转运动，每日用弹性绷带反复包扎残端，均匀压迫，促进软组织收缩，当残端瘢痕不敏感，伤口愈合牢固后，可进行残端按摩、拍打及蹬踩，以增加残端的负重能力。制作临时义肢，鼓励患者拆线后尽早使用，为安装义肢做准备。

（六）健康指导

（1）心理指导：指导患者保持平稳心态，树立战胜疾病的信心，对于截肢者，介绍类似经历的患者现身说法，消除患者的心理顾虑或障碍，促使患者逐渐接受和坦然面对自身形象。

（2）康复指导：严防过早负重导致病理性骨折，帮助患者制定康复锻炼计划，并按计划锻炼调节肢体适应能力。指导患者正确佩戴义肢，正确使用各种助行器，如拐杖、轮椅等，以最大限度恢复患者生活自理能力。

（3）自我监测：教会患者自我检查和监测伤口及截肢残端，定期复诊，按时接受化学治疗，不要轻易中断疗程。

骨软骨瘤

良性骨肿瘤中骨软骨瘤发病率最高，多为原发性骨肿瘤。

（一）病因

骨软骨瘤（OS teochondroma）是一种常见的、软骨源性的良性骨肿瘤，是位于骨表面的骨性突起物，顶面有软骨帽，中间有髓腔。好发于长骨的干骺端，当骨骺线闭合后，骨软骨瘤也停止生长。多见于 10~20 岁青少年，男性多于女性。

（二）临床表现

可长期无症状，多因无意中发现骨性肿块而就诊，肿块常见于股骨远端、胫骨近端或肱骨近端，肩胛骨、髂骨和脊柱也可发生。骨性包块生长缓慢，增大到一定程度可压迫周围组织，如肌腱、神经、血管等，出现相应压迫症状，或发生继发性滑囊炎和病理性骨折。多发性骨软骨瘤可妨碍正常骨的生长发育，以致患肢有短缩、屈曲畸形，若患者出现疼痛加重、肿块突然增大，应考虑恶变成继发性软骨肉瘤的可能。

（三）处理原则

一般无须治疗，但应密切观察随访。若肿瘤生长过快，有疼痛或影响关节功能者，影响邻近骨或发生关节畸形者，压迫神经、血管以及肿瘤自身发生骨折时，肿瘤表面滑囊反复感染者，或病变活跃有恶变可能者应行切除术。切除范围从肿瘤基底四周正常骨组织开始，包括纤维膜或滑膜、软骨帽等，以防复发。

（四）护理评估

1.术前评估

（1）健康史：一般情况、既往史、外伤史、家族史。

（2）症状与体征：详见临床表现。

（3）心理-社会状况：评估患者对疾病的认知程度，对手术及疾病预后有何顾虑和思想负担等。

2.术后评估

（1）术中情况：评估患者麻醉方式、手术方式、术中生命体征是否平稳、术中是否补液和输血等。

（2）身体状况：动态评估生命体征、伤口情况以及引流液颜色、性状和量，评估患者关节活动情况，是否能按计划进行功能锻炼、有无并发症发生的征象等。

（3）心理-社会状况：观察患者的情绪变化，有无紧张、恐惧心理，能否配合术后的功能训练。

（五）护理措施

1.心理护理　主动与患者沟通，了解其焦虑、恐惧的具体原因。向患者解释骨软骨瘤属良性骨肿瘤，无症状者无须治疗。有症状者，可手术切除。向患者介绍治疗方法及预后。

2.病情观察　观察切口敷料有无渗血，肢体远端有无感觉和运动异常。若发现异常，应立即配合医师处理并采取相应护理措施。

3.缓解疼痛　为患者提供安全舒适的环境，并与其讨论疼痛的原因和缓解方法。指导患者术后抬高患肢，预防肿胀，应用非药物方法缓解疼痛，如放松训练、催眠、暗示、想象等。若疼痛不能控制，可遵医嘱应用镇痛药物，观察镇痛药物的效果及副作用。

4.预防病理性骨折　提供无障碍环境，教会患者正确使用拐杖、轮椅等助行器，避免肢体负重,预防病理性骨折。

5.功能锻炼　骨软骨瘤手术一般对关节功能的影响较小,术后可早期开始功能锻炼,提供术后康复的相关知识。

（六）健康指导

（1）嘱无须手术患者定期随访。

（2）康复指导:严防过早负重导致病理性骨折,帮助患者制定康复锻炼计划,并按计划锻炼调节肢体适应能力。

骨巨细胞瘤

骨巨细胞瘤(giant cell turnor of bone)是较常见的原发性骨肿瘤,为交界性或分型不确定的肿瘤。骨巨细胞瘤好发于20~40岁,女性多于男性,好发部位为长骨干骺端和椎体,特别是股骨远端和胫骨近端。

（一）病因

瘤组织以单核基质细胞及多核巨细胞为主要结构。可分为巨细胞瘤和恶性巨细胞瘤。巨细胞瘤是一种良性的、局部侵袭性的肿瘤,由成片的卵圆形单核瘤性细胞均匀分布于大的巨细胞样成骨细胞之间。而恶性巨细胞瘤是表现为原发性骨巨细胞瘤的恶性肉瘤,或原有骨巨细胞瘤的部位发生恶变。

（二）临床表现

（1）症状主要表现为疼痛和肿胀,瘤内出血或病理骨折时疼痛加重。

（2）体征病变局部可有轻压痛,皮温增高,可触及局部肿物,压之有乒乓球样感觉,病变邻近关节活动受限。

（三）处理原则

以手术治疗为主。常用手术方式有:

1.刮除植骨术　肿瘤较小者,可采用病灶彻底刮除加活处理,再用松质骨和骨水泥填充,但术后易复发。

2.瘤段切除术　对于术后复发、肿瘤较大或伴病理性骨折者,行肿瘤节段切除、假体植入。

3.截肢术　对于恶性无转移者,可行广泛、根治性切除或截肢术。对手术清除肿瘤困难者,可试行放射治疗。放射治疗也可作为术后辅助治疗方法,但照射后易发生肉瘤变,应慎用。本病对化学治疗不敏感。

（四）护理评估

1.术前评估

（1）健康史:一般情况、既往史、外伤史、家族史。

（2）症状与体征:评估疼痛的部位及性质,诱发及加重的因素,缓解疼痛的措施及效果等;评估本次疼痛发作后治疗的情况,如是否使用镇痛剂、肌肉松弛剂等药物;评估下肢的感觉、运动和反射情况,患者行走的姿势、步态;有无大小便失禁现象。

（3）心理-社会状况:评估患者对疾病的认知程度,对手术及疾病预后有何顾虑和思想负担等。

2.术后评估

（1）术中情况:评估患者麻醉方式、手术方式、术中生命体征是否平稳、术中是否补液和输血等。

（2）身体状况:动态评估生命体征、伤口情况、引流情况;评估患者外固定是否正确,关节功能是否恢复,是否能按计划进行功能锻炼、有无并发症发生的征象等。

(3)心理-社会状况:观察患者的情绪变化,有无紧张、恐惧心理;能否配合术后的功能训练。

(五)护理措施

1.术前护理

(1)心理护理:与患者沟通,了解患者的疑虑,有针对性地予以指导,减轻焦虑与恐惧,保持患者情绪稳定,能接受并配合治疗。

(2)缓解疼痛:与患者讨论疼痛的原因和缓解疼痛的方法。疼痛较轻者可采用放松疗法、理疗等;疼痛严重者,遵医嘱应用芬太尼、哌替啶等镇痛药物,以减轻疼痛。尽量减少护理操作中的疼痛,避免不必要的搬动。

(3)预防病理性骨折:对于骨质破坏严重者,应用小夹板或石膏托固定患肢,对股骨近端骨质破坏严重者,除固定外,还应同时牵引,以免关节畸形。对卧床患者,变动体位时,动作要轻。一旦发生骨折,按骨折患者常规护理进行护理。

2.术后护理

(1)体位:根据手术性质、部位决定术后体位。人工髋关节置换术后应保持患肢外展中立位,膝关节置换术后保持膝关节屈曲 5°~10°,两侧可放置沙袋以保持中立位。

(2)病情观察:注意观察伤口有无出血、水肿,局部皮肤温度和肢体末梢血运有无异常。抬高患肢,保持引流管通畅,记录引流液的颜色、性质和量。

(3)功能锻炼:鼓励患者进行功能锻炼,预防肌萎缩和关节僵硬。术后病情平稳即可开始患肢肌肉等长收缩运动和足趾活动,术后 1~2 周逐渐开始关节活动。人工髋关节置换者练习外展运动,术后尽早扶拐下地,训练站立负重;人工膝关节置换者练习屈伸运动,异体骨与关节移植者,根据愈合程度,逐渐增加活动量,以防异体骨发生骨折。

(六)健康指导

(1)坚持治疗,告知患者术后遵医嘱继续进行放射治疗,了解放射治疗的注意事项,治疗期间积极预防和处理放射性皮炎、骨髓抑制等并发症。

(2)指导遵医嘱定期门诊复查,出现不适及时就诊。

十一、专科检查

(一)肌力评估

1.适应证

(1)失用性肌肉功能障碍,由制动、运动减少或其他原因引起的肌肉失用性改变。

(2)肌源性肌肉功能障碍,肌肉病变引起的肌肉萎缩或肌力减弱。

(3)神经源性肌肉功能障碍,由神经系统病变引起肌肉功能障碍。

(4)关节源性肌肉功能障碍,由关节疾病或损伤引起的肌力减弱。

(5)其他肌肉功能障碍。

2.禁忌证 关节不稳、骨折未愈合又未作内固定、急性渗出性滑膜炎、严重疼痛、关节活动范围极度受限,急性扭伤、骨关节肿瘤等。

3.准备 临床上肌力评定方法有手法肌力评定和器械肌力评定。在器械肌力评定方面,需要应用等长测力仪、等张测力仪或等速测力仪等,可根据需要选用不同测试仪器。

4.评估

表 3-2 肌力分级

0 级	完全瘫痪,触诊肌肉完全无收缩力
1 级	肌体轻微收缩,但不能产生动作
2 级	肢体能在床上移动,但不能对抗地心引力
3 级	肢体能抬离床面,但不能对抗阻力
4 级	肢体不能对抗较强阻力
5 级	正常肌力,运动自如

5.护理要点　详细掌握患者的病情,了解肌力功能障碍的原因。通过对患肢肌力的评估,制定康复计划,鼓励行肢体功能锻炼,并结合理疗、针灸、高压氧舱等治疗措施,防止出现废用综合症、深静脉血栓等严重并发症。

思考题

1.骨筋膜室综合征的主要临床表现有哪些?

2.案例分析

陈女士,45 岁,因腰痛 3 个月,大小便失禁 10 小时入院。入院后予以留置导尿管,MRI 检查显示腰椎间盘突出症并马尾神经损伤。完善相关检查后急诊在全麻下行腰椎间盘髓核摘除术,术后伤口留置引流管 1 根。

(1)该患者术后可能出现哪些护理诊断/问题?

(2)针对该患者的护理诊断/问题,应采取哪里护理措施?

第十二节　泌尿外科疾病患者的护理

一、上尿路结石

上尿路结石指肾结石(renal calculus)和输尿管结石(ureteral calculus),以单侧多见,双侧约占 10%。

(一)病因

1.代谢异常　形成原结石的物质增加、尿 pH 值改变、尿中抑制晶体形成的物质不足、尿量减少。

2.局部因素　尿液淤滞、尿路感染、尿路异物。

3.药物相关因素　尿液的浓度高而溶解度比较低的药物、能够诱发结石形成的药物。

(二)临床表现

1.症状

(1)疼痛:患者多有肾区疼痛,疼痛程度取决于结石大小和位置。

(2)血尿:多为镜下血尿,少数为肉眼血尿。

(3)膀胱刺激症状:伴感染或输尿管膀胱壁段结石时,可有尿频、尿急、尿痛。

(4)排石:少数患者可自行排出细小结石,是尿石症的有力证据。

(5)感染和梗阻。

2.体征 患侧肾区可有轻度叩击痛。结石所致梗阻引起肾积水时,可在上腹部触到增大肾脏。

(三)处理原则

1.病因治疗 如切除甲状旁腺瘤、解除尿路梗阻可防止结石复发。

2.非手术治疗

(1)水化疗法:每日饮水 2500~3000ml,保持每日尿量在 2000ml 以上,大量饮水配合适当的运动有利于小结石的排出。

(2)药物治疗:根据对已排出结石或经手术取出结石进行成分分析的结果,决定药物治疗的方案:

1)药物溶石。

2)中药和针灸。

3)控制感染。

4)解痉镇痛。

3.手术治疗

(1)体外冲击波碎石:适用于直径=2cm 的肾结石及输尿管上段结石。

(2)内镜取石或碎石术:

1)经皮肾镜取石或碎石术。

2)输尿管镜取石或碎石术。

3)腹腔镜输尿管取石。

(3)开放手术。

(四)护理评估

1.术前评估

(1)健康史:

1)一般情况:包括患者的年龄、性别、职业、居住地、饮水和饮食的习惯。

2)既往史:了解患者既往有无结石病史,有无代谢和遗传性疾病,有无泌尿系统感染、梗阻性疾病。

(2)身体状况:

1)症状与体征:评估疼痛的部位、性质与程度,肾绞痛的发作情况;血尿的特点,有无活动后血尿;尿石排出情况;是否并发尿路感染、肾积脓、肾积水、肾损害。体格检查是否有肾区叩击痛。

2)辅助检查:了解实验室检查、影像学检查有无异常发现。

(3)心理-社会状况:评估患者是否了解尿石症的治疗方法,是否担心尿石症的预后,是否知晓尿石症的预防方法。

2.术后评估

(1)术中情况:了解患者手术、麻醉方式与效果,术中出血、补液、输血情况。

(2)身体状况

1)生命体征是否平稳。

2)患者是否清醒。

3)伤口是否干燥,有无渗液、渗血,肾造瘘管及导尿管是否通畅,引流量、颜色与性状等。

4)尿路梗阻解除程度,肾功能恢复情况,结石排出情况。

5)有无尿路感染、出血、"石街"形成等并发症发生。

(3)心理-社会状况:评估患者情绪,术后治疗和护理配合情况等。

(五)护理措施

1.非手术治疗的护理

(1)缓解疼痛:嘱患者卧床休息,局部热敷,指导患者做深呼吸、放松以减轻疼痛。遵医嘱应用解痉镇痛药物,并观察疼痛的缓解情况。

(2)饮水与活动:大量饮水,在病情允许的情况下,适当作一些跳跃运动或经常改变体位。

(3)病情观察:观察体温、尿液颜色与性状、尿中白细胞数,及早发现感染征象。

2.体外冲击波碎石的护理

(1)术前护理:

1)心理护理:向患者及家属解释体外冲击波碎石的方法、效果及配合要求,解除顾虑。

2)术前准备:完善相关检查。

(2)术后护理:

1)鼓励患者多饮水:每日饮水 2500~3000ml。

2)采取有效体位:

①肾结石碎石后取健侧卧位。

②结石位于中肾盏、肾盂、输尿管上段,碎石后取头高脚低位,上半身抬高。

③结石位于肾下盏,碎石后取头低位。

3)病情观察:严密观察和记录碎石后排尿及排石情况。若需再次治疗,间隔时间不少于 7 日。

4)并发症的护理:

①血尿:碎石术后多数患者出现暂时性肉眼血尿,一般无须特殊处理。

②发热:遵医嘱应用抗生素,高热者采用降温措施。

③疼痛:结石碎片或颗粒排出可引起肾绞痛,应给予解痉止痛等处理。

④"石街"形成:较大的肾结石进行体外冲击波碎石之前常规留置双 J 管以预防"石街"形成;无感染的"石街"可继续用体外冲击波碎石;对于有感染迹象者,给予抗生素治疗,待感染控制后用输尿管镜碎石将结石击碎排出。

(3)其他手术治疗的护理:

1)术前护理:心理护理、控制感染、术前准备。

2)术后护理:

①病情观察:观察患者的生命体征,尿液颜色和性状。

②引流管护理:a.肾造瘘管:妥善固定,防止逆流,保持通畅,观察记录。b.双 J 管:术后指导患者尽早取半卧位,多饮水、勤排尿,鼓励患者早期下床活动,但避免活动不当(如剧烈活动、过度弯腰、突然下蹲等)、防止咳嗽、便秘等使腹压增加的动作,以防引起双 J 管滑脱或上下移位。双 J 管一般留置 4~6 周。c.肾周引流管:妥善固定,保持通畅,观察记录。

3)并发症的护理:①出血:对症处理。②感染:术后应密切观察患者体温变化。③输尿管损伤:术后观察有无漏尿及腹膜炎征象,一旦发生,及时处理。

(六)健康指导

1.尿石症的预防

(1)饮食指导:嘱患者大量饮水。

(2)药物预防:根据结石成分,应用药物预防结石发生。

(3)特殊性预防:伴甲状旁腺功能亢进者,必须摘除腺瘤或增生组织。鼓励长期卧床者多活动,防止骨脱钙,减少尿钙排出。尽早解除尿路梗阻、感染、异物等因素。

2.双J管的自我观察与护理

(1)自我护理:嘱患者术后4周回院复查并拔除双J管,避免体力活动强度过大,一般的日常生活活动不需受限。

(2)自我观察:如果出现无法缓解的膀胱刺激征、尿中有血块、发热等症状,应及时就诊。

3.复诊指导　定期行X线或超声检查,观察有无残余结石或结石复发。若出现腰痛、血尿等症状,及时就诊。

二、前列腺增生

前列腺增生,常称作良性前列腺增生(benign prostatic hyperplasia;BPH),是中老年男性排尿障碍原因中最为常见的一种良性疾病。

(一)病因

高龄、有功能的睾丸。

(二)临床表现

1.症状

(1)尿频:是前列腺增生最常见的早期症状,夜间更为明显。

(2)排尿困难:进行性排尿困难是前列腺增生最主要的症状。

(3)尿失禁、尿潴留。

(4)并发症表现:膀胱刺激征,血尿,肾功能损害,腹压增高,引发腹股沟疝、内痔或脱肛等。

2.体征　直肠指诊可触到增大的前列腺,表面光滑、质韧、有弹性、边缘清楚,中间沟变浅或消失。

(三)处理原则

1.非手术治疗

(1)观察等待。

(2)药物治疗:目前的药物主要是针对雄激素代谢及阻断 α-肾上腺素能受体。

(3)尿液引流治疗:主要是通过引流尿液,缓解急性尿潴留及可能对肾功能的影响,方法主要是导尿和膀胱造口。

2.手术治疗　经尿道前列腺切除术是目前最常用的手术方式。

3.其他治疗　用于尿道梗阻较重而又不能耐受手术者。

(四)护理评估

1.术前评估

(1)健康史:一般情况、既往史、用药史。

(2)身体状况:症状与体征、辅助检查、心理-社会状况。

2.术后评估

(1)术中情况:了解患者手术、麻醉方式与效果,术中出血、补液、输血情况。

（2）身体状况评估：

1）生命体征是否平稳。

2）意识是否清楚。

3）伤口是否干燥，有无渗液、渗血。

4）膀胱冲洗是否通畅，血尿程度及持续时间。

5）有无发生出血、TUR 综合征、膀胱痉挛、尿失禁、尿道狭窄等术后并发症。

（五）护理措施

1.非手术治疗的护理/术前护理

（1）心理护理：给患者解释前列腺增生的主要治疗方法，鼓励患者树立治疗疾病的信心。

（2）急性尿潴留的护理：避免急性尿潴留的诱发因素，如受凉、过度劳累、饮酒、便秘、久坐，当发生尿潴留时，及时留置导尿管或膀胱造瘘管，并做好管道护理。

（3）用药的护理：了解所用药物的副作用及注意事项。

（4）安全护理：进行安全宣教及采取预防措施，防止患者跌倒。

（5）术前准备：完善相关检查，评估其对手术的耐受力，进行围手术期的健康指导，指导患者及家属注意事项。

2.术后护理

（1）病情观察：密切观察患者术后生命体征、神志、尿液等状况。

（2）饮食护理：进食易消化、高营养的食品，留置尿管期间，鼓励患者多饮水。

（3）膀胱冲洗的护理：

1）冲洗液温度：控制至 25~30℃，预防膀胱痉挛。

2）冲洗液速度：根据尿色而定，色深则快、色浅则慢。

3）定时挤捏尿管，确保冲洗通畅。

4）观察记录，预防出血。

（4）引流管的护理：妥善固定，保持通畅，保持会阴部清洁。

（5）并发症的护理：

1）膀胱痉挛：患者自觉尿道烧灼感、疼痛，强烈的便意或尿意不尽感，常伴有尿道血液或尿液渗出。

①及时安慰患者，缓解其紧张焦虑情绪。

②保持膀胱冲洗液温度适宜，可用温热毛巾湿热敷会阴部。

③减少气囊/尿管囊内液体。

④保持尿管引流通畅。

⑤遵医嘱给予解痉镇痛，必要时给予镇静药。

2）经尿道切除术综合征：患者出现烦躁不安、血压下降、脉搏缓慢等，严重者出现肺水肿、脑水肿、心力衰竭等症状，血清钠浓度低于正常水平。

①术后应加强病情观察，注意监测电解质变化。

②一旦出现，立即吸氧，遵医嘱给予利尿药、脱水剂，减慢输液速度，静脉滴注 3%氯化钠溶液纠正低钠，注意保护患者安全避免坠床、意外拔管等。有脑水肿征象者遵医嘱行降低颅内压治疗。

3）尿失禁：拔导尿管后尿液不随意流出，可指导患者行盆底肌训练、膀胱功能训练，必要时行电刺激、生物反馈治疗。

4)出血：术后保持排便通畅，早期禁止灌肠或肛管排气，避免刺激前列腺窝引起出血。若发生前列腺窝引起出血，应：a.对于非凝血功能障碍造成的出血，用气囊尿管牵拉压迫前列腺窝止血，同时持续膀胱冲洗或配合间断人工冲洗。b.对于凝血功能障碍的出血，根据不同原因给予止血药物治疗或输血。

（六）健康指导

1.活动指导　术后 1~2 个月内避免久坐、提重物，避免剧烈活动，防止继发出血。

2.康复指导

（1）肛提肌训练。

（2）自我观察　尿线变细，甚至出现排尿困难者，及时到医院检查和处理。

3.其他　性生活指导。

4.复查指导　定期作尿流动力学、前列腺超声检查，复查尿流率及残余尿量。

三、肾癌

肾癌是（renal carcinoma）指起源于肾实质泌尿小管上皮系统的恶性肿瘤，又称肾细胞癌（renal cell carcinoma,RCC），占成人恶性肿瘤的 2%~3%，35 岁以上发病率快速升高，75~80 岁达高峰，男性发病率、死亡率明显高于女性，男女比例约为 2:1，城市发病率高于农村。

（一）病因

肾癌的确切病因至今未明。目前认为肾癌发病与遗传、吸烟、肥胖、饮食、职业接触(石棉、皮革等)、高血压与抗高血压治疗等有关。

（二）临床表现

1.症状

（1）肾癌三联征：即腰痛、血尿、肿块，目前同时具备"三联征"表现的患者已很少见。腰痛常为钝痛或隐痛，血块通过输尿管时可发生肾绞痛。肿瘤较大时在腹部和腰部易被触及。血尿常为无痛性、间歇性，表明肿瘤已经侵犯肾盏，肾盂。

（2）副瘤综合征：10%~40%的肾癌患者有副瘤综合征，临床表现为高血压、贫血、体重减轻、恶病质、发热、红细胞增多症、肝功能异常、高钙血症、高血糖、血沉增快、神经肌肉病变、淀粉样变性、溢乳症和凝血机制异常等。

（3）转移症状：肾癌因转移部位和程度不同可出现咳嗽和咯血、瘙痒和黄疸、骨痛和病理性骨折、神经系统症状等。

2.体征　肾癌早期体征不明显。不到 10%的肾癌患者有体征，体积巨大的肾癌可出现腹部肿块，有淋巴结转移者可出现左侧锁骨上淋巴结肿大，有下腔静脉癌栓严重阻塞静脉回流者可出现双下肢水肿，左肾肿瘤肾静脉癌栓者可出现不受体位改变而变化的左侧精索静脉曲张。

（三）处理原则

1.非手术治疗　免疫治疗如干扰素-α(INF-α)、白细胞介素-2(IL-2)的使用对预防和治疗转移癌有一定疗效。分子靶向药物罗安酸激酶抑制剂可提高晚期肾癌的治疗有效率。

2.手术治疗　根治性肾切除术(cradical nephrectomy)是治疗肾癌最主要的手段，传统手术范围包括患肾、肾周围脂肪及筋膜、近端 1/2 输尿管、区域淋巴结。肾肿瘤已累及肾上腺时，需切除同侧肾上腺、肾门旁淋巴结。对孤立肾肾癌或双侧肾癌，考虑做保留肾单位的肾部分切除术

(partial nephrectomy)。腹腔镜根治性肾切除术或肾部分切除术具有创伤小、术后恢复快等优点,得到广泛应用。

3.消融治疗 包括射频消融、冷冻消融,高强度聚焦超声,适用于不适合手术的小肾癌患者的治疗。

(四)护理评估

1.术前评估

(1)健康史(一般情况、既往史、家族史)。

(2)身体状况(症状与体征、辅助检查、心理-社会状况)。

2.术后评估

(1)术中情况:了解患者手术、麻醉方式与效果,术中出血、补液、输血情况。

(2)身体状况:评估患者生命体征是否平稳,神志是否清楚,伤口是否干燥,有无渗血、渗液引流液的颜色、性状、量等。

(3)心理-社会状况:评估患者对手术的接受程度,评估患者是否出现焦虑、抑郁等负性情绪。

(五)护理措施

1.手术治疗护理

(1)术前护理:

1)执行肿瘤外科术前一般护理常规。

2)向患者说明手术后置入各种导管的作用及需要配合的事项。

3)常规术前备血。

4)嘱患者入手术室前排空膀胱。

(2)术后护理:

1)执行肿瘤外科术后一般护理常规及麻醉后护理常规。

2)全肾切除者,术后24小时可鼓励患者起床活动。肾部分切除者,应嘱其卧床3~7天。

3)术中胸膜损伤的患者,如放置了胸腔闭式引流管,注意无菌操作,观察引流液的颜色、性质。

4)遵医嘱动态监测肾功能。

5)嘱患者术后禁食1~2天,肠蠕动恢复后可进半流质饮食。

6)嘱患者多饮水,避免使用对肾脏有毒性的药物。

7)嘱患者出院3个月内不宜参加体力劳动,定期复查肝、肾、肺等脏器功能。

2.化学药物治疗护理

(1)执行肿瘤化学药物治疗一般护理常规。

(2)定期检查尿常规、肾功能和胸部透视。

3.免疫治疗护理

(1)评估患者心理状况。

(2)评估患者营养状况,如有无食欲减退、贫血等。

(3)观察患者排尿、尿液颜色、血压及腰痛情况,有无体寒、发热、肌肉酸痛等流感样症状。

(4)使用白介素、干扰素前30分钟常规给予解热镇痛类药物,嘱患者注意保暖、多饮水。

(5)肾功能损害者,准确记录 24 小时出入量。每周查尿常规,并及时监测血生化指标。必要时停止治疗。

(6)免疫治疗后,嘱患者卧床休息,体力允许时可适当户外散步。

(六)健康指导

1.生活指导　充分休息,适度运动,戒烟减肥,避免重体力活动,加强营养,增强体质,避免感冒。

2.复诊指导　定期复查超声检查、CT 和血尿常规,及时发现肾癌复发或转移。

四、膀胱癌

膀胱癌(carcinoma of bladder)是泌尿系统最常见的肿瘤,包括所有原发于膀胱的恶性肿瘤。40 岁以后发病率逐年增加,60~70 岁达到高峰,男女之比约为(3~4):1,城市居民发病率高于农村居民。

(一)病因

吸烟、职业因素、大量摄入脂肪、胆固醇、油煎食物、遗传因素等。

(二)临床表现

1.症状

(1)血尿:约 85%的患者出现肉眼血尿或镜下血尿。典型血尿为无痛性和间歇性。出血量多少与肿瘤大小、数目及恶性程度并不一致。

(2)膀胱刺激症状:包括尿急、尿频和尿痛,多为膀胱癌的晚期表现。

(3)其他:排尿困难,甚至尿潴留,骨转移者有骨痛,腹膜后转移或肾积水者可出现腰痛。

2.体征　多数患者无明显体征,当肿瘤增大到一定程度时下腹部可触及肿块。发生肝或淋巴结转移时,可扪及肿大的肝或锁骨上淋巴结。

(三)处理原则

1.非手术治疗

(1)化学治疗:有全身化疗及膀胱灌注化疗等方式。全身化疗多用于有转移的晚期患者,药物可选用甲氨蝶呤、长春新碱、阿霉素、顺铂及 5-氟尿嘧啶等。为预防复发,对保留膀胱的患者,术后可采用膀胱内灌注化疗药物,常用药物有卡介苗(BCG)、丝裂霉素、吡柔比星、表柔比星、阿霉素及羟基喜树碱等。

(2)放射治疗:包括根治性放射治疗、辅助性放射治疗、姑息性放射治疗,适用于膀胱癌各期病变。

(3)手术治疗:原则上 T_a、T_1 及局限的 T_2 期肿瘤,可采用保留膀胱的手术,较大、多发、反复发作的 T_2 期和 T_3、T_4 期肿瘤,应行膀胱全切除术。

1)经尿道膀胱肿瘤切除术:适用于表浅膀胱肿瘤(T_a、T_1)的治疗。

2)膀胱部分切除术:适用于 T_2 期分化良好、局限的膀胱肿瘤。

3)根治性膀胱全切术:适用于反复复发、多发或侵犯膀胱颈、三角区的膀胱肿瘤。膀胱切除术后须行尿流改道和膀胱替代。

(四)护理评估

1.术前评估

(1)健康史(一般情况、既往史、家族史)。

(2)身体状况(症状与体征、辅助检查、心理-社会状况)。

2.术后评估

(1)术中情况:了解患者手术、麻醉方式与效果,术中出血、补液、输血情况。

(2)身体状况:了解患者的生命体征,手术切口的位置、切口敷料是否干燥、造口的情况、引流管的位置、种类、数量、是否标识清楚、引流通畅、固定良好,引流物的颜色、性状和量,有无发生出血、感染、尿瘘、灌注化疗副反应等并发症。

(3)心理-社会状况:评估患者有无悲观、失望、紧张,患者及家属对病情的认知,患者对治疗及护理的配合度。

(五)护理措施

1.术前护理

(1)心理护理:术前宣教与沟通,让患者及家庭成员充分认识可供选择的改道方式,不同术式相应的风险与受益,以及功能、生存质量的改变。

(2)肠道准备:根治性膀胱切除术须作肠道准备。术前3日开始口服肠道不吸收抗生素,少渣半流质饮食,每晚灌肠,术前常规禁食禁饮,术晨清洁灌肠。

2.术后护理

(1)病情观察与体位:密切观察生命体征、意识与尿量的变化。患者取半卧位,以利伤口引流及尿液引流。

(2)休息与活动:术后6~12周,应避免久坐、重体力劳动、性生活等,多参与日常活动以及轻度、可耐受的锻炼。

(3)饮食护理:适当加强营养、多食用富含纤维的食物,必要时遵医嘱服用缓泻剂,以软化粪便,防止便秘影响新膀胱功能。每日液体入量2000~3000ml,同时增加饮食中盐的摄取,以预防新膀胱引起的盐丢失综合征。

(4)引流管护理:准确标识,妥善固定,保持通畅,观察记录引流液的颜色、性状、量,发观异常及时报告医师,并协助处理。

(5)膀胱灌注治疗的护理:

1)膀胱灌注药物前避免大量饮水,灌注前排空膀胱,以便使膀胱内药液达到有效浓度。

2)灌注时,保持病室温度适宜,充分润滑导尿管,以减少尿道粘膜损伤。

3)膀胱内药液保留0.5~2小时,协助患者每15~30分钟变换1次体位,分别取俯、仰、左、右侧卧位,使药液均匀地与膀胱壁按触。

4)灌注后,嘱患者大量饮水。

5)如有化学性膀胱炎、血尿等症状,遵医嘱延长灌注时间间隔、减少剂量、使用抗生素等,特别严重者暂停膀胱灌注。

(6)造口护理:应保持造口处皮肤清洁干燥、观察造口颜色与状态,及时清理造口及周围皮肤黏液。术后造口周围皮肤表面常可见白色粉末状结晶物,先用白醋清洗,后用清水清洗。

(7)新膀胱冲洗的护理:为预防代膀胱的肠黏液过多引起管道堵塞,一般术后第3日开始行代膀胱冲洗,每日1~2次,肠黏液多者可适当增加次数。方法:患者取平卧位,用生理盐水或5%碳酸氢钠溶液作冲洗液,温度控制在36℃左右,每次用注射器抽取30~50ml溶液,连接膀胱造瘘管注入冲洗液,低压缓慢冲洗,并开放导尿管引出冲洗液。如此反复多次,至冲洗液澄清为止。

(8)并发症的护理：

1)出血：密切观察病情，若患者出现血压下降、脉搏加快，引流管内引出鲜血，每小时超过100ml以上且易凝固，提示有活动性出血，应及时报告医师处理。

2)感染：监测体温变化，保持伤口的清洁、干燥，敷料渗湿时及时更换，保持引流管妥善固定，引流通畅，更换引流袋严格执行无菌技术。遵医嘱应用抗生素。

3)膀胱穿孔：一般为腹膜外穿孔，经适当延长导尿管留置时间，大多可自行愈合。

4)尿瘘：盆腔引流管引流出尿液、切口部位渗出尿液、导尿管引流量减少，患者出现体温升高、腹痛、白细胞计数升高等感染征象。护理：①预防：指导患者养成定时排尿、及时排尿习惯，避免长时间憋尿，以预防新膀胱自发破裂。②处理：嘱患者取半坐卧位，保持各引流管通畅，盆腔引流管可作低负压吸引，同时遵医嘱使用抗生素。采取上述措施后尿瘘通常可愈合。仍不能控制者，协助医师手术处理。

5)尿失禁：指导患者通过排尿日记、尿垫监测尿失禁程度，睡前完全排空膀胱，夜间用闹钟唤醒2~3次以帮助减少夜间尿失禁，坚持盆底肌肉功能锻炼以辅助控尿。

6)代谢异常：定期行血气分析监测患者血pH及电解质水平，注意患者有无疲劳、耐力下降等相应表现，遵医嘱补充维生素，术后规律排空膀胱、规律冲洗，以减少结石发生率，遵医嘱纠正水电解质、酸碱平衡失调。

(六)健康指导

1.自我护理　进食清淡食物，减少葱、姜、蒜等刺激性食物摄入，适当多饮水，教会患者自我护理的方法。

(1)非可控术后患者更换尿袋的动作要快，避免尿液外流，并准备足够纸巾吸收尿液，睡觉时可调整尿袋方向与身体纵轴垂直，并接引流袋将尿液引流至床旁的容器中(如尿盆)。

(2)可控膀胱术后患者自我导尿时，注意清洁双手及导尿管，间隔3~4小时导尿1次，外出或夜间睡觉可使用尿袋避免尿失禁。

2.原位新膀胱训练　应教会患者掌握有效排空新膀胱的技巧，通过锻炼逐渐扩大新膀胱容量，增强排尿可控性。

(1)贮尿功能：夹闭导尿管，定时放尿，初起每30分钟放尿1次，逐渐延长至1~2小时。放尿前收缩会阴，轻压下腹，逐渐形成新膀胱充盈感。

(2)控尿功能：收缩会阴及肛门括约肌10~20次/日，每次维持10秒。

(3)排尿功能：选择特定的时间排尿，如餐前30分钟，晨起或睡前，定时排尿，一般白天每2~3小时排尿1次，夜间2次，减少尿失禁。

(4)排尿姿势：患者自行排尿早期可采用蹲位或者坐位排尿，如排尿通畅，试行站立排尿。注意排尿时先放松盆底肌，然后稍微增加腹内压。

3.复诊指导　保留膀胱手术后，每3个月进行1次膀胱镜检查，2年无复发者，改为每半年1次，根治性膀胱手术后，终生随访，定期进行血常规、尿常规、生化检查、腹部超声、盆腔CT、尿路造影等检查。

五、前列腺癌

前列腺癌(carcinoma of prostate)是源自前列腺上皮的恶性肿瘤，好发于65岁以上的男性。

（一）病因

尚不清楚，可能与年龄、遗传、种族、癌前病变、饮食、环境污染等有关。

（二）临床表现

早期前列腺癌通常无明显症状，当肿瘤增大至阻塞尿道或侵犯膀胱颈时出现与前列腺增生相似的膀胱颈梗阻症状，可出现逐渐加重的尿流缓慢、尿频、尿急、排尿不尽、排尿困难，甚至尿潴留或尿失禁等症状。晚期可出现腰痛和腿痛、贫血、下肢水肿、排便困难、少尿、无尿、尿毒症等症状。

（三）处理原则

根据患者的年龄、全身状况、临床分期及病理分级等综合因素考虑。

1.非手术治疗

（1）观察等待：适用于偶然发现的局限性前列腺癌（T_{1a}期）。

（2）抗雄激素内分泌治疗：适合于 T_3、T_4 期的前列腺癌，通常使用人工合成的促黄体生成素释放激素类似物（LHRH-A）和雄激素受体阻滞药。

（3）放射治疗：内放射使用放射性核素粒子（如$+^{25}$I）植入治疗，主要适用于 T_2 期以内的前列腺癌。外放射适用于内分泌治疗无效者。

（4）化学治疗：主要用于内分泌治疗失败者，常用药物有环磷酰胺（CTX）、5-氟尿嘧啶（5-FU）、阿霉素（ADM）、卡铂、长春碱及紫杉醇（PTX）等。

2.手术治疗

（1）根治性前列腺切除术：是局限在包膜以内（T_{1b}、T_2 期）的前列腺癌最佳治疗方法，但仅适于年龄较轻、能耐受手术的患者。

（2）双侧睾丸切除术与包膜下丸切除术：用于 T_3、T_4 期的前列腺癌患者进行手术去势。

（四）护理评估

1.术前评估

（1）健康史（一般情况、既往史）。

（2）身体状况（症状与体征、辅助检查、心理-社会状况）。

2.术后评估

（1）术中情况：了解患者手术、麻醉方式与效果，术中出血、补液、输血情况。

（2）身体状况：

1）生命体征是否平稳。

2）意识是否清楚。

3）伤口是否干燥，有无渗液、渗血。

4）膀胱冲洗是否通畅，血尿程度及持续时间；有无发生出血、TUR 综合征、膀胱痉挛、尿失禁、尿道狭窄等术后并发症。

（3）心理-社会状况：评估患者有无悲观、失望、紧张，患者及家属对疾病的认知，患者对治疗及护理的配合度。

（五）护理措施

1.手术治疗护理

(1)术前护理:

1)执行肿瘤外科术前一般护理常规。

2)观察患者排尿情况,有无尿潴留、血尿等。急性尿潴留可遵医嘱行留置导尿。

(2)术后护理:

1)执行肿瘤外科术后一般护理常规及麻醉后护理常规。

2)每日用 0.05%碘附棉球清洗患者尿道外口 2 次,保持会阴部清洁,防止逆行感染。

3)观察患者术后有无出血、尿漏、尿失禁等并发症。

4)保持患者大便通畅,必要时给予润肠剂。

5)嘱患者加强营养,饮食以易消化、含纤维多的食物为主,避免因受凉、劳累、饮酒、便秘等原因诱发急性尿潴留。

6)嘱患者术后 3 个月内避免剧烈运动。

7)嘱患者多饮水,定期复查尿常规、尿流率、残余尿量,有意识地经常锻炼肛提肌。

8)患者前列腺切除术后常会逆行射精,少数会出现阳痿,对症治疗,必要时行心理疏导。

9)辅以放射治疗、化学药物治疗及内分泌治疗。

10)做好出院指导,嘱患者定期复查 PSA,有情况随诊。

2.化学治疗护理

(1)执行肿瘤化学药物治疗一般护理常规。

(2)指导患者进食清淡、低脂饮食,避免辛辣和烟酒,多食谷类、坚果和蔬菜类,多饮水。

(3)嘱患者保持和培养良好的排便习惯,观察尿液的颜色、性状、量和有无膀胱刺激征等。

(4)嘱患者保持外生殖器卫生,防止细菌进入尿道,造成感染。

(5)内分泌治疗时在用药和用药过程中均要观察患者肝、肾、心血管、肺的不良反应。

3.放射治疗护理

(1)执行放射治疗一般护理常规。

(2)评估患者心理状况,做好患者心理护理。

(3)鼓励患者加强营养,多进食高热量、高蛋白、高维生素、易消化软食,忌烟酒。

(4)严密观察患者有无腹痛、大便次数增多、变稀、黏液便、血便等放射性直肠炎的症状。给予饮食指导,嘱其避免进食油腻、粗纤维、润肠食物。必要时给予抗生素、激素。做好肛门皮肤护理。

(5)预防放射性膀胱炎 患者多饮水。遵医嘱应用激素及抗生素,排尿困难时可先采用诱导排尿,如听流水声、站立排尿或轻轻按摩腹部,如无效,则进行无菌导尿术。

(6)督促患者坚持放疗,做好出院指导,定期复查,有情况随诊。

(六)健康指导

1.复诊指导 定期直肠指诊和测定 PSA 以判断预后及复发情况。最初每 3~6 个月复查一次。

2.生活指导 保持良好的饮食习惯,适度锻炼,戒烟限酒,避免高脂饮食,少吃红色肉类,多吃豆类、谷物、蔬菜、水果等富含纤维素的食物。

3.高危筛查 年龄在 50 岁以上的男性,每年应做 1 次专科检查,包括直肠指诊、PSA 检测和经直肠超声检查,对可疑者,行前列腺穿刺活检。

思考题

1.体外振波碎石的围术期护理要点有哪些?

2.持续膀胱冲洗的护理要点有哪些?

3.肾癌术后护理要点有哪些?

4.新膀胱出现尿瘘的护理要点有哪些?

5.简述双J管置管的目的与护理。

第十三节　胸外科疾病患者的护理

一、肋骨骨折(rib fracture)

(一)病因

1.外来暴力　多数肋骨骨折常因外来暴力所致,分为直接暴力和间接暴力。

2.病理因素　老年人肋骨骨质疏松,脆性较大,容易发生骨折。

(二)临床表现

1.症状　骨折部位疼痛,深呼吸、咳嗽或体位改变时加重,部分患者可有咯血。多根肋骨骨折者可出现气促、呼吸困难、发绀或休克。

2.体征　受伤胸壁肿胀,可有畸形,局部压痛,有时可触及骨折断端和骨摩擦者,多根肋骨骨折者,伤处可有反常呼吸运动,部分患者可有皮下气肿。

(三)处理原则

1.闭合性肋骨骨折　单处肋骨骨折,减轻疼痛,固定胸壁,预防并发症,多根多处肋骨骨折处理合并证(如气胸、血胸),固定胸壁,减弱或消除反常呼吸,必要时呼吸机辅助呼吸。

2.开放性肋骨骨折　彻底清创,胸腔闭式引流,内固定,防治感染。

(四)护理评估

1.健康史　了解胸部外伤史、外力性质、作用部位;了解患者年龄、受伤后急救及治疗经过。

2.身心状况　与肋骨骨折类型、程度、范围有关。

3.辅助检查　X线检查、CT检查等。

(五)护理措施

1.急救护理　多根多处骨折,协助医生紧急行加压包扎固定。

2.一般护理

(1)体位:患者清醒、生命体征平稳者,应取半坐卧位,昏迷及生命体征不稳者,取平卧位。

(2)饮食:非手术者普通饮食,手术患者常规术前术后禁饮食。

(3)保持呼吸道通畅:鼓励患者深呼吸、咳嗽排痰,对气管插管或气管切开的患者,加强呼吸道护理,必要时给予吸痰和超声雾化吸入。

(4)吸氧:患者有呼吸急促、呼吸困难、发绀时,应予以吸氧,氧流量一般为2~4L/min。

(5)疼痛护理:指导患者正确呼吸和咳嗽,妥善进行胸壁固定,必要时遵医嘱应用镇静剂。

3.病情观察　密切观察生命体征,注意意识、瞳孔、胸部、腹部体征和四肢活动情况,警惕多发性损伤与合并感染等情况。

4.预防感染　遵医嘱使用抗生素,并注意观察疗效及可能出现的不良反应。对开放性肋骨骨折患者,协助医师进行清创,并注射破伤风抗毒素,预防破伤风。

5.多根多处肋骨骨折护理　除止痛、保持呼吸通畅等一般护理外,积极协助医师固定胸壁软化区,牵引固定期间注意牵引是否有效、重力是否合适等。

(六)健康指导

1.合理饮食　进食清淡且富含营养的食物,多食水果、蔬菜,保持大便通畅,忌食辛辣刺激、生冷、油腻食物,以防助湿生痰,多饮水。

2.加强患侧上肢功能锻炼　如抬高、拿物等。

3.注意安全　防止发生意外事故,保持良好心态,保证充分休息和睡眠,禁止吸烟,加强营养摄入,以促进康复。

4.用药指导　遵医嘱按时服用药物,服药时防止剧烈呛咳呕吐,影响伤处愈合。

5.复诊指导　肋骨骨折患者在3个月后应复查胸部X检查,以了解骨折愈合情况。

二、纵隔肿瘤

纵膈肿瘤(mediastinal tumor)指源于纵隔的肿瘤,包括胸腺瘤、支气管囊肿、畸胎瘤、淋巴肉瘤、食管囊肿、恶性淋巴瘤及脂肪瘤等,良性较多。

(一)病因

纵隔肿瘤有原发的,有转移的。原发肿瘤中以良性为多见,但也有相当一部分为恶性。纵隔肿瘤,发病隐匿、缓慢,其病因不清楚。因此只能通过定期胸部X线检查才能早期发现。

(二)临床表现

近1/3纵隔肿瘤临床上无症状,多于体检时发现,恶性纵隔肿瘤常有症状。

1.呼吸道症状　胸闷、胸痛常发生于胸骨后或患侧胸部,当恶性肿瘤侵犯骨骼或神经时,则疼痛剧烈。咳嗽常为气管或肺组织受压所致,咯血较少见。

2.神经系统症状　由于肿瘤压迫或侵蚀神经产生各种症状,如膈神经受侵引起呃逆及膈肌运动麻痹;喉返神经受侵导致声音嘶哑;交感神经受累产生霍纳氏综合征;肋间神经侵蚀产生胸痛或感觉异常;压迫脊神经引起肢体瘫痪。

3.感染症状　如囊肿破溃或肿瘤感染影响到支气管或肺组织时,则出现相应的感染症状。

4.压迫症状　上腔静脉受压引起上腔静脉综合征,气管、食管受压出现气憋和吞咽困难等症状。

5.特殊症状　畸胎瘤破入支气管,患者咳出皮脂物及毛发。支气管囊肿破裂与支气管相通,表现有支气管胸膜瘘症状。少数胸内甲状腺肿瘤的患者,有甲状腺功能亢进症状。胸腺瘤的患者,有时伴有重症肌无力症状。

(三)处理原则

原发性纵隔肿瘤,无论良性、恶性,一经发现,应尽早行手术切除。其他的治疗方法有化疗、放疗、中医中药治疗、生物治疗等。

(1)手术治疗为主,恶性病变可能者、转移者,辅以化疗、放疗。

(2)恶性淋巴瘤可放疗、化疗相结合。

(四)护理评估

1.术前评估

(1)健康史(一般情况、既往史、家族史)。

(2)身体状况(症状与体征、辅助检查、心理-社会状况)。

2.术后评估

(1)术中情况:了解患者手术、麻醉方式与效果,术中出血、补液、输血情况。

(2)身体状况:了解患者的生命体征,手术切口的位置,切口敷料是否干燥,造口的情况,引流管的位置、种类、数量,是否标识清楚、引流通畅、固定良好,引流物的颜色、性状和量等。

(3)心理-社会状况:评估患者有无悲观、失望、紧张,患者及家属对疾病的认知,患者对治疗及护理的配合度。

(五)护理措施

1.体位　全麻未醒者,取平卧位,头偏向一侧,清醒者给予半卧位。

2.生命体征观察　密切观察生命体征变化,每小时测量 1 次脉搏、呼吸、血压,血氧饱和度,并做好记录。

3.呼吸道管理　协助患者咳嗽咳痰,卧床期间,定时协助患者翻身、坐起、叩背、咳嗽,指导鼓励患者做深呼吸运动、促使肺扩张、预防肺不张或肺部感染等并发症的发生。

4.休息与活动

(1)保持室内安静,减少对患者的干扰,保证其安静休息及充足的睡眠。

(2)早期下床活动。

5.胸腔闭式引流管的护理

(1)保持管道的密闭性。

(2)严格无菌技术操作,防止逆行感染。

(3)观察引流,保持通畅。

6.并发症的护理

(1)切口感染:保持切口敷料完整、清洁、干燥并及时更换,同时观察切口有无红、肿、热、痛等炎症表现,如有异常,及时报告医生采取抗感染措施;

(2)肺感染和胸腔内感染:密切监测体温变化,如患者出现畏寒、高热或咳脓痰等感染征象,及时通知医生并配合处理。

(六)健康指导

1.有效咳嗽、咳痰　向患者讲解腹式呼吸和有效咳嗽、咳痰的意义并给予指导,出院后仍应坚持腹式呼吸和有效咳嗽。

2.功能锻炼　告知患者锻炼应早期进行并循序渐进,但不宜参加剧烈体育运动,如跑步、抬举重物等。

3.加强营养　给予高蛋白、高热量、易消化饮食,以增强机体抵抗力,避免受凉感冒及各种感染,促进康复。

4.定期复诊　出院后须定期来院复诊,发现异常及时治疗。

三、气胸

胸膜腔内积气称为气胸(pneumothorax)。

(一)病因及分类

1.闭合性气胸(closed pneumothorax)　多并发于肋骨骨折,由于肋骨断端刺破肺,空气进入胸膜腔所致。

2.开放性气胸(open pneumothorax) 多并发于刀刃、锐器或弹片火器等导致的胸部穿透伤。

3.张力性气胸(tension pneumothorax) 主要是由于较大的肺泡破裂、较深较大的肺裂伤或支气管破裂所致。

(二)临床表现

1.闭合性气胸 小量气胸(肺萎陷30%以内)患者多无明显症状,肺萎陷超过30%时,患者可出现胸闷、气急、胸痛、呼吸困难等症状。查体可见患侧肋间隙饱满,气管向健侧移位,触诊患侧呼吸活动度降低、语颤减弱,叩诊患侧呈鼓音,听诊呼吸音减弱或消失。

2.开放性气胸 患者有气促、烦躁不安、呼吸困难,严重者出现发绀、休克等。胸部检查可见患侧肋间隙明显增宽,胸壁有伤口,随呼吸有血性气体进出胸膜腔并可在伤口处听到"嘶嘶"声,气管明显向健侧移位,触诊语颤明显减弱,叩诊呈鼓音,听诊呼吸音消失。

3.张力性气胸 患者表现严重或极度呼吸困难、口唇和面部发绀、大汗淋漓、烦躁不安或濒死感,甚至昏迷、休克。胸部检查:气管明显向健侧移位,伤侧肋间隙增宽,颈静脉怒张,常于面部、颈部、上胸部等处触及捻发音,提示皮下气肿,触觉语颤消失,叩诊呈高度鼓音,听呼吸音消失。

(三)处理原则

1.闭合性气胸 肺萎缩在30%以下的小量气胸,不需特殊处理。肺萎缩超过30%者,需要进行胸膜腔穿刺抽气,或行胸膜腔闭式引流术,以促进肺膨胀,同时吸氧,使用抗生素,预防胸膜腔感染。

2. 开放性气胸 现场急救的原则是迅速用凡士林纱布或干净衣物等在患者呼气末封闭胸壁伤口,外用胶带或绷带加压包扎使开放性气胸变为闭合性气胸,然后按闭合性气胸进一步处理。入院后给予吸氧、输血补液、纠正休克。在患者全身情况稳定时,争取早期彻底清创,清除坏死组织,摘除异物或碎骨片,修整骨断端,冲洗胸膜腔后常规行胸腔闭式引流。疑有胸内脏器损伤和活动性出血时,应进行剖胸探查,术后应用抗生素和破伤风抗毒素,预防感染。

3.张力性气胸 急救的原则是迅速穿刺排气,在患侧锁骨中线第2肋间用粗针头穿刺,排气减压,变张力性气胸为小的开放性气胸,暂时缓解胸膜腔内压力。转送患者的途中,可在针尾系一末端剪有小口的橡胶指套,形成活瓣作用,呼气时胸膜腔内气体排出,吸气时外界空气不能进入,以保持有效的排气。入院后立即进行胸膜腔闭式引流术、吸氧、补充血容量防治休克、应用抗生素预防感染等。对于持续漏气或胸膜腔插管后气肿仍很严重、患者呼吸困难不见好转者,应及早行剖胸探查术。

(四)护理评估

1.健康史 一般情况、受伤史、既往史。

2.身体状况 详见临床表现。

3.辅助检查 X线检查、胸部CT检查等。

4.心理-社会状况 评估患者是否出现焦虑、紧张等情绪。

(五)护理措施

1.急救护理 开放性气胸应立即封闭胸壁伤口,阻止气体继续进入胸膜腔,张力性气胸应协助医师进行胸膜腔穿刺抽气,排气减压。必要时行胸膜腔闭式引流。

2.一般护理

(1)体位:患者清醒、病情稳定者取半坐卧位,有支气管胸膜瘘者取患侧卧位。

(2)饮食和补液:加强营养支持,给予高糖、高蛋白、高维生素饮食,摄入不足时,遵医嘱经静脉补液。

(3)维持有效呼吸:保持呼吸道通畅,鼓励和指导患者深呼吸、咳嗽和排痰,及时清理呼吸道分泌物,酌情给予吸氧。

(4)疼痛护理:指导患者进行腹式呼吸,咳嗽时用双手按压患处,必要时遵医嘱应用止痛剂。

(5)心理护理:给予患者生活上的支持和照顾,争取家属的理解和支持,协助和指导患者咳嗽时双手按压患处,减轻患者的疼痛感和恐惧心理

3.病情观察

(1)生命体征:患者出现呼吸急促、脉搏细速、血压下降、发绀及缺氧症状时,应及时查找原因,报告医师并做相应处理。

(2)胸部症状和体征:包括气管移位、皮下气肿、语颤、呼吸音等有无改善。

(3)注意患者神志、意识变化及腹部体征和肢体活动情况,警惕复合伤。

(4)并发症的预防及护理:严格无菌操作,遵医嘱合理应用抗生素,预防肺部和胸腔感染。

(5)做好胸膜腔闭式引流护理。

(六)健康指导

(1)加强安全生产意识,以防意外事故发生。

(2)宣传急救知识,遇有开放性气胸时能够迅速封闭胸壁伤口,张力性气胸者能够迅速用粗针头穿刺排气,降低胸膜腔内的压力。

(3)出院后注意休息和呼吸功能锻炼。

四、常见急危重患者的急救配合要点

(一)胸部外伤

(1)如患者心跳呼吸停止,应立即进行心肺复苏术。

(2)迅速清除呼吸道分泌物或血块,保持呼吸道通畅,防止窒息,缺氧时给予氧气吸入。

(3)发现有张力性气胸,立即用粗针头从第2前肋间刺入排气并连接水封瓶行胸腔闭式引流。

(4)处理开放性气胸时,要有效封闭创口,越快越好。如一时找不到无菌敷料,应随手取清洁布类,甚至用手掌堵塞伤口,以待进一步处理。

(5)如发现患者有浮动胸壁,可用大棉垫或弹力带胸外加压固定,以减轻反常呼吸运动。

(6)如有大量血液积聚于胸膜腔内,应立即行胸膜腔穿刺排除积血。

(7)若有心脏穿入性或穿通性损伤,发生心脏压塞时,应迅速做心包穿刺放液。

(8)如患者有出血性休克,应立即建立2条以上静脉通道供快速补液,并抽血标本配血,尽快输血。

(9)密切观察有无胸部或腹部脏器及其他复合损伤,未排除食管或腹部脏器损伤前,患者应禁饮水、禁食。

(10)协助进行床旁透视、胸片及心电图检查。

(11)备好心肺复苏仪器及药品,做好紧急手术准备。

思考题

1.简述气胸的分型及临床表现。

2.气胸的护理措施有哪些?

3.简述肋骨骨折临床表现。

4.简述纵隔肿瘤的护理措施。

5.简述胸部外伤的急救配合要点。

第十四节　心外科疾病患者的护理

一、法洛四联症

法洛四联症(tetralogy of fallot TOF)是一种常见的先天性心脏畸形。其基本病理为室间隔缺损、肺动脉狭窄、主动脉骑跨和右心室肥大。法洛四联症在儿童发绀型心脏畸形中居首位。

(一)病因

与胎儿发育的宫内环境因素、母体情况和遗传基因有关。

(二)临床表现

1.症状

(1)发绀:多在生后 3~6 个月出现,发绀在运动和哭闹时加重,平静时减轻。

(2)呼吸困难和缺氧性发作:多在生后 6 个月开始出现,由于组织缺氧,活动耐力较差,运动则呼吸急促,严重者可出现缺氧性发作、意识丧失或抽搐。

(3)蹲踞:为法洛四联症病儿临床上一种特征性姿态。蹲踞可缓解呼吸困难和发绀。

2.体征　患儿生长发育迟缓,常有杵状指、趾,多在发绀出现数月或数年后发生。胸骨左缘第2~4 肋间可听到粗糙的喷射样收缩期杂音,常伴收缩期细震颤。

(三)处理原则

主要是手术治疗,包括姑息手术和矫治手术。年龄过小的婴幼儿可先行姑息分流手术,对重症患儿也宜先行姑息手术,待年长后一般情况改善,肺血管发育好转后,再作根治术。目前常用的姑息手术有锁骨下动脉–肺动脉吻合术,上腔静脉—右肺动脉吻合术等。

(四)护理评估

1.术前评估

(1)健康史(一般情况、既往史、家族史)。

(2)身体状况:

1)症状与体征:详见临床表现。

2)辅助检查:评估患者的心电图检查、胸部 X 线检查、超声心动图检查、心导管和造影检查等。

3)心理–社会状况:评估患者对疾病的认知情况,评估患者有无焦虑、恐惧等心理反应,评估家属支持程度及家庭的经济状况。

2.术后评估

(1)术中情况:评估患者麻醉方式、手术方式、术中是否输液、输血、术中生命体征是否平稳。

(2)术后状况:评估患者术后生命体征,监测中心静脉压,评估末梢循环,听诊双肺呼吸音,各种引流的颜色、性质、量,伤口愈合情况,患者是否发生术后出血、灌注肺、心包填塞、低心排血量综合征等并发症。

(3)心理-社会状况:评估患者对手术的了解程度,评估患者是否出现焦虑、抑郁等负性情绪,评估患者及家属的社会支持程度等。

(五)护理措施

1.心理护理 告知家长不良的心理可加重患儿的不良情绪,指导家长学会自我调整,在患儿面前有效控制自己的情绪,并与医护人员共同配合做好患儿的思想工作,减轻患儿不良情绪,使其能积极配合治疗。

2.病情观察 术后使用呼吸机辅助呼吸时严密观察呼吸机的运行,尤其注意血气分析和患者实际情况做出相应调整,吸痰时严格遵循无菌操作原则,持续心电监测,观察有无心律失常,每小时测量中心静脉压,记录每小时尿量及引流量,每4小时测量体温。同时观察患者神志、末梢循环、切口渗血、渗液等情况。

3.体位 患者缺氧发作时取膝胸卧位,术后取平卧位,待患者清醒血压平稳后取低半卧位。

4.饮食护理 拔除气管插管后4~6小时喝少量水,不会呛咳后,从流质饮食过渡到普食,少量多餐,心功能差时限制水钠摄入。饮食选择上给予高蛋白、高热量、高维生素、易消化饮食,如菜汤、蒸蛋、肉末、各种水果,关注患者的进食量。

5.鼓励早期活动 除体弱或病情较重者,鼓励并协助患者术后第一日坐起轻微活动,第二日进行床旁活动,第三日在病房内活动,活动量循序渐进。鼓励、指导患者吹气球以促进肺复张。

6.引流管的护理 术后每小时记录引流液的量及性质,保持引流管通畅,观察伤口、引流液、尿液、胃液有无出血倾向,及时发现急性出血,防止出现心包填塞。

7.输液护理 保持静脉输液管路通畅,记录24小时出入水量,定时测量中心静脉压。

8.呼吸道护理 适时吸痰,吸痰过程中充分镇静和充分供氧。拔管后加强肺部体疗,必要时给予氧气雾化吸入,促进肺复张。

9.并发症的护理

(1)灌注肺:临床表现为急性进行性呼吸困难,发绀、血痰(喷射性血痰或血水样痰)和难以纠正的低氧血症。立即保持呼吸道通畅,及时清理分泌物,充分给氧,及时纠正酸中毒,严格控制出入水量,适当提高胶体渗透压,必要时给予镇静。

(2)心包填塞:监测血压、心率、中心静脉压,保持引流管通畅,观察引流液的颜色、性质、量及引流速度,当发现引流量多、突然减少或引流不畅、经挤压无效,出现循环恶化时,应考虑心包填塞的可能,做好开胸准备。

(3)低心排血量综合征:严密观察血压、心率、尿量、末梢循环等,出现血压低、心率快、尿少、末梢指端冷等,应及时报告医生,给予保暖,遵医嘱补充血容量,合理控制液体输入速度。严密监测病情做好记录。

(六)健康指导

(1)指导家长给予营养价值高、清淡易消化的乳类、瘦肉、鱼虾等食品,可适当食些水果、蔬菜,少食多餐,控制零食和饮料摄入。

(2)术后半年内活动要适度,半年后可根据心功能恢复情况逐渐增加活动量,但避免剧烈运动。活动原则是先户内后户外,活动量由小到大,循序渐进。

(3)休养环境应安静舒适,保持室内适宜的温湿度,避免情绪激动,保证充足睡眠。前胸正中切口者睡眠时尽量仰卧,避免侧卧。

(4)术后减少去人多场所,外出时戴口罩,并随天气变化及时增减衣服。居室应勤通风,保持清洁。术后注意体温变化,如有感冒、腹泻、扁桃体炎、不明原因发热等,应及时就医。

(5)术后定期称体重,出院后也要定期到医院复胸片、心电图等,以了解其恢复情况。

二、主动脉瓣狭窄

先天性主动脉瓣狭窄(aortic stenosis,AS)是主动脉瓣瓣叶结构和形态改变使瓣口狭窄,导致心脏收缩时血流在主动脉瓣叶水平受阻。

(一)病因

多由于风湿热累及主动脉瓣所致,也可由于先天性狭窄或老年性主动脉瓣钙化所造成。

(二)临床表现

1.症状 轻度主动脉瓣狭窄者无明显症状,中度和重度狭窄者可表现乏力、眩晕、心绞痛、劳累后气促、运动时昏厥、端坐呼吸、急性肺水肿,甚至猝死。

2.体征 主动脉瓣听诊可闻及收缩期喷射性杂音,该杂音向颈部传导。严重狭窄患者,还可以在胸前区或胸骨上窝扪及收缩期震颤。晚期严重的充血性心力衰竭,由于心脏收缩功能的下降,收缩期杂音往往减轻。

(三)处理原则

1.轻度狭窄无症状 无须治疗,但需要定期复查,如一旦出现晕厥、心绞痛、左心功能不全等症状考虑重度狭窄,内科治疗效果不明显,需要介入或手术治疗。

2.主动脉瓣膜成形术 主要适应证为:

(1)儿童和青年的先天性主动脉狭窄。

(2)严重主动脉狭窄的心源性休克不能耐受手术者。

(3)重度狭窄危及生命,而因心力衰竭手术风险大的过渡治疗措施。

(4)严重主动脉瓣狭窄的妊娠妇女。

(5)严重主动脉瓣狭窄拒绝手术者。

3.瓣膜置换治疗 主要适应症为:

(1)有晕厥或心绞痛病史者。

(2)心电图示左心室肥厚。

(3)心功能 III IV 级。

(4)左心室–主动脉间压力阶差>6.65kpa(50mmhg)。

(四)护理评估

1.术前评估

(1)健康史(一般情况、既往史、家族史)。

(2)身体状况:

1)症状与体征:详见临床表现。

2)辅助检查:评估患者的心电图检查、胸部 X 线检查、超声心动图检查等。

3)心理-社会状况:评估患者对疾病的认知情况,评估患者有无焦虑、恐惧等心理反应,评估家属支持程度及家庭的经济状况。

2.术后评估

(1)术中情况:评估患者麻醉方式、手术方式、术中是否输液、输血、术中生命体征是否平稳。

(2)术后状况:评估患者术后生命体征,监测中心静脉压,评估末梢循环,听诊双肺呼吸音,各种引流的颜色、性质、量,伤口愈合情况,患者是否发生术后心力衰竭、术后瓣周漏,抗凝不足或抗凝过度、心包填塞、低心排血量综合征等并发症。

(3)心理-社会状况:评估患者对手术的了解程度,评估患者是否出现焦虑、抑郁等负性情绪,评估患者及家属的社会支持程度等。

(五)护理措施

1.心理护理　介绍手术前后注意事项,指导患者练习深呼吸、咳嗽、床上排尿、排便。介绍监护室的情况,解除患者对手术的忧虑和恐惧。

2.病情观察　术后使用呼吸机辅助呼吸时严密观察呼吸机的运行,尤其注意血气分析和患者实际情况做出相应调整,吸痰时严格遵循无菌操作原则。持续心电监测,观察有无心律失常,每小时测量中心静脉压,记录每小时尿量及引流量,每 4 小时测量体温。同时观察患者神志、末梢循环、切口渗血、渗液等情况。

3.体位　患者清醒前平卧位,固定好肢体,以防止躁动将气管插管、引流管等管路拔除。待患者清醒血压平稳后取低半卧位。

4.饮食护理　拔除气管插管后 4~6 小时喝少量水,不会呛咳后,从流质饮食过渡到普食,少量多餐,心功能差时限制水钠摄入。饮食选择上给予高蛋白、高热量、高维生素、易消化饮食,如菜汤、蒸蛋、肉末、各种水果,关注患者的进食及饮水量。

5.鼓励早期活动　除体弱或病情较重者,鼓励并协助患者术后第一日坐起轻微活动,第二日进行床旁活动,第三日在病房内活动,活动量循序渐进。鼓励、指导患者吹气球以促进肺复张。

6.引流管的护理　定时挤捏引流管以保持引流管通畅,记录每小时引流量,观察引流液的颜色、性质、量及引流速度。如引流突然减少或引流不畅、经挤压无效,出现循环恶化时,应考虑心包填塞的可能。

7.输液护理　保持静脉输液管路通畅,记录 24 小时出入水量,定时测量中心静脉压,及时了解患者各项检查结果,为合理输液提供依据,避免水、电解质紊乱。

8.呼吸道护理　告知患者及家属术后为预防肺部并发症应保持呼吸道通畅、定时翻身拍背、雾化吸入,鼓励患儿有效咳嗽、咳痰,促进分泌排出。

9.并发症的护理

(1)换瓣术后出血:术后密切需严密观察出血量性质及颜色,观察有无心包填塞的症状,并注意伤口的观察及护理观察伤口有无渗血。

(2)低心排综合征:应严密观察血压、心率、尿量、末梢循环等,出现血压低、心率快、尿少、末梢指端冷等,应及时报告医生,给予保暖,遵医嘱补充血容量,合理控制液体输入速度。严密监测病情做好记录。

(3)心律失常:最常见为室性期前收缩,也可形成二联律及三联律。术后持续心电监护,如发现室性早搏首选利多卡因治疗,备好体外除颤仪,重症患者密切观察,避免室颤发生。

(4)瓣周漏、卡瓣:患者出现新的心脏杂音,血流动力学不稳定,或患者突然发生心衰时,应警惕可能出现瓣周漏。患者若出现突然晕厥、发绀、呼吸困难和无脉搏等急性循环障碍征象,同时听诊瓣膜音缺如,可能出现了瓣膜失灵。紧急处理为立即胸外按压或除颤,卡住瓣膜可能被弹开但容易重现,需配合医生做好再次紧急手术的准备。

(5)血栓形成或血栓栓塞:密切观察有脑栓塞、肢体动脉栓塞等现象,按时复查凝血酶原时间(PT)和国际标准化比值(INR)。指导患者根据医嘱及 INR 结果定时服用华法林,指导自行观察用药反应和自我监测。

(六)健康指导

(1)注意保暖,避免受凉感冒。

(2)保持心情愉快,避免情绪过于激动。

(3)注意饮食搭配,不要过量。心功能较差的患者要限制钠盐的摄入,应用利尿剂的患者,注意观察尿量及体重的变化,保持摄入量与尿量基本平衡。

(4)注意劳逸结合,在医生指导下逐渐恢复体力活动,不要过分劳累。

(5)生育期的女患者,应做好避孕,以免妊娠增加心脏负担。

(6)瓣膜置换术后患者出院后应遵医嘱定时、定量连续服用强心、利尿、补钾和抗凝药物。服药时应进行自我观察,如有异常,应及时复诊。

(7)服用抗凝药要定期复查凝血酶原时间和活动度。

(8)定期到门诊复查,建议每 3~6 个月复查一次。

(9)出院 1~3 月内要限制活动,半年内避免剧烈运动。

三、心脏肿瘤

心脏肿瘤(cardiac tumor)可分为原发性和继发性肿瘤。原发性心脏肿瘤又分为良性和恶性,继发性心脏肿瘤均为恶性,系由身体其他部位恶性肿瘤转移至心肌组织,其发病率远较原发性心脏肿瘤高,为原发性心脏肿瘤的 30~40 倍。

(一)病因

由于心脏肿瘤类型复杂,其病因尚不明确。良性心脏肿瘤中近一半以上为心腔黏膜瘤,其他良性心脏肿瘤尚有脂肪瘤、血管瘤、纤维瘤、错构瘤和畸胎瘤等。有研究发现近 10%的心脏黏液瘤患者有家族史。

(二)临床表现

1.症状

(1)血流动力学紊乱:可有胸痛、昏厥、充血性左心和(或)右心衰竭、瓣膜狭窄或关闭不全、心律失常、传导障碍、心内分流、缩窄性心包炎、血性心包积液或心包填塞等。

(2)全身表现:发热、贫血、消瘦、红细胞沉降率加快及恶病质等。

(3)动脉栓塞:心脏肿瘤表面碎片或血栓脱落引起栓塞的临床表现,包括体动脉和(或)肺动脉栓塞症状,例如偏瘫、失语等。

(4)心电图异常:心房颤动、心动过速、右束支传导阻滞、心房或心室扩大等。

2.体征

(1)左房黏液瘤患者心脏听诊可有心动过速,伴二尖瓣关闭不全时,可闻及收缩期杂音。黏液瘤患者其心脏杂音的一个重要特点是随体位改变,杂音性质和强度也随之改变。

(2)右心房黏液瘤的体征不明显,在胸骨右下缘可听到舒张期杂音。右房黏液瘤患者可发现颈静脉怒张,肝瘀血肿大,下肢浮肿,甚至腹水。

(三)处理原则

单纯心脏黏液瘤患者若无全身反应,可作常规择期手术对待,但需最优先安排。反复发作动脉栓塞有死亡威胁者、全身反应严重,病情发展快且有凶险征象者,排除非黏液瘤因素后,应作急症手术安排。有慢性心衰表现,积极控制心衰,待病情平稳后安排手术治疗。

(四)护理评估

1.术前评估

(1)健康史(一般情况、既往史、家族史)。

(2)身体状况:

1)症状与体征:详见临床表现。

2)辅助检查:评估患者的心电图检查、胸部 X 线检查、超声心动图、CT 和 MRI 检查等。

3)心理-社会状况:评估患者对疾病的认知情况,评估患者有无焦虑、恐惧等心理反应,评估家属支持程度及家庭的经济状况。

2.术后评估

(1)术中情况:评估患者麻醉方式、手术方式、术中是否输液、输血、术中生命体征是否平稳。

(2)术后状况:评估患者术后生命体征,监测中心静脉压,评估末梢循环,听诊双肺呼吸音,各种引流的颜色、性质、量,伤口愈合情况,患者是否发生术后出血、动脉栓塞、心力衰竭等并发症。

(3)心理-社会状况:评估患者对手术的了解程度,评估患者是否出现焦虑、抑郁等负性情绪,评估患者及家属的社会支持程度等。

(五)护理措施

1.心理护理　向不同的患者,介绍心脏黏液瘤的有关知识,解除患者的疑虑。鼓励患者保持积极、良好的心态,增强信心迎接手术的挑战。

2.病情观察　术后使用呼吸机辅助呼吸时严密观察呼吸机的运行,尤其注意血气分析和患者实际情况做出相应调整,吸痰时严格遵循无菌操作原则,持续心电监测,观察有无心律失常,每小时测量中心静脉压,记录每小时尿量及引流量,每 4 小时测量体温。同时观察患者神志、末梢循环、切口渗血、渗液等情况。如术后超过 6 小时还没有苏醒或瞳孔大小、对光反射、肢体活动异常,说明有瘤栓塞的可能。

3.体位　术前指导患者绝对卧床休息,限制活动,术后取平卧位,待患者清醒血压平稳后取低半卧位。

4.饮食护理　拔除气管插管后 4~6 小时喝少量水,不会呛咳后,从流质饮食过渡到普食,少量多餐,心功能差时限制水钠摄入。饮食选择上给予高蛋白、高热量、高维生素、易消化饮食,如菜汤、蒸蛋、肉末、各种水果,关注患者的进食量。

5.鼓励早期活动　除体弱或病情较重者,鼓励并协助患者术后第一日坐起轻微活动,第二日进行床旁活动,第三日在病房内活动,活动量循序渐进。鼓励、指导患者吹气球以促进肺复张。

6.引流管的护理　定时挤捏引流管以保持引流管通畅,记录每小时引流量,观察引流液的颜色、性质、量及引流速度,当发现引流量多、突然减少或引流不畅、经挤压无效,出现循环恶化时,应考虑心包填塞的可能。

7.输液护理 控制液体入量和速度,由于心腔内肿瘤摘除,回心血量增多,应严格控制输液量,使患者处于水的负平衡状态,以免增加心脏负担。记录24小时出入水量,定时测量中心静脉压,及时了解患者各项检查结果,为合理输液提供依据,避免水、电解质紊乱。

8.呼吸道护理 告知患者及家属术后为预防肺部并发症应保持呼吸道通畅、定时翻身拍背、雾化吸入,鼓励患儿有效咳嗽、咳痰,促进分泌排出。

9.并发症的护理

(1)术后动脉栓塞:发生原因可能为瘤屑脱落。患者清醒后,观察意识恢复程度及四肢活动能力,以及瞳孔对光反射,如发生异常,说明有瘤栓塞的可能,及时报告医生。

(2)术后急性心力衰竭:主要发生在久病或重症患者。应从预防着手,术后早期适量地补充血容量,要防止液体输入过多或过快。术前心功能较差的患者,应及时用血管活性药物等。

(3)心率紊乱和房室束传导阻滞:一般来说均为短暂性,术后严密观察患者心率,如发现异常及时通知医生行对症处理。

(4)术后心腔黏液瘤复发:故术后指导患者必须定期随诊,以便及时发现和治疗。

(六)健康指导

(1)帮助患者树立战胜疾病的信心,消除恐惧感。认真讲解要求,与护士配合、合作以及术后要注意的问题。

(2)预防感染:环境清洁、讲究卫生、注意保暖,预防感染。

(3)给予清淡、高蛋白、高热量、高维生素、易消化的半流质或软食,以补充发热引起的机体消耗。

(4)合理安排休息,适当活动,增强机体抵抗力,3个月内平卧位休息,勿剧烈活动。

(5)教会患者自我监测体温变化,有无栓塞表现,定期门诊随访。

四、胸主动脉夹层

指主动脉壁中层内裂开,并且在这裂开间隙有流动或凝固的血液。

(一)病因

遗传性疾病、先天性心血管畸形、特发性主动脉中层迟行性病变、高血压、损伤等。

(二)临床表现

1.症状

(1)疼痛:90%以上的急性主动脉夹层动脉瘤患者具有剧烈的疼痛,难以忍受,常被描述为撕裂痛、切割痛等。这种疼痛多在激烈或突然的强烈运动,如用斧头劈柴、举重、挥动球拍、咳嗽、排便时出现。疼痛的部位与夹层累及的部位相关,如起始于升主动脉的夹层动脉瘤向主动脉弓、降主动脉发展时,疼痛最早位于前胸,然后向颈部、肩胛区、腰背部转移。

(2)休克:主动脉发生破裂时,患者很快处于休克或临终状态。

(3)主动脉瓣反流症状:患者出现明显的左心功能不全的表现,如气促、心悸胸闷、咯粉红色泡沫痰、不能平卧等。

(4)组织灌注不良症状。

(5)其他症状:偶尔出现上腔静脉阻塞综合征,声音嘶哑,搏动性颈部肿块,反复的肺炎等,低热较为常见,偶尔也见有高热、皮肤常出现紫色斑块。

2.体征

(1)血压:大多数患者血压正常或高血压,然而,却出现面色苍白、尿量减少、四肢冰冷等外周末梢灌注不良的表现。

(2)外周脉搏:60%患者外周脉搏减弱。

(3)心脏体征:患者普遍有心动过速。

(4)胸部体征:急性主动脉夹层动脉瘤有血液渗出或出现破裂时,常见的是左侧呼吸音减弱。发生急性左心衰竭时常有双下肺,甚至双肺广泛的细湿啰音。

(5)腹部体征:腹腔内脏灌注不良后,肠缺血坏死穿孔出现腹壁紧张,触痛明显,具有压痛和反跳痛等急性腹膜炎的体征。肾缺血时多有肾区的叩击痛。

(6)神经系统体征:脑缺血时出现程度不等的神志改变和局部神经定位体征,严重者甚至出现脑死亡。外周神经病理性体征多为阳性。脊髓灌注不良严重时,外周神经病理性反射则消失。

(三)处理原则

(1)临床上近端主动脉夹层动脉瘤提倡手术治疗,远端主动脉夹层动脉瘤,不管是急性还是慢性,均提倡首选内科治疗,仅在一些主动脉破裂危险性极大或出现并发症等特殊情况下才考虑手术治疗。急诊的主动脉夹层动脉瘤患者,要在最短的时间内进行必要的术前检查和做出明确的诊断,以便尽早接受手术治疗。

(2)术前嘱患者卧床休息,避免情绪激动,特别是有急症病情的患者应保持环境安静使用镇痛、镇静剂,保持大小便通畅,用降压药控制血压在适当的水平,术前积极控制糖尿病及各种感染。

(四)护理评估

1.术前评估

(1)健康史(一般情况、既往史、家族史)。

(2)身体状况:

1)症状与体征:详见临床表现。

2)辅助检查:评估患者的心电图检查、胸部X线检查、超声心动图、CT和MRI检查等。

3)心理-社会状况:评估患者对疾病的认知情况,评估患者有无焦虑、恐惧等心理反应,评估家属支持程度及家庭的经济状况。

2.术后评估

(1)术中情况:评估患者麻醉方式、手术方式、术中是否输液、输血、术中生命体征是否平稳。

(2)术后状况:评估患者术后生命体征,评估末梢循环,听诊双肺呼吸音,各种引流的颜色、性质、量,伤口愈合情况,观察患者中枢神经系统的功能状态。

(3)心理-社会状况:评估患者对手术的了解程度,评估患者是否出现焦虑、抑郁等负性情绪,评估患者及家属的社会支持程度等。

(五)护理措施

1.术前护理

(1)卧床休息:保持环境安静,绝对卧床休息,保证充足睡眠,避免情绪波动,严格控制活动量,必要时应用镇静剂。

(2)病情观察:严密监测生命体征和重要脏器的功能,观察主动脉夹层是否累及重要脏器导致供血障碍,观察神志改变,肢体运动情况,有无腹痛、腹胀,监测尿量。如有主动脉夹层破裂,立即通知医师,并做好抢救准备。

(3)疼痛管理:评估疼痛的位置、性质、持续时间、诱因等,集中护理操作,减少环境刺激,指导患者放松,禁止用力,遵医嘱给予吗啡等镇痛药物缓解疼痛。

(4)营养支持:嘱患者摄入高蛋白、高纤维素、丰富维生素、易消化的软食,纠正贫血、低蛋白血症,防止便秘发生。

(5)控制血压:监测血压,遵医嘱使用降压药严格控制血压。

(6)预防感染:术前3周戒烟,严格无菌操作,彻底治疗潜在感染灶,术前预防性应用抗生素。

(7)心理护理:向患者及家属介绍疾病和手术相关知识,理解患者的异常心理反应并耐心解答患者及家属的问题。

2.术后护理

(1)病情观察:

1)观察患者生命体征,监测有创动脉压。

2)密切观察呼吸频率、节律、幅度和双肺呼吸音。

3)观察主动脉主要分支供血情况,四肢动脉搏动情况,四肢温度、色泽,监测四肢血压。

4)定期监测血清电解质和血气分析,根据血气分析结果调节呼吸机参数。

(2)维持血压稳定,术后需要积极控制血压:

1)遵医嘱合理使用利尿药,血管扩张剂等降压药,严格控制输液速度和量。

2)适量应用镇静、镇痛药物,防止因紧张、疼痛引起血压升高。

3)术后复温,注意保暖。

4)为防止吸痰刺激引起血压骤升,吸痰前,给予镇静降压药物,吸痰时动作轻柔。

(3)保持呼吸道通畅。

(4)引流管护理 妥善固定,定时挤压,观察引流液的颜色、性质和量。

(5)纠正水,电解质、酸碱失衡。

(6)并发症的护理:

1)脑功能障碍:遵医嘱给予营养神经和脱水药物,保证充分供养,防止脑部缺血缺氧。

2)肾功能不全:密切观察尿量,每小时记录1次,监测尿比重、尿素氮和血清肌酐等指标的变化,疑为肾功能不全者,限制水和钠的摄入,控制高钾食物的摄入,并停止使用肾毒性药物,若证实为急性肾衰竭,应遵医嘱做透析治疗。

(六)健康指导

1.健康生活方式指导

(1)养成良好的生活习惯,早睡早起,戒烟、限酒。

(2)合理均衡饮食进食低盐、低脂和优质蛋白质饮食,多吃蔬菜水果,少食多餐,切忌暴饮暴食。

(3)适当运动,控制体重,术后按照个体耐受逐渐增加运动量。

(4)保持情绪稳定。

2.预防感染 注意个人卫生,天气变化注意防寒保暖,避免呼吸道感染,勿在人多、寒冷或湿热的地方活动,以免加重心脏负担。

3.自我血压管理

（1）指导患者及家属学会家庭血压测量方法。

（2）遵医嘱服用降压药,向患者介绍用药目的、药物名称、剂量、用法,观察药物常见副作用

（3）指导患者外出时务必随身携带降压药物和硝酸甘油类药物,以备应急。

（4）了解急救医疗服务体系,出现严重并发症,及时呼救。

4.复诊指导　定期复查,患者若出现心悸、胸背部疼痛等不适时,应及时就诊。

五、常见急危重症的急救配合要点

（一）急性左心衰竭

1.体位　立即协助患者取坐位,双腿下垂。

2.氧疗　首先应该保证有开放的气道,立即给予 6~8L/min 的高流量鼻管吸氧,给氧时在氧气湿化瓶内加入 50% 的酒精,如果患者不能耐受,可降低酒精浓度至 30% 或者给予间断吸入。病情特别严重者可给予面罩给氧或采用无气管插管的通气支持,包括持续气道正压通气或无创性正压机械通气。以上措施无法提高氧供时才使用气管插管。

3.处理措施　迅速开放静脉通道,遵医嘱正确使用吗啡、利尿剂、血管扩张剂、洋地黄制剂、氨茶碱等药物,观察疗效和不良反应。

4.病情监测　严密监测血压、呼吸、血氧饱和度、心率、心电图,检查血电解质,血气分析等,对于安置漂浮导管者应该监测血流动力学指标的变化,记出入量。观察呼吸频率和深度、意识、精神状态、皮肤颜色及温度、肺部啰音的变化。

5.心理护理　医护人员在抢救时必须保持镇静、操作熟练、忙而不乱,使患者产生信任与安全感。避免在患者面前讨论病情,以减少误解。护士应该与患者及家属保持密切接触,提供情感支持。

6.其他　做好基础护理与日常生活护理。

（二）心源性休克

1.体位　绝对卧床休息,床头抬高 15°~20°,并将下肢抬高 20°~30°。

2.病情观察　严密观察病情变化,对进行心电、呼吸、血压、血氧饱和度等监护,注意神志情况,严密观察尿量,必要时留置导尿,准确记录,注意电解质情况,做好护理记录。

3.建立静脉通路　行深静脉穿刺术,在便于抢救用药的同时也能随时监测中心静脉压。要及时行有创血压监测,以及时了解血压情况,必要时配合医生行漂浮导管检查,监测右房压,肺动脉压、肺毛细血管楔压等的变化。合理补充液体,输液速度按医嘱执行,避免出现肺水肿。

4.氧疗　保持上呼吸道通畅,采用面罩高流量的氧气吸入,一般 4~6L/min,待血氧饱和度明显改善时可降至 2~4L/h。当呼吸衰竭发生时,应立即给予气管插管,给予呼吸机辅助呼吸。

5.急性心肌梗死合并心源性休克

（1）绝对卧床休息:立即吸氧,有效止痛,尽快建立静脉给药通道,尽可能迅速地进行心电监护和建立必要的血流动力学监测,留置尿管以观察尿量,积极对症治疗和加强支持治疗。

（2）扩充血容量:如有低血容量状态,先扩充血容量。若合并代谢性酸中毒,应及时给予 5% 碳酸氢钠,纠正水、电解质紊乱。根据心功能状态和血流动力学监测资料,估计输液量和输液速度。

（3）使用血管活性药物:补足血容量后,若休克仍未解除,应考虑使用血管活性药物。常用药物包括多巴胺、多巴酚丁胺、间羟胺、去甲肾上腺素、硝酸甘油和硝普钠等。

（4）尽量缩小心肌梗死范围,挽救濒死和严重缺血的心肌。

(5)积极治疗并发症。

(6)药物治疗同时或治疗无效情况下,有条件单位可采用机械性辅助循环,如主动脉内气囊反搏术、左室辅助泵或双室辅助泵,甚至施行全人工心脏及心脏移植手术等。

(7)生活护理。

思考题

1.胸主动脉夹层的护理措施有哪些?

2.法洛四联症临床表现有哪些?

3.换瓣术后服用华法林抗凝的注意事项有哪些?

4.简述急性左心衰竭的护理要点。

5.简述心源性休克的护理要点。

第十五节　血管外科疾病患者的护理

一、急性动脉栓塞

急性动脉栓塞(acute arteria embolism)是指动脉腔被进入血管内的栓子(血栓、空气、脂肪、癌栓及其他异物)堵塞,造成血流阻塞,引起急性缺血的临床表现。

(一)病因

1.心源性　如风湿性心脏病、冠状动脉粥样硬化性心脏病及细菌性心内膜炎,心室壁或人工心脏瓣膜上的血栓脱落等。

2.血管源性　如动脉瘤或人工血管腔内的血栓脱落,动脉粥样斑块脱落。

3.医源性　动脉穿刺插管导管折断成异物,或内膜撕裂继发血栓形成并脱落等。

(二)临床表现

1.疼痛　往往是最早出现的症状,起于阻塞平面处,以后延及远侧,并演变为持续性。轻微的体位改变或被动活动均可致剧烈疼痛。

2.皮肤色泽和温度改变　皮肤呈苍白色。远端肢体皮温下降,严重时冰凉。

3.动脉搏动减弱或消失　栓塞远侧动脉搏动明显减弱,以至消失,栓塞的近侧,因血流受阻,动脉搏动反而更为强烈。

4.感觉和运动障碍　远侧肢体皮肤感觉异常、麻木甚至丧失。

(三)处理原则

1.非手术治疗

(1)一般处理:严密观察生命体征和患肢的病情,患肢安置在低于心脏水平位置,下垂15°左右。局部不可热敷,以免加重缺血、缺氧。禁止局部冷敷、降温。

(2)防止血栓延伸:包括抗凝、溶栓和抗血小板疗法。

(3)解除血管痉挛的治疗:急性期使用血管扩张药物,如前列腺素处理抑制血小板凝聚外可扩张血管。

2.手术治疗　凡诊断明确,尤其是大、中动脉栓塞,如果患者全身情况允许,应尽早施行切开动脉直接取栓;或利用 Fogarty 球囊导管取栓。术后如患肢出现肿胀、肌组织僵硬、疼痛,并致已恢复血供的远端肢体再缺血时,应及时做肌筋膜间隔切开术;肌组织已有广泛坏死者,需做截肢手术。

(四)护理评估

1.术前评估

(1)健康史:了解患者有无房颤、动脉粥样硬化、心脏及血管手术、肿瘤病史。

(2)身体状况:

1)症状与体征:详见临床表现。

2)辅助检查:评估患者 X 线检查、多普勒超声检查、CTA 和 MRI 检查、动脉造影检查等。

(3)心理-社会状况:评估患者对疾病的认知情况,评估患者有无焦虑、恐惧等心理反应,评估家属支持程度及家庭的经济状况。

2.术后评估

(1)术中情况:评估患者麻醉方式、手术方式、术中是否输液、输血、术中生命体征是否平稳。

(2)身体状况:评估患者的生命体征,患肢远端皮肤温度、颜色和血管搏动情况,有无放置引流管及其部位是否通畅,评估引流液的颜色、性状及量;手术切口是否有渗出及渗液的性质,有无出血征象,是否发生出血、感染、再灌注损伤、移植血管闭塞、肌病肾病代谢综合征等并发症。

(3)心理-社会状况:评估患者对手术的了解程度,评估患者是否出现焦虑、抑郁等负性情绪,评估患者及家属的社会支持程度等。

(五)护理措施

1.术前护理

(1)心理护理:医护人员应以极大的同情心关心、体贴患者,耐心做好思想工作,使其情绪稳定,配合治疗和护理。

(2)病情观察:观察生命体征、神志等变化,诊断明确者可使用哌替啶等止痛剂,伴有心功能不全者给予氧气吸入,并准备急救物品药品,患肢保温,禁用热水袋。

2.术后护理

(1)体位:根据麻醉方式取相应体位,患肢平置或低于心脏水平 15°左右,避免屈髋或屈膝及膝下垫枕。

(2)病情观察:定时测量生命体征、注意尿量、神志变化,并准确记录,观察患肢血运恢复情况,包括皮肤温度、脉搏、颜色、疼痛、感觉较术前有无缓解。

(3)疼痛护理:必要时遵医嘱使用止痛剂缓解疼痛。

(4)药物护理:遵医嘱进行抗凝或溶栓治疗,用药期间监测凝血功能,预防出血或血栓形成。

(5)饮食护理:指导合理饮食,进低脂、低胆固醇、清淡饮食。

(6)并发症的观察:

1)出血或血肿:穿刺部位是否肿胀,有无皮下瘀血、局部肿块、压痛。伤口敷料渗血、渗液情况。

2)血管损伤:患肢有无疼痛,皮肤温度、颜色及远端动脉搏动情况。

3)再灌注损伤:表现为患肢肿胀,张力增加及浅静脉怒张,患肢压痛明显且广泛。严重时,远端动脉搏动减弱或消失。

4)肌病肾病代谢综合征:由于取栓后的再灌注损伤所导致的严重酸碱平衡失调、电解质紊乱、肾功能衰竭等。血流再通时,代谢产物随静脉回流至全身,引起多脏器损害和相应的临床表现,如肢体水肿,张力增高甚至僵硬,全身表现为神志恍惚、高钾血症、少尿或无尿、急性肾功能衰竭和酶学变化。

（六）健康指导

1.行为指导　避免久站或久坐。坚持戒烟,穿宽松衣裤和鞋袜。进低脂、低胆固醇、清淡饮食,避免辛辣食物。

2.用药指导　严格遵医嘱口服抗凝药物和治疗心脏疾病药物。服用抗凝药物期间观察出血征象,每 1~2 周定期复查凝血功能。

3.定期复查　出院后 3~6 个月门诊复查彩超,了解血管通畅情况。

二、动脉硬化性闭塞症

动脉硬化性闭塞症(arteriosclerosis obliterans,ASO)是一种全身性疾病,表现为动脉内膜增厚、钙化、继发血栓形成等,是导致动脉狭窄甚至闭塞的一组慢性缺血性疾病,多见于 50 岁以上的中老年男性,以腹主动脉远端及髂-股-腘等大动脉、中动脉最易受累。

（一）病因

本症与高脂血症密切相关,低密度脂蛋白促进动脉硬化的发生。高血压、高脂血症和免疫复合体也可损伤动脉内膜,导致疾病发生。此外,糖尿病、吸烟、肥胖、家族史和血流动力学因素等也是动脉硬化的危险因素。

（二）临床表现

1.I 期（症状轻微期）　较早期,无明显表现,但可出现患肢麻木,发凉,行走易疲劳,颜色苍白,脚趾有针刺样感。

2.II 期（间歇性跛行期）　间歇性跛行是动脉硬化性闭塞症特征性表现,主要表现为随着动脉狭窄范围与程度的进一步加重,出现行走一段路程后,患肢足部或小腿肌肉痉挛、疼痛及疲乏无力,无法行走,休息片刻后即可缓解,症状反复出现。随病情进展,行走距离逐渐缩短,止步休息的时间增长。临床上常以跛行距离 200m 作为间歇性跛行期的分界。

3.III 期（静息痛期）　出现持续剧烈性的疼痛,夜间更甚,患者无法入睡,出现静息痛,可在肢体抬高时加重,肢体下垂时减轻。此期患肢常有营养性改变,表现为皮肤菲薄呈蜡纸样,患足下地时潮红,上抬时苍白,小腿肌肉萎缩等。静息痛是患肢趋于坏疽的前兆。

4.IV 期（溃疡和坏死期）　脚趾颜色开始变成暗红色,脚趾发黑、干瘪、溃疡和坏死。当干性坏疽变成湿性坏疽的时候就会继发感染表现,出现发热、烦躁等全身毒血症状。

（三）处理原则

原则在于控制易患因素、合理用药,防止病变的进一步发展,改善和增进下肢血液循环。

1.非手术治疗　包括严格戒烟、控制糖尿病、适当步行锻炼、改善高凝状态、促进侧支循环建立、避免损伤足部等。药物治疗适用于早、中期患者、术后患者和无法耐受手术的患者,可使用血管扩张药物、抗血小板药物和降脂药物等。

2.手术治疗　根据患者动脉硬化部位、范围、血管条件和全身情况,选择不同手术方法,常见有:

（1）经皮腔内血管成形术(percutaneous transluminal angioplasty,PTA)。

（2）内膜剥脱术。

（3）旁路转流术。

（4）腰交感神经节切除术。

（5）大网膜移植术。其中经皮腔内血管成形术是目前治疗动脉硬化性闭塞症的首选治疗方法。

3.下肢动脉硬化性闭塞症的基因治疗　基因治疗是应用基因工程和细胞生物学技术将具有治疗价值的外源基因导入体内，从而修复、补充失去正常功能的基因及表达产物，和（或）抑制某些过度表达的有害基因，从而达到治疗目的。

（四）护理评估

1.术前评估

（1）健康史：了解患者有无糖尿病、高血压、高胆固醇血症、心脏病及吸烟史，有无感染、外伤史，生活环境及工作环境等。

（2）身体状况：

1）症状与体征：评估患肢缺血情况，包括皮温、皮肤颜色及血管搏动情况，疼痛部位、程度、性质、持续时间以及有无缓解和加重的因素，患肢有无坏疽、溃疡与感染等。

2）辅助检查：评估患者肢体抬高检查、多普勒超声检查、CTA和MRI检查、动脉造影检查等。

（3）心理-社会状况：评估患者对疾病的认知情况，评估患者有无焦虑、恐惧等心理反应，评估家属支持程度及家庭的经济状况。

2.术后评估

（1）术中情况　评估患者麻醉方式、手术方式、术中是否输液、输血、术中生命体征是否平稳。

（2）身体状况　评估患者的生命体征，患肢远端皮肤温度、颜色和血管搏动情况，有无放置引流管及其部位是否通畅，评估引流液的颜色、性状及量，手术切口是否有渗出及渗液的性质，是否发生出血、感染、血管栓塞、移植血管闭塞、吻合口假性动脉瘤等并发症。

（3）心理-社会状况　评估患者对手术的了解程度，评估患者是否出现焦虑、抑郁等负性情绪，评估患者及家属的社会支持程度等。

（五）护理措施

1.非手术治疗的护理/术前护理

（1）饮食护理：以低热量、低糖及低脂食物为主，多进食新鲜蔬菜、水果等富含纤维素食物，可预防动脉粥样硬化。

（2）疼痛护理：

1）体位：睡觉或休息时取头高脚低位，避免久站、久坐或双膝交叉，影响血液循环。

2）戒烟：消除烟碱对血管的收缩作用。

3）改善循环：轻症患者可遵医嘱应用血管扩张剂，解除血管痉挛，改善肢体血供；

4）镇痛：疼痛剧烈者，遵医嘱应用镇痛药。

（3）患肢护理：

1）保暖。

2）清洁和抗感染：保持足部的清洁、干燥，每日用温水洗脚，勤剪指甲，皮肤瘙痒的时候要避免用手抓痒使皮肤受伤，如有感染应遵医嘱使用抗生素，注重切口的换药。

3）运动：发生坏疽、溃疡时卧床休息，避免运动加重局部的缺血、缺氧。

4）功能锻炼：鼓励患者每日适当步行，指导患者进行Buerger运动，但在腿部发生溃疡及坏死，有动脉或静脉血栓形成时，不宜做此运动。

（4）心理护理：关心体贴患者，给予情感支持，减轻患者的焦虑、恐惧心理，帮助其更好地配合治疗、树立战胜疾病的信心。

2.术后护理

（1）体位：术后取平卧位，患肢安置于水平位。卧床制动2周。自体血管移植者若愈合良好，制动时间可适当缩短。

（2）病情观察：

1）一般状况：密切观察患者生命体征、意识以及尿量。

2）患肢血运：观察患肢远端皮温、皮肤颜色和血管搏动情况，若动脉重建术后肢体出现肿胀、剧烈疼痛、麻木、皮肤发紫、皮温降低，应及时报告医师，做好再次手术的准备，患肢保暖，避免肢体暴露于寒冷环境中，观察术后肢体肿胀情况。

（3）引流管护理：行传统手术者则需放置引流管，注意观察引流液的量、颜色及性质，保持引流通畅，并准确记录。

（4）功能锻炼：鼓励患者早期在床上进行肌肉收缩和舒张交替运动，促进血液回流和组织间液重吸收，有利于减轻患肢肿胀，防止下肢深静脉血栓形成。

（5）并发症的护理：

1）出血：严密观察切口敷料，有无渗血、渗液，引流液的颜色、量、性状。若术后血压急剧下降，敷料大量渗血，需警惕吻合口大出血，立即报告医师并做好再次手术准备。

2）远端血管栓塞：移植血管闭塞、夹层，观察肢体远端血供情况，如皮温、皮肤颜色，若出现皮温下降，皮肤颜色发绀等情况，及时通知医师给予相应处理。

3）感染：遵医嘱合理使用抗生素，观察切口有无渗液，红、肿、热、痛等感染征象，有无畏寒、发热等全身感染征象，发现异常应及时报告医师。

4）吻合口假性动脉瘤：表现为局部疼痛，位置表浅者可触及动脉性搏动，造影显示动脉侧壁局限性突出于血管腔外的囊状瘤腔，一经确诊，及时手术治疗。

5）其他：缺血再灌注损伤、骨筋膜室高压综合征、造影剂的肾损害等。

（六）健康指导

1.保护患肢　严格戒烟，保护肢体，选择宽松的棉质鞋袜并勤更换，切勿赤足行走，避免外伤，注意患肢保暖，避免受寒，旁路术后6个月内避免吻合口附近关节的过屈、过伸和扭曲以防止移植物再闭塞或吻合口撕裂。

2.饮食指导　选择低糖、低胆固醇及低脂食物，预防动脉病变，多摄取维生素，以维持血管平滑肌弹性。

3.药物指导　旁路术后患者应遵医嘱服用抗血小板聚集、抗凝、降血脂及降压药，每1~2周复查凝血功能。

4.定期复诊　出院3~6个月后到门诊复查，以了解血管通畅情况。

三、原发性下肢静脉曲张

原发性下肢静脉曲张（primary lower extremity varicose veins）是指下肢浅静脉瓣膜关闭不全，静脉内血液倒流，远端静脉淤滞，继而病变静脉壁伸长、迂曲，呈曲张表现的一种状态。多见于从事久站工作、久坐少动者或体力活动强度高者。

（一）病因

1.先天因素　主要有静脉瓣膜缺陷与静脉壁薄弱，与遗传因素有关。

2.后天因素 重体力劳动、长时间站立、妊娠、肥胖、慢性咳嗽和习惯性便秘等各种原因引起的腹腔压力增高,使下肢静脉瓣膜承受过度压力。

(二)临床表现

1.症状 早期表现为下肢沉重、酸胀、乏力和疼痛。

2.体征 后期表现为下肢静脉曲张,血管隆起,蜿蜒成团。如肢体营养不良,可表现色素沉着、溃疡、湿疹样改变。此外,还有常见并发症:

(1)血栓性静脉炎,主要是血流缓慢引起血栓形成,当炎症消退后常遗有局部硬结并与皮肤粘连。

(2)曲张静脉破裂出血,主要是由于皮下瘀血,局部血管压力过大或皮肤溃疡出血。

(三)处理原则

1.非手术治疗 适用于病变局限、症状较轻者,或妊娠期间发病及不能耐受手术者。主要措施有:

(1)弹力治疗。

(2)药物治疗。

(3)注射硬化剂。

(4)处理并发症:血栓性静脉炎者,给予抗生素及局部热敷治疗,抗凝治疗至少 6 周;湿疹和溃疡者,抬高患肢并给予创面湿敷;曲张静脉破裂出血者,经抬高患肢和局部加压包扎止血,必要时予以缝扎止血,待并发症改善后择期手术治疗。

2.手术治疗 适用于深静脉通畅、无手术禁忌证者。传统方法是大隐静脉或小隐静脉高位结扎和曲张静脉剥脱术,其他方法包括旋切刨吸术、激光治疗、血管内曲张静脉电凝治疗或冷冻治疗、硬化剂及射频消融等均取得了良好疗效。已确定交通静脉功能不全者,可选择腔镜下筋膜下交通静脉结扎术(SEPS)或硬化剂注射术。

(四)护理评估

1.术前评估

(1)健康史。

(2)身体状况:

1)症状与体征:静脉曲张部位和程度,患肢有无踝部肿胀,局部皮肤营养状态,局部有无并发症,如血栓性静脉炎、湿疹和溃疡、曲张静脉破裂出血。

2)辅助检查:静脉瓣膜功能和通畅试验及影像学有无阳性发现。

(3)心理-社会状况:评估患者对疾病的认知情况,评估患者有无焦虑、恐惧等心理反应,评估家属支持程度及家庭的经济状况。

2.术后评估

(1)术中情况:评估患者麻醉方式、手术方式、术中是否输液、输血、术中生命体征是否平稳。

(2)身体状况:评估患者的生命体征,患肢远端皮肤温度、颜色和血管搏动、感觉有无异常情况,手术切口是否有渗血,有无红肿压痛等感染征象。

(3)心理-社会状况:评估患者对手术的了解程度,评估患者是否出现焦虑、抑郁等负性情绪,评估患者及家属的社会支持程度等。

(五)护理措施

1.非手术治疗的护理/术前护理

(1)病情观察:注意肢体活动状况、局部皮肤有无色素沉着、溃疡、湿疹样改变等及局部血管隆起情况。

(2)促进下肢静脉回流:

1)穿弹力绷带、弹力袜。

2)体位与活动:卧床休息或睡觉的时候抬高患肢 30~40°,避免久坐或久站。坐时双膝勿交叉或盘腿。

3)避免腹内压增高:多吃高纤维、低脂肪的饮食,保持大便通畅,防止便秘,肥胖患者应有计划的减肥,避免穿过于紧身的衣服。

(3)保护患肢:告知患者勤剪指甲,勿搔抓皮肤,避免肢体外伤。

2.术后护理

(1)病情观察:观察患肢伤口情况及皮下渗血,发现异常及时通知医师。

(2)早期活动:鼓励患者卧床期间可做一些足部屈伸和旋转运动,但应避免过于劳累使曲张的静脉破裂出血。术后 24 小时可鼓励患者开始下地行走,促进静脉回流。

(3)保护患肢:告知患者勤剪指甲,避免外伤造成皮肤破损,如肢体有湿疹、溃疡等,还要注意治疗与换药,促进创面愈合。

(六)健康指导

(1)去除影响下肢静脉回流的因素:避免使用过紧的衣物,有计划减肥,保持良好姿势,避免久站、久坐及双腿交叉。

(2)促进静脉回流:休息时适当抬高患肢,指导患者进行适当运动,增强血管壁弹性。

(3)弹力治疗:非手术治疗患者坚持长期使用弹力袜或弹力绷带;手术治疗患者术后宜继续使用弹力袜或弹力绷带 1~3 个月。

四、深静脉血栓

深静脉血栓(deep venous thrombosis,DVT)形成是指血液在深静脉内不正常的凝固、阻塞管腔,从而导致静脉回流障碍,是常见的血栓类疾病。全身主干静脉均可发病,尤其多见于下肢。

(一)病因

主要因素有静脉壁损伤、血流缓慢、血液高凝状态。

(二)临床表现

主要表现为血栓静脉远端回流障碍症状,可出现肢体肿胀、疼痛、浅静脉曲张、发热等。

1.上肢深静脉血栓形成　前臂和手部肿胀,胀痛,上肢下垂时症状加重。

2.上、下腔静脉血栓形成

(1)上腔静脉血栓:面颈部肿胀,球结膜充血水肿,眼睑肿胀,胸背以上浅静脉广泛扩张,胸壁扩张静脉血流方向向下。

(2)下腔静脉血栓:可有心悸,甚至轻微活动即可引起心慌、气短等心功能不全的症状,由于肾静脉回流障碍,可引起肾功能不全的表现,包括尿量减少,全身水肿等。

3.下肢深静脉血栓形成

(1)小腿肌肉静脉丛血栓形成(周围型):通常可感觉小腿部疼痛或胀感,腓肠肌有压痛,足踝部轻度肿胀。若在膝关节伸直位,将足急剧背屈,使腓肠肌与比目鱼肌伸长,可以激发血栓所引起炎症性疼痛,而出现腓肠肌部疼痛,称为 Homans 征阳性。

(2)髂股静脉血栓形成(中央型):左侧多见,起病骤急,局部疼痛,压痛,腹股沟韧带以下患肢肿胀明显;浅静脉扩张,尤腹股沟部和下腹壁明显,在股三间区,可扪及股静脉充满血栓所形成的条索状物,伴有发热,但一般不超过 38.5℃,可扩展侵犯至下腔静脉。

(3)全下肢深静脉血栓形成(混合型):临床上最常见,临床表现可为前两者表现的相加,使患肢整个静脉系统几乎全部处于阻塞状态,同时引起动脉强烈痉挛者,疼痛剧烈,整个肢体明显肿胀,皮肤紧张、发亮、发绀,称为股青肿,有的可发生水泡和血泡,皮温明显降低,动脉搏动亦消失。全身反应明显,体温常达 39℃以上,神志淡漠,有时有休克表现。

(三)处理原则

1.非手术治疗　适用于周围型及超过 3 日以上的中央型和混合型。

(1)一般处理:卧床休息、抬高患肢。病情缓解后可进行轻便活动,起床活动时着医用弹力袜或弹力绑带。

(2)药物治疗:包括利尿、溶栓、抗凝、祛聚及中医中药治疗等。

2.手术疗法　静脉导管取栓术适用于病期在 48 小时以内的中央型和混合型。中央型可以考虑行腔内置管溶栓、球囊扩张、支架植入术,必要时安装下腔静脉滤器减少肺动脉栓塞可能。混合型出现股青肿者应切开静脉壁直接取栓,术后辅以抗凝、祛聚治疗。

(四)护理评估

1.术前评估

(1)健康史。

(2)身体状况:

1)症状与体征:详见临床表现。

2)辅助检查:评估患者放射性同位素检查、多普勒超声检查、静脉造影检查、血液检查等。

(3)心理-社会状况:评估患者对疾病的认知情况,评估患者有无焦虑、恐惧等心理反应,评估家属支持程度及家庭的经济状况。

2.术后评估

(1)术中情况:评估患者麻醉方式、手术方式、术中是否输液、输血、术中生命体征是否平稳。

(2)身体状况:评估患者的生命体征,患肢远端皮肤温度、颜色和血管搏动、感觉有无异常情况,手术切口是否有渗血,有无红肿压痛等感染征象。

(3)心理-社会状况:评估患者对手术的了解程度,评估患者是否出现焦虑、抑郁等负性情绪,评估患者及家属的社会支持程度等。

(五)护理措施

1.非手术治疗的护理/术前护理

(1)病情观察:密切观察患肢疼痛的部位搏动及肢体感觉等,并每日进行测量、记录、比较。

(2)体位与活动

1)卧床休息 1~2 周,禁止热敷、按摩,避免活动幅度过大,避免用力排便。

2)休息时患肢高于心脏平面 20~30cm。

3)下床活动时,穿医用弹力袜或用弹力绷带,使用时间因栓塞部位而异。

(3)饮食护理:宜进食低脂、高纤维食物,多饮水,保持大便通畅,避免因用力排便引起腹内压增高而影响下肢静脉回流。

(4)缓解疼痛:采用各种非药物手段缓解疼痛,必要时遵医嘱给予镇痛药物。

(5)用药护理:遵医嘱应用抗凝、溶栓、祛聚等药物。用药期间避免碰撞及跌倒,用软毛牙刷刷牙。

(6)并发症的护理：

1)出血：应注意观察患者有无创口渗血或血肿，有无牙龈、消化道或泌尿道出血等情况，监测凝血功能的变化，观察有无出血倾向，发现异常立即通知医师处理。

2)肺栓塞：注意患者有无出现胸痛、呼吸困难、咯血、血压下降甚至晕厥等表现，如出现肺栓塞，立即嘱患者平卧，避免深呼吸、咳嗽及剧烈翻动，同时给予高浓度氧气吸入，并报告医师，配合抢救。

2.术后护理

(1)病情观察：观察患者生命体征，切口敷料有无渗血、渗液，皮温、皮肤颜色、动脉搏动、肢体感觉等。

(2)体位：休息时抬高患肢至高于心脏平面20~30cm，膝关节微屈，适当进行足背屈伸运动，逐渐增加活动量，避免屈膝、屈髋或穿过紧衣物影响静脉回流。

(3)饮食护理、用药护理及并发症的护理：同术前护理。

(六)健康指导

1.保护患肢　指导患者正确使用弹力袜、弹力绷带，保持良好体位。绝对戒烟，防止烟草中尼古丁刺激引起血管收缩。

2.复诊指导　出院3~6个月后到门诊复查，告知患者若出现下肢肿胀、疼痛，平卧或抬高患肢仍不缓解时，及时就诊。

五、专科检查

(一)肢体检查

1.肢体抬高试验(Buerger试验)　观察四肢有无动脉供血不全以及估计动脉供血不全程度的检查方法。患者仰卧并抬高双下肢，髋关节屈曲45°~90°，3分钟后观察患者足部皮肤颜色。然后让患者坐起，双脚自然下垂，观察双足皮肤颜色。正常情况下，在10秒内皮肤颜色恢复正常。超过10秒提示动脉供血不足，超过30秒为重度供血不全，严重时患肢在转红后，逐渐转为潮红或斑片状发绀，恢复的时间与缺血程度成反比。有以上变化者即为Buerger征阳性。

2.踝肱指数测定(ABI)　踝部动脉收缩压与肱动脉收缩压的比值，提示患肢动脉病变的严重程度。正常时正常值为0.9~1.3。间歇性跛行的患者ABI在0.5~0.8之间，静息痛时ABI低于0.5，肢体坏疽时低于0.1。

3.大隐静脉瓣膜功能试验(Trendelenbury test)　患者仰卧，抬高下肢，使曲张静脉内血液排空，在患者大腿根部扎止血带以阻断大隐静脉，让患者站立，10秒内松开止血带，如果出现自上而下的静脉逆向充盈，则说明瓣膜功能不全。如未放开止血带之前，止血带下放的静脉在30秒内充盈，则说明交通静脉瓣膜关闭不全。同理在腘窝处扎止血带，可检测小隐静脉功能。

4.深静脉通畅试验(Perthes test)　患者站立，用止血带扎在腹股沟下方，嘱患者下蹲或踢腿10余次，如曲张静脉有所增加或下肢坠胀感，则说明深静脉不通畅。

思考题

1.原发性下肢静脉曲张患者的常见原因有哪些？

2.简述原发性下肢静脉曲张患者健康指导内容。

3.深静脉血栓的病因有哪些？

4.简述深静脉血栓的并发症及护理要点。

5.简述下肢动脉硬化闭塞症的分期和各期临床表现。

第十六节 神经外科疾病患者的护理

一、颅脑损伤

颅脑损伤(craniocerebral injury)是常见的外科急症,可分为头皮损伤、颅骨骨折和脑损伤。

(一)病因

头皮血肿、头皮裂伤、头皮撕脱伤、颅骨骨折、原发性损伤等。

(二)临床表现

1.头皮血肿

(1)皮下血肿:血肿体积小、张力高、压痛明显,周边较中心硬。

(2)帽状腱膜下血肿:因该区组织疏松,出血较易扩散,严重血肿可蔓延至全头部,有明显波动。小儿及体弱者,可致贫血甚至休克。

(3)骨膜下血肿:血肿多局限于某一颅骨范围内,以骨缝为界,张力较高,可有波动。

2.颅骨骨折

(1)颅盖骨折:线性骨折患者常伴有局部骨膜下血肿;凹陷性骨折好发于额部、顶部多为全层凹陷,局部可及下陷区,部分患者内板凹陷,若骨折片损伤脑功能区可出现偏瘫失语癫痫等神经系统定位体征。

(2)颅底骨折:多为颅盖骨折延伸到颅底,或由强烈的间接暴力作用于颅底所致,常为线性骨折。依骨折部位可分为颅前窝、颅中窝和颅后窝骨折,主要临床表现为皮下或粘膜下瘀斑、脑脊液外漏和脑神经损伤三方面,如下表。

表 3-3 颅底骨折临床表现

骨折部位	脑脊液漏	瘀斑部位	可损伤神经
颅前窝	鼻漏	眶周、球结膜下(熊猫眼征)	嗅神经、视神经
颅中窝	鼻漏和耳漏	乳突区(Battle 征)	面神经、听神经
颅后窝	无	乳突部、枕下部、咽后壁	第 IX—XII 对神经

3.脑震荡 伤后出现短暂意识障碍,一般不超过 30 分钟,有逆行性遗忘,同时伴有出汗、血压下降、呼吸浅慢等。神经系统检查无阳性。

4.脑挫裂伤

(1)意识障碍:是脑挫裂伤最突出的症状之一,伤后立即出现昏迷。

(2)局灶症状和体征:依损伤的部位和程度不同而异。

(3)头痛、呕吐:与颅内压增高、自主神经功能紊乱或外伤性蛛网膜下腔出血等有关,脑脊液检查有红细胞。

(4)颅内压增高和脑疝:因继发脑水肿和颅内出血所致。

5.颅内血肿

(1)硬膜外血肿:进行性意识障碍是颅内血肿的主要症状。此外还有颅内压增高和脑疝表现。

(2)硬膜下血肿:昏迷期间少有中间清醒期,表现为颅内压增高表现、偏瘫失语等。

(3)脑内血肿:以进行性加重的意识障碍为主。

(三)处理原则

1.头皮血肿　较小的血肿一般在1~2周内可自行吸收,无需特殊处理;若血肿较大,则应在严格皮肤准备和消毒下,分次穿刺抽吸后加压包扎。已有感染的血肿,切开引流。

2.头皮裂伤　现场急救可局部压迫止血,常规应用抗生素和破伤风毒素。

3.头皮撕脱伤　加压包扎、防治休克,急性清创和抗感染治疗,必要时行植皮术。

4.脑震荡　一般卧床休息1~2周,可适当给予镇静、镇痛药物。

5.脑挫裂伤　以非手术治疗为主,防治脑水肿,减轻脑损伤后的病理生理反应,预防并发症。非手术治疗无效者进行手术治疗。

6.颅内血肿　手术治疗,颅内血肿一经确诊原则上手术治疗,行开颅血肿清除术并彻底止血。非手术治疗,若颅内血肿较小,患者无意识和颅内压增高症状可采用脱水治疗。

(四)护理评估

1.健康史

(1)受伤及现场情况　详细了解受伤过程,如暴力大小、方向、性质、速度;患者受伤后有无意识障碍,其程度及持续时间,有无逆行性遗忘;受伤当时有无口鼻、外耳道出血或脑脊液漏发生;是否出现头痛、恶心、呕吐、呼吸困难等情况。

(2)既往史。

2.身体情况

(1)局部:患者头部有无破损、出血,呼吸道是否通畅。

(2)全身:检查患者生命体征、意识状态、瞳孔及神经系统体征的改变,了解患者有无颅内压增高和脑疝状况。了解患者营养状况。

(3)辅助检查:了解 CT、X 线检查结果。

3.心理-社会状况　评估患者对疾病的认知情况,评估患者有无焦虑、恐惧等心理反应,评估家属支持程度及家庭的经济状况。

(五)护理措施

1.病情观察　严密观察患者意识状态、生命体征、瞳孔、神经系统症状等变化,及时发现颅内压增高迹象。

2.头皮血肿护理措施

(1)减轻头痛:早期冷敷以减少出血及疼痛,24~48 小时后改用热敷,以促进血肿吸收。

(2)预防并发症:血肿加压包扎,嘱患者勿用力揉搓,以免增加出血。观察患者意识状况和瞳孔等。

3.颅骨骨折护理措施

(1)预防颅内感染:

1)体位:取半坐卧位,头偏向患侧,如果脑脊液外漏多,应取平卧位,头稍抬高,以防颅内压过低。

2)保持局部清洁:每日清洁两次,劝告患者勿挖耳抠鼻。

3)预防颅内逆行性感染:脑脊液漏者,禁忌堵塞、冲洗鼻腔、耳道和经鼻腔、耳道滴药,禁忌做腰椎穿刺。脑脊液鼻漏者,严禁从鼻腔吸痰或放置鼻胃管。

4)避免颅内压骤升:嘱患者勿用力屏气排便、咳嗽或打喷嚏等。

(2)并发症的观察与处理:

1)脑脊液漏:患者鼻腔、耳道流出淡红色液体,可疑为脑脊液漏,需与血性脑脊液和血性渗液鉴别。

2)颅内继发性损伤:应严密观察患者的意识、瞳孔及生命体征变化,及时发现颅内压增高及脑疝的早期迹象。

3)颅内低压综合征:若出现剧烈头痛、呕吐、厌食、反应迟钝、脉搏细弱、血压偏低等颅内压过低表现,可遵医嘱补充大量水分。

4.脑震荡患者

(1)缓解患者焦虑情绪:讲解相关知识,加强心理护理。

(2)镇静、镇痛:遵医嘱给予相关药物。

5.脑挫裂伤

(1)保持呼吸道通畅:意识清醒者采取斜坡位,以利于颅内静脉回流。昏迷或吞咽功能障碍者取侧卧位,以免呕吐物、分泌物误吸。及时清理呼吸道分泌物。深昏迷者,需要开放气道,以免舌后坠阻碍呼吸。加强气管插管、气管切开患者的护理,预防感染。

(2)加强营养:需及时、有效补充能量和蛋白质以减轻机体损耗。

(3)病情观察:需要密切观察患者意识、生命体征及瞳孔变化,有无脑脊液漏、剧烈头痛、呕吐、烦躁等颅内压增高的表现。

6.颅内血肿　做好引流管护理,硬膜下血肿术后患者采取平卧位或头低脚高患侧卧位,以便充分引流。术后不使用强力脱水剂,也不严格限制水分摄入,以免颅内压过低影响脑膨出。

(六)健康指导

(1)注意休息,避免过度劳累,限制烟酒及辛辣刺激性食物,遵医嘱继续服用抗生素、止血药、止痛药物,症状加重时及时就诊。

(2)对患者应进行心理指导,对恢复过程患者适当给予安慰和解释,使其树立信心,帮助患者尽早自理,指导患者控制外伤性癫痫,坚持服用抗癫痫至症状完全控制后1~2年,逐步减量最后停药,不可突然中断服药。

(3)康复指导　加强营养,进食高热量、高蛋白、富含纤维素、维生素的饮食,发热时多饮水,避免搔抓伤口。

(4)按时复诊如有原有症状加重及时复查。

二、垂体瘤

垂体瘤(hypophysoma)是一组从垂体前叶和后叶及颅咽管上皮残余细胞发生的肿瘤。

(一)病因

垂体腺瘤(pituitary adenoma)的发病机制目前有两种学说,一为垂体细胞自身缺陷学说,另一为下丘脑调控失常学说,目前具体病因不详。

(二)临床表现

1.症状

(1)进行性视力减退,视野缺损。

(2)慢性额颞头痛。

(3)向邻近生长压迫可有偏瘫、失语、烦渴、多饮、多尿等。

(4)激素分泌异常症群：

1)垂体泌乳素腺瘤：以促性腺激素分泌减少，表现为停经、泌乳、不孕。多见于女性，男性表现为阳痿、性功能减退。

2)垂体生长激素腺瘤：以生长激素分泌过多，表现为巨人症，肢端肥大症。

3)促肾上腺皮质激素腺瘤：可表现为向心性肥胖、满月脸、水牛背、腹部及大腿部皮肤有紫纹。

2.体征

(1)眼底改变，双侧视盘原发性萎缩。

(2)促肾上腺皮质激素腺瘤可表现为脂肪、蛋白质、糖代谢紊乱，出现可逆性高血糖。

(三)处理原则

以手术治疗为主，辅以药物治疗、放射治疗等。

1.手术治疗　主要包括经鼻内镜垂体瘤切除术。

2.放射治疗　普通放疗对垂体肿瘤有一定效果，但只能控制肿瘤发展，有时可使肿瘤缩小，致视力、视野有所改进，但是不能根本治愈。

3.药物治疗　服用溴隐亭后可使催乳素腺缩小，可恢复月经和排卵受孕，也可以抑制病理性溢乳，但溴隐亭不能根本治愈催乳素腺瘤，停药后可继续增大，症状又复现，此外溴隐亭对生长激素细胞腺瘤也可减轻症状，但药量大，疗效差。

(四)护理评估

1.健康史　年龄与性别、既往史、生活作息。

2.身体状况

(1)女性患者，初次例假时间、闭经及闭经持续时间、泌乳、孕育、毛发情况，身高、体重、视力、视野。

(2)头痛程度。

(3)鼻腔分泌物及尿量。

3.心理-社会状态　评估患者对疾病的认知情况，评估患者有无焦虑、恐惧等心理反应，评估家属支持程度及家庭的经济状况，评估患者对手术的了解程度。

(五)护理措施

1.术前护理

(1)鼻腔准备：术前1天剪除鼻毛，有鼻炎、鼻窦炎患者须待炎症稳定后方可行手术。

(2)呼吸功能训练：术前应训练用口呼吸。

(3)适应性训练：指导患者练习床上排便，以利于术后大小便。

(4)术前协助患者完善各项必要的检查，术前12小时禁食禁饮，术前晚难于入睡的患者遵医嘱给予药物辅助睡眠。

2.术后护理

(1)体位：全麻患者取去枕平卧位6小时，头偏向一侧，6小时后予以床头抬高30°。

(2)饮食指导：患者麻醉清醒后6小时可进食，给予高热量、高蛋白、高维生素的半流质饮食，多食蔬菜水果，保持大便通畅，饮水应少量多次，对于电解质紊乱者，低钠患者鼓励多食含钠高的食物,高钠患者多饮白开水。避免茶叶、西瓜等利尿食物。

(3)病情观察:

1)意识、瞳孔、生命体征观察。

2)观察视力、视野。

3)严密观察鼻腔分泌物。

4)尿量的监测:需要严格准确记录患者每小时尿量及 24 小时尿量。

5)水电解质紊乱:应注意观察患者的精神状态,是否存在疲倦、淡漠、肌肉阵挛等低钠血症表现。以及四肢无力、腱反射减退等低钾血症表现,以便及时发现和纠正。

(4)脑脊液鼻漏并发症的护理:及时清理鼻腔分泌物,防止逆行感染。不可经鼻置胃管、冲洗鼻腔或经鼻腔吸痰,嘱患者术后短时间内不可擤鼻或挖鼻。如发现鼻腔内有清亮液体流出或患者自觉有咸味液体流入咽部应考虑脑脊液漏的可能,严禁用棉球、纱布、卫生纸等不洁物堵塞,可用无菌干棉球放在鼻孔处,渗透时及时更换。

(5)高热:术后密切监测体温,>38.5℃给予物理降温,冰袋冷敷,温水擦浴。>39.5℃且持续高热,请医生查看和处理。术后进行有效的咳嗽排痰,必要时雾化吸入,以促进痰液排出。

(6)术后进行有效的咳嗽排痰,避免术后剧烈咳嗽和用力擤鼻涕,以防止发生脑脊液鼻漏,必要时雾化吸入,以促进痰液排出。

(7)疼痛护理:指导患者张嘴咳嗽,避免气流对切口的冲击而加重疼痛,行雾化治疗减轻疼痛。也可通过播放音乐、看电视、看书报、与家属聊天等方式转移患者注意力。

(8)口腔护理:患者张口呼吸使口腔黏膜干燥、口唇干裂,可涂液状石蜡或温湿纱布覆盖嘴上,每日用生理盐水棉球行口腔护理 2~3 次。

(六)健康指导

1.注意休息　避免过于劳累和重体力劳动,保持心情愉快,避免情绪激动。行动不便者要防止跌伤,外出最好有人陪伴。注意保暖,尽量避免上呼吸道感染,勿用力擤鼻涕、咳嗽及用力打喷嚏,养成良好的生活习惯,勿抠鼻。

2.饮食指导　术后早期肠胃功能未完全恢复,尽量少进食牛奶、糖类等食物。进食高热量、高蛋白、富含纤维素、维生素丰富、低脂肪、低胆固醇食物。多吃新鲜水果及蔬菜,保持大便通畅,避免用力排便,便秘者,可使用开塞露或口服乳果糖等缓泻剂。

3.疾病相关知识指导　嘱癫痫病史患者遵医嘱按时、定量口服抗癫痫药物,不得自行减量或停药。癫痫患者不宜单独外出、登高、游泳、驾驶车辆及高空作业,随时携带疾病卡。教会家属癫痫发作时的紧急处理措施,保持呼吸道通畅,防止患者意外伤害。

4.加强康复锻炼　对肢体活动障碍者,加强肢体功能锻炼,户外活动须有专人陪护,防止意外发生,鼓励患者对功能障碍的肢体需经常做主动和被动运动,加强舌肌运动锻炼。

5.心理护理　给予形象紊乱者精神支持,改善情绪,多给予鼓励。使患者正确认识自我存在的价值。

6.定期复查　出院半个月后来院清洗鼻腔复查,出现下列指征应及时就诊:

(1)鼻腔有清凉色的液体流出或自我感觉有咸味的液体流入咽部。

(2)发热、头痛、头昏、恶心、呕吐。

三、颅咽管瘤

颅咽管瘤(craniopharyngioma)是一种良性肿瘤,从胚胎期颅咽管的残余组织发生,与垂体结节部鳞状上皮有关。任何年龄均可发病,男性稍多于女性。

(一)病因

目前有两种学说:先天性剩余学说、鳞状上皮学说。

(二)临床表现

1.症状

(1)内分泌功能障碍:

1)性功能障碍:15 岁以上的患者表现为性器官发育障碍,外生殖器呈幼儿型,第二性征发育不全,成人发病者,女性月经停止或月经失调,男性阳痿及性欲减退、胡须减少、阴毛脱落、皮肤细腻等。

2)生长发育障碍:儿童期发病者,特别是肿瘤起于鞍内者,表现为垂体性侏儒症。

3)脂肪代谢障碍:表现为身体胖性生殖无能综合征。

4)水代谢障碍:约 40%的患者出现尿崩症,尤其是鞍上型者更易出现。有时垂体前叶同时受损,因抗利尿激素分泌减少可不出现尿崩症。

5)其他症状:晚期患者出现嗜睡或精神症状,表现为淡漠、记忆力减退、情绪不稳定、体温调节障碍等。

(2)视力、视野障碍:可出现双颞上限偏盲、双颞下限偏盲、双眼同向偏盲。

(3)颅内压增高症状:包括头痛、头晕、恶心、呕吐、视盘水肿、视力进行性减退、复视、外展神经麻痹等。小儿可出现头围增大、颅缝分离及前囟隆起等。严重颅内压增高者可致意识障碍。

(4)头痛:颅内压增高者所致头痛为全头痛伴有呕吐、颈硬、复视等。

(5)其他症状:可出现锥体束征,表现为轻偏瘫、病理征阳性等,突入颅后窝产生小脑症状,如眼球震颤、共济失调等,有的患者还可出现癫痫症状。

(三)处理原则

手术治疗辅以放疗或瘤内化疗是目前治疗手段。多数予以颅咽管瘤部分切除术,对于鞍内型视神经受压症状不严重,有下丘脑症状及颅内压增高者宜行肿瘤全切术。混合性颅咽管瘤直径在 3cm 以下者亦可行全切除,直径在 3cm 以上者仅 20%能全切除,实质性瘤难以全切除。术前、术中、术后应用激素替代治疗是预防和治疗术后并发症的重要治疗方法。

(四)护理评估

1.术前评估

(1)健康史(一般情况、既往史、家族史)。

(2)身体状况(内分泌情况、意识情况、视力视野情况)。

(3)辅助检查 评估患者 CT、MRI 检查等。

(4)心理-社会状况:评估患者对疾病的认知情况,评估患者有无焦虑、恐惧等心理反应,评估家属支持程度及家庭的经济状况。

2.术后评估

(1)术中情况:评估患者麻醉方式、手术方式、术中是否输液、输血、术中生命体征是否平稳。

(2)身体状况:评估患者术后意识瞳孔及生命体征,格拉斯哥评分,术区鼻腔填塞处是否有脑脊液流出,内分泌检查结果,24小时出入量,有无水电解质平衡紊乱。

(3)心理-社会状况:评估患者对手术的了解程度,评估患者是否出现焦虑、抑郁等负性情绪,评估患者及家属的社会支持程度等。

(五)护理措施

1.术前护理

(1)心理护理:倾听患者心声,安慰患者乐观面对,向患者积极讲述疾病的相关知识及治疗效果。不要歧视有精神障碍的患者,做好家属安抚工作,妥善安置好患者,给予适当的安全措施。

(2)术区准备:了解鼻咽腔、口腔、鼻窦等有无急性炎症,术前1天剪去鼻毛,鼻腔内滴抗生素滴鼻液,大腿内侧备皮,训练张口呼吸,捏紧鼻翼,用口均匀呼吸4次/天,20分钟/次。

2.术后护理

(1)病情观察:术后严密监测患者意识瞳孔、生命体征变化,定时观察血氧情况及有无鼾声呼吸。下丘脑功能损害,术后定时监测患者体温变化。

(2)体位:全麻清醒后即给予抬高床头15~30°,并保持床头抬高,减少头部活动,避免快速大幅度转头,以仰卧为主。为防止术后脑脊液鼻漏,需严格延长卧床时间,避免早期活动。

(3)饮食护理:术后常规经口留置胃管。鼻饲饮食应少量多餐,以高蛋白、高热量、高维生素易消化为主。

(4)专科护理:观察鼻腔填塞物是否松动或脱落,嘱患者避免用力咳嗽、咳痰及用力排便等增加颅压的动作,注意出血情况,患者自口中吐出和鼻孔滴出血液明显增加,或突然出现频繁的吞咽动作,应及时向医生汇报,查明原因并立即止血。加强口腔护理,保持口腔清洁防感染。记录24小时出入量,尤其是尿量变化。

(5)腰穿置管护理:术后发生脑脊液鼻漏者,一般采取腰穿置管持续引流。留置期间,注意观察脑脊液颜色、性状、量。严格无菌操作,并严密观察患者体温变化,警惕发生颅内感染。保持腰穿置管引流通畅,引流管无扭曲、受压、脱落。严格控制流速一般以2~5滴/min为宜,约10ml/h,24小时不超过200ml。患者头和体位改变时,要注意引流管滴液管口高度,始终保持滴液管口高度与腋中线一致或稍高。

(6)输液护理:保持静脉输液管路通畅,记录24小时出入量,动态观察患者各项检查结果,及时纠正水、电解质平衡失调。术后常规给予激素替代治疗,输注激素类药注意控制输液速度,并观察输液处局部皮肤情况。

(7)并发症的护理:

1)下丘脑损伤:主要表现为术后神志、体温、血压、胃肠道等变化,以及出现尿崩症。血压低者可给予补液,消化道出血及肠麻痹者可行对症治疗。出现尿崩症者,可于两周后自行恢复或给予垂体后叶素等药物治疗。术后持续低温和体温不升者,除保温措施外尚需采用大剂量甲状腺激素。如体温失调并伴有意识障碍者,病情危重要严密观察病情变化。

2)垂体功能低下:主要表现为抗利尿激素、生长激素、甲状腺激素、促肾上腺皮质激素、促甲状腺激素等激素分泌减少,以及性激素分泌不足。患者表现为意识障碍、面色苍白、激素水平极低,立即补充激素,防止垂体功能低下危及生命。观察激素替代治疗后病情有无好转,遵医嘱给予护胃药物预防出现消化道症状。部分患者需要终身服用激素。

3)视神经损害:术后给予神经营养药物,随时观察患者的视力变化。

4)颅内出血及感染：术后72小时严密观察患者意识瞳孔及生命体征变化。

5)脑脊液鼻漏：观察鼻腔有无清水样的液体流出，留取标本送检。

6)继发性癫痫：手术后根据病情使用抗癫痫药物(注射用丙戊酸钠)，监测血液中的药物浓度。尽量避免癫痫发作的诱因，如体温高热、便秘、水电解质紊乱等，忌食辛辣刺激性食物。如出现癫痫症状，及时控制癫痫持续发作，找出并去除原发病因。

7)精神障碍：患者表现为躁动、焦虑、行为不受控制，食欲增加或拒食。遵医嘱给予镇静类药物，必要时约束肢体。

（六）健康指导

(1)术后一周开始冲洗鼻腔，每天两次。出院后第2、4、8周来院行鼻腔异物取出术。

(2)术后两个月不能乘飞机，避免高压气流加重漏口损伤。

(3)手术后2~3个月避免提重物，注意保暖防止感冒，避免用力打喷嚏咳嗽，保持大便通畅，取坐位排便。

(4)部分患者需终身服用激素，遵医嘱坚持激素替代治疗，不可因症状好转而自行停药。

(5)手术后复查：一般是3个月、半年、一年复查磁共振，前三年每年复查磁共振，三年以后2~3年复查一次，部分患者还需复查垂体激素水平。

四、胶质瘤

胶质瘤(glioma)是指源自神经上皮的肿瘤统称为脑胶质瘤，占颅脑肿瘤的40%~50%，是最常见的颅内恶性肿瘤。

（一）病因

由遗传因素和环境致癌因素，如电磁辐射相互作用所致。

（二）临床表现

1.典型症状　产生头痛、恶心、呕吐、癫痫、视物模糊等症状。

2.其他症状　视神经胶质瘤可以导致患者视觉的丧失，脊髓胶质瘤可以使患者产生肢体的疼痛、麻木以及肌力弱等症状，中央区胶质瘤可以引起患者运动与感觉的障碍，语言区胶质瘤可以引起患者语言表达和理解的困难。

（三）处理原则

1.降低颅内压　常用方法有脱水、激素、冬温低眠和脑脊液外引流等。

2.手术治疗　是最直接、有效的方法。包括切除肿瘤、内减压术、外减压术和脑脊液分流术等。

3.放疗　适用于肿瘤位于重要功能区域或部位深不宜手术、患者全身情况差不允许手术及对放射治疗较敏感的颅内肿瘤等。分为内照射和外照射法两种。

4.化疗　逐渐成为重要的综合治疗手段之一。但在化疗过程中需防颅内压升高、肿瘤坏死出血及其他不良反应，同时辅以降低颅内压药物。

5.其他治疗　如免疫治疗、中医治疗等。

（四）护理评估

1.术前评估

(1)健康史(一般情况、既往史、家族史)。

(2)身体状况：评估患者是否出现头痛、恶心、呕吐、癫痫、视物模糊等。

(3)辅助检查:评估患者 CT、MRI 检查等。

(4)心理-社会状况:评估患者对疾病的认知情况,评估患者有无焦虑、恐惧等心理反应,评估家属支持程度及家庭的经济状况。

2.术后评估

(1)术中情况:评估患者麻醉方式、手术方式、术中是否输液、输血、术中生命体征是否平稳。

(2)身体状况:评估患者术后生命体征,密切观察术后神志、瞳孔、肢体功能等情况。

(3)心理-社会状况:评估患者对手术的了解程度,评估患者是否出现焦虑、抑郁等负性情绪,评估患者及家属的社会支持程度等。

3.化疗护理评估

(1)身体状况:化疗前、后评估患者病情、意识、合作程度、心理状态等。

(2)药物治疗状况:了解化学药物性质、作用、副作用、剂量、给药方法、注意事项及用药周期等。

(3)辅助检查:评估患者血常规、CT、MRI 检查等。

(五)护理措施

1.术前护理

(1)心理护理:与患者及家属建立良好的护患关系,向患者及家属介绍疾病常规、治疗方法及效果,介绍同种疾病实例。

(2)生命体征监测:严密观察患者生命体征、意识、瞳孔的变化。

(3)头痛护理:指导患者抬高床头 15~30°,并遵医嘱用药,以缓解头痛。

(4)饮食护理:尽可能补充各种营养物质,术前 12 小时禁食禁饮。

(5)评估患者视力障碍程度及嗅觉感知程度,向患者解释原因,主动给予生活护理,嘱患者外出时需要有家属陪伴,注意安全,防意外发生。

2.术后护理

(1)病情观察:密切观察患者意识、瞳孔及生命体征的变化。

(2)降低颅内压:根据病情给予氧气 2~3L/min 吸入,抬高床头 15~30°,遵医嘱准确及时给予脱水剂、利尿剂,合理使用激素,保持呼吸道通畅;勤翻身叩背、雾化、吸痰、冰敷头部或采用冬眠疗法以降低脑组织代谢率;保持排便通畅,防止因便秘致使颅内压增高。

(3)饮食护理:术后第一天无吞咽困难、呛咳等症状时给予患者流质饮食,并采取少食多餐的方式增加营养的摄入,饮食应以清淡为宜,限制钠盐和水的摄入。

(4)癫痫的观察及处理:定时巡视患者并评估患者癫痫发作类型,尽量减少发热、疲劳、饥饿、饮酒、惊吓、受凉、情绪冲动等诱发因素,正确指导用药,防止诱发因素。

(5)功能锻炼:及早指导、鼓励督促患者进行锻炼,制定康复计划,协助进行主动和被动运动。

3.化疗护理

(1)密切观察病情。

(2)做好清洁护理　做好口腔的清洁,皮肤的清洁等。

(3)补充蛋白质。

(4)脑胶质瘤患者在化疗时使用"三联平衡疗法"。

(5)心理护理:增强患者信心,使其积极配合治疗。

(6)活动与休息:嘱患者化疗期间多休息,避免到人多拥挤的公共场所,严防交叉感染,养成良好的生活习惯,晚上早点休息,养成作息规律,减少运动量,保持体力充足,不要过于疲劳。

(六)健康指导

(1)帮助患者树立恢复期的信心,对疾病要有正确的认识。加强全身支持疗法。多进食高蛋白食物,保证良好的营养。

(2)按时服药,切忌自行停药,尤其是抗癫痫药物,定时门诊随访,了解病情的转归。

(3)去颅骨骨瓣患者,术后要注意局部防护,外出要戴帽,尽量少去公共场所,以防发生意外,出院后半年可来院做骨瓣修补术。头部愈合良好后即可做头部清洗,一般在术后4周左右。

(4)低级别胶质瘤每半年复查头颅增强核磁检查,高级别胶质瘤需3月复查头颅增强核磁检查,以便及时了解病情变化。

(5)如患者术后出现偏瘫、失语等并发症,建议尽早做相关康复治疗。

五、颅内动脉瘤

颅内动脉瘤(intracranial aneurysm)是颅内动脉壁的囊性膨出,多因动脉壁局部薄弱和血流冲击而形成,极易破裂出血,是蛛网下隙出血最常见的原因。

(一)病因

病因尚不清楚,主要有动脉壁先天性缺陷和后天性退变2种学说。

(二)临床表现

1.局灶症状　取决于动脉瘤部位、毗邻解剖结构及动脉瘤大小。小的动脉瘤可无症状。较大的动脉瘤可压迫邻近结构出现相应的局灶症状,如动眼神经麻痹,表现为病侧眼睑下垂、瞳孔散大、眼球内收和上、下视不能,直接和间接对光反射消失。大脑中动脉瘤出血形成血肿压迫,患者可出现偏瘫和(或)失语。巨型动脉瘤压迫视路,患者有视力、视野障碍。

2.动脉瘤破裂出血症状　多突然发生,患者可有劳累、情绪激动、用力排便等诱因,也可无明显诱因或者睡眠中发生,一旦破裂出血,血液流至蛛网膜下隙,患者可出现剧烈头痛、呕吐、意识障碍、脑膜刺激征等,严重者可因急性颅内压增高而引发枕骨大孔疝,导致呼吸骤停。

3.脑血管痉挛　蛛网膜下隙内的血液可诱发脑血管痉挛,局部血管痉挛患者症状不明显,广泛脑血管痉挛可致脑梗死。

(三)处理原则

1.非手术治疗　可使用钙离子拮抗剂改善微循环。采用抗纤维蛋白的溶解剂,如氨基己酸,抑制纤维溶酶原形成,以预防动脉瘤破口处凝血块溶解引起再次出血,但肾功能障碍者慎用,因有可能形成血栓。

2.手术治疗　开颅动脉瘤颈夹闭术可彻底消除动脉瘤,保持动脉瘤的载瘤动脉瘤通畅。高龄、病情危重或不接受手术者,可采用血管介入治疗。

(四)护理评估

1.术前评估

(1)健康史(一般情况、既往史、家族史)。

(2)身体状况:评估患者是否出现头痛、恶心、呕吐、癫痫、视物模糊等。

(3)辅助检查:评估患者CT、MRI、脑血管造影检查等。

(4)心理-社会状况:评估患者对疾病的认知情况,评估患者有无焦虑、恐惧等心理反应,评估家属支持程度及家庭的经济状况。

2.术后评估

(1)术中情况:评估患者麻醉方式、手术方式、术中是否输液、输血、术中生命体征是否平稳。

(2)身体状况:估患者术后生命体征;密切观察术后神志、瞳孔、肢体功能等情况。

(3)心理-社会状况:评估患者对手术的了解程度,评估患者是否出现焦虑、抑郁等负性情绪,评估患者及家属的社会支持程度等。

(五)护理措施

1.术前护理

(1)预防出血或再次出血:

1)卧床休息:抬高床头 15°~30°,保持病房安静,保证充足睡眠,预防再出血。

2)控制颅内压:预防颅内压骤降,应用脱水剂时,控制输注速度,不能加压输入,行脑脊液引流者,引流速度要慢,脑室引流者,引流瓶(袋)位置不能过低,避免颅内压增高的诱因,如便秘,咳嗽,癫痫发作等。

3)控制血压:避免引发血压骤升骤降的因素,密切观察病情,注意血压的变化。

(2)术前准备:除按术前常规准备外,介入栓塞治疗者还应双侧腹股沟区备皮。动脉瘤位于 Willis 环前部的患者,应在术前进行颈动脉压迫试验及练习。

2.术后护理

(1)体位:待意识清醒后抬高床头 15°~30°,介入栓塞治疗术后穿刺点加压包扎,患者卧床休息 24 小时,术侧髋关节制动 6 小时。搬动患者或为其翻身时,应扶持头部,使头颈部成一直线。

(2)病情观察:密切观察生命体征,其中血压的监测尤为重要。注意观察患者的意识,神经功能状态、肢体活动、伤口及引流液的变化,观察有无颅内压增高或再出血迹象。介入手术患者应观察穿刺部位有无血肿,触摸穿刺侧足背动脉搏动及皮温是否正常。

(3)一般护理:

1)保持呼吸道通畅,给氧。

2)术后当日禁食,次日给予流质或半流质饮食,昏迷患者经鼻饲提供营养。

3)遵医嘱使用抗癫痫药物,根据术中情况适当脱水,可给予激素、扩血管药物等。

4)保持大便通畅,必要时给予缓泻剂。

5)加强皮肤护理,定时翻身,避免发生压疮。

(4)并发症的护理:

1)脑血管痉挛:早期发现及时处理,可避免脑缺血缺氧造成不可逆的神经功能障碍,使用尼莫地平可以改善微循环,给药期间观察疗效及不良反应。

2)脑梗死:嘱患者绝对卧床休息,保持平卧姿势,遵医嘱予扩血管、扩容、溶栓治疗。若术后患者处于高凝状态,常应用肝素预防脑梗死。

3)穿刺点局部血肿:介入栓塞治疗术后穿刺点加压包扎,患者卧床休息 24 小时,术侧髋关节制动 6 小时。

(六)护理措施

1.疾病预防　指导患者注意休息，避免情绪激动和剧烈运动，合理饮食，多食蔬菜、水果，保持大便通畅，遵医嘱按时、按量服用降压药物、抗癫痫药物，不可随意减量或停药，注意安全，不要单独外出或锁门洗澡，以免发生意外时影响抢救。

2.疾病知识　动脉瘤栓塞术后，定期复查脑血管造影，出现动脉瘤破裂出血表现，如头痛、呕吐、意识障碍和偏瘫时，及时诊治。

六、椎管内肿瘤

椎管内肿瘤(intraspinal tumor)亦称脊髓肿瘤，是指生长于脊髓及与脊髓相近的组织，包括脊髓、神经根、硬脊膜和椎管壁组织的原发、继发性肿瘤。

（一）病因

原发性脊髓肿瘤仅10%起源于脊髓内神经细胞，其中2/3是脊膜瘤和许旺细胞瘤，两者均为良性肿瘤。恶性脊髓肿瘤包括胶质瘤和肉瘤，起源于结缔组织。继发性脊髓肿瘤最常见于脊髓转移瘤，常起源于肺、乳腺、前列腺、肾、甲状腺。淋巴瘤也可扩展到脊髓。

（二）临床表现

（1）根性痛：在疾病早期可出现神经根性刺激症状，表现为电灼、针刺、刀割或牵拉样疼痛，咳嗽、喷嚏和腹压增大时可诱发或加重疼痛，夜间痛及平卧痛是椎管内肿瘤特殊的症状。

（2）感觉和运动障碍：表现为受压平面以下同侧肢体运动障碍、对侧肢体感觉障碍。脊髓内肿瘤感觉平面是从上向下发展，髓外肿瘤则由下向上发展。

（3）反射异常。

（4）自主神经功能障碍。

（5）其他：蛛网膜下隙出血、颅内压等症状。

（三）处理原则

脊髓肿瘤目前唯一有效的治疗手段是手术切除。手术均在显微镜下行肿瘤切除，达到对神经及血管的最大程度的保护。

1.良性肿瘤手术治疗　对于不涉及脊柱稳定性者，显微手术切除加椎板复位，对于导致脊柱不稳者，显微手术切除加脊柱内固定。

2.恶性肿瘤手术治疗　行肿瘤切除及去椎板减压，影响脊柱稳定性的恶性脊柱肿瘤，可手术行肿瘤切除及脊柱内固定。

3.非手术疗法　患者全身状况不允许手术，均可行放射治疗。合并肢体功能障碍者，术后应行神经康复治疗。

（四）护理评估

参考本节颅内动脉瘤的护理。

（五）护理措施

1.缓解疼痛　指导患者采取舒适体位，遵医嘱适当应用镇痛药。

2.病情观察　注意患者的肢体感觉、运动及括约肌功能状况。

（六）健康指导

1.饮食指导　多进食高热量、高蛋白(鱼、肉、鸡、蛋、牛奶、豆浆等)、富含纤维素(韭菜、麦糊、芹菜等)维生素丰富(新鲜蔬菜、水果)饮食，应限制烟酒、浓茶、咖啡、辛辣等刺激性食物。

2.康复指导

(1)出院时戴有颈托、腰托者,应注意翻身时保持头、颈、躯干一致,翻身时呈卷席样,以免脊柱扭曲引起损伤。

(2)肢体运动感觉障碍者,加强功能锻炼,保持肢体功能位置,必要时行治疗,如高压氧、针灸、理疗、按摩、中医药等辅助功能恢复。下肢运动障碍者尽量避免单独外出。

(3)鼓励截瘫患者正视现实,树立生活的信心,学会使用轮椅,并尽早参与社会生活及从事力所能及的活动。

(4)指导卧床者预防压疮。

(5)嘱患者保持大便通畅,大便失禁者,嘱其及时更换污染衣服,注意保持肛周会阴部皮肤清洁、干燥,涂用湿润烧伤膏或麻油等保护肛周皮肤。

(6)指导留置导尿管患者做好护理。

(7)定期门诊复查。

七、颅内动静脉畸形

(一)病因

胚胎期如有某种因素影响原始脑血管网正常发育,毛细血管不健全,动静脉直接相通形成短路,可发展成为脑动静脉畸形。

(二)临床表现

1.颅内出血　最常见的首发症状,出血好发年龄20~40岁。发病较突然,往往是患者进行体力活动或有情绪波动时发病,出现剧烈头痛、呕吐、意识障碍等症状,少量出血时症状可不明显。

2.抽搐　额、颞部颅内动静脉畸形的青年患者多以抽搐为首发症状。可在颅内出血时发生,也可单独出现。若长期癫痫发作,可致患者智力减退。

3.头痛　一半患者有头痛史,为局部或全头痛,间断性或迁移性。

4.神经功能缺损及其他症状　患者出现进行性神经功能缺损,运动、感觉、视野及语言功能障碍,个别患者有三叉神经痛或头颅杂音。婴儿和儿童可因颅内血管短路出现心力衰竭。

(三)处理原则

手术治疗是最根本的治疗方法,对位于脑深部重要功能区的颅内动静脉畸形,不适宜手术切除。直径小于3cm或手术后残存的颅内动静脉畸形可采用立体定向放射治疗或血管内治疗,使畸形血管形成血栓而闭塞。

(四)护理评估

参考本节颅内动脉瘤的护理。

(五)护理措施

1.术前护理

(1)执行外科手术前护理常规。

(2)嘱患者绝对卧床休息,保持病室安静,避免情绪激动。

(3)密切观察患者生命体征的变化,注意瞳孔变化,若双侧瞳孔不等大,则表明有血管破裂出血的可能。

(4)嘱患者减少诱发颅内压增高的因素,如防止感冒,避免剧烈咳嗽或用力打喷嚏诱发畸形破裂出血。

(5)给予患者低盐、高蛋白质、营养丰富、高纤维素清淡饮食,保持大便通畅。

2.术后护理

(1)执行外科手术后护理常规。

(2)严密监测患者生命体征,尤其是血压。

(3)清醒患者床头抬高 15°~30°。

(4)持续给予患者低流量吸氧,并观察其肢体活动及感觉情况。

(5)遵医嘱给予脱水剂抗癫痫药物,防止患者颅内压增高或癫痫发作。

(6)如患者癫痫发作,应保持呼吸道通畅,及时清除呼吸道分泌物,给予氧气吸入,使用床档防止坠床等意外伤害,遵医嘱使用镇静及抗癫痫的药物。

(7)昏迷患者应做好口腔、皮肤护理,定时翻身拍背,促进血液循环,防止压疮发生。

(8)介入栓塞患者注意穿刺肢体足背动脉搏动、皮肤的温度、湿度、血运、穿刺肢体伤口敷料颜色及绷带包扎处皮肤黏膜。

(六)健康指导

1.疾病预防　指导患者注意休息,减少诱发颅内压增高的因素如防止感冒,避免剧烈咳嗽,避免精神刺激,控制情绪波动,避免重体力劳动,合理饮食,多食营养丰富易消化食物,多食蔬菜、水果,保持大便通畅,遵医嘱按时、按量服用降压药物、抗癫痫药物,不可随意减量或停药。

2.疾病知识　颅内动静脉畸形栓塞术后,定期复查脑血管造影,出现血管破裂出血表现如头痛、呕吐、意识障碍和偏瘫或抽搐及神经功能缺损等症状时,及时诊治。

八、专科检查

(一)腰椎穿刺

腰椎穿刺是神经外科常用的诊疗技术临床上常用于释放脑脊液治疗颅内高压的患者、颅内压测定、脑脊液生化检查。也可用于腰穿置管,持续引流,或注入药液,对患者起到直接治疗的作用。

1.适应证

(1)测量颅内压的高低。

(2)脑脊液的检查。

(3)做脑造影或椎体造影等。

(4)引流出血性脑脊液或多余脑脊液。

2.禁忌证

(1)颅内,特别是颅后窝占位性病变有严重颅内高压和脑疝迹象者。

(2)穿刺部位皮肤、软组织或脊椎有感染者。

(3)严重败血症、休克、极度衰弱或危重患者。

3.穿刺部位　腰椎 3~4 间隙(常用),4~5 间隙。

4.体位　腰椎穿刺时患者侧卧于硬板床上,背部与床板垂直,头向胸弯曲,双手抱膝贴近腹部,使脊椎尽量向后弯,增宽椎间隙,便于腰穿顺利进行。清醒的患者注意,咳嗽前通知医生,以便暂停操作,避免损伤组织或移动穿刺部位。

5.护理要点

(1)术后平卧 4~6 小时。

（2）保护穿刺处，敷料防潮防污染，24小时不宜沐浴，严防感染。

（3）记录脑脊液颜色、性状、量以及测压，标本及时送检。

（4）重视患者主诉，严防术后并发症的发生，术后并发症有头痛、呕吐、出血、感染、脊椎损伤、皮肤受压等，而与体位有关的是头痛、呕吐、腰背疼痛与皮肤受压情况。

思考题

1.颅骨骨折患者的护理措施有哪些？

2.如何做好脑脊液鼻漏患者的术后护理？

3.腰穿后的护理要点有哪些？

4.脑疝患者的护理要点有哪些？

第三章 急危重症护理

第一节 概述

近几十年来，随着急救医学的建立与发展，急危重症护理也得到了相应的发展。急危重症护理学是以挽救患者生命、提高抢救成功率、促进患者康复、减少伤残率、提高生命质量为目的，以现代医学科学、护理学专业理论为基础，研究危急重症患者抢救、护理和科学管理的一门综合性应用学科。在广大医护人员的共同努力下，急危重症护理专业发展日趋完善并在社会医疗保健工作中发挥着越来越重要的作用。

一、急诊科设置

医院急诊科应独立或相对独立成区，位于医院的一侧或前部标志必须醒目，有明显的指路标志，夜间有指路灯标明，便于寻找。急诊科面积应与全院总床位数及急诊就诊总人数成合理比例。急诊科应有独立的进出口，门口应方便车辆出入，门厅要宽敞，以利担架、患者、家属、工作人员的流动。急诊科配备应有设施与合理的布局、畅通无阻的绿色通道，良好的急救环境，是保证急救质量的重要条件之一。根据急诊工作的特点，主要的设施与布局大致如下。

（一）基础设施与布局

1.分诊室　或称预检室，是急诊患者就诊的第一站，应设立在急诊科门厅入口明显位置，标志要清楚，室内光线要充足，面积要足够便于进行预检分诊，分诊室内应设有诊查台、候诊椅、电话传呼系统、对讲机、信号灯、呼叫器等装置，以便及时与应诊医生联系及组织抢救。还需备有简单的医疗检查器械如血压计、听诊器、体温表、电筒、压舌板等，以及患者就诊登记本和常用急诊化验单等。

2.抢救室　设在靠近急诊室进门处，应有足够的空间，充足的照明。抢救室内需备有抢救患者必需的仪器设备、物品和药品。抢救床最好是多功能的且加轮，可移动、可升降，每床配有环形静脉输液架，遮帘布，床头设中心给氧装置、中心吸引装置。

常用的仪器设备有：心电图机、心电监护仪、呼吸机、血压监护仪、多参数监护仪除颤仪、起搏器、快速血糖仪、移动X光机、超声诊断仪等。

常用的器材有:气管插管用品、面罩、简易呼吸囊、洗胃用品、输液泵、微量注射泵、输血器、输液注射器、导尿包、气管切开包、静脉切开包、胸穿包、腹穿包、抢救包、导管、无菌手套、无菌物品等。

常用的急救药品有抗休克药、抗心律失常药、强心药、血管活性药、中枢兴奋药、镇静镇痛药、止血药、解毒药、利尿药、降压药及常用的液体。这些药品应放在易操作的急救推车内,便于随时移至床旁抢救。

3.诊察室　综合性医院设有内、外、妇、儿、眼、口腔、耳鼻喉、骨科等诊察室,室内除必要的诊察床、桌、椅外,尚须按各专科特点备齐急诊需用的各科器械和抢救用品,做到定期清洁消毒和定期检查。

4.清创室或急诊手术室　位置应与抢救室、外科诊察室相邻,外伤患者视病情进行清创处理或经抢救和生命体征不稳定且随时有可能危及生命者,应在急诊手术室进行急救手术。

5.治疗室　位置一般靠近护士办公室,便于为急诊患者进行各种护理操作。根据各医院条件不同,可分为准备室、注射室、输液室、处置室等,各室内应有相关配套设施。

6.观察室　观察床位一般可按医院总床数的5%设置。观察室内设备基本与普通病房相似,护理工作程序也大致同医院内普通病房,如建立病历、医嘱本、病室报告和护理记录,对患者采取分级管理和晨晚间护理制度等。

7.重症监护室　位置最好和急诊抢救室相近,以便充分利用资源。床位数主要根据医院急诊人数、危重患者所占比例以及医院有无其他相关 ICU 等因素来确定。平均每张床占地面积达15~20m² 以上。有中心监护站,内设中心监护仪,包括心电血压、呼吸、体温、血氧饱和度等多种功能的监测,并备有呼吸机、除颤器、起搏器等相关的急救设备与器材。急诊 ICU 对在急诊科诊断未明、生命体征不稳定,暂时不能转送的危重患者或急诊术后患者进行加强监护。

8.隔离室　有条件的医院应有隔离室并应配有专用厕所。遇有疑似传染病患者,护士应及时通知专科医生到隔离室内诊治,患者的排泄物要及时处理。凡确诊为传染病的患者,应及时转送入传染病科或传染病院诊治。

9.洗胃室　有条件的医院应设有洗胃室,用于中毒患者洗胃、急救。

(二)辅助设施与布局

在医院门诊停诊时,急诊科就像小医院,所以,要配备齐全,才能运作顺畅良好。在设置布局时,对比较大的辅助科室最好采取门急诊共用的原则,使资源充分利用。辅助设施一般包括急诊挂号室、急诊收费处、急诊药房、急诊检验室、急诊超声室、急诊 X 光室和急诊 CT 室等。

(三)急救绿色通道

急救绿色通道即急救绿色生命安全通道,是指对危急重患者一律实行优先抢救、优先检查和优先住院的原则,医疗相关手续按情补办。在我国目前医疗人力资源相对不足的情况下,建立急救绿色通道更能及时有效地抢救患者。

1.进入急救绿色通道的患者范围　原则上所有生命体征不稳定和预见可能危及生命的各类急危重症患者均应纳入急救绿色通道,但具体把哪些患者纳急救绿色通道各医院可能有所不同,这和医院的医疗人力资源、医疗配置、医疗水平、急救制度、患者结构等多种因素有关。

2.急救绿色通道的硬件要求

(1)方便有效的通信设备:根据地区不同情况,选用对讲机、有线或移动电话、可视电话等通信设备,设立急救绿色通道专线,不间断地接收院内、外的急救信息。

(2)急救绿色通道流程图:在急救大厅设立简单明了的急救绿色通道流程图,方便患者及家属快速进入急救绿色通道的各个环节。

(3)急救绿色通道的醒目标志:急救绿色通道的各个环节,包括预检台、抢救通道、抢救室、急诊手术室、急诊药房、急诊化验室、急诊影像中心、急诊留观室和急诊输液室等均应有醒目的标志,可采用绿色或红色的标牌和箭头。

(4)急救绿色通道的医疗设备:各地相差较大,一般应备有可移动的推车或床、可充电或带电池的输液泵、常规心电图机、多导监护仪、固定和移动吸引设备、气管插管设备、除颤起搏设备、简易呼吸囊、面罩、机械通气机等。

3.急救绿色通道的人员要求

(1)急救绿色通道的各个环节24小时均有值班人员,随时准备投入抢救,并配备3~4名护士协助工作。院内急会诊10分钟内到位。

(2)急救绿色通道的各个环节人员均应能熟练胜任各自工作,临床人员必须有两年以上的急诊工作经验。

(3)急救绿色通道的各个环节人员应定期进行座谈协商,探讨出现的新问题及解决办法,不断完善急救绿色通道的衔接工作。

(4)设立急救绿色通道抢救小组,由医院业务院长领导,包括急诊科主任、护士长和各相关科室领导。

4.急救绿色通道的相应制度

(1)急救绿色通道的首诊负责制:由首诊医护人员根据病情决定启动急救绿色通道,通知相关环节,并及时报告科主任和护士长或相关院领导。首诊医护人员在绿色通道急救要随时在场并作好各环节的交接,在适当的时候由患者家属和陪人补办医疗手续。

(2)急救绿色通道记录制度:纳入急救绿色通道的患者应有详细的登记,包括姓名、性别、年龄、住址、就诊时间、陪护人员及联系电话、生命体征情况和初步诊断等。患者的处方、辅助检查申请单、住院单等单据上须加盖"急救绿色通道"的标志,保证患者抢救运输的畅通。

(3)急救绿色通道转移护送制度:首诊医护人员在转移急救绿色通道患者前必须电话通知相应环节人员,途中必须有急诊科首诊医护人员陪同并有能力进行途中抢救,交接时应明确交代注意事项和已发生或可能发生的各种情况。

(4)急救绿色通道备用药管理制度:急诊科应备有常规抢救药物,并有专门人员或班次负责保管和清点以保证齐全可用。抢救急救绿色通道患者时可按急需先用药,后付款。

二、急诊科的人员配备

1.急诊科人员组成 人员的配备应根据医院急诊任务的轻重来确定,有条件应配备固定医师、护士。应选具有5年以上临床实践经验的住院或全科医生和具有一定临床经验的护士,并经专门的、系统的培训,具有扎实专业知识、技术熟练、责任心强、服务态度好的医护人员。还应配备卫生员、担架员、安全保卫人员及有关医技人员等。急诊室护理人员相对固定,如没有条件固定医生的,各临床科室要选派专人负责急诊工作和急诊值班,要由有临床经验的医师定期轮流,以保证急诊急救的工作质量。

2.急救领导小组　医院还应成立急救领导小组,由院长任组长,成员由医务科主任、护理部主任、各大专科主任、急诊科主任或急诊室负责人、护士长等组成,遇有重大抢救任务时负责领导与协调急救工作。

三、急诊科的工作制度

急诊科应严格执行《全国医院工作条例》中有关急诊方面的各项规章制度,并根据条例有关制度的要求结合急诊科工作实际制定适合本部门急诊工作的制度及有关规定。同时,制定切实可行的急救程序、各项急救技术操作规程及质量标准和相关的急救预案,制定急诊工作制度、首诊负责制度、预检分诊制度、急诊抢救制度、急诊留观制度、急诊监护室工作制度、急诊值班制度、急诊查房制度、疑难与死亡病例讨论制度、消毒隔离制度、医疗设备仪器管理制度、出诊抢救制度和重大突发事件呈报制度等,使工作规范、有章可循。

四、重症医学科(ICU)设置

ICU 的病床数量根据医院等级和实际收治患者的需要,一般以该 ICU 服务病床数或医院病房总数的 2%~8% 为宜,可根据实际需要适当增加。从医疗运作角度考虑,每个 ICU 管理单元以 8~12 张床位为宜,床位使用率以 65%~75% 为宜。

ICU 应位于方便患者转运、检查和治疗的区域,接近于主要服务对象的病区、手术室、影像学科、化验室和血库等。ICU 的开放式病床每床的占地面积为 15~18m²,床间距大于 1 米,每个 ICU 最少配置一个单间病房,面积为 18~25m²。每个 ICU 中的正压和负压隔离病房的设立,可以根据患者专科来源和卫生行政部门的要求规定,通常配备负压隔离病房 1~2 间,鼓励在人员资源充足的条件下,多设立单间或分隔式病房。ICU 应设置一定数量的辅助用房,辅助用房面积与病房面积之比应达到 1.5:1 以上,整体布局应该使放置病床的医疗区域、医疗辅助用房区域、污染处理区域和医务人员辅助用房区域等有相对的独立性,以减少彼此间的相互干扰,并有利于感染的控制。

ICU 应具备良好的通风、采光条件,病室空气调节系统能独立控制。医疗区域内的温度应维持在(24±1.5)℃左右,相对湿度控制在 30%~65%,有条件的 ICU 最好配置气流方向从上到下的空气净化系统。安装足够的感应式洗手设施和手部消毒装置,单间每床一套,开放式病床至少每 2 床一套。

噪音控制方面,ICU 白天的噪音最好不超过 45 分贝,傍晚 40 分贝,夜晚 20 分贝,地面覆盖物、墙壁和天花板应尽量采用高吸音的建筑材料。

ICU 应建立完善的通信系统、网络与临床信息管理系统、广播系统。

五、重症医学科(ICU)的人员配备

ICU 专科医师的固定编制人数与床位数之比为 0.8~1:1 以上,ICU 专科护士的固定编制人数与床位数之比为 2.5~3:1 以上,可根据需要配备适当数量的医疗辅助人员,有条件的医院可配备相关的技术与维修人员。

六、重症医学科的仪器设备设置

1.设备　每床配备完善的功能设备带或功能架,提供电、氧气、压缩空气和负压吸引等功能支持。每张监护病床装配电源插座 12 个以上、氧气接口 2 个以上、压缩空气接口 2 个和负压吸引接口 2 个以上。医疗用电和生活照明用电线路分开。每个 ICU 床位的电源应该是独立的反馈电路供应。ICU 最好有备用的不间断电力系统(UPS)和漏电保护装置,最好每个插座的主面板

上都有独立的电路短路器。

2.病床 病床应配备适合 ICU 使用的病床,配备防压疮床垫。

3.监护系统 每床配备床旁监护系统,进行心电、血压、脉搏、血氧饱和度、有创压力监测等基本生命体征监护。特殊的监测如 PICCO、呼吸末 CO_2 等需特殊模块和导线的,应提前备好。为便于安全转运患者,每个 ICU 单元至少配备便携式监护仪 1 台,不用时定期检查,及时充电,使设备处于完好的备用状态。

4.呼吸机 三级医院的 ICU 应该每床配备 1 台呼吸机,二级医院的 ICU 可根据实际需要配备适当数量的呼吸机。每床配备简易呼吸器(复苏呼吸气囊)。每个病房应配置可移动的备用呼吸机,每个 ICU 病房至少应有便携式呼吸机 1 台,不用时定期检查,及时充电,使设备处于完好的备用状态。

5.各类输液泵和微量注射泵 每床均应配备。其中微量注射泵每床 4 台以上。其余注射泵应保证完好的备用状态,置于库房。另配备一定数量的肠内营养输注泵。

6.其他设备 心电图机、血气分析仪、除颤仪、血液净化仪、连续性血流动力学与氧代谢监测设备、心肺复苏抢救装备车(车上备有喉镜、气管导管、各种接头、急救药品以及其他抢救用具等)、体外起搏器、纤维支气管镜、电子升/降温设备等。

7.辅助检查设备 医院或 ICU 必须有足够的设备,随时为 ICU 提供床旁 B 超、X 光、生化和细菌学等检查。

8.其他设备 简易生化仪和乳酸分析仪,闭路电视探视系统,每床一个成像探头、脑电双频指数监护仪、输液加温设备、呼气末二氧化碳及代谢等监测设备、体外膜肺(ECMO)、床旁脑电图和颅内压监测设备、主动脉内球囊反搏(IABP)和左心辅助循环装备、防止下肢 DVT 发生的循环驱动治疗、胸部震颤排痰装置。

第二节 常见疾病的护理

一、有机磷农药中毒

有机磷农药中毒(organophorus pesticides poisoning)是指有机磷农药短时间大量进入人体后造成以神经系统损害为主的一系列伤害。有机磷农药进入人体主要途径有经口、皮肤黏膜、呼吸道。

(一)病因

(1)农药生产或使用不当。

(2)生活性中毒:主要由于误服或自服杀虫剂、饮用被杀虫药污染的水源或食用污染的食物所致。

(二)临床表现

1.胆碱能神经兴奋及危象

(1)毒蕈碱样症状(M 样症状):主要是副交感神经末梢兴奋所致的平滑肌痉挛和腺体分泌增加。临床表现为恶心、呕吐、腹痛、多汗、流泪、大小便失禁、心跳减慢、瞳孔缩小、支气管痉挛和分泌物增加等。

（2）烟碱样症状（N 样症状）：面、眼睑、舌、四肢和全身横纹肌发生肌纤维颤动，甚至全身肌肉强直性痉挛。严重者可有呼吸肌麻痹，造成周围性呼吸衰竭。

（3）中枢神经系统症状：中枢神经系统受乙酰胆碱刺激后有头晕、头痛、疲乏、共济失调、烦躁不安、谵妄、抽搐和昏迷等症状。

2.中间综合征　一般在急性中毒后 1~4 天急性中毒症状缓解后，患者突然出现以呼吸肌、脑神经运动支配的肌肉以及肢体近端肌肉无力为特征的临床表现。患者发生颈、上肢和呼吸肌麻痹。累及颅神经者，出现睑下垂、眼外展障碍和面瘫。肌无力可造成周围呼吸衰竭，此时需要立即呼吸支持，如未及时干预则容易导致患者死亡。

3.有机磷迟发性神经病　有机磷农药急性中毒一般无后遗症。个别患者在急性中毒症状消失后 2~3 周可发生迟发性神经病，主要累及肢体末端，且可发生下肢瘫痪、四肢肌肉萎缩等神经系统症状。

4.其他表现　敌敌畏、敌百虫、对硫磷、内吸磷等接触皮肤后可引起过敏性皮炎，并可出现水疱和脱皮，严重者可出现皮肤化学性烧伤，影响预后。有机磷农药滴入眼部可引起结膜充血和瞳孔缩小。

（三）处理原则

1.迅速清除毒物

（1）立即使患者脱离中毒现场，脱去污染衣物。用生理盐水或肥皂水彻底清洗污染皮肤、毛发、外耳道、手部，用微温水冲洗干净，不可用热水，以免增加吸收。（眼部污染时，除敌百虫污染必须用清水冲洗外，其他均可先用 2% 碳酸氢钠液冲洗，再用生理盐水冲洗，至少持续 10 分钟，洗后滴入 1% 阿托品 1~2 滴。）

（2）口服中毒者用清水、2% 碳酸氢钠液或 1∶5000 高锰酸钾溶液（对硫磷禁用）反复洗胃，直至洗清为止。

（3）用硫酸镁导泻。

（4）血液灌流治疗。

2.解毒剂应用

（1）抗胆碱药：阿托品，长托宁可与乙酰胆碱争夺胆碱受体，起到阻断乙酰胆碱作用，清除或减轻毒蕈碱和中枢神经系统症状，改善呼吸中枢抑制。

（2）胆碱酯酶复能剂：肟类化合物能使被抑制的胆碱酯酶恢复活性，常用药物碘解磷定，氯解磷定，双复磷，双解磷。胆碱酯酶复能剂对解除烟碱样作用明显，对毒蕈碱样症状作用差，用药时不可两种或三种药同时应用，以免毒性增加。

（3）解磷注射液：为抗胆碱剂和复能剂的复方注射液。

（4）对症治疗。

（四）护理评估

1.评估病史

有口服、喷洒有机磷杀虫剂等接触史，了解患者身体污染部位或呼出气、呕吐物中闻及有机磷杀虫剂所特有大蒜味，有助诊断。

2.辅助检查

（1）全血胆碱酯酶活力测定（CHE），是诊断有机磷中毒的特异性实验指标。

（2）尿中有机磷杀虫剂分解产物测定。

3.病情判断

（1）轻度中毒：以毒蕈碱样症状为主，血胆碱酯酶活力为70%~50%。

（2）中毒症状：出现典型毒蕈碱样症状和烟碱样症状，血胆碱酯酶活力为50%~30%。

（3）重度症状：除毒蕈碱样症状和烟碱样症状外，出现中枢系统受累和呼吸衰竭表现，少数患者有脑水肿，血胆碱酯酶活力<30%。

（五）护理措施

（1）迅速清除毒物，清除未吸收毒物的护理，洗胃后若保留胃管，注意洗出液体有无酸臭味，以决定胃管保留时间。喷洒农药中毒者除脱去衣物用肥皂清洗皮肤外，注意指甲缝隙、头发是否清洗过，若未清洗需再补洗，否则可引起病情反复。

（2）生命体征观察　有机磷中毒所致呼吸困难较常见，在救治过程中应严密观察患者呼吸、血压、脉搏、体温，即使在"阿托品化"后亦不可忽视。神志、瞳孔变化多数患者中毒后出现意识障碍，随毒物吸收很快出现昏迷。瞳孔缩小为有机磷中毒患者特征之一。严密观察神志、瞳孔变化有助于准确判断病情。

（3）保持呼吸道通畅，昏迷者肩部要垫高，以保持颈部伸展，或头偏向一侧，防止舌根后坠，定时吸痰。

（4）吸氧，给高流量吸氧，每天更换鼻氧管，根据呼吸困难程度调节氧气流量，呼吸抑制时气管插管，备好呼吸机。

（5）建立静脉通路，遵医嘱用药。

（6）遵医嘱应用阿托品及胆碱酯酶复能剂：

1）应用阿托品时需注意：①阿托品不能作为预防用药。②阿托品兴奋心脏作用强，中毒时可导致室颤，故应充分吸氧，使血氧饱和度保持正常水平。③应及时纠正酸中毒。④大量使用低浓度阿托品输液时，可发生血液低渗，致红细胞破坏，发生溶血性黄疸。⑤注意观察病情变化，注意区别阿托品化与阿托品中毒。

2）观察阿托品用后反应：①阿托品化指征：瞳孔较前扩大后不再缩小，口干、皮肤干燥，颜面潮红，肺部湿罗音减少或消失，心率加快达90~110次/分，意识障碍减轻或昏迷者开始苏醒。②阿托品中毒：瞳孔极度扩大，体温达39℃以上，尿潴留、谵妄、抽搐甚至昏迷应立即报告医生。③阿托品量不足：即有机磷中毒症状出现流涕、流涎、流汗、瞳孔缩小、恶心、呕吐、肌束震颤、胸闷、憋气等。

3）注意胆碱酯酶复能剂的副反应，一般的不良反应有短暂眩晕，视力模糊或复视、血压升高等，碘解磷定剂量过大时，可有口苦、咽痛、恶心，注射过快可致暂时性呼吸抑制。

（7）预防感染，对昏迷患者做好口腔、皮肤清洁、定时翻身的护理，吸痰时要注意吸痰管一次性操作，避免交叉感染。

（8）洗胃后告诉患者禁食24小时，无并发症（出血）后给予高蛋白、高热量、高维生素饮食，从流质半流质逐步过渡到普食。

（六）健康指导

（1）普及预防有机磷中毒的有关知识，喷洒农药时要穿质厚的长袖上衣、长裤，扎紧袖口等，如衣服被污染要及时更换并清洗皮肤，凡接触农药的器物均需用清水反复冲洗，盛过农药的容器绝不能再盛食物,接触农药过程中出现头晕、胸闷、流涎、恶心、呕吐等有机磷中毒先兆时应及时就医。

(2)出院后仍需在家休息 2~3 周,按时服药,不可单独外出,防止迟发性神经损害。

(3)自杀中毒者出院时做好心理护理,争取家人及朋友的帮助支持。

二、一氧化碳中毒

一氧化碳中毒(carbon monoxide poisoning)是含碳物质燃烧不完全时的产物经呼吸道吸入引起中毒。

(一)病因

一氧化碳吸入人体后,85%与血液中血红蛋白结合,形成碳氧血红蛋白,使血红蛋白丧失携氧的能力和作用,造成组织缺氧。中枢神经系统对缺氧最为敏感,故首先受累。在通风不良的浴室使用燃气加热淋浴,密闭空调车内滞留时间过长,失火现场,室内门窗紧闭,火炉无烟囱,烟囱堵塞、漏气、倒风,都易发生一氧化碳中毒。

(二)临床表现

1.轻型　中毒时间短,血液中碳氧血红蛋白为 10%~20%。表现为中毒的早期症状,头痛眩晕、心悸、恶心、呕吐、四肢无力,甚至出现短暂的昏厥,一般神志尚清醒,吸入新鲜空气,脱离中毒环境后,症状迅速消失,一般不留后遗症。

2.中型　中毒时间稍长,血液中碳氧血红蛋白占 30%~40%,在轻型症状的基础上,可出现虚脱或昏迷。皮肤和黏膜呈现煤气中毒特有的樱桃红色,神志不清,呼吸困难,烦躁,谵妄,昏迷,对疼痛刺激可有反应,瞳孔对光反射、角膜反射可迟钝,腱反射减弱,脉快,多汗。如抢救及时可恢复正常且无明显并发症。

3.重型　发现时间过晚,在短时间内吸入高浓度的一氧化碳,血液碳氧血红蛋白浓度常在50%以上,患者呈现深度昏迷,各种反射消失,大小便失禁,呼之不应,推之不动,有肌张力增强,四肢厥冷,血压下降,呼吸急促,会很快死亡。还可发生脑水肿伴惊厥、呼吸抑制、休克、心律失常、上消化道出血等。部分患者出现压迫性肌肉坏死,引起肾衰。患者死亡率高,抢救能存活者多有不同程度后遗症。

4.中毒后迟发性脑病　急性一氧化碳中毒患者意识障碍恢复后,经过约 2~60 天的"假愈期"可出现下列临床表现之一

(1)精神意识障碍,呈痴呆,谵妄或去大脑皮质状态。行为紊乱为首发表现,还可能有精神错乱。

(2)锥体外系神经障碍,出现震颤麻痹综合征。

(3)锥体系神经损害,如偏瘫,病理反射阳性或大小便失禁。

(4)大脑皮质局灶性功能障碍,如失语,失明或继发性癫痫。

(三)处理原则

(1)立即迁移中毒者于新鲜空气处。

(2)保持呼吸道通畅。

(3)纠正缺氧:吸氧,高压氧治疗,使用呼吸兴奋剂或机械通气。

(4)改善脑组织代谢,防治脑水肿。

(5)防治并发症和后发症尤其预防迟发性脑病。

（四）护理评估

1.病史　有吸入一氧化碳的病史。评估发生一氧化碳(CO)中毒的环境和时间。

2.症状

(1)轻度：头痛、头晕、耳鸣、眼花、恶心、呕吐、心悸、四肢无力甚至短暂晕厥。

(2)中度：除轻度症状加重还有面色潮红，口唇呈樱桃红色，脉快、多汗、烦躁。

(3)重度：除昏迷、痉挛、呼吸困难及呼吸肌麻痹，即所谓的"闪电样中毒"，可并发水、电解质和酸碱失衡、心律失常、肺水肿、缺氧性脑病及后遗症。

3.监测患者的变化　包含生命体征、神志、瞳孔等。

4.实验室检查　快速进行血液中碳氧血红蛋白含量测定。

5.评估　并发症有无水、电解质失衡发生，防止脑水肿等。

（五）护理措施

(1)患者脱离现场后应放于通风的环境，注意保持呼吸道通畅，防止舌后坠，用高浓度面罩给氧或鼻导管给氧，给氧时间一般不超过24小时，以防发生氧中毒和二氧化碳潴留。重症患者及早采用高压氧治疗。

(2)绝对卧床休息，注意保暖，防止自伤和坠伤。

(3)密切观察病情变化，观察瞳孔大小、出入液量、液体滴速等，注意神经系统症状及肢体受压部位皮肤损害情况。

(4)准确记录出入量，注意液体滴速，防止脑水肿、肺水肿及水电解质紊乱等并发症。

(5)建立静脉输液通道，遵医嘱给药，如高渗糖、甘露醇、地塞米松、呋塞米等，防治脑水肿，改善脑组织代谢，促进脑细胞功能恢复。

(6)做好口腔、皮肤等基础护理。

(7)做好高热、昏迷患者的护理。

（六）健康指导

(1)应广泛宣传室内用煤火时应有安全设置(如烟囱、小通气窗等)，说明煤气中毒可能发生的症状和急救常识，尤其强调煤气对小儿的危害和严重性。

(2)不使用淘汰热水器，如直排式热水器和烟道式热水器，不使用超期服役热水器；安装热水器最好请专业人士安装，不得自行安装、拆除、改装燃具。冬天冲凉时浴室门窗不要紧闭，冲凉时间不要过长。

(3)开车时，不要让发动机长时间空转；车在停驶时，不要过久地开放空调机，应经常打开车窗，让车内外空气产生对流。感觉不适即停车休息；驾驶或乘坐空调车如感到头晕、发沉、四肢无力时，应及时开窗呼吸新鲜空气。

(4)在可能产生一氧化碳的地方安装一氧化碳报警器。

三、镇静催眠药中毒

镇静催眠药中毒(sedative hypnotic poisoning)是由于服用过量镇静催眠药而导致一系列的中枢神经系统过度抑制病症。镇静催眠药对中枢神经系统有抑制作用，具有安定、松弛横纹肌及抗惊厥效应，过量则可致中毒，抑制呼吸中枢与血管运动中枢，导致呼吸衰竭和循环衰竭。

（一）病因

误服、有意自杀或投药过量。

（二）临床表现

症状因药物的种类、剂量、作用时间的长短、是否空腹以及个体体质差异而轻重各异。

1.神经系统症状 表现为嗜睡、神志恍惚甚至昏迷、言语不清、瞳孔缩小、共济失调、腱反射减弱或消失。

2.呼吸与循环系统 表现为呼吸减慢或不规则，严重时呼吸浅慢甚至停止；皮肤湿冷、脉搏细速、发绀、尿少、血压下降、休克。

3.其他 表现为恶心、呕吐、便秘，肝功能异常，白细胞和血小板计数减少，部分发生溶血或全血细胞减少等。

（三）处理原则

减少毒物吸收、促进毒物排出、药物治疗、支持对症治疗。

（四）护理评估

1.入院

（1）健康史：包括年龄、性别、性格特征、药物使用名称、时间、剂量。

（2）既往史：了解有无其他病史，有无精神病史，用药史，身体状况等。

1）意识状态：神志是否清楚，瞳孔、生命体征是否平稳。

2）呼吸系统：有无胸闷、呼吸困难。

（3）辅助检查：实验室检查，了解生化指标。

（4）心理-社会评估：了解患者中毒过程和情绪状态，了解患者的社会支持情况。

2.治疗中

（1）身体状况：特效解毒剂应用前后、血液净化前后评估患者病情、意识、瞳孔大小、对光反射、合作程度、心理状态，有无呼吸困难，置管处皮肤及血管情况。

（2）药物治疗状况：了解各种导泻、吸附药的性质、作用及注意事项，导泻时注意保护皮肤。

（3）辅助检查：实验室检查，了解生化指标，疾病进展，预防各种并发症。

（五）护理措施

1.催吐、洗胃 清醒者立即催吐，尽早洗胃，尽快用 1:5000 高锰酸钾溶液或清水洗胃。6 小时内洗胃较好，但服抗精神病药物中毒时不要因超过 6 小时而放弃洗胃。洗胃后胃内灌入药用活性炭，吸附残存药物，30~60 分钟后给予 20%甘露醇或硫酸钠导泻，禁用硫酸镁导泻，以避免镁离子吸收后加重中枢神经系统抑制。

2.病情观察

3.呼吸道护理 保持气道通畅，头偏向一侧或侧卧位，防止舌后坠。持续低流量吸氧，严密监测血氧饱和度，必要时行气管插管，给予呼吸机辅助通气。

4.药物治疗 遵医嘱用药，应用特异性解毒剂，苯二氮卓类特效解毒剂氟马西尼，中枢神经兴奋剂，如纳洛酮，促醒药及抗生素。

5.血液净化护理 必要时行血液净化治疗，注意治疗前后的病情变化，记录出入液量及生命体征，注意血液净化时有无出血现象。

6.昏迷护理 减少并发症发生，定时翻身、拍背，必要时吸痰，做好口腔护理。

7.营养支持 一般予高热量、高蛋白易消化流质饮食。

8.心理护理 理解、同情患者，讲明治疗对挽救生命的重要性，针对患者的心理问题及个性选择不同方法,进行安慰、鼓励,争取家属的支持与配合。

(六)健康指导

1.疾病预防指导

(1)普及改善失眠的常识　介绍改善睡眠的方法,如睡前淋浴或热水洗脚,饮牛奶等。

(2)对服用镇静催眠药患者给予用药指导:

1)采取间断用药方法。

2)用药后应严密观察,一旦发生药物过量反应及早采取救治措施,应用巴比妥类药物应严格掌握剂量。

3)防止药物的依赖性,长期服用大量催眠药的人,包括长期服用苯巴比妥的癫痫患者,不能突然停药,应逐渐减量、停药。

(3)加强药品的管理:

1)镇静药、催眠药的处方、使用、保管应严加管理,有儿童、情绪不稳定或精神不正常的家庭对这类药物应妥善保管。

2)医生应严格掌握适应证,尤其对儿童和青少年以及有长期服用这类药物历史的患者,更应慎重。

2.患者一般指导　指导患者运用适当的心理应激机制保持乐观的态度和良好的心理状态,以积极的心态面对问题。

3.治疗指导　宣教各种治疗、血液净化治疗的必要性,取得患者及家属的配合。教会患者及家属严格遵医嘱用药。

四、百草枯中毒

百草枯(paraquat poisoning)又名对草快,其20%的溶液称克无踪,是一种有机杂环类触杀、灭生型高毒性除草剂,对人畜具有很强毒性,误服或自服可引起中毒。

(一)病因

误服或自杀口服引起中毒,其次是皮肤接触、吸入、植物残留等。

(二)临床表现

口服百草枯可致口腔、舌、咽、食管黏膜糜烂或溃疡,严重者可出现穿孔,还可伴有发热、恶心、呕吐、腹痛、呼吸困难、肝功能损害和消化道出血等。

1.轻型　口服百草枯<20mg/kg,临床症状不典型或仅限于胃肠道症状,预后较好。

2.中-重型　口服百草枯20~40mg/kg,患者除胃肠道症状外,多出现肾衰竭及肺纤维化,多数于2周~3周后死亡。

3.爆发型　百草枯摄入量>40mg/kg,可迅速出现包括循环衰竭在内的多脏器功能衰竭以及晚期肺纤维化,可致呼吸衰竭。

4.影像学表现　临床病理包括炎症-肺水肿、出血-纤维化,CT表现支气管血管束增粗-毛玻璃样改变-实变-纤维化。

(三)处理原则

临床尚无急性百草枯中毒的特效解毒药物,处理上应减少毒物吸收、促进毒物排出、药物治疗、支持对症治疗。

(四)护理评估

1.入院

(1)健康史:

1)一般情况:包括年龄、性别、婚姻、职业、饮食、生活习惯、性格特征、药物使用情况,百草枯接触方式、时间、剂量。

2)既往史:了解有无其他病史,有无手术史;有无精神病史;有无传染病史;有无其他伴随疾病,高血压、糖尿病等。

(2)身体状况:

1)意识状态:神志是否清楚,瞳孔、生命体征是否平稳。

2)消化道情况:口腔黏膜有无灼伤,有无吞咽困难、有无恶心、呕吐、腹痛。

3)呼吸系统:有无胸闷、呼吸困难。

(3)辅助检查:CT检查,了解肺损伤程度,实验室检查,了解生化指标。

(4)心理社会评估:了解患者中毒过程和情绪状态,了解患者的社会支持情况。

2.治疗中

(1)身体状况:血液净化前后评估患者病情、意识、合作程度、心理状态,口腔黏膜情况,有无吞咽困难、恶心、呕吐,有无呼吸困难,置管处皮肤及血管情况。

(2)药物治疗状况:了解各种导泻,吸附药的性质、作用及注意事项,导泻时注意保护皮肤。

(3)辅助检查 CT检查,了解治疗中肺损伤程度,疾病进展,实验室检查,了解生化指标,预防各种并发症。

(五)护理措施

1.减少毒物吸收

(1)催吐、洗胃:可刺激咽喉部催吐,尽早洗胃,用肥皂水或1%~2%碳酸氢钠溶液洗胃,反复洗胃,要求"早、快、彻底",上消化道出血,可用去甲肾上腺素冰盐水洗胃。

(2)灌肠、导泻与吸附:全胃肠道灌洗法灌肠,用20%甘露醇、硫酸钠或硫酸镁等导泻,促进肠道毒物排出,减少吸收。患者可连续口服漂白土或活性炭2~3天吸附毒素。

(3)清洗皮肤接触者,立即阻断接触源,脱去被百草枯污染或呕吐物污染的衣服,用清水和肥皂水彻底清洗皮肤、毛发,不要造成皮肤损伤,防止增加毒物的吸收。百草枯眼接触者需要用流动的清水冲洗15~20分钟,然后专科处理。

2.病情观察

(1)观察患者意识、神志、生命体征。

(2)注意呼吸频率、节律,注意患者有无胸闷、咳嗽、咯血及进行性呼吸困难。

(3)给予持续心电监护、血氧饱和度监测,严密监测生命体征。

(4)观察患者皮肤、巩膜色泽,有无发绀、黄染。

(5)观察患者口腔、消化道黏膜情况。

(6)观察尿量及有无尿频、尿急、尿痛等膀胱刺激症状。

(7)监测肝肾功能、电解质。

(8)记录24小时出入量。

3.呼吸道护理 严密监测血氧饱和度,密切观察呼吸节律、频率,注意有无发绀、咳嗽,咯血及进行性呼吸困难,一般不建议吸氧,吸氧会加重肺纤维化。及时行血气分析,当$PaO_2 < 5.3kPa$

时,可给予低流量吸氧,必要时行气管插管,给予呼吸机辅助通气。

4.口腔及消化道护理 患者均有不同程度的口腔溃疡,要保持口腔清洁,做好口腔护理,密切观察患者口腔黏膜情况,舌苔情况。注意观察大便颜色、次数和量,观察有无便血及腹痛,并注意监测血压。

5.营养支持 患者禁食期间,保持静脉输液通畅,遵医嘱用药,禁食期后,鼓励患者进食米汤、牛奶等温凉流质饮食,其后视病情给予高蛋白、高热量、低盐饮食,避免刺激性及粗糙食物。

6.血液净化护理 尽早行血液灌流,一般在中毒24小时内行血液灌流效果较好。治疗中密切观察病情变化,记录出入液量及生命体征,进行心电监护,血液灌流对百草枯的清除率高,但副作用可使血小板一过性减少,应密切观察血象。

7.心理护理 理解、同情患者,讲明治疗对挽救生命的重要性,针对患者的心理问题及个性选择不同方法,进行安慰、鼓励,争取家属的支持与配合。

(六)健康指导

1.疾病预防指导 严格执行农药管理的有关规定,实行生产许可和销售专营制度,避免农药扩散和随意购买。开展使用农药教育,提高防毒能力。

2.患者一般指导 指导患者运用适当的心理应激机制保持乐观的态度和良好的心理状态,以积极的心态面对问题。

3.治疗指导 宣教各种治疗、CRRT的必要性,取得患者及家属的配合。教会患者及家属如何早期识别并发症,及时就诊。定期复诊,以监测病情变化和及时治疗。

五、中暑

中暑(heat stroke)是指在高温环境下或受到烈日暴晒引起体温调节障碍、汗腺功能衰竭和水、电解质代谢紊乱所致的疾病。

(一)病因

1.环境因素 在高温烈日暴晒环境劳动,或环境温度偏高,空气中湿度大,通风不良时从事重体力劳动也易中暑。

2.诱发因素 年老体弱、产妇、慢性病患者,睡眠不足、工作时间过长、劳动强度过大、过度疲劳等易诱发中暑。

(二)临床表现

1.先兆中暑 在高温环境下活动一定时间后,大量出汗、口渴、头晕、胸闷、全身疲乏,体温正常或升高。

2.轻度中暑 除上述表现加重外,体温升高到38℃以上,出现面色潮红、皮肤灼热或面色苍白、全身皮肤湿冷、血压下降、脉率增快等周围循环衰竭的早期表现。如能及时有效的治疗,可在数小时内恢复。

3.重度中暑 除具有轻度中暑症状外,伴有高热、痉挛、晕厥和昏迷,可分为三个类型:

(1)热衰竭(中暑衰竭):为最常见的类型。常发生于老人、产妇及尚未能适应高温气候和环境者。主要表现皮肤苍白、出冷汗、脉搏细速、血压下降、晕厥或意识模糊,体内多无过量热蓄积,体温基本正常。

(2)热痉挛(中暑痉挛):大量出汗后大量饮水,盐分补充不足,使血中钠、氯浓度降低,患者常感到四肢无力,阵发性肌肉痉挛和疼痛,常呈对称性,以腓肠肌痉挛最为多见。

(3)热射病(又称中暑高热):早期表现头痛、头晕、全身乏力、多汗,不久体温迅速升高,可达到40℃以上,出现面色潮红、皮肤干燥无汗,神志渐转模糊、昏迷,可伴抽搐,严重者出现休克、脑水肿、肺水肿、心功能不全、弥漫性血管内凝血、肝肾功能损害等严重并发症而死亡。

(三)处理原则

(1)迅速将中暑者移至阴凉通风处,脱去或松开衣服,使患者平卧休息。

(2)体温升高者予以物理降温,冷水或酒精擦浴,按摩四肢、躯干,直至皮肤发红,以促使循环血液将体内热量带到体表散出,必要时可在额头、腋窝、腹股沟处放置冰袋。

(3)给患者喝含盐清凉饮料或含0.1%~0.3%食盐的凉开水及人丹、十滴水或藿香正气水等清热解暑药。

(4)若患者昏迷不醒,可掐患者的人中穴(位于鼻唇之间中上1/3交界处)和虎口等,促使患者苏醒。

(5)出现呕吐时,将患者头部偏向一侧,以免引起窒息。

(6)经解救清醒后的患者,必须在凉爽通风处充分安静休息,并饮用大量糖盐水以补充体液损失。

(7)对于高烧不退或出现痉挛等症状的患者,在积极进行上述处理的同时,应将其尽快送往医院抢救。

(四)护理评估

1.健康史评估　患者既往身体情况,是否患有心血管、呼吸系统疾病等。

2.身体状况

(1)评估中暑原因、损伤持续时间以及开始施救时间。

(2)评估患者的生命体征、神志,有无晕厥、高热、抽搐、昏迷,评估中暑类型。

(3)评估有无水、电解质失衡,有无脱水。

3.辅助检查　了解血常规、CT、血生化检查结果。

4.心理–社会状况　了解患者心理状态及家庭情况。

(五)护理措施

1.降温护理

(1)物理降温:

1)环境降温:将患者置于20~25℃通风良好的房间,用50%酒精、4℃左右的水进行全身擦浴,按摩四肢皮肤,在头、颈、腋下、腹股沟大动脉处放冰袋。

2)体表降温:冰水或乙醇敷擦、应用控温毯降温、冰水浸浴。

3)体内降温:遵医嘱用4~10℃生理盐水1000ml静脉快速滴注。

(2)药物降温:遵医嘱予地塞米松静脉注射,氯丙嗪加入生理盐水静滴。

2.病情观察

(1)严密观察患者生命体征的变化、中暑高热者进行降温治疗时,严密监测肛温,每15~30min测量1次,根据肛温变化调整降温措施,观察末梢循环情况,如有呼吸抑制、深昏迷、收缩压低于80mmHg则停用药物降温。

(2)肛温38℃时应暂停降温,避免体温过低。

(3)观察患者有无烦躁不安、剧烈头痛、昏厥、昏迷、痉挛等中枢神经系统受损的症状。

(4)观察患者有无四肢湿冷、面色苍白、脉搏细数、血压下降等循环系统的症状。

3.保持呼吸道通畅　根据患者情况给以吸氧或呼吸机辅助呼吸。

4.输液护理　循环衰竭或原患心脏病者输液速度不可过快,以免发生肺水肿。热衰竭患者迅速补液扩容,纠正循环衰竭。

5.并发症护理

(1)高热惊厥的患者加强防护措施,防止坠床和碰伤,床边备开口器与舌钳,防止舌咬伤。

(2)出现脑水肿昏迷患者,采用冰帽保护脑细胞,并做好相关护理。

6.加强基础护理　做好口腔、皮肤护理。

7.饮食护理　饮食以清淡为宜,鼓励患者多饮水、多吃新鲜水果和蔬菜。

8.心理护理　加强与患者的沟通,了解患者心理状态,减轻患者焦虑恐惧心理。

(六)健康指导

1.疾病预防指导

(1)在烈日下行走或工作时,应戴草帽,穿宽松透气浅色衣服。

(2)田间劳动者,尽量缩短或错开烈日下暴晒的时间。

(3)高温作业处,应有隔热、通风、通讯、降温等措施。

(4)高温季节应特别注意老人、慢性病者及产妇等人群,保持室内通风。

(5)了解中暑的基本常识,一旦出现先兆症状,及时采取措施,避免病情进一步恶化。

2.患者一般指导　多饮水,每天喝1.5至2升水。出汗较多时可适当补充一些盐水,弥补人体因出汗而失去的盐分。夏季人体容易缺钾,含钾茶水是极好的消暑饮品。保持充足睡眠,也是预防中暑的措施。

3.出院指导　出院后应注意休息,根据医嘱按时用药,定时复诊,有情况随诊。

六、溺水

溺水(drowning)是指人淹没于水中,水和水中污泥、杂草等堵塞呼吸道或因反射性喉、气管、支气管痉挛引起通气障碍而窒息,导致机体缺氧和二氧化碳潴留。

(一)病因

(1)不会游泳意外落水。

(2)在游泳过程中,时间过长力气耗尽或受冷水刺激发生肢体抽搐或肢体被植物缠绕等。

(3)在浅水区跳水,头撞硬物,发生颅脑损伤而溺水。

(4)潜水意外,或投水自杀。

(5)游泳过程中疾病急性发作。

(二)临床表现

1.症状

(1)神经系统:烦躁不安、意识障碍、抽搐、牙关紧闭甚至昏迷。

(2)呼吸系统:口鼻充满泡沫、泥沙或藻类,呼吸表浅、不规则甚至呼吸停止。

(3)消化系统:患者上腹部膨胀、隆起伴胃扩张,有大量积水,可表现恶心、呕吐。溺海水者,多有口渴。

(4)循环系统:面部青紫、肿胀、双眼充血,四肢冰冷,脉搏细速、血压下降,心律失常,心室颤动或停搏。

(5)泌尿系统：少尿或无尿。

(6)运动系统：少数患者合并骨折或其他外伤。

2.体征　溺水患者主要体征为腹部饱满、颜面青紫，如合并外伤者表现为外伤体征。

(三)处理原则

1.现场急救

(1)迅速使淹溺者出水。

(2)保持呼吸道通畅，迅速清除溺水者呼吸道内异物。

(3)人工呼吸，重建有效循环。

(4)倒水处理　可采用膝顶法、肩顶法和抱腹法。

(5)疑有颈椎外伤者，应立即固定颈部。

2.院内急救

(1)迅速脱去浸湿衣裤，擦干身体，注意保暖。

(2)确保呼吸道通畅，立即吸氧，必要时行气管插管，进行间断正压控制呼吸或呼吸末正压呼吸。

(3)对心搏停止者行胸外心脏按压，监测心电图，如有室颤，及时配合医生电击除颤，必要时，也可行开胸心脏按压术。

(4)建立静脉通道，恢复有效循环：

1)海水淹溺：可出现血容量降低和血液浓缩，静脉输入 5%葡萄糖注射液或输入血浆，以达到稀释血液、增加血容量的目的，不应使用盐水。

2)淡水淹溺限制输液量，可用利尿剂和脱水剂，可静滴 2%~3%氯化钠注射液，输入全血或红细胞，纠正血液稀释和防止红细胞溶解。

(5)放置胃管排除胃内容物，必要时行胃肠减压。

(6)防止脑水肿和肺水肿。

(7)纠正酸中毒及水电解质紊乱。

(8)防治感染。

(9)必要时行高压氧治疗。

(四)护理评估

1.健康史

(1)一般情况：包括年龄、性别、婚姻、职业、性格特征、药物使用情况。

(2)既往史：有无传染病史；有无其他伴随疾病，如糖尿病、冠心病、高血压等；有无药物过敏。

2.身体状况

(1)询问溺水时间、地点、水源性质，检查有无合并外伤。

(2)评估患者的生命体征、神志等，评估呼吸频率和深度，了解窒息的程度及有无其他系统功能改变。

(3)评估尿量，注意是否出现血红蛋白尿、少尿或无尿，观察是否出现各种病理反射。

3.辅助检查　了解患者血气分析情况、胸部 X 线、心电图检查、血液检查、尿液检查。

4.心理-社会状况　了解患者对疾病康复的认知程度和情绪状态；了解患者的社会支持情

况。

（五）护理措施

1.复苏护理 快速触及大动脉判断是否有心跳,心跳停跳者立即行心肺复苏。

2.呼吸道护理 清除溺水者口、鼻中的杂草、污泥,保持呼吸道通畅,纠正低氧血症,无呼吸者应立即气管插管,吸出肺及气管中的水及污物,呼吸机辅助呼吸。有气管插管或切开者,注意气道湿化等护理,定时拍背,协助排痰,预防肺部感染。

3.复温护理 现场救护有效,患者恢复心跳、呼吸,可用干毛巾擦遍全身,自四肢、躯干向心脏方向摩擦,以促进血液循环,低温环境应延长复苏时间,加强保暖措施。

4.输液护理 遵医嘱正确控制输液滴速,尤其淡水淹溺者,应从小剂量,低速度开始,避免短时间内大量液体输入而加重血液稀释程度。

5.病情观察 严密观察患者神志,生命体征有无变化,注意监测尿的颜色、量及性质。

6.并发症的护理

（1）肺水肿护理:在加压吸氧同时,用40%~50%的酒精置于氧气湿化瓶内,以改善气体交换量。同时遵医嘱应用强心、利尿等药物以减轻肺水肿。

（2）控制肺部感染:遵医嘱早期应用抗生素;行口腔护理;患者卧于合适的体位,定时翻身叩背协助排痰,清醒者鼓励其咳嗽做深呼吸。

（3）急性肾功能衰竭时,详细记录出入量,发现血红蛋白尿时应通知医生及时处理,适当增加体液量使尿量每小时不少于30~50ml。

（4）脑水肿患者要密切观察其生命体征,观察意识和瞳孔的变化,及早应用冰帽降温以使脑复苏。

7.饮食护理 急性期禁食,待胃肠蠕动恢复后可进富含营养易消化的食物,昏迷者鼻饲或全胃肠外营养支持,保证机体营养的供给。

8.心理护理 做好心理护理,帮助患者摆脱精神的不安、惊恐和打击,走出重大事件的困扰;对于儿童溺水患者家属,予以安抚,同时加强安全指导。

（六）健康指导

1.疾病预防指导

（1）游泳场所应设有救护员,有一定的抢救淹溺的设备及明显的警示牌。

（2）教育游泳者学会水中的自救和互救。

（3）水下作业人员要严格遵守水下操作规程,注意安全生产。

2.患者一般指导 溺水患者无特殊药物治疗,复苏成功后的主要任务是治疗肺部感染,应正确应用药物,密切观察药物的副作用。

3.出院指导 戒烟戒酒,加强体育锻炼,提高身体的抵抗力,如有不适,及时复诊。

七、心脏骤停

心脏骤停（cardiac arrest）是指患者的心脏在正常或无重大疾病的情况下,受到严重的打击,致使心脏突然停搏,有效泵血功能消失,引起全身严重缺血、缺氧。

（一）病因

（1）意外事故,以创伤为主。

（2）心脑血管疾病,冠心病是成人猝死的主要原因。

(3)麻醉及手术意外、心导管检查等。

(4)水、电解质、酸碱平衡严重紊乱。

(5)药物中毒或过敏。

(二)临床表现

(1)意识消失、大动脉搏动消失、伴或不伴有呼吸动作消失。

(2)心音消失、血压测不出、瞳孔散大、反射消失、面色苍白或紫绀。

(三)处理原则

(1)独立或配合医师快速准确进行"CAB"步骤心肺复苏,建立人工循环,保持气道通畅、进行人工辅助通气。

(2)对于发生室颤的患者应尽早实施有效的非同步直流电除颤。

(3)尽快建立心电监护和静脉通路,选择中心静脉或周围大静脉,遵医嘱准确快速应用肾上腺素、阿托品、利多卡因、碳酸氢钠等复苏药物。

(4)建立抢救特护记录,详细记录抢救用药、抢救措施、病情变化、出入量及生命体征等。

(四)护理评估

(1)抢救现场环境是否安全。

(2)确认患者无意识、大动脉搏动未触及。

(3)既往病史、特殊病情等。

(五)护理措施

1.心肺复苏护理

(1)判断意识:急救者在确认现场安全的情况下,轻拍患者的肩膀,并大声呼喊"你还好吗?"患者若无反应,立即高声呼救。"快来人啊,有人晕倒了,快拨打急救电话120"或赶快呼叫周边的急救人员(院内则迅速通知其他医务人员,准备抢救药品与物品)。触摸颈动脉搏动的同时检查患者是否有呼吸。

(2)安置患者:将患者翻成仰卧姿势,放在坚硬的平面上(院内平卧于硬板床上)　尽快取得电除颤仪(AED)并正确使用。

(3)胸外按压部位:两乳头水平连线中点,双手掌根同向重叠放置于此处,双臂伸直,垂直按压,使胸骨下陷5~6cm,每次按压后使胸廓充分回弹,放松时掌根不离开胸壁,按压频率100~120次/分。

(4)采取仰头举颏法或推举下颌法开放气道,简易呼吸器连接氧气,调节氧流量至少10~12L/min,使胸廓抬举连续两次,通气频率8~10次/min。

(5)按压通气比30:2,反复5个循环后进行评估,评估时间不超过10S,如未成功继续进行心肺复苏。

(6)建立静脉通路,应用盐酸肾上腺素等药物抢救。

(7)配合气管插管,备好呼吸机,应用呼吸机辅助通气。

2.心肺复苏后患者护理　安置患者于重症监护病房,严密观察病情变化,及时记录,备好抢救药品、仪器、物品。

(1)各系统指标监护:

1)呼吸系统:保持呼吸道通畅,严密观察呼吸机运行情况,发现报警及时处理,做好人工气道护理,预防 VAP 的发生。

2)循环系统:常规监测 CVP,正确补液治疗,观察心电图变化,及时发现心律失常并处理,计算出入液量,保持出入液量相对平衡。

3)消化系统:留置胃管,根据病情合理饮食或胃肠减压,观察引流液的量、性质和颜色,及时发现消化道出血情况。

4)神经系统:进行脑复苏,维持脑灌注,减轻脑水肿,尽早采用有效降温措施。

5)肾功能:维持肾脏代谢功能,留置尿管,观察尿量、颜色、性状的变化,及时纠正电解质酸碱失衡。

(2)遵医嘱正确使用药物,注意观察药物副作用。

(3)做好基础护理,皮肤、口腔、尿道口及会阴护理,取舒适体位,肢体处于功能位。

(4)随着意识的恢复,及时予以心理干预,更好完成医护方案。

(六)健康指导

对心肺复苏后患者及家属的教育需有针对性,如果心脏骤停的危险因素仍然存在,那么就需要其家属和本人引起重视,减少一些可能增加风险的活动,并戒烟戒酒,有必要时让家属参加心肺复苏的培训课程,并加强陪护。对于危险因素在就医时已经消除的患者,则在健康指导时注重随访。

八、电击伤

电击伤(electric shock)又称触电,是指一定量的电流和电能量(静电)通过人体,引起全身或局部组织损伤、功能障碍,或发生的呼吸心脏骤停。一般临床所见的电击伤以低压电(<380V)触电多见,多以电休克或创伤性休克为主要表现,可发生致命性心室纤维颤动导致心搏骤停引起死亡。

(一)病因

(1)缺乏安全用电常识:盲目私接电线或自行修理电器,利用带电电线晒挂衣物,救护时直接用手去拉触电者。

(2)违规作业:不遵守安全用电操作规程而违规作业。

(3)雷电击伤:雷雨时在大树下躲避雷雨或在田野行走而被雷电击伤。

(4)漏电触电:高温、高湿场所、梅雨季节、腐蚀性化学车间使用的电器绝缘性下降。

(5)由于某些原因误碰电源、电线老化、电器年久失修而漏电伤人。

(6)自然灾害:地震、火灾、暴风雪造成供电线路断落,接触人体而造成电击。

(7)自杀或他杀案件。

(二)临床表现

1.全身表现

(1)轻型:接触低电压,弱电流的电源时,常表现为即刻惊慌、呆滞、面色苍白;接触电部位肌肉收缩,伴有头晕,心悸、全身无力;敏感者可出现晕厥以及短暂的意识丧失,一般都能自行恢复;恢复后可有肌肉疼痛、疲乏、头痛、神经兴奋、心律失常等。

(2)重型:可出现昏迷、持续抽搐、心室纤颤、心搏和呼吸停止,如不脱离电源立即抢救大多死亡。有些严重电击患者虽当时症状不重,但在 1 小时后可突然加重。还有些患者触电后,心搏和呼吸极其微弱,甚至暂时停止处于"假死状态";因此,不可轻易放弃对触电患者的抢救。

2.局部表现

(1)低强度电流、时间较短者伤口较小,呈椭圆形或圆形,损伤处皮肤呈焦黄或灰白色,中心部位低陷,创面干燥,常有进、出口;伤情较轻,一般不累及内脏。

(2)高强度电流可引起两种类型的热损伤:

1)严重的电弧表面烧伤,主要表现为皮肤、软组织甚至骨骼的不同程度烧伤,因衣裤着火也可致皮肤火焰烧伤。

2)电流通过人体时直接加热软组织引起的内电流损伤,其特征为皮肤进口较出口处烧伤更为严重,常有一处进口和多处出口,并有深部及邻近脏器不同程度的隐匿烧伤。

(3)电流可造成血管壁的变性坏死或血管栓塞,从而引起继发出血或组织坏死,肢体软组织大块被灼伤后远端组织常出现缺血和坏死,可出现血红蛋白尿和肌红蛋白尿引起急性肾小管坏死性肾病。

(三)处理原则

(1)脱离电源,立即切断电源或用木棒、竹竿等绝缘物使患者脱离电源。

(2)迅速把患者转移至通风处仰卧,检查生命体征,轻微患者就地观察和休息,促进恢复。

(3)保持呼吸道通畅,及时供氧。若发生呼吸心跳停止,则立即行心肺复苏,以减少并发症和后遗症。

(4)注意保护创面,防止感染,可用清洁敷料和衣服包裹。

(5)及时处理内出血和骨折,特别对高处触电下跌者,必须进行全面体格检查,如发现有内出血和骨折者,应立即予以适当处理。

(6)迅速转送医院,途中注意保持呼吸道通畅,密切观察生命体征。

(四)护理评估

1.初始评估 评估生命体征、意识;确定触电病史;观察患者电击损伤的部位、程度、伤口的数量等;观察有无肢体功能活动异常;既往史、过敏史、既往用药情况、心理、精神状况等。

2.持续评估 生命体征、神志、瞳孔变化、气道维持情况;观察尿量、创面的情况、有无气味、颜色;伤肢水肿严重程度、肢端动脉搏动情况;是否有应用止痛药的指征;实验室检查结果,辅助检查;心理状况;用药后的效果和不良反应。

(五)护理措施

1.休息与体位 保持充足的睡眠,使肢体处于功能位,定时翻身,保持呼吸道通畅,鼓励深呼吸、有效咳嗽、防止肺炎、肺不张的发生。

2.预防感染 观察有无感染现象,有无红、肿、热、痛等。换药时,严格无菌操作,根据医嘱使用抗生素。

3.饮食护理 给予高蛋白、高热量、高纤维食物,维持体液平衡,增加机体抵抗力,促进伤口愈合。

4.监测生命体征 密切观察患者病情变化,遵医嘱用药,做好护理记录,床旁备好抢救药品和物品,发现异常立即报告医生并密切配合抢救。

5.疼痛的护理 使患者处于舒适的体位,保持床单位的清洁干燥,评估疼痛的原因,协助患者解除疼痛,根据医嘱,使用止痛剂。

6.心肺功能的观察和护理 患者早期绝对卧床休息,予以吸氧、心电监护。电击伤所致的心脏损害是电损伤最常见的并发症,护士应密切观察心电图情况,夜间加强巡视,发现异常,立即报告医生,给予及时治疗。

7.脑损伤的观察和护理　密切观察神志、瞳孔变化,倾听患者的主诉,注意有无头痛、恶心、呕吐等症状出现,发现异常及时报告医生,给予脱水、降压、营养神经细胞和改善脑部血液循环的药物。

8.肾功能的观察和护理　电击伤常伴有大量血红蛋白和肌红蛋白释放,易引起肾小管阻塞而导致急性肾功能衰竭的发生,注意观察尿的颜色比重和尿量的变化,定时留取标本。

9.创面的观察和护理　注意观察创面皮肤有无红肿,创面的气味、渗血、渗液情况;下肢创面避免过早下床活动,并抬高患肢;行植皮手术者,应观察皮瓣的色泽,温度及毛细血管充盈度,及时发现皮瓣下积血、积液情况,及时处理。

10.心理护理　电击伤患者心理状态很复杂,早期怕痛,易烦躁,后期怕残怕死,情绪低落,护士应热情、亲切、关心患者,使患者保持最佳状态。

(六)健康指导

(1)加强安全用电常识的宣传教育,严格遵守无菌技术操作规程。

(2)雷雨时不可在大树下躲雨,遇火灾或台风袭击时应切断电源。

(3)定期检查室内电线,如果受潮或被损坏,要及时修补或更换。

(4)不要用湿手直接接触电源开关,更不能随意触摸已经接通了电源的电线的破处。

九、多发性损伤

多发性损伤(multiple injury)是指在同一致伤因子作用下,引起身体两处或两处以上解剖部位或脏器的创伤,其中至少有一处损伤可危及生命。多发伤不同于多处伤,前者是两个以上的解剖部位或脏器遭受严重创伤,后者是同一部位或脏器有两处以上的损伤。

(一)病因

常见于交通事故、爆炸性事故、矿场事故、高处坠落等。多发伤创伤部位多、伤情严重、组织破坏严重,常伴失血性休克或创伤性休克,免疫功能紊乱,高代谢状态,甚至是多器官功能障碍综合征(MODS)。

(二)临床表现

1.症状　临床表现与损伤的部位密切相关,如头部创伤主要表现为神志的变化;面、颈部创伤可以引起气道阻塞,引发窒息;胸部创伤最常见的表现为肋骨骨折,血气胸和肺挫伤,多发伤的临床特点如下。

(1)伤情变化快、死亡率高。

(2)伤情严重、休克率高。

(3)伤情复杂、容易漏诊。

(4)伤情复杂、处理矛盾。

(5)抵抗力低、容易感染。

2.体征　体征与损伤的发生部位有关

(三)处理原则

1.现场紧急救护原则　先处理后诊断、边处理边诊断。可迅速致死而又可逆转的严重情况先处理。

2.生命体征稳定后对损伤器官的处理原则

（1）颅脑损伤：要注意防止脑水肿，有颅内血肿者及早手术清除。

（2）胸部损伤：呼吸机正压通气，有血气胸者行胸腔闭式引流；心脏损伤者应及时手术修补。

（3）腹部损伤：根据受伤脏器进行处理，必要时行剖腹探查。

（4）四肢、骨盆和脊柱脊髓损伤：及早清创和固定骨折，合并有血管、神经和盆腔内脏器损伤时，及早手术治疗。

3.手术治疗原则　手术顺序主要根据受伤器官的严重性和重要性决定，一般按紧急、急性、择期的顺序进行。

（四）护理评估

1.健康史

（1）一般情况：包括年龄、性别、婚姻、职业、饮食、生活习惯、性格特征、药物使用情况。

（2）既往史：了解有无其他部位手术治疗史；有无传染病史；有无其他伴随疾病，如糖尿病、冠心病、高血压等；有无药物过敏。

2.身体状况

（1）首先对多发伤者进行快速的检查，特别是神志、面色、生命体征和出血情况，确认伤者是否存在呼吸道梗阻、休克、大出血等致命性损伤。

（2）对心跳呼吸骤停者，应立即进行心肺复苏，神志不清者，要保持呼吸道通畅，观察并记录患者的神志、瞳孔、呼吸、脉搏和血压的变化，待生命体征稳定后，进一步询问病史。

3.辅助检查　了解各项检查的结果，以判断患者各脏器功能状态和多发性损伤的严重程度等。

4.术中状况　了解麻醉和手术方式、术中出血、补液、输血情况。

5.术后状况　评估患者术后生命体征，各引流管引流液的颜色、性状和量，伤口愈合情况；

6.心理–社会状况　了解患者对疾病康复的认知程度和情绪状态，了解患者的社会支持情况。

（五）护理措施

1.术前急救护理

（1）现场急救：现场急救必须遵循抢救先于诊断和治疗、优先处理致命性损伤的原则，采取边诊断边救治的措施，控制活动性出血。

（2）迅速止血：要尽快止住活动性出血：

1）开放性出血伤口：无菌敷料敷盖，加压包扎，压迫止血，变开放伤口为闭合伤口。

2）骨盆骨折出血、软组织广泛出血，可使用抗休克方案，压迫止血，固定骨折，提高血压，提高全身血液供应。

3）抬高伤肢，增加回心血量。

4）体内脏器大出血，在抗休克的同时，做好术前准备。

5）备好各种夹板，固定骨折，控制休克，防止继发性损伤，如血管损伤。

6）严密观察伤口有无渗血、渗液或血肿，准确记录引流液的颜色、性质和量，发现异常及早通知医生，并认真做好护理记录。严密观察患者血压、脉搏、呼吸等变化。

（3）迅速建立有效的静脉通道：迅速建立2~3条静脉通道。静脉通道应选择上肢静脉、颈外静脉、锁骨下静脉等较大的静脉，以利于提高静脉输液速度。根据医嘱和病情按时、合理准确用药、调节滴速等。

（4）胸腹部外伤的处理：立即用凡士林纱布密封包扎闭合性气胸，张力性气胸行穿刺抽气减压,连枷胸用厚棉垫覆盖浮动部位后加压固定;有呼吸道梗阻的行气管插管,对腹部出血伤口初步包扎;有腹腔内容物脱出者用无菌敷料腹外保护,有骨折者原位固定后再搬运。

2.术前准备护理　短时间内做好术前准备,如备皮、配血、留置胃管、尿管等。

3.术后护理

(1)一般护理:患者术后返病房麻醉未完全清醒时去枕平卧6小时,上床栏防坠床,专人守护。个别患者术后留置管道多,妥善固定各引流管,做好标记,细心观察引流液性质,准确记量,观察伤口情况,注意无菌操作,预防感染,加强基础护理。

(2))严密监测生命体征变化。

(3)保持气道通畅。

(4)预防肺不张:放置胸腔闭式引流促进肺复张,经常更换体位,观察胸腔引流管排气排液情况,定时挤压胸腔闭式引流管,以排出胸腔内的积气积液。

(5)各种引流管的护理:妥善固定,确保通畅,防止非计划性脱管,各种引流管较多时,应做好管道名称标记和深度标记,便于观察护理。

(6)应激性溃疡的观察:严密观察患者胃液、呕吐物、大便等状况。

(7)监测血糖。

(8)血栓的预防:指导患者学会锻炼股四头肌、小腿肌肉群等长收缩、活动足踝部、做深呼吸及引体向上运动,及时督促患者按计划行各种运动。昏迷患者要协助进行各种被动运动,以预防深静脉血栓形成。护理人员应重视清醒患者的主诉,若患者有下肢沉重、胀痛感,应注意观察其双下肢有无色泽改变、水肿、浅静脉怒张和肌肉有无深压痛,必要时测量双下肢相应的不同平面的周径,若双下肢的周径相差0.5cm以上时,及时通知医师,在病情允许情况下应早期开始活动。

(9)营养支持。

(10)心理护理:应注意观察患者情绪,主动与患者及其家属交谈,了解家庭环境、社会背景、职业情况,向患者说明病情,指导患者进行生活自理及康复训练,同时要争取家属的理解支持,共同帮助患者树立战胜疾病的信心,争取早日康复。

(11)加强基础护理预防各种护理并发症。

(12)镇静与镇痛:在诊断不明时慎用或禁用强止痛剂,以免掩盖病情,贻误诊治,注意倾听清醒患者关于疼痛的主诉,剧烈疼痛必须在查明原因后,方可给予镇静止痛药物。

(六)健康指导

1.患者一般指导　轻型患者出院后可尽早恢复正常生活状态,重型患者应加强肢体功能锻炼,瘫痪肢体应置于功能位,以防畸形造成日后生活障碍。颅骨缺损的患者注意保护缺损部分,尽量少去公共场所,外出戴安全帽。告知患者及其家属,若有问题或紧急情况要及时与医务人员取得联系,3~6个月来院复诊。

2.治疗指导　指导患者合理使用止痛药,并应发挥自身积极的应对能力,以提高控制疼痛的效果。患者定期复诊,以监测病情变化和及时调整治疗方案,教会患者及家属如何早期识别并发症,及时就诊。

3.家属支持指导　家属要主动关心、同情多发伤患者,给予其信赖感和安全感,做好说服开导工作,解除其恐惧的心理,帮助其树立自信心、促进心理的健全、加速康复。家属对多发伤患者的焦躁行为应善于忍耐和克制,不计较多发伤患者的过激言行,使多发伤患者能配合各项急救治疗措施,早日康复。

十、急性胸痛

胸痛(chest pain)是指颈部与上腹部之间的不适或疼痛。胸痛的程度与个体的痛阈有关,与疾病轻重程度不完全一致。

(一)病因

1.胸壁疾病　急性皮炎、皮下蜂窝组织炎、带状疱疹、肌炎、肋间神经炎、肋软骨炎、肋骨骨折、颈椎或胸椎疾病等。

2.心血管疾病　心绞痛、心肌梗死、心肌病、心包炎、主动脉夹层、肺栓塞等。

3.呼吸系统疾病　胸膜炎、胸膜肿瘤、气胸、血胸、脓胸、肺炎、肺癌等。

4.纵隔疾病　纵隔炎、纵隔气肿、纵隔肿瘤等。

5.其他　反流性食管炎、食管裂孔疝、食管癌、膈疝、膈下脓肿、肝脓肿、脾梗死、肝癌、多发性骨髓瘤、白血病、神经官能症等。

(二)临床表现

1.发病年龄　自发性气胸、主动脉夹层、结核性胸膜炎、心肌炎、心肌病、风湿性心瓣膜病所致胸痛多见于青壮年,心绞痛、心肌梗死、肺栓塞和肺癌所致胸痛常见于 40 岁以上中老年人。

2.症状

(1)胸痛部位:大部分疾病引起的胸痛常有一定部位。

1)胸壁疾病所致的胸痛常固定在病变部位,且局部有压痛。胸壁皮肤的炎症性病变,局部可有红、肿、热、痛等表现;带状疱疹所致胸痛,可见成簇的水泡沿一侧肋间神经分布伴剧痛,且疱疹不超过体表中线;肋软骨炎引起胸痛,常在第一、二肋软骨处见单个或多个隆起,局部有压痛、但无红肿表现。

2)心绞痛及心肌梗死的疼痛多在胸骨后和心前区或剑突下,可向左肩和左臂内侧放射,甚至达无名指与小指,也可放射于左颈或面颊部,误认为牙痛。

3)动脉夹层引起疼痛多位于胸背部,向下放射至下腹、腰部与两侧腹股沟和下肢,随时间延长位置可向下或向上移动。

4)胸膜炎引起的疼痛多在胸侧部。

5)肺尖部肺癌引起疼痛多以肩部、腋下为主,向上肢内侧放射。

6)食管及纵隔病变引起的胸痛多在胸骨后。

7)肝胆疾病及膈下脓肿引起的胸痛多在右下胸,侵犯膈肌中心部时疼痛放射至右肩部。

(2)胸痛性质:胸痛的程度可呈剧烈、轻微和隐痛;胸痛的性质可有多种多样。

1)带状疱疹呈刀割样或灼热样剧痛。

2)肋间神经痛为阵发性灼痛或刺痛。

3)心绞痛呈绞榨样痛并有重压窒息感,心肌梗死则疼痛更为剧烈并有恐惧、濒死感。

4)动脉夹层常呈突然发生的胸背部撕裂样剧痛或锥痛。

5)气胸在发病初期有撕裂样疼痛。

6)胸膜炎常呈隐痛、钝痛和刺痛。

7)肺梗死亦可突然发生胸部剧痛或绞痛,常伴呼吸困难与发绀。

8)食管炎多呈烧灼痛。

(3)疼痛持续时间:平滑肌痉挛或血管狭窄缺血所致的疼痛为阵发性,炎症、肿瘤、栓塞或梗死所致疼痛呈持续性。如心绞痛发作时间较短暂,而心肌梗死疼痛持续时间长,且不易缓解。

3.影响疼痛因素　主要为疼痛发生的诱因、加重与缓解的因素。

4.伴随症状

(1)伴血流动力学异常。

(2)伴呼吸困难。

(3)伴腰背痛。

(4)伴吞咽时加重。

(5)伴咳嗽、咳痰或咯血。

(6)伴特殊体位时缓解。

5.体征　根据胸痛的原因确定相应的体征。

(三)处理原则

(1)首先判断病情严重性,对生命体征不稳定的患者,应立即开始稳定生命体征的治疗,同时开始下一步处理。

(2)对生命体征稳定的患者,首先获取病史和体征。

(3)进行有针对性的辅助检查。

(4)在上述程序完成后能够明确病因的患者立即开始有针对性的病因治疗,如急性心肌梗死者尽快进行冠脉再通治疗,对急性气胸患者尽快予以抽气或引流等。

(5)对不能明确病因的患者,留院观察一段时间,一般建议6个小时左右。

(四)护理评估

1.了解患者　既往病史,发病的原因、诱因及过程。

2.身体评估　生命体征、意识、尿量、皮肤、营养状况,了解患者胸痛部位、性质、疼痛持续时间、伴随症状及体征。

3.结合心电图、实验室检查及其他检查了解疾病的发生、发展、转归。

4.患者的心理和支持状况。

(五)护理措施

1.病情观察　观察胸痛发作的特征,密切监测患者生命体征及有无呼吸困难、吞咽困难等伴随症状,有无休克等异常体征,动态监测心电图演变及心肌坏死标记物的改变。

2.疼痛护理　剧烈疼痛影响休息、明确病因时,可按医嘱适当使用止痛剂,根据病情取舒适的体位,如半坐位、坐位,以防止疼痛加重,亦可采用局部热湿敷、冷湿敷或肋间神经封闭疗法止痛。

3.休息与活动　急性期绝对卧床休息,卧床期间注意皮肤护理,若无并发症24小时内应鼓励患者在床上行肢体运动。指导患者进行腹式呼吸、主动和被动运动、协助患者洗漱、进餐,逐渐由床上过渡到室内活动,动作应缓慢,并且监测运动时血压、心率等变化。

4.饮食护理　急性期给予流质饮食,以减轻胃扩张,随后过度到低脂、低胆固醇、清淡易消化食物,宜少量多餐。适量进食水果、蔬菜,酌情给予缓泻剂,嘱咐患者排便时切勿用力,以免加重心肌缺血,甚至发生猝死。

5.心理护理　加强与患者沟通,了解患者心理变化,通过讲解疾病的知识、治疗的进展信息,解除患者的恐惧,树立患者战胜疾病的信息。

(六)健康指导

(1)帮助患者及家属了解急性胸痛相关知识,及早识别高危胸痛临床症状、体征及早就诊。指导家属学会拨打急救电话,及简单的急救知识。

(2)指导患者遵医嘱用药,不能擅自加量或减量,了解药物用法、疗效及自我观察药物不良反应,如使用硝酸甘油需要避光保存,打开包装后 6 个月有效,连续服用 3 次症状不能缓解,需要到医院就诊,使用抗凝药物需要观察有无出血情况,定时到医院复查凝血功能等。

(3)合理饮食指导,注意休息,充足睡眠,适宜活动,告知家属及患者避免过劳、饱餐、情绪激动、用力排便,以免病情复发。

(4)指导家属关心理解患者,给予精神支持,生活照顾,细心观察,及早识别病情变化。

十一、急性腹痛

急性腹痛(acute abdominalgia)是急诊患者最常见的情况之一,急性腹痛的特点是起病急骤、病因复杂、病情严重程度不一,有些腹痛如果诊断不及时或处理不当将产生严重后果,甚至可能危及患者生命。

(一)病因

(1)腹腔脏器疾病所致的腹痛　如腹腔脏器急性炎症、胃肠急性穿孔、腹腔脏器阻塞或扭转、腹腔脏器破裂出血、腹腔脏器血管病变等。

(2)腹外脏器疾病(包括全身性疾病)所致的急性腹痛、胸部疾病、中毒及代谢障碍疾病、变态反应及结缔组织病、急性溶血、神经精神性疾病、功能性急性腹痛。

(二)临床表现

胃、十二指肠疾病,急性胰腺炎疼痛多在中上腹部。胆囊炎、胆石症、肝脓肿等疼痛多在右上腹。急性阑尾炎痛在右下腹麦氏点。小肠疾病疼痛多在脐部或脐周。结肠疾病疼痛多在左下腹部。膀胱炎、盆腔炎及异位妊娠破裂,疼痛在下腹部。弥漫性或部位不定的疼痛见于急性弥漫性腹膜炎(原发性或继发性)、机械性肠梗阻、急性出血性坏死性肠炎、铅中毒等。

(三)处理原则

(1)对未明确诊断的急性腹痛患者,进行严密观察,观察期间禁用麻醉镇痛剂如吗啡、哌替啶等药物,以免掩盖病情真相。明确病因情况下,必要时可用解痉剂如阿托品、654-2,同时禁用泻剂和灌肠,以免刺激肠蠕动,使炎症扩散或促使肠穿孔。

(2)禁食禁饮,留置胃肠减压,做好术前准备,补充液体,应用抗生素。

(3)根据病情选择治疗方式,非手术治疗和手术治疗。

(四)护理评估

了解腹痛部位、性质、起始时间与持续时间、引起腹痛的原因、规律性、痛点是否转移以及疼痛的发展过程。

(五)护理措施

1.即刻护理措施　应首先处理能威胁生命的情况,如腹痛伴有休克应及时配合抢救,迅速建立静脉通路,及时补液纠正休克。如有呕吐应头偏向一侧,以防误吸。对于病因明确者,遵医嘱积极做好术前准备。对于病因未明者,遵医嘱暂时实施非手术治疗措施。

2.控制饮食及胃肠减压　对于病情较轻且无禁忌者,可给予少量流质或半流质饮食。病因未明或病情严重者,必须禁食。疑有空腔脏器穿孔、破裂,腹胀明显或肠梗阻患者必须行胃肠减压,应注意保持引流通畅,观察与记录引流液的量、色和性质,及时更换减压器。对于病情严重,预计较长时间不能进食者,按医嘱应尽早给予肠外营养。

3.补液护理 遵医嘱予以输液,补充电解质和能量合剂,纠正体液失衡,并根据病情变化随时调整补液方案和速度。

4.控制感染 遵医嘱使用抗生素。

5.严密观察病情变化

1)意识状态及生命体征。

2)腹痛部位、性质、程度、范围以及腹膜刺激征的变化和胃肠功能状态(饮食、呕吐、腹胀、排便、肠蠕动、肠鸣音等)。

3)全身情况及重要脏器功能变化。

4)腹腔异常,如腹腔积液、干浊音界变化和移动性浊音等。

5)引得症状与体征出现等。

6.对症处理 如腹痛病因明确者,遵医嘱及时予以解痉镇痛药物,但使用止痛药后应严密观察腹痛等病情变化,病因未明确时禁用镇痛剂。高热者可给予物理降温或药物降温。

7.卧床休息 尽可能为患者提供舒适体位,一般状况良好或病情允许时宜取半卧位或斜坡卧位,注意经常更换体位,防止压力性损伤等并发症。

8.稳定患者情绪,做好心理护理 急性腹痛往往给患者造成较大的恐惧,因此,应该注意对患者及家属做好解释安慰工作,对患者的主诉采取同情性倾听,减轻焦虑,降低患者的不适感。

9.术前准备 对危重患者应在不影响诊疗前提下尽早做好必要的术前准备,一旦治疗过程中出现手术指征,立刻完善术前准备,送入手术室。

(六)健康指导

(1)出现腹痛、腹胀、肛门停止排便排气情况及时就诊。

(2)坚持锻炼身体,提高身体功能,避免进食过冷过热食物,饭前或饭后避免剧烈运动,注意防范诱发因素,胆囊炎、胆结石或慢性胰腺炎患者,避免饮酒和摄取高脂肪饮食。

(3)消化道溃疡患者避免辛辣刺激和粗糙饮食,胃肠功能紊乱的患者要避免情绪过于激动或紧张,同时还要注意保暖,避免受寒。

十二、急性酒精中毒

急性酒精中毒(acute alcohol intoxication)是指由于短时间摄入大量酒精或含酒精饮料后出现的中枢神经系统功能紊乱状态,多表现行为和意识异常,严重者损伤脏器功能,导致呼吸循环衰竭,进而危及生命,也称为急性乙醇中毒。

(一)病因

急性酒精中毒是由于服用多量的乙醇或酒类饮料引起的中枢神经系统兴奋及抑制状态。酒精自消化道吸收后,随血液循环进入各内脏和组织,尤其是作用于中枢神经系统,能抑制大脑皮层的机能,出现一系列精神及神经系统表现。

(二)临床表现

1.兴奋期 酒精中毒早期血乙醇浓度>50mg/dl,大脑皮层处理兴奋状态,表现为头晕、面色潮红、眼结膜及皮肤充血,有欣快感,轻微眩晕,语言增多,逞强好胜,口若悬河,夸夸其谈,举止轻浮,有的表现粗鲁无礼,感情用事,打人毁物,喜怒无常。绝大多数人在此期都自认没有醉,继续举杯,不知节制,有的则安然入睡。

2.共济失调期　兴奋状态消失后,血乙醇浓度>150mg/dl,即出现动作失调、步态蹒跚、语无伦次、口齿不清、恶心、呕吐、心率加快。

3.昏睡期　如果酒精量继续增加,血乙醇浓度>250mg/dl,患者即转入昏睡状态,脸色苍白、皮肤湿冷,口唇微紫,心跳加快,呼吸深而慢,且有鼾声,口唇微绀,瞳孔散大或正常,脉搏细弱,速率加快,体温偏低,严重者昏迷、抽搐、大小便失禁,多因延脑呼吸与血管运动中枢衰竭而死亡。有的酒精中毒患者还可能出现高热、休克、颅内压增高、低血糖等症状。

(三)处理原则

轻症者无须治疗,昏迷患者应注意是否同服其他药物,重点是维持生命脏器的功能,严重急性中毒时可用血液透析促使体内乙醇的排出。

(四)护理评估

1.病史评估

(1)了解患者饮酒史,还应了解患者是否有慢性疾病、生活情况、精神状态及心理状态。

(2)评估患者的呼吸及意识状态。

(3)评估患者呕吐的次数,观察呕吐物的性状、有无胃出血。

2.辅助检查

(1)血清乙醇浓度:呼出气中乙醇浓度与血清乙醇浓度相当。

(2)动脉血气分析:可见轻度代谢性酸中毒。

(3)血生化检查:可见低血钾、低血镁和低血钙。

(4)血糖浓度:可见低血糖症。

(5)心电图检查:酒精中毒心肌病可见心律失常和心肌损害。

(五)护理措施

1.即刻护理

(1)保持呼吸道通畅,吸氧,及时清除口鼻腔呕吐物及分泌物,防止窒息,必要时配合医生予以气管插管,辅助通气。

(2)保暖:维持正常体温,急性酒精中毒患者全身血管扩张,散发热量,有些甚至寒战。适当提高室温,加盖棉被等保暖措施,并补充能量。

(3)兴奋躁动患者应适当予以约束,共济失调患者应严格限制其活动,以免发生意外。

2.催吐或洗胃　催吐时要严防胃内容物吸入气管。洗胃指征:

(1)饮酒后半小时内、无呕吐、深度昏迷患者,可以向家属提出洗胃建议。

(2)饮酒后2小时内、无呕吐、深度昏迷患者,家属要求洗胃,可以进行洗胃。

(3)无法判断是否同时服用其他药物,特别是镇静类药物,必须向家属提出洗胃建议。洗胃液不可过多,2000~4000ml内即可,一般用5%碳酸氢钠液或活性炭混悬液,吸引器负压要小,以免损伤胃黏膜。洗胃过程中,出现频繁呕吐,应停止洗胃。

3.病情观察

(1)严密观察并记录患者的神志、瞳孔、呼吸、脉搏、血压等变化。监测心律失常和心肌损害的表现。

(2)密切监测血糖水平,急性意识障碍者应考虑应用葡萄糖、维生素 B6、维生素 B1 等,以加速乙醇在体内的氧化。

(3)观察呕吐物及大便的颜色、量、性质,可判断是否有应激性溃疡的发生。

4.血液透析 若血中乙醇浓度超过 0.4%,可以进行血液透析,滤除血中的乙醇,因为乙醇的分子较小,可以通过生物半透膜。同时也可以加速滤除血液中的乙醛和乙酸。

5.用药护理

(1)盐酸纳洛酮:心功能不全和高血压者慎用。

(2)地西泮:可小剂量使用地西泮,使用时注意推注速度宜慢,不宜与其他药物或溶液混合。

(六)健康指导

(1)帮助患者认识过量饮酒时对身体的危害,以及长期酗酒对家庭社会的不良影响,教育患者爱惜生命,帮助患者建立健康的生活方式,减少酒精中毒的发生。

(2)对急性酒精中毒患者应给予积极的急救措施与细心的护理至关重要,可明显提高治愈率。

十三、休克

休克(shock)是机体受到强烈的致病因素侵袭后,导致有效循环血量锐减、组织血液灌流不足所引起的以微循环障碍、代谢障碍和细胞受损为特征的病理性症候群,是严重的身体应激反应。休克发病急骤,进展迅速,并发症严重,若未能及时发现治疗,则可发展至不可逆阶段而死亡。

(一)病因及分类

休克的分类方法很多,按休克的原因将其分为低血容量性休克、感染性休克、心源性休克、神经源性休克和过敏性休克 5 类。

(二)临床表现

主要临床表现有血压降低、面色苍白、脉搏细弱、尿量减少、皮肤湿冷、静脉塌陷、表情淡漠、反应迟钝,甚至昏迷。病情常迅速恶化,如不及时抢救,组织器官将发生不可逆的损害而危及患者的生命。

(三)处理原则

尽早去除病因,迅速恢复有效循环血量,纠正微循环障碍,恢复组织灌注,增强心肌功能,恢复正常代谢和防止多器官功能障碍综合征。

(1)急救包括积极处理引起休克的原发伤、原发病。

1)处理原发伤、原发病。

2)保持呼吸道通畅。

3)取休克体位:头和躯干抬高 20°~30°,下肢抬高 15°~20°。

4)其他:注意保暖,必要时应用镇痛剂。

(2)补充血容量是治疗休克最基本的首要措施,也是纠正休克引起的组织低灌注和缺氧状态的关键。原则是及时、快速、足量。在连续监测血压、CVP 和尿量的基础上,判断补液量。

(3)纠正酸碱平衡失调。

(4)应用血管活性药物。

(5)改善微循环。

(6)控制感染。

(四)护理评估

1.健康史与相关因素　了解引起休克的各种原因。

2.身体状况　评估患者全身和辅助检查结果,了解休克的严重程度和判断重要器官功能。

(1)意识和表情:患者有无意识改变,对刺激有无反应。

(2)生命体征:血压、脉搏、呼吸、体温。

(3)皮肤色泽及温度。

(4)尿量是反映肾血流灌注情况的重要指标之一。若患者尿量少于25ml/h,表明血容量不足;尿量大于30ml/h时,表明休克有改善。

3.其他　心理和社会支持状况。

(五)护理措施

(1)迅速补充血容量,维持体液平衡。

1)建立静脉通路:迅速建立2条以上静脉输液通道,大量快速补液(除心源性休克外)。

2)合理补液:可根据动脉血压和中心静脉压2个参数作综合分析。

3)观察病情变化:患者意识变化可反映脑组织灌流情况,皮肤色泽、温度可反映体表灌注情况。

4)准确记录出入量。

(2)改善组织灌注,促进气体正常交换。

1)取休克体位:休克体位有利于膈肌下移,促进肺扩张,增加回心血量。

2)使用抗休克裤。

3)用药护理:使用血管活性药物应从低浓度、慢速度开始,根据血压调整药物浓度和泵注速度。

4)维持有效的气体交换。

(3)维持正常体温:

1)监测体温。

2)注意保暖。

3)高热患者予以物理降温,必要时遵医嘱用药物降温。

(4)观察和防止感染。

(5)预防皮肤受损。

(六)健康指导

(1)加强自我保护,避免意外损伤。

(2)了解掌握意外损伤后的处理和自救知识。

(3)宣传食用品或药用品过敏反应的观察和防护。

(4)发生高热或感染时及时就医。

十四、呼吸衰竭和急性呼吸窘迫综合征样

呼吸衰竭(respiratory failure)是指各种原因引起肺通气和(或)换气功能障碍,导致在静息状态下无法维持有效气体交换,表现为低氧血症伴(或不伴)高碳酸血症,进而引起一系列病理生理改变和相应临床症状综合征。呼吸衰竭分为Ⅰ型呼衰:氧分压<60mmHg,二氧化碳分压降低或正常;Ⅱ型呼衰:氧分压<60mmHg,二氧化碳分压>50mmHg。

急性呼吸窘迫综合征(acute respiratory distress syndrome,ARDS)是急性肺损伤(acute lung injury,ALI)的严重阶段,两者为同一疾病过程的两个阶段。ARDS是由心源性以外的各种肺内、外致病因素导致的急性、进行性呼吸衰竭。临床上以呼吸窘迫和顽固性低氧血症为特征。

（一）病因

1.肺内因素　指对肺的直接损伤。

（1）化学性因素，如吸入胃内容物、毒气、烟尘及长时间吸入纯氧等。

（2）物理因素，如肺挫伤、淹溺。

（3）生物性因素，如重症肺炎。

2.肺外因素　包括各种类型的休克、败血症、严重的非胸部创伤、大量输血等。

（二）临床表现

除原发病的表现外，常在受到发病因素攻击（严重创伤、休克、误吸胃内容物等）后12~48小时内（偶有长达5天）突然出现进行性呼吸困难、发绀，常伴有烦躁、焦虑、出汗，患者常感到呼吸窘迫，不能被氧疗所改善。咳嗽、咳痰，甚至出现咳血水样痰或小量咯血。早期多无阳性体征或闻及少量细湿啰音，后期可闻及水泡音及管状呼吸音。

（三）处理原则

1.治疗原发病　是治疗ARDS的首要原则和基础。

2.氧疗　一般进行高浓度（>50%）给氧。

3.机械通气　ARDS患者的机械通气需采用肺保护性通气，包括适当的呼气末正压、小潮气量、常用压力控制模式。

4.液体管理　为了减轻肺水肿，需要以较低的循环容量来维持有效循环，保持双肺相对"干"的状态，在血压稳定的前提下，出入量宜呈轻度负平衡。

5.营养支持与监护　ARDS时机体处于高代谢状态，应补充足够的营养，宜早期开始胃肠营养。

（四）护理评估

（1）症状与体征。

（2）引起ARDS的原因。

（3）辅助检查　评估血常规、血气分析等检查。

（4）心理-社会评估：评估患者对疾病的认知，评估患者及家属的社会支持情况，评估患者是否出现焦虑、抑郁等负性情绪。

（五）护理措施

1.密切观察生命体征　密切监测心率、血压等生命体征，尤其是呼吸频率、深度，节律及血氧饱和度等，观察患者意识、发绀情况、末梢温度等。

2.氧疗及机械通气的护理　严密观察患者呼吸及缺氧症状，若常规氧疗不能维持满意的血氧饱和度，应予呼吸机辅助通气。

3.其他　保证呼吸道通畅，有效湿化与吸痰。

4.营养支持　在病情允许的情况下尽早采用肠内营养，宜选含优质蛋白质及高热量、富含纤维素、易消化食物，避免糖分过多、易产生二氧化碳的饮食，加重呼吸衰竭及耗氧。

5.心理护理　提供舒适的环境，耐心解释病情，充分利用社会支持系统，消除患者的紧张感及焦虑。

（六）健康指导

1.疾病知识指导　向患者及家属讲解疾病的发生、发展和转归,有针对性地制定活动与休息计划,指导患者合理饮食,加强营养,改善体质。避免劳累、情绪激动等不良因素刺激。

2.康复指导　指导患者掌握有效呼吸和咳嗽、咳痰技巧,坚持家庭氧疗,鼓励患者进行耐寒和呼吸功能锻炼,少去人多场合,减少呼吸道感染机会。

3.用药指导和病情监测　指导患者合理用药,如有气急、发绀加重应尽早就医。

十五、急性肾损伤

急性肾损伤(acute kidney injury,AKI)是目前临床中常见的严重临床综合征之一,主要特点是短时间内(数小时至数天)肾功能突然减退,体内代谢产物潴留,水、电解质及酸碱平衡紊乱。

(一)病因

急性肾损伤并非一种疾病,而是由各种原因引起的急性肾脏损伤性疾病,根据致病因素在肾脏直接作用的部位不同,习惯将这些危险因素分为肾前性、肾性及肾后性因素。

1.肾前性 AKI　主要与血容量不足和心脏泵功能明显降低导致的肾脏灌注不足有关。

(1)循环容量原因:腹泻、呕吐和大量使用利尿剂等引起的脱水,或由于严重外伤、大手术、大出血、感染性休克、急性胰腺炎或大剂量降压药引起的血容量相对或绝对不足。

(2)心脏原因:心力衰竭、心肌梗死、严重心律失常、心源性休克或肺栓塞引起的心排血量下降使有效肾血流量不足。

(3)血管原因:肾动脉或深静脉的阻塞或肾血管的自身调节紊乱。

2.肾性 AKI　是由直接损害肾实质的各种致病因素所导致。

(1)肾小管疾病:血管内溶血、肾毒性物质导致的急性肾小管坏死或凋亡,从而引起 AKI。

(2)肾小球疾病:急性链球菌感染后肾炎、急进性肾炎、狼疮性肾炎、过敏性肾炎等。

(3)肾血管病变:恶性高血压诱发的肾动脉纤维素样坏死,弥散性血管内凝血,肾动脉栓塞或血栓形成等。

(4)肾间质病变:急性肾盂肾炎、病毒感染、肾移植术后的排斥反应等。

(5)肾乳头坏死。

3.肾后性 AKI　由各种原因引起的急性尿路梗阻,临床较少见,常见原因有尿道阻塞、输尿管阻塞、神经性膀胱等。

(二)临床表现

急性肾衰竭的病因不同,临床表现也有所差异。典型的临床经过分为少尿期(或无尿期)、多尿期、恢复期,但并不是每个患者都经过此三期,另外,还有一部分患者尿量并不减少,称为非少尿型肾衰竭,预后较好。

1.少尿期

(1)尿量明显减少:少于 400ml/d 为少尿,少于 100ml/d 为无尿。

(2)水电解质紊乱:全身水肿,体重增加,血压升高,并出现低钠、低钙、高钾等电解质紊乱。

(3)循环系统:心包炎、左心衰竭、高血压;高血钾抑制心脏出现房室传导阻滞、心率减慢甚至心搏骤停;

(4)呼吸系统:呼吸困难,有时需应用机械通气。

(5)消化系统:厌食、恶心、呕吐腹胀、消化道出血等,是最早出现的症状。

(6)神经系统:可因神经毒素潴留、脑水肿而出现神志模糊、抽搐、昏迷等神经系统症状。

(7)血液系统:贫血、血小板数量减少、功能障碍,各种凝血因子缺乏,有严重的出血倾向。

2.多尿期　持续 1~3 周,尿量增加甚至超过正常,每日达 3000~5000ml 以上,患者可能出现脱水、血压下降,血尿素氮、肌酐仍可进一步升高,并可能出现感染、其他脏器功能衰竭等并发症。

3.恢复期　多尿期之后肾功能恢复正常约需 3 个月到 1 年,大多数患者的肾功能可恢复维持日常生活及一般劳动,部分患者遗留有不同程度的肾功能损害。

(三)护理措施

1.针对体液过多的护理措施

(1)密切观察病情,注意水肿部位、程度及变化,观察有无胸腔积液、腹腔积液及全身水肿情况,严密监测生命体征及神志变化。监测各重要器官的功能情况,遵医嘱留取各种检查化验,及时发现有无消化道出血、心衰、高血压等表现。

(2)准确记录 24 小时出入量,密切观察尿量,遵医嘱严格限制患者入量。

(3)严密监测肾功能、电解质等的变化,注意有无水中毒、低钠血症、高钾血症等情况的发生,如有异常及时通知医生。

(4)嘱患者绝对卧床,以减轻肾脏负担。

(5)遵医嘱使用利尿剂、脱水剂等,严密观察用药效果及副反应。

(6)合理饮食,适当补充营养,原则上低钾、低钠、高热量、高维生素及适量蛋白质。当患者不能经口进食时,遵医嘱给予患者胃肠营养或静脉营养。

(7)注意观察水肿部位皮肤的情况,减少穿刺,注意按压,抬高患肢,做好皮肤保护,防止出现皮肤破溃。

(8)如果患者持续监测中心静脉压,护士应注意中心静脉压的变化,如有异常,及时通知医生。

(9)当患者病情需要需行床旁血滤治疗时,协助医生进行床旁深静脉穿刺,做好血滤治疗的护理,并密切观察血液净化治疗的过程,告知患者积极配合治疗的意义,保证血滤治疗的顺利进行。

2.针对潜在并发症水电解质紊乱、酸碱平衡失调的护理措施

(1)嘱患者绝对卧床休息,减轻肾脏负担。

(2)严格记录 24 小时出入量,遵医嘱限制患者入量,量出为入,合理补液。

(3)严格观察患者的生命体征、意识变化。观察水电解质失衡的表现,如皮肤黏膜、心率、心律、血压及神经肌肉功能。

(4)遵医嘱留取各种血标本,严密监测患者肾功能的各项指标和血电解质、PH 等,警惕高血钾等情况的发生。

(5)对电解质失衡的情况及时纠正,一旦患者出现高血钾等情况的发生,应立即配合医生进行抢救。

(6)因病情需要行床旁血滤治疗的患者,协助医生进行床旁深静脉穿刺,配合医生进行血滤操作,保证血滤治疗的顺利进行。

3.针对有感染的危险的护理措施

(1)病室保持温湿度适宜,注意开窗通风,保持空气清洁。

(2)限制人员探视,避免与易感人群接触,防止呼吸道感染的发生。

(3)监测患者的生命体征、白细胞计数等情况的变化。每4小时监测一次患者体温,遵医嘱给予患者留取血化验等,体温升高、脉搏频速、白细胞计数增高可能提示患者发生感染。

(4)观察患者伤口的情况,及时发现伤口处红肿、渗血、渗液增多的情况,保持引流的通畅及时换药。

(5)接触患者前后均严格六步洗手法,避免交叉感染。

(6)加强口腔及尿道口护理,防止口腔及泌尿系感染。

(7)进行各种有创操作如留置深静脉及血液净化过程中严格执行无菌操作,防止导管相关性感染的发生。

(8)卧床患者应协助患者每两小时翻身一次,并进行叩背等物理治疗,协助患者咳痰,防止肺部感染。已发生肺部感染的患者,应根据自身肺部感染的情况,做好体位引流。昏迷及建立人工气道的患者应做好评估,按需吸痰以保证呼吸道通畅。保持皮肤清洁,防止压疮及肺部感染的发生。

(9)感染发生时,遵医嘱合理使用对肾脏毒性低的药物。

(10)禁食患者应遵医嘱给予患者静脉营养,提高患者免疫力。

(六)健康指导

(1)饮食宜低盐、低脂、优质蛋白饮食,少食动物内脏,肥肉,油炸食品,酱菜,多食新鲜蔬菜水果,补充维生素,增强抵抗力。

(2)积极治疗原发疾病,指导患者避免导致肾损伤的原因。

(3)保证充足睡眠,避免熬夜,注意劳逸结合,半年内避免做剧烈运动,预防感冒。

(4)避免情绪紧张,戒烟酒。

十六、多器官功能障碍综合征

多器官功能障碍综合征(multiple organ dysfunction syndrome,MODS)是指机体在严重创伤、休克、感染等急性损伤因素的打击下24小时后同时或序贯出现2个或2个以上与原发病损有或无直接关系的系统或器官的可逆性功能障碍。全身炎症反应综合征(systemic inflammation response syndrome,SIRS)是指任何致病因素作用于机体所引起的全身炎症反应,SIRS是多器官功能障碍综合征发生的基础,最终导致多器官功能障碍综合征的出现。MODS病情危重,预后差,病死率随着功能衰竭器官数量的增加而上升,总病死率约40%左右。

(一)病因

1.感染因素　占MODS的70%。包括肺部感染、腹腔内脓肿、肠源性感染或创面感染等。

2.非感染因素　包括严重多发伤、多处骨折、大面积烧伤或大手术、手术合并大量失血、休克、心肺复苏后、急性药物或毒物中毒等。

3.高危因素　高龄、慢性疾病、营养不良、大量输血、危重评分增高等。

(二)临床表现

MODS的临床表现因基础疾病、感染部位、器官代偿能力、治疗措施等的不同而各异。MODS的病程一般约为14~21日,经历休克、复苏、高分解代谢状态和器官功能衰竭4个阶段,各个阶段的临床表现见下表。

表 3-4 各个阶段的临床表现

临床表现	1 阶段	2 阶段	3 阶段	4 阶段
一般情况	正常或轻度烦躁	急性病态,烦躁	一般情况差	濒死感
循环系统	需补充容量	容量依赖性高动力学	休克,CO 下降,水肿	依赖血管活性药物维持血压,水肿
呼吸系统	轻度呼碱	呼吸急促,呼碱,低氧血症	ARDS,严重低氧血症	呼酸,气压伤,高碳酸血症
肾脏	少尿,利尿剂有效	肌酐清除率降低,轻度氮质血症	氮质血症,有血液透析指征	少尿,透析时循环不稳定
胃肠道	胃肠道胀气	不能耐受食物	应激性溃疡,肠梗阻	腹泻,缺血性肠炎
肝脏	正常或轻度胆汁淤积	高胆红素血症,PT 延长	临床黄疸	转氨酶升高,高度黄疸
代谢	高血糖,胰岛素需求增加	高分解代谢	代酸,血糖升高	骨骼肌萎缩,乳酸酸中毒
中枢神经系统	意识模糊	嗜睡	昏迷	昏迷
血液系统	正常或轻度异常	血小板减少,白细胞增多或减少	凝血功能异常	不能纠正的凝血功能异常

(三)处理原则

1.控制原发病　是 MODS 治疗的关键,及时有效地处理感染、创伤、休克等原发病,减少、阻断炎症介质或毒素的产生与释放,防治休克和缺血再灌注损伤。

2.器官功能支持和保护

(1)呼吸功能:合理进行氧疗,必要时行机械通气支持。

(2)循环功能:尽早进行液体复苏,为改善微循环组织灌注,必要时使用血管活性药物。

(3)肾功能:改善肾脏灌注,利尿,必要时行肾脏替代治疗。

(4)胃肠功能:预防应激性溃疡发生,病情允许时应尽早给予胃肠内营养支持,促进胃肠功能恢复,改善胃肠道缺血再灌注损伤,恢复肠道微生态平衡等。

3.合理使用抗生素　在经验性初始治疗时尽快明确病原菌,尽早转为目标治疗,采用降阶梯治疗的策略,并注意防止菌群失调和真菌感染。

4.其他　包括免疫与炎症反应调节、激素治疗,营养与代谢支持和中医中药治疗等。

(四)护理评估

1.病史　评估患者有无感染、创伤、大手术、休克等引起 MODS 的病因。评估患者是否存在高龄、慢性疾病、营养不良、大量输血、危重症评分增高等易感 MODS 的高危因素。

2.症状与体征　详见临床表现。

3.辅助检查　评估患者血常规、血气分析、肾功能、肝功能等各项检查。

4.心理-社会状况　评估患者对疾病的认知情况,评估患者是否出现焦虑、恐惧心理,评估患者及家属的社会支持情况,评估患者家庭经济能力等。

（五）护理措施

1.即刻护理措施　根据原发疾病,进行相应的急救处理措施,如呼吸功能障碍患者要保持气道通畅,必要时协助医生进行气管插管,呼吸机支持通气。急性左心衰患者立即予半卧位,吸氧,遵医嘱给予强心、利尿等药物治疗。

2.重症患者常规护理

(1)严密监测患者生命体征。

(2)保持各种留置管道通畅、妥善固定,防止脱落、堵塞等发生。

(3)严密观察和记录患者出入量。

(4)遵医嘱正确、合理给药,保证治疗措施有效进行。

(5)根据患者病情提供合适的营养支持,改善营养状况。

(6)根据病情选择合适体位,若无禁忌一般选择床头抬高 30°~45°半卧位。

(7)对烦躁、昏迷患者应采取保护性措施,如约束、使用床档等。

(8)加强与患者交流沟通,消除患者焦虑、恐惧等不良情绪,帮助患者树立战胜疾病的信心。

(9)保持室内温湿度适宜和空气清新。

(10)加强基础护理。

3.病情观察和生命体征监测　护士应熟悉 MODS 的诱因和发生、发展过程,掌握 MODS 器官功能变化各期的常见表现,做好生命体征和实验室检查的监测,积极协助医生早期发现病情变化,预防器官衰竭的发生。

4.器官功能监测与护理　严密监测患者呼吸功能、循环功能、中枢神经系统功能、肾功能、肝功能、胃肠功能和凝血系统功能等。遵医嘱做好对各器官功能支持和护理,评估患者对各种器官功能支持和保护的效果,及时发现器官功能变化并配合医生采取相应的处理措施,尽可能维持或促进各器官功能恢复,减少器官损害的数量和程度,从而降低死亡率。

5.感染预防与护理　应加强口腔护理、气道护理、尿路护理、静脉导管护理和皮肤护理;严格执行无菌技术、手卫生、探视等院内感染管理制度;早期、正确采集血、尿、痰等标本进行细菌培养和药物敏感实验,为治疗提供依据;监测各实验室检查指标的变化,及时报告医生,尽早使用足量的抗生素控制感染。

（六）健康指导

根据原发疾病,进行相应的健康指导,具体内容详见各章节。

思考题

1.简述心脏骤停的处理原则。

2.夏天如何预防中暑事件的发生?

3.简述休克不同时期的临床表现。

4.呼吸衰竭患者的常见护理问题及相应措施有哪些?

5.患者,男性,25 岁。因大量饮酒后意识模糊 10 小时,由家属送至急诊科。查体:T36.8℃,P120 次/分,R10 次/分,BP90/60mmHg,血氧饱和度 84%,患者周身酒味,昏迷,双侧瞳孔等大,直径 5mm,对光反射迟钝,尿失禁,双肺呼吸音粗,可闻及鼾声。

(1)医生初步诊断为"急性酒精中毒",为支持诊断还应做哪些检查和化验?

(2)针对此患者的治疗原则和护理要点有哪些?

6.患者,男性,47 岁。因"左大腿根部刀砍伤,失血性休克"2 小时入院,急诊行"左股动、静脉修补术",术中输入全血约 3000ml,术后送 ICU,患者处于昏迷状态,双侧瞳孔直径 5mm,对光反射消失,无自主呼吸,使用呼吸机支持通气,ECG 示窦性心律,心率 142 次/分,静脉泵入多巴胺[40ug/(kg/min)]和去甲肾上腺素[10ug/(kg/min)],血压维持于 89/54mmHg,皮肤苍白、厥冷,肢端青紫,无尿,胃肠减压抽出咖啡色液。实验室检查:Hb43g/L,WBC22×109/L,PLT38×109/L,SCr562umol/L,STB256umol/L。

（1）患者目前最主要的诊断有哪些？诊断依据是什么？

（2）入 ICU 后如何进行器官功能监测和护理？

7.简述百草枯中毒的护理要点。

8.简述一氧化碳中毒的护理要点。

9.简述有机磷农药中毒的临床表现。

第四章　妇产科护理

第一节　概述

妇产科护理学是诊断并处理女性现存和潜在健康问题、为妇女健康提供服务的一门科学,其主要范围包括产科护理学、妇科护理学、计划生育、妇女保健及生殖护理,其中产科护理主要围绕孕产妇、胎儿及新生儿的生理、心理及病理改变开展护理;妇科护理主要针对非妊娠期妇女生殖系统的生理和病理改变而开展护理;计划生育及生殖护理主要对女性生育调节开展指导;妇女保健为健康女性提供自我保健、预防疾病并维持健康等相关知识。妇产科护理对象绝大多数为女性,护士应对其尊重,维护其尊严,为其保守秘密;涉及暴露私密部位操作时,注意做好解释及有效遮挡,保护患者隐私。学习妇产科护理学的目的在于学好理论并掌握技能,培养评判性临床思维能力,发挥护理特有职能,帮助护理对象预防疾病、减轻痛苦、促进康复、尽快获得生活自理能力等。

第二节　妇科护理

一、自然流产

流产(abortion)是指妊娠不足 28 周、胎儿体重不足 1000g 而终止者。流产发生于 12 周以前者称为早期流产,发生在妊娠 12 周至不足 28 周者称为晚期流产。流产又分为自然流产(spontaneous abortion)和人工流产,自然流产的发生占全部妊娠的 10%~15%左右,其中 80%以上为早期流产,是本次阐述的重点。

（一）病因

1.胚胎因素　染色体异常,数目及结构异常是最常见的原因。

2.母体因素

（1）全身性疾病:孕妇妊娠期高热,细菌毒素或病毒通过胎盘进入胎儿血液循环;孕妇患严重贫血或心力衰竭等。

(2)免疫因素:母体妊娠后母儿双方免疫不适应,母体内有抗精子抗体。

(3)生殖器官异常:子宫发育不良,子宫畸形、肌瘤、宫腔粘连,子宫颈重度裂伤及宫颈内口松弛等。

(4)其他:如母儿血型不合(如 RH 或 ABO 血型系统等),妊娠早期行腹部手术,劳动过度、性交,或有吸烟、酗酒、吸毒等不良习惯。

3.胎盘因素　滋养细胞的发育和功能不全,胎盘内巨大梗死、前置胎盘、胎盘早期剥离而致胎盘血液循环障碍等。

4.环境因素　过多接触有害的化学物质(如镉、铅、有机汞、DDT 等)和物理因素(如放射性物质、噪声及高温等)。

(二)临床表现

停经、腹痛及阴道出血是流产的主要临床症状。在流产发展的各个阶段,其症状发生的时间、程度也不同,一般流产的发展过程如下:

1.先兆流产　率表现为停经后先出现少量阴道流血,量比月经量少,有时伴有轻微下腹痛、腰痛、腰坠。妇科检查:子宫大小与停经周数相符,宫颈口未开,胎膜未破,妊娠产物未排出。经休息及治疗后,若流血停止或腹痛消失,妊娠可继续进行;若流血增多或腹痛加剧,则可能发展为难免流产。

2.难免流产　由先兆流产发展而来,流产已不可避免。表现为阴道流血量增多,阵发性腹痛加重。妇科检查:子宫大小与停经周数相符或略小,宫颈口已扩张,但组织尚未排出;晚期难免流产还可有羊水流出或见胚胎组织或胎囊堵于宫口。

3.不全流产　由难免流产发展而来,妊娠产物已部分排出体外,尚有部分残留于宫内,从而影响子宫收缩,致使阴道流血持续不止,严重时可引起出血性休克,下腹痛减轻。妇科检查:一般子宫小于停经周数,宫颈口已扩张,不断有血液自宫颈口内流出,有时尚可见胎盘组织堵塞于宫颈口或部分妊娠产物已排出于阴道内,而部分仍留在宫腔内,有时宫颈口已关闭。

4.完全流产　妊娠产物已完全排出,阴道出血逐渐停止,腹痛随之消失。妇科检查:子宫接近正常大小或略大,宫颈口已关闭。

5.稽留流产　又称过期流产,是指胚胎或胎儿已死亡滞留在宫腔内未自然排出者。胚胎或胎儿死亡后,子宫不再现增大反而缩小,早孕反应消失,若已至妊娠中期,孕妇不感腹部增大,胎动消失。妇科检查子宫小于妊娠周数,宫颈口关闭。听诊不能闻及胎心。

(三)处理原则

不同类型的流产其相应的处理原则亦不同。

1.先兆流产　卧床休息,禁止性生活;减少刺激;遵医嘱使用保胎药。

2.难免流产　一旦确诊,应尽早使胚胎及胎盘组织完全排出,以防止出血和感染。

3.不全流产　一经确诊应行吸宫术或钳刮术以清除宫腔内残留组织。

4.完全流产　若无感染征象一般不需特殊处理。

5.稽留流产　及时促使胎儿和胎盘排出,以防死亡胎儿及胎盘组织在宫腔内稽留日久发生严重的凝血功能障碍及 DIC。处理前应做凝血功能检查。

6.流产合并感染　控制感染的同时尽快清除宫内残留物。

(四)护理评估

1.健康史　孕妇的停经史、早孕反应情况;阴道流血的持续时间与流血量;有无腹痛,腹痛的部位、性质及程度;阴道有无水样排液,以及排液的色、量、有无臭味,有无妊娠产物排出等。在妊娠期间有无全身性疾病、生殖器官疾病、内分泌功能失调及有无接触有害物质等。

2.身心状况

(1)生命体征:出血过多可能导致休克,或因出血时间过长、宫腔内有残留组织而发生感染,因此护士应全面评估孕妇的各项生命体征,尤其注意与贫血及感染相关的征象。

(2)心理状况:以焦虑和恐惧为特征。孕妇面对阴道流血往往会不知所措,胎儿的健康也直接影响孕妇的情绪反应。

3.相关检查

(1)妇科检查:在消毒条件下进行,了解宫颈口是否扩张,羊膜是否破裂,有无妊娠产物堵塞于宫颈口内;子宫大小与停经周数是否相符,有无压痛等,并检查双侧附件有无肿块、增厚及压痛等。

(2)实验室检查:连续测定血 β-hCG、胎盘生乳素(HPL)、雌孕激素等动态变化。

(3)B 超:可显示有无胎囊、胎动、胎心等,可诊断并鉴别流产及其类型。

(五)护理措施

1.先兆流产孕妇的护理

(1)卧床休息,禁止性生活、禁止灌肠等,以减少各种刺激,做好生活护理。

(2)评估病情动态变化:观察是否腹痛加重、阴道流血量增多等。

(3)心理护理:注意观察孕妇的情绪反应,向孕妇及家属说明保胎措施及配合要点,稳定孕妇情绪,增强保胎信心。

2.妊娠不能再继续者的护理 配合做好终止妊娠的准备。建立静脉通道,做好输液、输血准备,协助医师完成手术过程,使妊娠产物完全排出。严密监测孕妇的体温、血压及脉搏,观察其面色、腹痛、阴道流血及与休克有关征象。有凝血功能障碍者应予以纠正,然后再行引产手术。

3.预防感染

(1)病情观察:监测患者的体温、血象及阴道流血、分泌物的性质、颜色、气味等。

(2)卫生清洁:指导孕妇使用消毒会阴垫,保持会阴部清洁卫生,并严格执行无菌操作,加强会阴部护理。

(3)用药护理:当护士发现感染征象后应及时报告医师,并按医嘱进行抗感染处理。

(六)健康指导

1.心理护理 患者出现伤心、悲哀等情绪反应,护士应给予同情和理解,帮助患者及家属接受现实,顺利度过悲伤期。

2.去除诱因 孕妇及家属共同讨论此次流产的原因,并向他们讲解流产的相关知识。

3.再次妊娠准备

(1)有习惯性流产史者在下一次妊娠确诊后应卧床休息,加强营养,禁止性生活,治疗期必须超过以往发生流产的妊娠月份。

(2)黄体功能不足者,按医嘱正确使用黄体酮治疗。

(3)子宫畸形者需在妊娠前先行矫治手术,如宫颈内口松弛者应在未妊娠前做宫颈内口修补术,如已妊娠,则可在妊娠 14~16 周时行子宫内口缝扎术。

二、异位妊娠

异位妊娠(ectopic pregnancy)是受精卵在子宫体腔外着床发育,习称宫外孕。但异位妊娠和宫外孕的含义稍有区别,异位妊娠包括输卵管妊娠、卵巢妊娠、腹腔妊娠、宫颈妊娠及阔韧带妊娠等;宫外孕仅指子宫以外的妊娠,宫颈妊娠不包括在内。在异位妊娠中,输卵管妊娠最为常见,输卵管妊娠因其发生部位不同又可分为间质部、峡部、壶腹部和伞部妊娠。以壶腹部妊娠多见,其次为峡部,伞部,间质部妊娠少见。

(一)病因

任何妨碍受精卵正常进入宫腔的因素均可造成输卵管妊娠,如输卵管炎症、输卵管发育不良或功能异常、受精卵游走、辅助生殖技术、避孕失败等。

(二)临床表现

输卵管妊娠的临床表现与受精卵着床部位、有无流产或破裂以及出血量多少与时间长短有关。

1.症状

(1)停经:多数患者停经6~8周以后出现不规则阴道流血,但有20%~30%的患者因月经仅过期几天而不认为是停经,或误将异位妊娠时出现的不规则阴道流血误认为月经,可能无停经史主诉。

(2)腹痛:输卵管妊娠未发生流产或破裂前为一侧下腹疼痛或酸胀感。输卵管妊娠流产或破裂时,患者突感一侧下腹部撕裂样疼痛。当血液局限于病变区,主要表现为下腹部疼痛,当血液积聚于直肠子宫陷凹处,可出现肛门坠胀感。随着血液由下腹部流向全腹,疼痛亦遍及全腹,血液刺激膈肌,可引起肩胛部放射性疼痛及胸部疼痛。

(3)阴道流血:胚胎死亡后导致血hCG下降,卵巢黄体分泌的激素不能维持蜕膜生长而发生剥离出血,常有不规则阴道流血,色暗红或深褐,量少呈点滴状,一般不超过月经量,可伴有蜕膜管型或蜕膜碎片排出。

(4)晕厥与休克:由于腹腔内急性出血及剧烈腹痛,轻者出现晕厥,严重者出现失血性休克,休克程度取决于内出血速度及出血量,与阴道出血量不成正比。

(5)腹部包块:当输卵管妊娠流产或破裂后所形成的血肿时间过久,可因血液凝固,逐渐变硬并与周围器官发生粘连而形成包块。

2.体征

(1)一般情况:当腹腔出血不多时,血压可代偿性轻度升高;当腹腔出血较多时,可出现面色苍白、脉搏快而细弱、心率增快和血压下降等休克表现。

(2)腹部检查:下腹有明显压痛及反跳痛,尤以患侧为著,但腹肌紧张轻微。出血较多时,叩诊有移动性浊音。若出血时间较长,形成血凝块,在下腹可触及软性肿块。若反复出血并积聚,包块可不断增大变硬。

(3)盆腔检查:阴道内常有来自宫腔的少许血液。输卵管妊娠未发生流产或破裂者,仔细检查可触及胀大的输卵管伴轻度压痛。输卵管妊娠未发生流产或破裂者,阴道后穹隆饱满,有触痛,宫颈抬举痛或摇摆痛是输卵管妊娠的主要体征之一。

(三)处理原则

以手术治疗为主,其次是药物治疗。

1.手术治疗   应在积极纠正休克的同时,进行手术抢救。

2.药物治疗   合理运用中药,或用中西医结合的方法,对输卵管妊娠进行保守治疗已取得显著成果。近年来用化疗药物甲氨蝶呤等治疗输卵管妊娠,已有成功的报道。

3.期待治疗   适用于病情稳定、血清hCG水平较低且呈下降趋势。期待治疗必须向患者说明病情及征得同意。

（四）护理评估

1.健康史　月经史，以推断停经时间。注意不要将不规则阴道流血误认为末次月经，或由于月经仅过期几天，不认为是停经。此外，对不孕、放置宫内节育器、节育术、输卵管复通术、盆腔炎等与发病相关的高危因素予以高度重视。

2.身心状况　输卵管妊娠未发生流产或破裂前，症状及体征不明显。由于输卵管妊娠流产或破裂后，腹腔内急性大量出血及剧烈腹痛，以及妊娠终止的现实都将使孕妇出现较为剧烈的情绪反应，可表现出哭泣、自责、无助、抑郁和恐惧等行为。

3.辅助检查

（1）阴道后穹隆重穿刺：一种简单可靠的诊断方法，适用于疑有腹腔内出血的患者。用长针头自阴道后穹隆刺入直肠陷凹，抽出暗红色不凝血为阳性；如抽出血液较红，放置10分钟内凝固，表明误入血管。

（2）妊娠实验：放射免疫法测血中hCG，尤其是动态观察血β-hCG的变化对诊断异位妊娠极为重要。

（3）超声检查：B型超声显像有助于诊断异位妊娠。诊断早期异位妊娠，单凭B型超声显像有时可能误诊。若能结合临床表现及β-hCG测定等，对诊断的帮助很大。

（4）腹腔镜检查：适用于输卵管妊娠尚未流产或破裂的早期患者和诊断有困难的患者，腹腔内大量出血或伴有休克者，禁做腹腔镜检查。早期异位妊娠患者，腹腔镜可见一侧输卵管肿大，表面蓝紫色，腹腔内无出血或有少量出血。

（5）子宫内膜病理检查：主要适用于阴道流血量较多的患者，目的在于排除同时合并宫内妊娠流产。将宫腔排除物或刮出物做病理检查，切片中可见到绒毛，可诊断为宫内妊娠，仅见蜕膜未见绒毛者有助于诊断异位妊娠。

（五）护理措施

1.手术护理

（1）积极做好术前准备：对于严重内出血并发生休克的患者，应严密监测患者生命体征，开放静脉通道，交叉配血，做好输血输液的准备，以便配合医师积极纠正休克、补充血容量，并按急诊手术要求迅速做好术前准备。

（2）提供心理护理支持：护士于术前简洁明了地向患者及家属讲明手术的必要性，并以亲切的态度和切实的行动赢得患者及家属的信任，保持周围环境安静、有序，减少和消除患者的紧张、恐惧心理，协助患者接受手术治疗方案。术后，护士应帮助患者以正常的心态接受此次妊娠失败的现实，向她们讲述异位妊娠的有关知识。

（3）其他：同妇科腹部手术或腹腔镜手术护理。

2.非手术治疗的护理

（1）严密观察病情：护士需密切观察患者的一般情况、生命体征，并重视患者的主诉，如出血增多、腹痛加剧、肛门坠胀感明显等；尤应注意阴道流血量与腹腔内出血量不成比例，当阴道流血量不多时，不要误以为腹腔内出血量亦很少。

（2）加强化疗药治疗的护理：在用药期间，应用B型超声和血β-hCG进行严密监护，并注意患者的病情变化及药物毒副反应。常用药物有甲氨蝶呤，不良反应较小，常表现为消化道反应，口腔溃疡，骨髓抑制以白细胞下降为主，有时可出现轻微肝功能异常，药物性皮疹、脱发等。

（3）指导患者休息与饮食：患者应卧床休息，避免腹压增大，减少异位妊娠破裂的机会。摄取足够的营养物质,尤其是富含铁蛋白的食物,如动物肝脏、鱼肉、豆类、绿叶蔬菜及黑木耳等。

(4)监测治疗效果:护士应协助正确留取血标本,以监测治疗效果。

(六)健康指导

1.一般指导　指导患者保持良好的卫生习惯,勤洗浴、勤换衣,性伴侣稳定。发生盆腔炎后需立即彻底治疗,再次妊娠时要及时就医,不宜轻易终止妊娠。

2.出院指导

(1)注意休息,保持外阴清洁。

(2)进高热量、高蛋白、丰富维生素清淡易消化饮食,多吃新鲜水果蔬菜。

(3)出院后复查血 hCG 检测每周一次直至正常,两周后复查 B 超直至正常,禁止性生活及盆浴 1 月,建议 6 个月后再考虑怀孕。

(4)如有发热、腹痛、阴道出血超月经量等情况时,立即来院就诊。

三、不孕症

不孕症(infertility)是指正常性生活一年未采取任何避孕措施未孕。分为原发性和继发性不孕,原发性不孕为从未受孕;继发性不孕为曾经怀孕以后又不孕。

(一)病因

1.女性不孕因素　输卵管因素、卵巢因素、子宫因素、宫颈因素、外阴和阴道因素。

2.男性不育因素　精子生成障碍、精子运送障碍和精子异常。

3.男女双方因素　缺乏性生活的基本知识、精神因素和免疫因素。

4.不明原因不孕　经过不孕症的详细检查,尚未发现明确病因。

(二)临床表现

有正常性生活 1 年,未避孕未孕。不同病因导致的不孕症可能伴有相应病因的临床症状。

(三)处理原则

注意增强体质以增进健康,养成良好生活习惯,保持良好乐观的心理状态,增加性知识,有明确病因者积极对症治疗,必要时根据具体情况采用辅助生殖技术。

(四)护理评估

1.健康史　询问健康史应从家庭、社会、性生殖等方面全面评估既往史和现病史。男女双方的健康史都应进行评估。

2.身体评估　夫妇双方应进行全身检查以排除全身性疾病。男方检查重点应检查生殖器有无畸形或病变。女方检查包括处女膜的检查,有无阴道痉挛或横隔,子宫颈或子宫有无异常,子宫附件有无压痛、增厚或肿块。

3.心理社会评估

(1)心理影响:曼宁(Menning)曾将不孕妇女的心理反应描述为震惊、否认、愤怒、内疚、孤独、悲伤和解脱。

(2)生理影响:大多数的介入性治疗方案(如试管婴儿)仍由女性承担,女性不断经历着检查、服药、手术等既费时又痛苦的过程。

(3)社会和宗教影响:将不孕的责任更多的归结为女性。

(4)经济影响:造成很大的压力和不良影响。

4.不孕特殊检查

(1)卵巢功能检查:方法包括基础体温测定、子宫粘液评分、血清内分泌激素监测、B 型超声监测卵泡发育、月经来潮前子宫内膜活组织检查。

(2)输卵管功能检查:常用检查有子宫输卵管通液术、子宫输卵管碘油造影、B型超声下输卵管过氧化氢溶液通液术、腹腔镜直视下行输卵管通液(亚甲蓝液)等。

(3)宫腔镜检查:了解子宫内膜形态、内膜色泽和厚度、双侧输卵管开口、是否有宫腔粘连、子宫畸形等病变。

(4)腹腔镜检查:可与腹腔镜手术同时进行。方便进一步了解盆腔情况,直接观察子宫、输卵管、卵巢有无病变粘连,并可结合输卵管通液术,直视下确定输卵管的形态,是否通畅及周围有无粘连,必要时在病变处取活检。

(5)性交后精子穿透力试验:上述检查未见异常时进行。

(6)生殖免疫检查:判断免疫性不孕是男方自身抗体因素还是女方抗精子抗体因素。

(五)护理措施

(1)心理护理:

1)热情接待患者,建立密切的医患关系。

2)评估患者及家属所处的心理状态。

3)了解家庭的支持状况,必要时协调家庭关系,促进夫妇相互支持。

4)指导放松技巧,如听音乐、表达情绪、倾诉等。

5)提供信息咨询,进行心理疏导。

(2)解释诊断性检查可能引起的不适:子宫输卵管造影可能引起腹部痉挛感;腹腔镜手术后可能感到一侧或双侧肩部疼痛。

(3)用药指导:

1)指导女性在月经周期遵医嘱正确按时服药。

2)说明药物的作用及副作用。

3)告知患者及时报告药物的不良反应。

4)发现妊娠后立即停药。

(4)指导提高妊娠概率的技巧:

1)保持健康状态。

2)在性交前、中、后勿使用阴道润滑剂或进行阴道灌洗。

3)不要在性交后立即如厕,而应该卧床,并抬高臀部,持续20~30分钟,以使精子进入宫颈。

4)掌握性知识,学会预测排卵、选择适当日期性交、性交次数适当,在排卵期增加性交次数。

(5)协助选择人工辅助生殖技术。

(6)帮助夫妇进行交流,提高妇女自我控制感,降低妇女孤独感,提高妇女自我形象。

(7)正视不孕症治疗结局。

(8)围手术期护理:参考妇科腹部手术或腹腔镜手术护理。

(六)健康指导

(1)一般指导:指导患者生活规律,保证充足睡眠,加强营养,适量活动,增强自身抵抗力,保持乐观的态度、良好的心理状态,以积极的心态面对疾病。

(2)指导怀孕:下次月经周期第10天监测排卵,试孕半年至1年,未受孕者返院就诊;选择人工辅助生殖技术的患者下次来月经至辅助生殖中心就诊。

(3)用药指导。

(4)定期复查,不适随诊。

四、子宫内膜异位性疾病

子宫内膜异位症(endometriosis,EM)是指子宫内膜腺体和间质出现在子宫体以外的部位,简称内异症。当子宫内膜腺体和间质侵入子宫肌层时,称子宫腺肌病(adenomyosis)。子宫内膜异位性疾病包括子宫内膜异位症和子宫腺肌病,两者均由具有生长功能的子宫内膜异位所致。

(一)病因

子宫内膜异位的病因及发病机制至今尚未完全阐明,目前主要有异位种植学说、体腔上皮化生学说、诱导学说以及遗传因素、免疫与炎症因素等。

(二)临床表现

1.症状

(1)痛经和下腹痛:疼痛是内异症的主要症状,典型症状为继发性痛经且进行性加重,疼痛的部位多为下腹、腰骶及盆腔中部,有时可放射至会阴部、肛门及大腿。

(2)不孕。

(3)月经失调:经量增多、经期延长、月经淋滴不尽或经前期点滴出血。

(4)性交不适。

(5)其他特殊症状

1)盆腔外任何部分有异位内膜种植生长时,均可在局部出现周期性疼痛、出血和肿块,并出现相应的症状。肠道内异症可出现腹痛、腹泻、便秘或周期性少量便血等。脐部、腹壁切口瘢痕等处的内异症,可在月经期明显增大,并有周期性局部疼痛。肺部、膀胱等处内异症,可发生周期性咯血、血尿等症状。

2)较大的卵巢子宫内膜异位囊肿发生破裂时囊内液流入盆腹腔,患者可出现突发性剧烈腹痛,伴恶心、呕吐和肛门坠胀,引起急腹症。

2.体征　可在腹壁或会阴瘢痕子宫内膜异位症切口附近触及结节状肿块;部分患者下腹部可有轻度压痛,囊肿破裂时可有腹膜刺激征;妇科检查时可扪及与子宫粘连的肿块,有触痛;典型的盆腔子宫内膜异位症患者在进行妇科检查时,可发现子宫被粘连,致使后倾、活动受限甚至固定。子宫正常大小或略大饱满并有轻压痛;一侧或双侧附件区可扪及与子宫相连的不活动囊性包块,囊肿一般<10cm,有轻压痛;子宫骶韧带、子宫后壁或直肠子宫陷凹处可触及不规则的硬结节,触痛明显。若阴道直肠受累,可在阴道后穹隆部扪及甚至看到突出的紫蓝色结节。

3.辅助检查

(1)超声检查:阴道和腹部超声检查可以确定卵巢子宫内膜异位囊肿的位置、大小和形状,并可发现盆腔检查时未能扪及的包块。

(2)CA125 测定血清 CA125 值可能升高,变化范围较大,可用于动态监测。

(3)腹腔镜检查:目前国际公认的诊断子宫内膜异位症的最佳方法,腹腔镜下看到典型病灶或对可疑病变进行活体组织检查即可确诊。

(三)处理原则

治疗子宫内膜异位性疾病的根本目的在于减灭病灶、缓解症状、改善生育功能、减少和避免复发,因此治疗以手术为主,药物为重要的辅助治疗手段。

1.定期随访　适用于盆腔病变不严重、无明显症状者。一般可每 3~6 个月随访并做盆腔检查一次。对希望生育的患者,需要做不孕的各项检查,促使尽早受孕。一般在妊娠期间,病变组织多坏死、萎缩,分娩后症状可缓解甚至于消失。

2.药物治疗 鉴于无排卵性月经者往往无痛经,故可采用性激素抑制排卵以达到缓解痛经的目的。

(1)口服避孕药:适用于轻度内异症患者,目前临床上常用低剂量高效孕激素和炔雌醇的复合片,患者长期连续服用避孕药6~12个月造成类似妊娠的人工闭经称假孕疗法。

(2)孕激素类药物:临床上常用醋酸甲羟孕酮、甲地孕酮或炔诺酮等,一般连续使用半年。药物不良反应主要为体内吸收不稳定而致阴道不规则点滴出血;其他有恶心、轻度抑郁、水钠潴留等。

(3)孕三烯酮:19-去甲睾酮甾体类药物,具有雄激素、抗孕激素和中度抗雌激素作用。

(4)孕激素受体拮抗剂:米非司酮具有抗黄体酮和抗糖皮质激素作用,能抑制排卵,干扰子宫内膜的完整性。

(5)达那唑:为合成的17^a-炔黄体酮衍生物,常见的药物不良反应有恶心、体重增加、多毛、潮热、性欲减退、情绪不稳定等,停药后多可恢复。该药在肝脏代谢、肝功能受损者不宜使用。

(6)促性腺激素释放激素激动剂:抑制垂体分泌促性腺激素,导致卵巢激素水平明显下降,出现暂时性闭经,此疗法又称为"药物性卵巢切除"。

3.手术治疗 适用于药物治疗后症状不缓解、局部病变加重或未能怀孕者,以及卵巢子宫内膜异位囊肿直径>5~6cm且迫切希望生育者。腹腔镜手术是子宫内膜异位性疾病的首选治疗方法,目前以腹腔镜确诊、手术联合药物治疗是内异症治疗的金标准,手术方式有以下三种:

(1)保留生育功能手术:适用于药物治疗无效、年轻和有生育要求者。手术切除病灶,保留子宫、一侧或双侧卵巢。

(2)保留卵巢功能的手术:即切除病灶及子宫,至少保留一侧卵巢或部分卵巢,适用于年龄45岁以下且无生育要求的重症患者。

(3)根治性手术:即切除子宫、双侧附件及所有病灶。适用于重症患者,特别是盆腔粘连严重和45岁以上的患者,术后几乎不复发。

4.手术与药物联合治疗 此手术前给药可使异位病灶缩小、软化,利于缩小手术范围、便于手术操作;手术后加用药物治疗、有利于巩固手术的疗效。

(四)护理评估

1.健康史 重点了解患者的月经史、孕育史、家族史及手术史。

2.症状评估 评估疼痛的程度、性质、发生时间、加重及缓解的因素,特别注意痛经的发生发展与月经、剖宫产、人流术等的关系。

3.心理评估 评估患者对疾病的认知程度及情绪状态等。

(五)护理措施

1.心理护理 在治疗和随访的过程中需观察患者及其家庭的心理反应和应激状况,给患者希望,同时也给患者配偶希望,使患者可从配偶处获得有效的社会支持。

2.药物治疗患者的护理 向患者讲解药理知识,使其了解药物的治疗作用,明确使用剂量、服用时间、不良反应及注意事项,提高患者用药的依从性,坚持治疗。

3.手术患者的护理 同妇科腹腔镜手术患者或腹部手术患者的护理。

(六)健康指导

(1)预防:妇女经期需注意休息,避免吃生冷食物。及时治疗容易引起经血逆流的疾病,如先天性生殖道畸形、闭锁、狭窄和继发性宫颈粘连、阴道狭窄等。

(2)药物避孕与妊娠:口服避孕药可抑制排卵,促进子宫内膜萎缩。因此对于需要避孕的子宫异位症患者,可推荐使用药物避孕,避免使用宫内节育器。鼓励已属婚龄或婚后痛经的妇女及时婚育。

(3)防止医源性异位内膜种植:经期一般不做盆腔检查,宫颈手术应在月经干净后3~7天内进行,负压吸引术最好不做或少做。

(4)对于希望妊娠的患者,在手术治疗后,应向其宣教尽早妊娠的好处,并鼓励尽快妊娠。手术后两年内不能妊娠者,以后妊娠机会非常小,可告知适合的辅助生育技术供其考虑。

五、异常子宫出血

异常子宫出血(abnormal uterine bleeding)是指不符合正常月经周期的出血。正常月经的周期为21~35天,经期持续2~8日,平均失血量为20~60ml。本节主要叙述排卵障碍性异常子宫出血,分为无排卵性异常子宫出血和黄体功能异常。

(一)病因

1.无排卵性异常子宫出血

(1)青春期:下丘脑–垂体–卵巢轴激素间的反馈调解未成熟。

(2)绝经过渡期:卵巢功能下降。

(3)生育期:内外环境刺激,如劳累、应急和疾病(如多囊卵巢综合征)。

2.黄体功能异常

(1)黄体功能不足。

(2)子宫内膜不规则脱落。

(二)临床表现

1.无排卵性异常子宫出血

月经周期紊乱:经期长短和经量多少不一,出血量少者仅为点滴出血,出血量多时间长者可能继发贫血,大量出血导致休克。

2.黄体功能异常

(1)黄体功能不足:月经周期缩短,表现为月经频发(周期<21日)。

(2)子宫内膜不规则脱落:月经周期正常,经期延长,可达9~10天。

(三)处理原则

1.无排卵性异常子宫出血　以药物治疗为主。青春期以止血、调整周期为主,有生育要求需促排卵治疗;绝经过渡期以止血、调整周期、减少经量,防止子宫内膜病变为主。

2.黄体功能异常　调整性腺轴功能,促进黄体功能。

(四)护理评估

1.健康史

(1)一般情况:包括年龄、月经史、婚育史、避孕措施等。

(2)既往史:有无传染病史;有无其他伴随疾病;有无药物过敏史等。

2.身心评估　观察患者精神和营养状态,有无肥胖、贫血貌、出血点、紫癜、黄疸和其他病态进行全身体格检查,了解淋巴、甲状腺、乳房发育情况;患者易产生焦虑和恐惧心理。

3.辅助检查

（1）实验室检查：凝血功能检查、全血细胞计数、尿妊娠试验或血 hCG 检测、血清激素测定、宫颈黏液结晶检查。

（2）盆腔超声检查：子宫内膜厚度及回声。

（3）其他检查：基础体温测定，诊断性刮宫，宫腔镜检查。

4.心理-社会状况　了解患者对疾病康复的认知程度和情绪状态；了解患者的社会支持情况。

（五）护理措施

1.一般护理

（1）评估患者的一般状况，观察患者精神和营养状态，了解年龄、月经史、生育史、既往治疗史、有无并发症及肝肾功能等。

（2）严密观察阴道出血情况，准确监测出血量和生命体征，遵医嘱备血。

（3）遵医嘱给药，观察药物的疗效及不良反应，服用性激素药物期间不得随意停服、漏服，以免引起药物撤退性出血；服用补血药时应注意给药事项。

（4）必要时做诊断性刮宫，刮出物送病理检查。

（5）卧床休息，适当活动，避免过度疲劳。

（6）加强营养，进高蛋白、高铁、高维生素饮食，改善全身状况。

（7）保持外阴清洁，预防感染。

2.大出血患者的护理

（1）患者绝对卧床休息，避免剧烈活动。

（2）观察并记录患者的生命体征及意识状态，尤其要准确记录出血量。

（3）做好给氧、输液及输血准备。

（4）配合医师的止血措施，做好手术止血准备，如刮宫术。

3.性激素治疗患者的护理

（1）向患者说明性激素治疗的原理和注意事项，指导其正确服药。

（2）使用性激素治疗时，必须严格按照医嘱准时按量给药。在治疗排卵型功血时，应注意询问月经周期，了解黄体期长短，以便监护给药。

（3）用大剂量雌激素口服治疗时，部分患者可引起恶心、呕吐、头昏、乏力等副反应，故宜在睡前服用。严重者同时加服维生素 B6、甲氧氯普胺或镇静剂。长期用药者，需注意肝功能监测。

（4）在使用促排卵药物治疗时，应嘱患者坚持测基础体温，以监测排卵情况。

（5）应用雄激素治疗时，注意每月总量不超过 300mg，以免引起男性化，对青春期女性避免使用。

4.心理护理

（1）减轻患者不安心理，讲明病情，让患者了解此病是可治之症，进行精神鼓励，使其积极配合治疗。

（2）月经调节受多种因素影响，因此要同家属取得联系，让她们了解真实的病情，取得她们的支持理解。

（3）护士应主动介绍有关月经的生理卫生知识，针对不同的对象，耐心给予解释，消除思想负担，树立战胜疾病的信心。

5.其他　需要接受手术治疗的患者，同妇科腹部或腹腔镜手术护理。

（六）健康指导

（1）选择健康的生活方式，保持良好的心态，增强机体的适应能力。

（2）嘱患者坐起或站立时要缓慢，防止发生体位性低血压；活动后如有头晕，一定要扶物蹲下，以防摔伤。

（3）活动时间不宜过长，以不超过 30 分钟为宜；活动量不宜过大，可适当地在户外散步，做些力所能及的保健操；活动中要有休息间隔。

（4）用性激素药物期间要严格按医嘱用药，不得随意停服、漏服，以免引起药物撤退性出血。

（5）定期复查，不适随诊。

六、卵巢过度刺激综合征

卵巢过度刺激综合征（ovarian hyper stimulation syndrome，OHSS）为体外受孕辅助生育的主要并发症之一，是一种人体对促排卵药物产生的过度反应，以双侧卵巢多个卵泡发育、卵巢增大、毛细血管通透性异常、异常体液和蛋白外渗进入人体第三间隙为特征而引起的一系列临床症状的并发症。

（一）病因

（1）卵巢对促排卵药物高度敏感（高敏卵巢）。

（2）使用 hCG 促排卵或维持妊娠黄体。

（3）早孕期的内源性 hCG 分泌。

（4）既往有 OHSS 病史者。

（二）临床表现

根据临床表现及实验室检查，可将 OHSS 分为轻、中、重度：

1.轻度 性症状及体征通常发生于注射 hCG 后 7~10 日，主要表现为下腹不适、腹胀或轻微腹痛，伴食欲缺乏、乏力，血 E2 水平≥1500pg/ml，卵巢直径可达 5cm。

2.中度 有明显下腹胀痛、恶心、呕吐或腹泻，伴有腹围增大，体重增加≥3kg，明显腹水，少量胸水，血 E2 水平≥3000pg/ml，双侧卵巢明显增大，直径达 5~10cm。

3.重度 腹胀痛加剧，患者口渴多饮但尿少，恶心、呕吐甚至无法进食，疲乏、虚弱、腹水明显增多，可因腹水而使膈肌上升或胸水致呼吸困难，不能平卧，卵巢直径≥12cm，体重增加≥4.5kg，严重者可出现急性肾功能衰竭、血栓形成及成人呼吸窘迫综合征甚至死亡。如未妊娠，月经来潮前临床表现可停止发展或减轻，此后上述表现迅速缓解并逐渐消失。一旦妊娠，OHSS 将趋于严重，病程延长。

（三）处理原则

OHSS 是一种自限性疾病，多发生于注射 hCG 后 3~7 天。如未妊娠，其病程约 14 天；如妊娠，将继续持续一段时间，且病情可能加重。

1.轻度 OHSS 一般不需特殊处理，鼓励患者多进水，大多数患者可在 1 周内恢复，症状加剧者，应继续观察 4~6 天。

2.中度 OHSS 治疗以卧床休息和补液为主，腹痛者可给少量镇痛剂，但应考虑到药物对胚胎的影响（如受孕成功的话），多数病例在取卵或人工授精后 1 周内病情缓解。门诊监护时，如病情加重应住院治疗，如超过 1 周仍未缓解，表明可能是滋养细胞产生的 hCG 持续刺激黄体所致。

3.重度 OHSS 重度 OHSS 者应立即入院治疗，纠正低血容量和电解质、酸碱平衡紊乱是治疗的关键。药物首选白蛋白(50%)、血浆或低分子右旋糖酐。

(四)护理评估

1.一般状况评估　年龄、取卵数量、血凝、肝肾功能等检查结果及是否已行胚胎移植术。

2.评估患者尿量、腹痛腹胀、胸闷气急、皮肤黏膜水肿及体重连续变化情况等。

3.辅助检查

(1)超声检查:卵巢增大(直径>5cm),有多个黄体,可见腹腔少量积液。

(2)生化检查:全血细胞分析、肝肾功能检查、水电解质测定、E2水平测定等。

(3)胸部X线:有无胸腔积液或心包积液。

(五)护理措施

1.心理护理　应针对患者的不同心理状态,积极做好健康宣教,分享成功案例,增强其治疗信心,建立良好的护患关系。

2.饮食护理　患者应少食多餐,进食速度宜慢,避免过多摄入产气食物,进食易消化、利尿、高蛋白、富含维生素、适量粗纤维的食物,如蛋白粉、蛋类及蔬菜。对水肿患者应限制钠盐(1～3g/d)的摄入,浮肿明显者需无盐饮食,指导患者食用低钠盐,少吃或不吃腌制食品。

3.一般护理　取半卧床休息或取左侧卧位,避免突然改变体位,避免不必要的妇科检查及增加腹压的因素。严密观察患者的神志、面色、生命体征的变化,尤其是呼吸的变化,注意皮肤颜色、弹性及有无出血点。每日测量腹围和体重,记录24小时出入量,注意监测红细胞压积、电解质、肝肾功能、肌酐、凝血功能等。

4.药物护理　白蛋白可以保持血浆胶体渗透压和血容量,降低血中雌二醇水平;低分子右旋糖酐可改善微循环,预防血小板凝集,但应该注意其过敏反应,用量以每天不超过500ml为宜,过量可加重腹水程度。

5.胸腹腔穿刺护理　严重的腹水及胸水引起明显腹胀及呼吸困难者,可在纠正低蛋白血症的同时,通过腹腔或胸腔穿刺抽液改善症状,穿刺应在B超引导下进行,放液时应缓慢、量少(一般放腹水为1000～2000ml,放胸水每次小于800ml),严密观察患者神志面色及生命体征的变化,注意有无咳嗽、胸痛、呼吸困难等。协助患者取半卧位便于液体引流,穿刺后观察穿刺点辅料有无渗出,如有渗出应及时更换敷料。

6.常见并发症的护理

(1)血管并发症:警惕血栓,鼓励翻身、活动四肢、按摩双腿,严重者需抗凝治疗。

(2)肝功能异常:对重症OHSS患者应注意监测肝功能,一旦发现肝功能异常,应注意护肝治疗,防止发生肝功能衰竭。

(3)呼吸道并发症:呼吸困难和呼吸急促最常见。可行动脉血气监测、穿刺引流胸水、保持气道通畅、辅助通气、持续吸氧,以及给予糖皮质激素减少毛细血管渗出,减轻肺水肿,改善呼吸功能,同时注意应用抗生素预防感染。

(4)肾功能障碍:严重OHSS伴少尿者,可在补充血容量的前提下,静脉给予多巴胺扩张肾血管,增加肾血流量。若在血容量未纠正前使用利尿剂,反而加重血液浓缩,引起血栓形成,故慎用或禁用利尿剂。

(5)卵巢扭转:OHSS患者卵巢体积增大,重量增加,扭转风险增加。卵巢扭转轻度患者可改变体位,待卵巢自然复位。重度患者首选手术治疗。

(六)健康指导

(1)OHSS患者出院后应继续加强营养,少量多餐,进食高蛋白、利尿、高维生素、易消化的食物,勿进食易产气食物。

(2)适当活动,保证充足睡眠和休息时间。

(3)按时按量肌肉注射黄体酮。

(4)孕3个月以内禁止性生活。

(5)定期复查,以了解妊娠和卵巢功能恢复情况。

(6)若有任何不适及时就诊。

七、子宫肌瘤

子宫肌瘤(myoma of uterus)是女性生殖器官中最常见的良性肿瘤,多见于育龄妇女。按子宫肌瘤生长部位可分为子宫体部肌瘤和子宫颈部肌瘤;根据肌瘤与子宫肌壁的不同关系,可分为肌壁间肌瘤、浆膜下肌瘤、黏膜下肌瘤。子宫肌瘤常为多发性,有时几种类型的肌瘤可以同时发生在同一子宫上,称为多发性子宫肌瘤。

(一)病因

确切的发病因素尚不清楚,一般认为可能与女性性激素长期刺激有关。近年来发现,孕激素也可以刺激子宫肌瘤细胞核分裂,促使肌瘤生长。此外,由于卵巢功能、激素代谢均受高级神经中枢的调节控制,故有人认为神经中枢活动对肌瘤的发病也可能起作用。

(二)临床表现

多数患者无明显症状,仅在体检时偶然发现,常见症状有:

1. 经量增多及经期延长 是子宫肌瘤最常见的症状。多见于大的肌壁间肌瘤及黏膜下肌瘤,肌瘤使宫腔及内膜面积增大,影响子宫收缩可有经量增多、经期延长症状。黏膜下肌瘤伴坏死感染时,可有不规则阴道流血或脓血性排液等。长期经量过多可继发贫血。

2.下腹部肿块 肌瘤较小时在腹部摸不到肿块,当肌瘤逐渐增大致使子宫超过3个月妊娠大小时,可于下腹正中扪及肿块,实性、可活动、无压痛。巨大的黏膜下肌瘤脱出阴道外时,患者会因外阴脱出肿物就医。

3.白带增多肌壁间肌瘤使宫腔面积增大,内膜腺体分泌增加,并伴盆腔充血致白带增多;脱出于阴道内的黏膜下肌瘤表面极易感染、坏死,可产生大量脓血性排液或有腐肉样组织排出,伴有恶臭的阴道溢液。

4.压迫症状 子宫前壁下段肌瘤可压迫膀胱引起尿频、尿急;宫颈肌瘤可引起排尿困难、尿潴留;子宫后壁肌瘤可引起下腹坠胀、便秘等症状。阔韧带肌瘤或宫颈巨型肌瘤向侧方发展嵌入盆腔内压迫输尿管,可形成输尿管扩张甚至发生肾盂积水。

5.其他 包括腰酸背痛、下腹坠胀,经期加重。

(三)处理原则

根据患者的年龄、症状、肌瘤大小和数目、生长部位及对生育功能的要求等情况进行全面分析后选择处理方案。

1.保守治疗

(1)随访观察:肌瘤小、症状不明显,或已近绝经期妇女,可每3~6个月随访一次,若肌瘤明显增大或出现症状可考虑进一步治疗。

(2)药物治疗:适用于症状不明显或较轻者,尤其近绝经期妇女或全身情况不能手术者,在排除子宫内膜癌情况下,可采用药物对症治疗。常用雄激素如丙酸睾酮注射液、抗雌激素制剂他莫昔芬(三苯氧胺)及促性腺激素类似物等。

2.手术治疗　手术仍然是目前子宫肌瘤的主要治疗方法。适应证包括:月经过多致继发性贫血,药物治疗无效;严重腹痛、性交痛或慢性腹痛、有蒂肌瘤扭转引起的急性腹痛;有膀胱、直肠压迫症状;能确定肌瘤是不孕或反复流产的唯一原因者;肌瘤生长较快,怀疑有恶变者。手术途径可经腹、经阴道或采用宫腔镜及腹腔镜进行,术式有:

(1)肌瘤切除术:年轻又希望保留生育功能的患者,术前排除子宫及宫颈的癌前病变后可考虑经腹或腹腔镜下切除肌瘤,保留子宫。

(2)子宫切除术:肌瘤大、个数多、临床症状无明显者,或经保守治疗效果不明显者、又无须保留生育功能的患者可行全子宫切除术。

(3)其他:随着医学技术的发展,目前出现了许多新的微创治疗手段,如冷冻疗法、射频消融技术、高强度聚焦超声、子宫动脉栓塞术等。

(四)护理评估

1.健康史　追溯病史应注意既往月经史、生育史,是否有(因子宫肌瘤所致)不孕或自然流产史;评估并记录是否存在长期使用女性性激素的诱发因素;发病后月经变化情况;曾接受的治疗经过、疗效及用药后机体反应。同时,注意收集因子宫肌瘤压迫所伴随其他症状的主诉,并排除因妊娠、内分泌失调及癌症所致的子宫出血。

2.身心状况　评估患者的自觉症状,如压迫感;有无腹部包块、排尿困难、尿潴留、排便困难;有无因长期月经量过多导致的继发性贫血,是否伴有倦怠、虚弱和嗜睡等症状。

3.辅助检查　B型超声可区分子宫肌瘤与其他盆腔肿块;MRI可准确判断肌瘤大小、数目和位置;宫腔镜、腹腔镜等内镜检查以及子宫输卵管造影,可协助明确诊断。

(五)护理措施

1.心理护理　护士需要应用专业知识,采用通俗易懂的语言耐心解答患者的提问,为其提供相关的信息,帮助其树立战胜疾病的信心。

2.定期随访　护士要努力使接受保守治疗的患者明确随访时间、目的,主动配合按时接受随访,定期复查。

3.围术期护理　同妇科腹腔镜手术及腹部手术护理。

(六)健康指导

1.一般指导　指导患者生活规律,健康饮食,保证充足的睡眠,适量运动,增强机体抵抗力。建议30岁以上的妇女,每年行常规的妇科体检,及早发现,及早治疗。

2.用药指导　向患者讲明药物名称、用药目的、剂量、方法、可能出现的不良反应及应对措施。例如,选用雄激素治疗者,丙酸睾酮注射液25mg肌注,每5日一次,每月总量不宜超过300mg,以免男性化。使采用抗雌激素制剂他莫昔芬(三苯氧胺)治疗月经明显增多者,按医嘱用药后月经量可明显减少,肌瘤也能缩小,但停药后又可逐渐增大;不良反应为出现潮热、急躁、出汗、阴道干燥等围绝经期症状。长期使用者有使子宫内膜增生风险,需要定期检查随访。

3.出院指导

(1)术后注意休息,加强营养。

(2)术后2个月内避免提举重物,防止正在愈合的腹部肌肉用力,并应逐渐加强腹部肌肉的力量。

(3)未经医生同意,避免阴道冲洗和性生活,否则会影响阴道伤口愈合并引起感染。

（4）出现发热、腹痛、阴道流血、异常分泌物等症状时立即来院就诊。

（5）按医嘱如期返院接受追踪检查。

八、卵巢肿瘤

卵巢肿瘤（ovarian tumor）是常见的妇科肿瘤，可发生于任何年龄。卵巢肿瘤可以有各种不同的形态和性质：单一型或混合型、一侧或双侧性、囊性或实质性；又有良性、交界性和恶性之分。

（一）病因

病因尚不清楚，可能与下列因素有关。

1.遗传和家族因素　20%~25%卵巢恶性肿瘤患者有家族史。

2.环境与饮食因素　发达国家卵巢癌发病率高，可能与饮食中胆固醇含量高有关。

3.内分泌因素　卵巢癌患者平均妊娠数低，未孕妇女发病多，说明妊娠可能保护妇女不患或减少患卵巢癌的概率，由于妊娠期停止排卵，减少了卵巢上皮的损伤。

4.其他　促排卵药物长期使用。

5.激素替代疗法　有研究发现使用激素替代疗法达10年者发生卵巢癌的危险性增加30%，而<10年者仅增加15%的危险性。

（二）临床表现

1.症状　初期肿瘤较小，患者多无症状，常在妇科检查时偶然发现。当肿瘤增长至中等大小时，患者可感腹胀或扪及肿块。较大的肿瘤占满盆腔时可出现压迫症状，如尿频、便秘、气急、心悸等。晚期主要症状为腹胀、腹部肿块、腹腔积液及其他消化道症状；部分患者可有消瘦、贫血等恶病质表现；功能性肿瘤可出现不规则阴道流血或绝经后出血。妇科检查可扪及肿块多为双侧，实性或囊实性，表面凹凸不平，活动差，常伴有腹腔积液。三合诊检查可在直肠子宫陷凹处触及质硬结节或肿块。有时可扪及上腹部肿块，及腹股沟、腋下或锁骨上肿大的淋巴结。

2.并发症

（1）蒂扭转：患者的典型症状为突然发生一侧下腹剧痛，常伴恶心、呕吐甚至休克，系腹膜牵引绞窄所致。盆腔检查可触及张力较大的肿物，压痛以瘤蒂处最剧，并有肌紧张。若为不全扭转者有时可自然复位，腹痛也随之缓解。

（2）破裂：外伤性破裂可因腹部受重击、分娩、性交、穿刺、盆腔检查所致；自发性破裂则因肿瘤过速生长所致。妇科检查可发现腹部压痛、腹肌紧张，可有腹水征，原有的肿块摸不到或扪及缩小的低张性肿块。

（3）感染：较少见，多由肿瘤扭转或破裂后与肠管粘连引起，也可来源于临近器官感染灶如阑尾脓肿扩散。患者表现为发热、腹痛、肿块、腹部压痛、反跳痛、肌紧张及白细胞计数升高等腹膜炎征象。

（4）恶变：肿瘤迅速生长尤其双侧性应考虑有恶变可能，诊断后应尽早手术。

（三）处理原则

卵巢肿瘤一经确诊，首选手术治疗。手术范围及方式取决于肿瘤性质、病变累及范围和患者年龄、生育要求、对侧卵巢情况以及对手术的耐受力等。

1.良性肿瘤　年轻、单侧良性卵巢肿瘤者应行患侧卵巢肿瘤剥除术或卵巢切除术，保留患侧正常卵巢组织和对侧正常卵巢；双侧良性肿瘤者应行肿瘤剥除术。绝经后期妇女宜行子宫及双侧卵巢切除术，术中需判断卵巢肿瘤的良恶性，必要时作冰冻切片组织学检查，明确肿瘤的性质以确定手术范围。

2.交界性肿瘤　主要采用手术治疗。年轻希望保留生育功能的Ⅰ期患者,可以保留正常的子宫和对侧卵巢。

3.恶性肿瘤　以手术为主,辅以化疗、放疗、靶向治疗等综合治疗。

4.卵巢肿瘤并发症　属急腹症,一旦确诊须立即手术。怀疑卵巢瘤样病变且囊肿直径小于5cm者可进行随访观察。

（四）护理评估

1.健康史

（1）一般情况:包括患者年龄、性别、婚姻、职业、生活习惯、药物使用情况等。

（2）询问病史:了解患者局部体征、病程长短、治疗过程及有无并发症等病史。

（3）识别高危因素及人群:如年龄的增长、未产或排卵增加、促排卵药物的应用、高胆固醇饮食、内分泌因素等。

（4）家族史:近亲家属中是否有乳腺癌、结肠癌或子宫内膜癌肿瘤病史。

2.身心状况

（1）身体方面:体积小的卵巢肿瘤不易早期诊断,尤其肥胖者或妇科检查时腹部不放松的患者很难发现。被确定为卵巢肿块者,在定期检查过程中,应重视肿块生长速度、质地、伴随出现的腹胀、膀胱直肠等压迫症状,以及营养消耗、食欲下降等恶性肿瘤的临床特征。

（2）心理方面:患者在等待确定肿瘤性质期间,是一个艰难恐惧的时段;当得知自己患有可能致死的疾病,该病的治疗有可能改变自己的生育状态及既往生活方式时,会产生极大心理压力。

（五）护理措施

1.提供支持　协助患者应对压力。

2.围术期护理　同妇科腹部手术或腹腔镜手术护理。

3.化疗护理　同肿瘤化疗护理。

4.放疗护理　同肿瘤放疗护理。

（六）健康指导

1.一般指导　指导患者生活规律,充足睡眠,注意休息,提倡高蛋白、富含维生素A的饮食,避免高胆固醇饮食,保持乐观的态度和良好的心理状态,以积极的心态面对疾病。

2.出院随访指导　卵巢癌易于复发,患者需长期接受随访和监测。一般在治疗后第1年,每3个月随访1次;第2年后,每4-6个月随访1次;第5年后每年随访1次。随访内容包括询问病史、体格检查、肿瘤标志物检测和影像学检查。血清CA125、AFP、hCG等肿瘤标志物测定根据组织学类型选择。超声是首选的影像学检查,发生异常进一步选择CT、磁共振和(或)PET-CT检查等。

3.疾病预防指导

（1）大力宣传卵巢肿瘤的高危因素,提倡高蛋白、富含维生素A的饮食,避免高胆固醇饮食,高危妇女宜预防性口服避孕药。

（2）积极开展普查普治工作,30岁以上妇女每年应进行一次妇科普查,高危人群不论年龄大小最好每半年接受一次检查。

九、妊娠滋养细胞肿瘤

妊娠滋养细胞肿瘤(gestational trophoblastic tumor,GTT)是一组来源于胎盘滋养细胞增生性疾病。在组织学上可分为绒毛膜癌、侵蚀性葡萄胎、胎盘部位滋养细胞肿瘤(PSTT)及上皮样滋养细胞肿瘤(ETT)。由于侵蚀性葡萄胎和绒癌在临床表现、诊断和处理原则等方面基本相同,因此临床上仍将侵蚀性葡萄胎和绒癌合称为妊娠滋养细胞肿瘤。

(一)病因

60%继发于葡萄胎,30%继发于流产,10%继发于足月妊娠或异位妊娠。其中侵蚀性葡萄胎(invasive mole),全部继发于葡萄胎妊娠,绒癌(choriocarcinoma)可继发于葡萄胎妊娠,也可继发于非葡萄胎妊娠。

(二)临床表现

1.症状

(1)无转移滋养细胞肿瘤:阴道流血,子宫复旧不全或不均匀性增大,卵巢黄素化囊肿,腹痛及假孕症状等。

(2)转移性滋养细胞肿瘤:易继发于非葡萄胎妊娠,或经组织证实的绒癌。肿瘤主要经血行播散,转移发生早而且广泛。最常见的转移部位是肺(80%),其次是阴道(30%)、以及盆腔(20%)、肝(10%)和脑(10%),局部出血是各转移部位症状的共同特点。

2.临床分期 采用国际妇产科联盟(FIGO)妇科肿瘤委员会制定的临床分期。

Ⅰ期:病变局限于子宫。

Ⅱ期:病变扩散,但仍局限于生殖器(附件、阴道、阔韧带)。

Ⅲ期:病变转移至肺,有或无生殖系统病变。

Ⅳ期:所有其他转移。

(三)处理原则

1.化疗 单一药物化疗适用于低危患者,联合药物化疗适用于高危患者。

2.手术 主要用于化疗的辅助治疗。对控制大出血等并发症、切除耐药病灶、减少肿瘤负荷和缩短化疗疗程等方面有作用。

3.放射治疗 应用较少,主要用于肝、脑转移和肺部耐药病灶的治疗。

(四)护理评估

1.健康史 一般情况包括患者年龄、性别、婚姻、职业、生活习惯、药物使用情况等;询问病史包括滋养细胞疾病史、药物使用史及药物过敏史等。

2.身心状况

(1)身体方面:大多数患者有阴道不规则流血,量因人而异。当滋养细胞穿破子宫浆膜层时,则有腹腔内出血及腹痛;若发生转移,要评估转移灶症状,不同部位的转移病灶可出现相应的临床表现。

(2)心理方面:患者容易出现焦虑、情绪低落、恐惧等心理,若出现转移症状,患者及家属会担心疾病预后,害怕化疗药物的毒副反应,对生活失去信心。若需要手术,未生育的女性担心影响生育功能;生育过的患者担心切除子宫改变女性特征。

3.相关检查

(1)血清 hCG 测定:hCG 水平异常是主要的诊断依据。

(2)超声检查:诊断子宫原发病灶的最常用的方法。

(3)X 线胸片:为常规检查。胸片可见病灶是肺转移灶计数的依据。

(4)CT 和磁共振检查:诊断转移的依据。

(5)其他检查:如白细胞和血小板计数、肝肾功能等。

(6)组织学诊断。

(五)护理措施

1.护理 化疗护理及围手术期护理。

2.并发症的护理

(1)妊娠滋养细胞肿瘤阴道转移大出血:

1)严密观察生命体征变化。

2)密切注意阴道出血情况,保留会阴垫、正确估计出血量。

3)备血,建立静脉通道,遵医嘱给予输血、输液、抗休克等治疗。

4)配合医生抢救,阴道填塞纱布压迫止血,更换阴道填塞纱布时应做好抢救准备。

5)绝对卧床休息,禁止做不必要的检查,避免便秘、咳嗽、呕吐等增加腹压的情况。

6)做好皮肤、口腔护理,保持外阴清洁,预防感染。

7)鼓励患者进高蛋白、高维生素、易消化的食物。

8)根据生活自理能力、跌倒/坠床评估,落实安全护理措施。

9)做好解释工作,予以心理疏导及支持,缓解紧张焦虑情绪。

(2)妊娠滋养细胞肿瘤肺部转移大咯血:

1)严密观察生命体征、咯血量、有无胸闷、胸痛等症状。

2)配合医生抢救,立即取头低患侧卧位,保持呼吸道通畅,防止窒息。

3)遵医嘱给药、予以止血、抗休克治疗。

4)卧床休息,有呼吸困难者取半卧位并吸氧。

5)出现血胸时,遵医嘱及时给氧、输液、止血等,防止休克发生。

6)鼓励患者进高蛋白、高维生素、易消化的食物。

7)根据生活自理能力、跌倒/坠床评估,落实安全护理措施。

8)做好解释工作,予以心理疏导及支持,缓解紧张焦虑情绪。

(3)妊娠滋养细胞肿瘤脑转移:

1)卧床休息,将患者安置在避光、安静的单间病房,安置床栏,防止坠床,操作集中进行,减少外界刺激。

2)密切观察患者生命体征,注意观察有无脑栓期的一过性症状及颅内压增高等表现。

3)抽搐患者立即用开口器,防止舌咬伤,使患者平卧,头偏向一侧,保持呼吸道通畅,必要时吸痰和清理呕吐物。

4)颅内压增高明显时,遵医嘱快速使用脱水剂,降低颅内压。

5)做好腰穿准备,协助医生行腰穿,去枕平卧 6 小时,并观察有无头痛、呕吐发生。

6)做好皮肤、口腔护理,预防感染。

7)根据生活自理能力、跌倒/坠床评估,落实安全护理措施。

8)做好家属安抚工作,予以心理疏导及支持,缓解紧张焦虑情绪。

(六)健康指导

1.一般指导 指导患者进食高蛋白、高热量、富含维生素且易消化的食物,避免辛辣、刺激饮食,保证充足的睡眠与愉快的心情,适当活动,增强抵抗力。

2.出院随访指导 治疗结束后应严密随访,第一次在出院后 3 个月,然后每 6 个月 1 次至 3

年,此后每年 1 次直至 5 年。也有推荐低危患者随访 1 年,高危患者可随访 2 年。随访内容主要是定期测定 hCG;询问病史:包括月经状况,有无阴道流血、咳嗽、咯血等症状;妇科检查:必要时可选择超声、X 线胸片或 CT 检查等。随访期间应严格避孕, 一般化疗停止≥12 个月后方可妊娠。

3.疾病预防指导

(1)预防感染:清宫术后禁止性生活一个月。每日清洗外阴,观察体温变化,发热随时就诊。子宫全切术后观察切口情况,有异常随时就诊。

(2)严格避孕:葡萄胎后避孕 6 个月,采用避孕套孕或阴道隔膜避孕。

(3)定期随诊:应注意月经是否规则,有无异常阴道流血,有无咳嗽、咯血及其转移灶症状,若出现异常情况,随时就诊。

十、子宫内膜癌

子宫内膜癌(endometrial carcinoma)是发生于子宫内膜的一组上皮性恶性肿瘤,以来源于子宫内膜腺体的腺癌最常见,为女性生殖道三大恶性肿瘤之一。

(一)病因

病因不十分清楚,5%与遗传有关。通常将子宫内膜癌分为两种类型,Ⅰ型雌激素依赖型和Ⅱ型非雌激素依赖型。Ⅰ型子宫内膜癌多见,均为子宫内膜样癌,患者较年轻,常伴有肥胖、高血压、糖尿病、不孕或不育及绝经延迟,肿瘤分化较好,雌、孕激素受体阳性率高。Ⅱ型子宫内膜癌发病与雌激素无明确关系,多见于老年妇女,在病灶周围可以是萎缩的子宫内膜,肿瘤恶性度高,分化差,雌、孕激素受体多呈阴性或低表达。

(二)临床表现

1.症状

(1)阴道流血:绝经后阴道流血,量一般不多,尚未绝经者可表现为月经增多、经期延长或月经紊乱。

(2)阴道排液:多为血性液体或浆液性分泌物,合并感染则有脓血性排液,恶臭。

(3)下腹部疼痛。

(4)晚期可出现贫血、消瘦及恶病质等相应症状。

2.体征 早期患者妇科检查可无异常发现。晚期可有子宫增大,合并宫腔积脓时可有明显压痛,宫颈管内偶有癌组织脱出,触之易出血。癌灶浸润周围组织时,子宫固定或在宫旁扪及不规则结节状物。

3.转移途径

(1)直接蔓延。

(2)淋巴转移:为子宫内膜癌的主要转移途径。

(3)血行转移:常见部位为肺、肝、骨等。

4.病理分期:子宫内膜癌的分期,采用国际妇产科联盟(FIGO,2014 年)修订的手术–病理分期。

Ⅰ期:肿瘤局限于子宫体。

Ⅱ期:肿瘤侵犯宫颈间质,但无宫体外蔓延。

Ⅲ期:肿瘤局部和(或)区域扩散。

Ⅳ期:肿瘤侵及膀胱和(或)直肠黏膜,和(或)远处转移。

（三）处理原则

1.手术治疗　为首选治疗方法。手术目的：一是进行手术病理分期，确认病变范围及预后相关因素；二是切除病变子宫及其他可能存在的转移病灶。

2.放疗　治疗子宫内膜癌有效方法之一，分近距离照射及体外照射两种。

（1）单纯放疗：仅用于有手术禁忌证的患者或无法手术切除的晚期患者。对Ⅰ期、高分化者选用单纯腔内近距离照射外，其他各期均应采用腔内联合体外照射治疗。

（2）放疗联合技术：Ⅱ期、Ⅲ期和伴有高危因素 2 个或 2 个以上的Ⅰ期（年龄>60 岁，深肌层浸润、低分化、淋巴脉管间隙浸润、浆液性或透明细胞癌）患者，术后应辅助放疗，可降低局部复发，改善无瘤生存期。对Ⅲ期和Ⅳ期病例，通过手术、放疗和化疗联合应用，可提高疗效。

3.化疗　为全身治疗，适用于晚期或复发子宫内膜癌，也可用于术后有复发高危因素患者的治疗，以期减少盆腔外的远处转移。

4.孕激素治疗　主要用于保留生育功能的早期子宫内膜癌患者，也可作为晚期或复发子宫内膜癌患者的综合治疗方法之一。以高效、大剂量、长期应用为宜，至少应用 12 周以上方可评定疗效。

（四）护理评估

1.健康史

（1）一般情况：包括患者年龄、性别、婚姻、职业、生活习惯、药物使用情况等。

（2）识别高危因素：重视阴道流血、排液等症状，重点关注绝经后阴道出血、围绝经期妇女月经紊乱、40 岁以下妇女月经紊乱或经量增多者。

（3）询问病史：如停经后是否接受雌激素补充治疗、育龄期妇女曾用激素治疗效果不佳的月经失调史等。

（4）家族史：近亲家属中是否有乳腺癌、子宫内膜癌等肿瘤病史。

2.身心状况

（1）身体方面：不规则的阴道流血较为多见，绝经后阴道流血则是最典型的症状，通常出血量不多，表现为持续或间歇性出血。部分患者因阴道排液异常就诊。晚期癌患者常伴有全身症状，表现为贫血、消瘦、恶病质、发热及全身衰竭等情况。

（2）心理方面：当患者出现症状并怀疑是子宫内膜癌时，往往内心充满焦虑、恐惧，担心经济负担、疾病预后等，会经历否认、愤怒、妥协、忧郁、接受期 5 个心理反应阶段。

3.相关检查

（1）妇科检查。

（2）阴道超声检查。

（3）分段诊断性刮宫：是常用且有价值的诊断方法。

（4）宫腔镜检查。

（5）其他：如血清 CA125 测定、细胞学检查等。

（五）护理措施

1.围术期护理　同本节妇科腹部手术护理。

2.化疗护理　同肿瘤化疗护理。

3.放疗护理　同肿瘤放疗护理。

（六）健康指导

1.一般指导　改变不良生活习惯,节制饮食,加强锻炼,通过控制高血压、糖尿病、肥胖等"富贵病"的发生减少子宫内膜癌的发病率。指导患者生活规律,以积极乐观的良好心理面对疾病。

2.出院随访指导　治疗后应定期随访,75%~95%复发在术后2~3年内。随访内容应包括详细询问病史、盆腔检查、阴道细胞学检查、胸部X线摄片、腹盆腔超声、血清CA125检测等,必要时可作CT及磁共振检查。一般术后2~3年内每3个月随访一次,3年后每6个月1次,5年后每年1次。

3.疾病预防指导

(1)重视绝经后妇女阴道流血和绝经过渡期妇女月经紊乱的诊治。

(2)正确掌握雌激素应用指征及方法。

(3)对有高危因素的人群,如肥胖、不育、绝经延迟、长期应用雌激素及他莫昔芬等,应密切随访或监测。

(4)加强对林奇综合征妇女的监测,有建议可在30~35岁后开展每年一次的妇科检查、经阴道超声和内膜活检,甚至建议在完成生育后可预防性切除子宫和双侧附件。

十一、宫颈癌

子宫颈癌(cervical cancer),习称宫颈癌,是最常见的妇科恶性肿瘤之一。

(一)病因

流行病学调查发现宫颈癌与HPV感染、多个性伴侣、吸烟、性生活过早、性传播疾病、经济状况低下、口服避孕药和免疫抑制等因素有关。

(二)临床表现

1.症状

(1)阴道流血:常表现为接触性出血,即性生活或妇科检查后阴道流血。老年患者常为绝经后不规则阴道流血。

(2)阴道排液:多数患者有白色或血性、稀薄如水样或米泔状、有腥臭味的阴道排液。晚期患者因癌组织坏死伴感染,可有大量米泔样或脓性恶臭白带。

(3)晚期症状:根据癌灶累及范围出现不同的继发性症状。如尿频、尿急、便秘、下肢肿痛等;癌肿压迫或累及输尿管时,可引起输尿管梗阻、肾盂积水及尿毒症;晚期可有贫血、恶病质等全身衰竭症状。

2.体征　微小浸润癌可无明显病灶,子宫颈光滑或糜烂样改变。外生型子宫颈癌可见息肉状、菜花状赘生物,常伴感染,质脆易出血;内生型表现为子宫颈肥大、质硬、子宫颈管膨大;晚期癌组织坏死脱落,形成溃疡或空洞伴恶臭。阴道壁受累时,可见赘生物生长或阴道壁变硬;宫旁组织受累时,双合诊、三合诊检查可扪及子宫颈旁组织增厚、结节状、质硬或形成冰冻骨盆状。

3.转移途径

(1)直接蔓延:最常见,癌组织向邻近器官或组织扩散。

(2)淋巴转移:病灶侵入淋巴管,形成瘤栓,随淋巴液引流进入局部淋巴结。

(3)血行转移:极少见,晚期可转移至肺、肝或骨骼等。

4.临床分期　采用国际妇产科联盟(FIGO,2009年)的临床分期标准。应在治疗前进行,治疗后不再更改。

Ⅰ期:癌灶局限在子宫颈。

Ⅱ期:癌灶超越宫颈,但未达盆壁;累及阴道,但未达阴道下1/3。

Ⅲ期:癌灶已扩展到骨盆壁和(或)累及阴道下 1/3,导致有肾盂积水或肾无功能者。

Ⅳ期:癌灶超出了真骨盆范围,或浸润膀胱黏膜或直肠黏膜。

(三)处理原则

1.手术治疗　手术的优点是年轻患者可保留卵巢及阴道功能。主要用于早期子宫颈癌(Ⅰ A–ⅡA 期)患者。

2.放射治疗　一般而言,放射治疗(放疗)适用于各期患者,包括腔内照射及体外照射。早期患者以局部腔内照射为主,体外照射为辅;晚期患者以体外照射为主,腔内照射为辅。

3.全身治疗　包括全身化疗和靶向治疗、免疫治疗、营养支持等综合治疗。

(四)护理评估

1.健康史

(1)一般情况:包括患者年龄、性别、婚姻、职业、生活习惯、药物使用情况等。

(2)询问病史:了解患者的婚育史、性生活史、与高危男子性接触史及遗传因素等,重点询问是否有不规则阴道流血。

(3)识别高危因素及人群:如 HPV 感染、多个性伴侣、吸烟、性生活过早、性传播疾病、经济状况低下、口服避孕药和免疫抑制等。

2.身心状况

(1)身体方面:早期患者一般无自觉症状,多由普查发现、出现不规则阴道流血或因性交、妇科检查而引起的接触性出血,晚期患者则出现消瘦、贫血、发热等全身衰竭症状。

(2)心理方面:宫颈癌患者刚得知结果异常时,会感到震惊,常表现为发呆或出现一些令人费解的自发行为。确定诊断后,几乎所有患者会经历否认、愤怒、妥协、忧郁、接受期 5 个心理反应阶段。

3.辅助检查

(1)宫颈细胞学检查和(或)HPV 检测是宫颈癌筛查的最常用的方法。

(2)阴道镜检查:若宫颈细胞学检查为 ASCUS 并高危 HPV DNA 检测阳性者,或宫颈细胞学检查为 ASCUS 以上或 HPV16、18 型感染应行阴道镜检查。

(3)宫颈和宫颈管活体组织检查是确诊宫颈癌前期病变和宫颈癌的最可靠方法。

(4)宫颈锥切术:对于宫颈细胞检查多次阳性,而宫颈活检阴性不能除外浸润癌者,或活检为可疑微小浸润癌需要测量肿瘤范围或除外进展期浸润癌者,需行宫颈锥切术。

(五)护理措施

1.围术期护理　同妇科腹部手术护理。

2.化疗护理　同肿瘤化疗护理。

3.放疗护理　同肿瘤放疗护理。

(六)健康指导

1.一般指导　指导患者生活规律,保证充足睡眠,加强营养,适量活动,增强自身抵抗力,保持乐观的态度的良好的心理状态,以积极的心态面对疾病。

2.出院随访指导　术后注意休息,嘱其手术后 3~6 个月避免体力劳动,3 个月内禁止性生活;遵医嘱定期治疗及随访,第 1 年每三个月复查一次,第 2 年每 3~6 个月复查一次,第 3~5 年每 6 个月复查一次,以后每年一次。

3.疾病预防指导　宫颈癌病因明确、筛查方法较完善,是目前唯一一种可以预防的肿瘤。

(1)一级预防:病因预防,包括健康教育和接种 HPV 预防性疫苗。开展子宫颈癌预防知识宣教,提高预防性疫苗注射率和筛查率,建立健康的生活方式;通过接种疫苗阻断 HPV 感染预防子宫颈癌的发生。

(2)二级预防:普及、规范宫颈癌筛查,做到早发现、早诊断、早治疗。

(3)三级预防:对已发现的宫颈癌患者进行及时规范化的个体化治疗。

十二、女性盆底功能障碍性疾病

女性盆底功能障碍性疾病(female pelvic floor dysfunctional,FPFD)又称盆底缺陷或盆底支持组织松弛,是各种疾病导致的盆底支持结构缺陷或退化、损伤及功能障碍造成的疾病,包括盆腔器官脱垂、尿失禁、粪失禁、生殖道损伤、性功能障碍、慢性盆腔痛和篓。本节主要阐述子宫脱垂这一典型代表。子宫脱垂指子宫从正常位置沿阴道下降,宫颈外口达坐骨棘水平以下,甚至子宫全部脱出于阴道口外,常伴有阴道前后壁膨出。

(一)病因

(1)分娩损伤。

(2)长期腹压增加。

(3)盆底组织发育不良或退行性变。

(二)临床表现

1.分度

Ⅰ度:轻型为宫颈外口距处女膜缘<4cm,未达处女膜缘;重型为宫颈已达处女膜缘,阴道口可见子宫颈。

Ⅱ度:轻型为宫颈脱出阴道口,宫体仍在阴道内;重型为部分宫体脱出阴道口。

Ⅲ度:子宫颈及子宫体全部脱出阴道口外。

2.临床症状 Ⅰ度患者无自觉症状,Ⅱ、Ⅲ度患者主要有如下症状:

(1)腰骶酸胀感及下坠感

(2)肿物自阴道脱出 常在腹压增加时,阴道口有一肿物脱出。开始时肿物在平卧休息时可变小或消失,严重者休息后亦不能回缩,需用手还纳至阴道内。

(3)排便异常 排尿、排便困难。

(三)处理原则

除非合并压力性尿失禁,无症状的患者不需治疗。有症状者可采用保守或手术治疗,治疗以安全简单和有效为原则。

1.非手术治疗

(1)支持疗法:加强营养,合理安排休息和工作,避免重体力劳动。

(2)盆底肌肉锻炼:也称为 Kegel 锻炼,指导患者行收缩肛门运动,用力使盆底肌肉收缩 3 秒以上后放松,每次 10~15 分钟,每日 2~3 次。

(3)放置子宫托。

(4)中药和针灸。

2.手术治疗

凡非手术治疗无效或Ⅱ、Ⅲ度子宫脱垂者均可根据患者的年龄、全身状况及生育要求等采取个体化治疗。手术目的是缓解症状、恢复正常的解剖位置和脏器功能,有满意的性功能。常选择以下手术方法:阴道前后壁修补术加主韧带缩短及宫颈部分切除术-曼氏手术、经阴道全子宫切除术及阴道前后壁修补术、阴道封闭术及盆底重建手术等。

（四）护理评估

1.健康史

了解患者有无产程过长、阴道助产及盆底组织撕伤等病史。同时评估患者有无长期腹压增高情况,如慢性咳嗽、盆腹腔肿瘤、便秘等。

2.身心状况

（1）身体方面:了解患者有无下腹部坠胀、腰骶部酸痛症状;是否有大、小便困难,是否在增加腹压时上述症状加重,卧床休息后症状减轻。注意评估脱垂子宫的程度及局部情况,观察有无压力性尿失禁。

（2）心理方面:由于长期的子宫脱出使患者行动不便,不能从事体力劳动,大小便异常、性生活受到影响患者常出现焦虑,情绪低落,不愿与他人交往。

3.辅助检查

（1）子宫颈细胞学检查:用于排除 CIN 及早期子宫颈癌。

（2）膀胱功能检查:包括尿液感染相关的检测如尿常规、尿培养、残余尿测定、泌尿系彩超及尿流动力学测定等。

（五）护理措施

1.心理护理　子宫脱垂患者由于长期受疾病折磨,往往有烦躁情绪,护士应为其讲解子宫脱垂的疾病知识和预后;做好家属的工作,让家属理解患者,协助患者早日康复。

2.一般护理　加强营养,卧床休息。积极治疗原发疾病,教会患者盆底肌肉锻炼方法。

3.放置子宫托的护理　放置前阴道应有一定水平的雌激素作用。绝经后妇女可选用阴道雌激素霜剂,一般在用子宫托前 4~6 周开始应用,并在放托的过程中长期使用。子宫托应每日早上放入阴道,睡前取出消毒后备用,避免放置过久压迫生殖道而致糜烂、溃疡,甚至坏死造成生殖道瘘;保持阴道清洁,月经期和妊娠期停止使用;上托以后,分别于第 1、3、6 个月时到医院检查 1 次,以后每 3~6 个月到医院检查 1 次。

4.做好术前准备　术前 5 日开始进行阴道准备,I 度子宫脱垂患者应每日坐浴 2 次,一般采取 1:5000 的高锰酸钾或 0.2‰的碘附液;对 Ⅱ、Ⅲ 度子宫脱垂的患者,特别是有溃疡者,行阴道冲洗后局部涂含抗生素的软膏,并勤换内裤。用清洁的卫生带或丁字带支托下移的子宫,避免子宫与内裤摩擦;积极治疗局部炎症,按医嘱使用抗生素及局部涂含雌激素的软膏。

5.其他护理　同会阴部手术护理。

（六）健康指导

（1）术后一般休息 3 个月,禁止盆浴及性生活,半年内避免重体力劳动。

（2）术后 2 个月到医院复查伤口愈合情况;3 个月后再到门诊复查,医生确认完全恢复以后方可有性生活。

（3）避免腹压增加的疾病和劳作,注意产后康复。

十三、常见急危重症的急救配合要点

妇科常见的急腹症有宫外孕、卵巢囊肿蒂扭转、急性盆腔炎、黄体破裂等,此类疾病由于起病急、进展迅速、病情变化复杂,做好急症前的护理至关重要。

（一）抗休克处理

大出血伴休克危及生命的患者,立即通知医生的同时,给予抗休克处理,置患者于中凹卧位,立即建立静脉通道进行配血、止血、输血、输液等,血管瘪陷难穿刺者,配合医生立即行静脉切开术,保证液体充分补充。注意晶体液与胶体液交替输入,以保持血管胶体渗透压维持血容量。积极地去除休克的病因。

(二)保持呼吸道通畅

立即给予氧气吸入,必要时气管插管,气管切开。

(三)严密观察病情变化

及早发现并判断休克的症状,每15~30分钟测量体温、脉搏、呼吸、血压一次,认真观察患者的意识变化,皮肤黏膜的颜色、温度、尿量的变化,腹痛的性质及阴道流血的情况,及时详细的做好记录,观察期间禁止使用止痛剂及灌肠。

(四)落实基础护理

急腹症患者常伴有恶心、呕吐、畏寒发热、阴道流血等临床表现,要有针对性地进行护理,及时清除呕吐物,保持病房空气清新,更换湿物被服,使患者清洁舒适,注意保暖。

(五)心理护理

在抢救的同时,对清醒的患者及家属要认真做好心理护理,耐心解答疑问,说明抢救、治疗与手术对阻止内出血,抢救生命的重要性,给患者以温暖和关怀。

(六)积极配合医生完善术前准备

完善术前的相关检查,如抽血送实验室急查;输液输氧,备皮,留置导尿管,换手术衣等,尽快送患者入手术室。

(七)严格查对制度

抢救中认真执行各项医嘱与操作,做好三查八对,所有药品应经两人核对后方可执行,保留药瓶与安瓿,以备查对,从而杜绝差错事故的发生。

十四、妇科围手术期护理

(一)腹部手术

按手术急缓程度可分为择期手术、限期手术和急诊手术。按手术范围区分主要有剖宫产术、剖腹探查术、全子宫切除术、次全子宫切除术、附件切除术、全子宫及附件切除术、次全子宫及附件切除术、广泛性全子宫切除术及盆腔淋巴结清扫术、卵巢癌的肿瘤细胞减灭术等。

1.手术前护理要点

(1)心理支持:护士需要应用医学专业知识,采用通俗易懂的语言耐心解答患者的提问,为其提供相关的信息、资料等,使患者相信在医院现有条件下,她将得到最好的治疗和照顾,能顺利度过手术全过程。部分受术者会因为丧失生育功能产生失落感,护士应协助她们度过哀伤过程。

(2)营养与饮食指导:根据患者具体营养状况,指导患者合理饮食。术前最短禁食时间为:术前2小时开始禁食清淡流质,6小时开始禁食清淡饮食,8小时开始禁食肉类、油炸和高脂饮食。

(3)拟实施手术的介绍:用通俗易懂的语言向患者介绍手术过程和术前准备的内容。

(4)皮肤准备:通常以顺毛、短刮的方式进行手术区剃毛备皮,其范围是上自剑突下,下至两大腿上1/3处及外阴部,两侧至腋中线。尽可能使用无损伤性去毛方式备皮,备皮时间尽量靠近手术开始时间。

(5)肠道准备:妇科手术部位位于盆腔,与肠道毗邻,肠道准备可以防止术中由于肠管膨胀而致误伤;机械性肠道准备包括口服导泻剂(顺行)和灌肠(逆行)。常用的导泻剂有番泻叶、50%

硫酸镁、20%甘露醇、复方聚乙二醇电解质散、磷酸钠盐。其中复方聚乙二醇电解质散效果最好。灌肠常用溶液有0.1%~0.2%肥皂水、甘油灌肠剂、等渗盐水、清水。

（6）其他：同外科手术患者护理，护士要认真核对受术者生命体征、药物敏感试验结果、交叉配血情况等；必要时应与血库取得联系，保证术中血源供给；指导患者术前取下可活动的义齿、发夹等金属物品、首饰及贵重物品交家属保管。

（7）手术当日的护理：核查体温、血压、脉搏、呼吸等；一旦发现发热、咳嗽、月经来潮，及时通知医生；术前常规安置导尿管并保持引流通畅；根据患者手术种类和麻醉方式铺好麻醉床，准备好术后监护用具及急救用物。

2.手术后护理要点

（1）床边交班：手术完毕患者被送回病室时，手术室护士、麻醉师与病房护士认真做好交接。详尽交接术中情况，包括麻醉类型、手术范围、用药情况、有无特殊护理注意事项等；及时为患者测量血压、脉搏、呼吸；观察患者的呼吸频率与深度，检查输液、腹部伤口、阴道流血情况、背部麻醉管是否拔除等，认真做好床边交班，详尽记录观察资料。

（2）观察生命体征：需依手术大小、病情，认真观察并记录生命体征。通常术后每15~30分钟观察一次血压、脉搏、呼吸并记录，持续2~4小时，直至平稳。

（3）体位：按手术及麻醉方式决定患者的术后体位。采用全身麻醉的患者在尚未清醒前应有专人守护，平卧，头偏向一侧，麻醉清醒后可取低半卧位，头颈部垫枕并抬高头部15°~30°。硬膜外麻醉者，术后可睡软枕平卧，观察4~6小时，生命体征平稳后即可采取半卧位。蛛网膜下腔麻醉者（又称腰麻），去枕平卧4~6小时，以防头痛。鼓励患者活动肢体，每15分钟进行一次腿部运动，防止下肢静脉血栓形成；每2小时翻身一次，有助于改善循环和预防压疮。

（4）饮食护理：根据手术及麻醉情况，遵医嘱指导饮食。禁食甜食、奶类等易胀气食物，饮食逐渐由流质–半流质–软食–普食过渡。

（5）尿量观察与导尿管护理：术后应注意保持尿管通畅，并认真观察尿量及性质。术后患者每小时尿量至少50ml以上，若每小时尿量少于30ml，伴血压逐渐下降、脉搏细数、患者烦躁不安或诉说腰背疼痛、肛门处下坠感等，应考虑有腹腔内出血可能，需及时通知医生。留置尿管期间应擦洗外阴，保持局部清洁，防止发生泌尿系统感染。拔除尿管后要协助患者排尿，以观察膀胱功能恢复情况。

（6）缓解疼痛：患者在麻醉作用消失后会感到伤口疼痛，通常手术后24小时内最为明显。护士应指导患者深呼吸、放松心情。必要时遵医嘱给予止痛处理。采用止痛泵者则根据医嘱或患者的痛感调节泵速，保证患者舒适并得到充分休息。

（7）切口的观察与护理：观察切口有无渗血、渗液，发现异常及时通知医生，必要时给予腹部切口压沙袋6~8小时。

（8）留置引流管的护理：部分术后患者需要留置引流管，注意合理固定引流管，保持引流管通畅。同时观察引流物的量、颜色及性状，性状应为淡血性或浆液性，引流量逐渐减少，而且颜色逐渐变淡，发现异常及时通知医生。

（9）会阴护理：应注意观察阴道分泌物的性质、量、颜色，使用清洁棉球进行会阴护理，防止感染。

3.术后常见并发症的护理

（1）腹胀：术后早期下床活动可改善胃肠功能，预防或减轻腹胀。饮食由流质饮食逐步过渡正常饮食,禁食产气及含糖量高的食物。通常术后48小时恢复正常肠蠕动,一经排气,腹胀即可缓解。如果术后48小时肠蠕动仍未恢复正常,应排除麻痹性肠梗阻、机械性肠梗阻的可能。刺激肠蠕动、缓解腹胀的措施有很多,例如采用生理盐水低位灌肠、"1:2:3"灌肠、热敷下腹部等。

(2)泌尿系统问题:

1)尿潴留:多数患者因不习惯于卧位排尿而致尿潴留;术后留置尿管的机械性刺激或因麻醉性止痛剂的使用减低了膀胱膨胀感等也是尿潴留的主要原因。为了预防尿潴留的发生,可鼓励患者定期坐起来排尿,增加液体入量,通过听流水声等方法帮助帮患者建立排尿反射;拔除留置尿管前,注意夹管定时开放以训练膀胱恢复收缩力等。如上述措施无效则应导尿,一次导尿量不要超过1000ml,以免患者因腹压骤然下降引起虚脱和血尿,宜暂时留置尿管,每3~4小时开放1次,逐渐恢复膀胱功能。

2)尿路感染:嘱留置尿管的患者多饮水,并保持会阴部清洁。若术后出现尿频、尿痛伴有发热等症状者,应遵医嘱行尿培养,确定是否有泌尿道感染。

(3)切口血肿、感染、裂开:保持切口清洁干燥,定期更换敷料;切口出血量多或压痛明显、肿胀、检查有波动感,应考虑为切口血肿,及时通知医生,协助处理。

(4)下肢深静脉血栓:根据患者情况,鼓励患者早期下床活动,指导血栓预防操。对于高危患者,卧床期间应严密观察双下肢有无色泽改变、水肿,询问患者有无酸胀感,检查小腿腓肠肌有无压痛。必要时,遵医嘱使用抗凝药物。若发生血栓,遵医嘱对症处理。

(二)腹腔镜手术

腹腔镜诊疗(laparoscopy)是将接有冷光源照明的腹腔镜经腹壁插入腹腔,连接摄像系统,通过视频观察盆、腹腔内脏器的形态及有无病变,完成对疾病的诊断或对疾病进行手术治疗。20世纪80年代后期,腹腔镜设备、器械不断更新,手术范畴逐渐扩大,国际妇产科联盟(FIGO)提出在21世纪应有60%以上妇科手术在内镜下完成。

1.适应证

(1)子宫内膜异位症的诊断和治疗。

(2)不明原因的急、慢性腹痛与盆腔痛。

(3)不孕症患者明确或排除盆腔疾病,判断输卵管通畅程度,观察排卵状况。

(4)卵巢及输卵管疾病的诊断和治疗。

(5)子宫肌瘤手术。

(6)早期子宫内膜癌和宫颈癌的手术治疗。

(7)计划生育手术及并发症的治疗。

2.禁忌证　严重心肺功能不全者,腹腔内大出血患者,弥漫性腹膜炎或怀疑盆腔内广泛粘连者,大的腹壁疝或膈疝者,凝血功能障碍者。

3.手术前护理要点

(1)心理支持。

(2)术前护理评估。

(3)术前营养和饮食指导。

(4)实施手术的介绍。

(5)皮肤准备:备皮范围同妇科腹部手术。注意脐孔的清洁,因手术器械将通过脐孔进入腹腔,若脐孔清洁不良,则可能把未清除的污物带入腹腔。

(6)其他:同妇科腹部手术。

2.手术后护理要点

(1)床边交班:同妇科腹部手术。

(2)体位:同妇科腹部手术。指导患者平卧 24~48 小时,可在床上翻身活动,避免过早站立导致 CO_2 上移刺激膈肌引起上腹部不适及肩痛。

(3)观察生命体征:同妇科腹部手术。

(4)尿量观察与导尿管护理:同妇科腹部手术。

(5)缓解疼痛:腹腔镜手术后可出现上腹部及肩部疼痛,是由于 CO_2 气腹对膈肌刺激所致,术后数日症状可减轻。其余同妇科腹部手术。

(6)切口的观察与护理:观察切口有无渗血、渗液,发现异常及时通知医生。

(7)留置引流管的护理:同妇科腹部手术。

(8)饮食护理:同妇科腹部手术。

(9)术后并发症的预防:评估患者有无与气腹相关的并发症,如皮下气肿、上腹部不适及肩痛。其余同妇科腹部手术。

(三)宫腔镜手术

宫腔镜诊疗技术(hysteroscopy)是应用膨宫介质扩张宫腔,通过插入宫腔的光导玻璃纤维窥镜直视观察宫颈管、宫颈内口、子宫内膜及输卵管开口的生理与病理变化,并通过摄像系统将所见图像显示在监视屏幕上放大观看,对病变组织直观准确取材并送病理检查;同时也可在宫腔镜下直接手术治疗。

1.适应证

(1)异常子宫出血者。

(2)原因不明的不孕症或反复流产者。

(3)疑宫腔异常者,如宫腔粘连、子宫畸形、内膜息肉、占位病变等。

(4)宫内异物(如节育器、流产残留物等)的定位及取出。

(5)子宫内膜切除或子宫黏膜下肌瘤及部分突向宫腔的肌壁间肌瘤的切除。

(6)宫腔镜引导下输卵管通液、注液及绝育术。

2.禁忌证 严重心肺功能不全者;严重血液系统疾病;急性、亚急性生殖道感染;近 3 个月内有子宫手术或子宫穿孔史者;宫颈瘢痕、宫颈裂伤或松弛者,为相对禁忌证。

3.术前护理 同妇科腹部手术。

4.术后护理 同妇科腹部手术。

(1)注意腹痛、阴道出血、排液及体温情况,保持外阴清洁,有异常情况及时通知医生。

(2)评估患者有无与腹痛、过度水化综合征等相关的并发症。

(3)讲解宫腔镜诊疗后注意事项,2 周内禁止性生活及盆浴。

(四)会阴部手术

会阴部手术是指女性外生殖器部位的手术,该部位血管神经丰富、组织松软,前方有尿道,后面近肛门,又涉及身体隐私处,故患者容易出现疼痛、出血、感染、自我形象紊乱、自尊低下等护理问题。会阴部手术按手术范围区分,有外阴癌根治术、外阴切除术、局部病灶切除术、前庭大腺切开引流术、处女膜切开术、宫颈手术、陈旧性会阴裂伤修补术、阴道成形术、阴道前后壁修补术、尿瘘修补术、子宫黏膜下肌瘤摘除术、阴式子宫切除术及盆底重建术等。

1.术前护理要点

(1)心理准备:向患者介绍相关手术的名称及过程,做好患者及家属心理护理。

(2)全身情况准备:详细了解全身重要脏器的功能,正确评估患者对手术的耐受力。观察患者的生命体征,注意有无月经来潮,若有异常及时通知医生。术前做药物过敏试验、配血备用等。

(3)皮肤准备:会阴部手术患者术前要特别注意个人卫生,每日清洗外阴。若外阴皮肤有炎症、溃疡,需治愈后手术。毛发稀少的部位无须常规剃毛,避免破坏皮肤的解剖屏障。

(4)肠道准备:由于会阴部手术部位与肛门解剖位置很近,术后排便易污染手术视野,因此手术前应做好肠道准备。涉及肠道的手术患者术前3日进少渣饮食,术前1日口服导泻剂,术前日晚及术晨行清洁灌肠。若手术不涉及肠道,仅术前1日口服导泻剂即可。

(5)阴道准备:术前3日开始阴道准备,一般常用2‰的碘附液行阴道冲洗,每日1次。术日晨用消毒液行阴道消毒,消毒时应特别注意阴道穹隆,消毒后用大棉签蘸干,必要时涂甲紫。

(6)膀胱准备:嘱患者进手术室前排空膀胱,根据手术需要,术中或术后留置尿管。

(7)特殊用物准备:根据不同手术的需要做好各种用物的准备,包括软垫、支托、阴道模型、丁字带、绷带等。

2.术后护理要点

(1)体位与活动:根据不同手术采取相应的体位。处女膜闭锁及有子宫的先天性无阴道患者,术后采取半卧位,有利于经血的流出;行阴道前后壁修补或盆底修补术后的患者应采取平卧位,禁止半卧位,以降低外阴阴道张力,促进伤口的愈合。术后为防止下肢静脉血栓的形成应鼓励患者尽早进行床上四肢肌肉收缩和放松的活动,有条件者可以为患者进行物理治疗预防血栓。

(2)切口的护理:外阴阴道肌肉组织少、张力大,切口不易愈合,护理人员要随时观察会阴切口的情况,观察局部皮肤的颜色、温度、湿度,有无皮肤或皮下组织坏死;注意有无渗血、红肿热痛等炎症反应;注意阴道分泌物的量、性质、颜色及有无异味。嘱患者保持外阴清洁、干燥,勤更换内裤及床垫;每日行外阴擦洗2次,排便后清洁外阴。有些外阴部手术需加压包扎或阴道内留置纱条压迫止血,外阴包扎或阴阴道内纱条一般在术后12~24小时内取出,取出时注意核对数目。

(3)尿管的护理:会阴部手术后保留尿管时间较长,根据手术范围及病情尿管分别留置2~10日。注意保持尿管的通畅,特别是尿瘘修补术的患者,观察尿液的颜色、尿量。

(4)肠道护理:根据手术及麻醉情况,遵医嘱指导饮食。禁食甜食、奶类等易胀气食物,饮食逐渐由流质-半流质-软食-普食过渡。会阴部手术的患者为防止大便对伤口的污染及排便时对伤口的牵拉,应控制首次排便的时间。涉及肠道的手术应在患者排气后抑制肠蠕动,按医嘱给予药物,常用药物为鸦片酊。

(5)避免增加腹压:向患者讲解腹部压力增加会影响伤口的愈合,应避免增加腹压的动作,如长期下蹲、用力大便、咳嗽等。

(6)减轻疼痛:会阴部神经末梢丰富,对疼痛特别敏感,针对患者的个体差异,采取不同的方法缓解疼痛,如更换体位减轻伤口的张力、分散患者的注意力、勿过多的打扰患者、遵医嘱及时给予足量止痛药物、应用自控镇痛泵等,同时注意观察用药后的止痛效果。

(7)出院指导:会阴部手术患者伤口局部愈合较慢,嘱患者应保持外阴部的清洁;一般应休息3个月;禁止性生活及盆浴;半年内避免重体力劳动及增加腹压,循序渐进活动。出院后遵医嘱 1 个月、3 个月随诊,若有病情变化应及时就诊。

思考题

1.自然流产的分类有哪些?

2.子宫内膜异位症的护理评估包括哪些内容? 健康教育指导应该如何进行?

3.不孕症的定义及病因分别是什么?

4.宫外孕破裂患者的急救配合要点有哪些?

5.妇科腹部手术的术前护理要点有哪些?

6.腹腔镜手术术后护理要点有哪些?

7.与排卵障碍相关的异常子宫出血应采取哪些护理措施?

8.卵巢过度刺激综合征如何分度? 主要的护理措施有哪些?

9.简述妊娠滋养细胞肿瘤的处理原则有哪些?

10.宫颈癌的三级预防有哪些措施?

第三节　产科护理

一、早产

早产(preterm labor,PTL)是指妊娠满 28 周至不满 37 足周之间分娩者。

(一)病因

1.孕妇因素　合并有感染性疾病(尤其性传播疾病)、子宫畸形、子宫肌瘤、急、慢性疾病及妊娠并发症,有吸烟、酗酒不良行为或精神受刺激以及承受巨大压力时也可发生早产。

2.胎儿、胎盘因素　胎膜早破、绒毛膜羊膜炎最常见,下生殖道及泌尿道感染、妊娠合并症与并发症、子宫过度膨胀及胎盘因素如前置胎盘、胎盘早剥、羊水过多、多胎等。

(二)临床表现

主要表现为子宫收缩,最初不规则宫缩,常伴有少许阴道流血或血性分泌物,继之可发展为规则宫缩,伴有宫颈管的进行性缩短。

(三)处理原则

若胎膜完整,在母胎情况允许时尽量保胎至 34 周,监护母胎情况,适时停止早产治疗。

(1)适当休息。

(2)促胎肺成熟治疗:妊娠<35 周,1 周内有可能分娩的孕妇,应使用糖皮质激素促胎儿肺部成熟。方法:地塞米松注射液 6mg 肌内注射,每 12 小时 1 次,共 4 次。

(3)抑制宫缩治疗:

1)β-肾上腺素能受体激动剂:副作用较明显,主要有母胎心率增快、心肌耗氧量增加、血糖升高、水钠潴留、血钾降低等,严重时可出现肺水肿、心衰、危及母体生命,常用药物利托君。

2)硫酸镁:高浓度的镁离子直接作用于子宫平滑肌细胞,拮抗钙离子对子宫收缩活性,有较好抑制子宫收缩的作用。

3)阿托西班:一种缩宫素类似物,通过竞争子宫平滑肌细胞膜上的缩宫素受体,抑制由缩宫素所诱发的子宫收缩,其抗早产的效果与利托君相似,副作用少。

4)前列腺素合成酶抑制剂:能抑制前列腺素合成酶,减少前列腺素合成或抑制前列腺素释放,从而抑制宫缩,常用药物吲哚美辛。

5)钙通道阻滞剂:阻滞钙离子进入肌细胞而抑制宫缩,常用药物硝苯地平。

(4)控制感染。

(5)适时停止早产的治疗:下列情况,需终止早产治疗:宫缩进行性增强,经过治疗无法控制者;有宫内感染者;衡量利弊,继续妊娠对母胎的危害大于胎肺成熟对胎儿的好处时;妊娠≥34周,如无母胎并发症,应停用宫缩抑制剂,顺其自然,不必干预,继续监测母胎情况。

(四)护理评估

1.健康史　详细评估可致早产的高危因素。

2.身心状况　恐惧、焦虑、猜疑是早产孕妇常见的情绪反应,护士应及时了解、评估孕妇的心理状况。评估宫缩情况,间隔时间、持续时间及强度情况,宫颈管有无进行性消退。

3.辅助检查　通过全身检查及产科检查,结合阴道分泌物的生化指标检测,核实孕周,评估胎儿成熟度、胎方位等;观察产程进展,确定早产的进程。

(五)护理措施

(1)严密观察产妇子宫收缩、阴道流血及宫颈管扩张情况。

(2)遵医嘱给予间断吸氧2次/日,30分钟/次。

(3)遵医嘱给予抑制子宫收缩、促进胎肺成熟药物治疗,观察用药效果及不良反应。

1)利托君:首次使用时应心电监护4小时,情况稳定后仍要后续监测血压、心率变化;孕妇持续心动过速(心率>140次/分)时,要及时调整滴数并报告医生,避免发生肺水肿及心力衰竭;输注时可保持左侧卧位,防止低血压;密切监测孕妇的生化指标变化。

2)硫酸镁:使用硫酸镁保胎期间,必须监测以下指标:呼吸≥16次/分,每小时尿量≥25ml,24小时尿量≥600ml,膝反射必须存在。保胎治疗时,不宜与利托君同时使用,容易引起血管的不良反应。镁离子易蓄积而发生中毒,应随时备好10%葡萄糖酸钙注射液解毒。

(4)每班监测胎心音,指导孕妇自数胎动3次/日。

(5)保证休息,左侧卧位,适当活动;加强营养,给予富含蛋白、维生素、易消化的食物。

(6)指导孕妇家人给予孕妇关心和爱护,保持心情舒畅。

(六)健康指导

1.一般护理　指导孕妇保证休息,生活规律,保证充足的睡眠,根据病情和体力,适量活动,增强机体抵抗力。进食富含营养、易消化,忌食生、冷、硬、油煎、酸、辣、浓茶等刺激性及易胀气食物,戒烟酒,保持乐观态度和良好的心理状态,以积极的心态面对疾病。

2.预防早产

(1)定期产前检查,指导孕期卫生,积极治疗泌尿道、生殖道感染,孕晚期节制性生活以免胎膜早破。

(2)加强对高危妊娠的管理,积极治疗妊娠并发症及预防并发症的发生。

(3)宫颈内口松弛者,应于妊娠14~16周或更早些时间行子宫内口缝扎术。

二、胎儿窘迫

胎儿窘迫(fetal distress)是指胎儿在子宫内因急性或慢性缺氧危及其健康和生命的综合症状。

（一）病因

1.胎儿急性缺氧

（1）前置胎盘、胎盘早剥。

（2）脐带异常，如脐带绕颈、脐带真结、脐带扭转、脐带脱垂、脐带血肿等。

（3）母体严重血循环障碍致胎盘灌注急剧减少，如各种原因所致休克等。

（4）缩宫素使用不当，造成过强及不协调宫缩，宫内压长时间超过母血进入绒毛间隙的平均动脉压。

（5）孕妇应用麻醉药及镇静剂过量，抑制呼吸。

2.胎儿慢性缺氧

（1）母体血液含氧量不足。

（2）子宫胎盘血管硬化、狭窄、梗死，使绒毛间隙血液灌注不足。

（3）胎儿严重的心血管疾病、呼吸系统疾病、胎儿畸形、母儿血型不合、胎儿宫内感染、颅内出血及颅脑损伤等。

（二）临床表现

1.急性胎儿窘迫

（1）产时胎心率异常。

（2）羊水胎粪污染。

（3）胎动异常：缺氧初期为胎动频繁，继而减弱及次数减少，进而消失。

（4）酸中毒：采集胎儿头皮血进行血气分析，若 $PH<7.20$，$PO_2<10\ mmHg$，$PCO_2>60mmHg$，可诊断为胎儿酸中毒。

2.慢性胎儿窘迫

（1）胎动减少或消失：胎动<10 次/2h 或减少 50%者提示胎儿缺氧可能，临床常见胎动消失24 小时后胎心消失。

（2）产前电子胎心监护异常：无应激试验（NST）异常提示胎儿缺氧可能。

（3）胎儿生物物理评分低：≤4 分提示胎儿窘迫，5~6 分为可疑胎儿缺氧。

（4）胎儿多普勒超声血流异常：S/D 比值升高提示有胎盘灌注不足；若出现脐动脉舒张末期血流缺失或倒置和静脉导管反向"a"波，提示随时有胎死宫内的危险。

（三）处理原则

1.急性胎儿窘迫者　应该立即采取相应措施纠正胎儿缺氧，包括改变孕妇体位、吸氧、停止缩宫素使用、抑制宫缩、纠正孕妇低血压等措施，并迅速查找病因给予及时纠正，根据产程进展，决定分娩方式，尽快终止妊娠。如宫口开全，胎先露部已达坐骨棘平面以下者，应尽快助产经阴道娩出胎儿；如病情紧迫或经上述处理无效者，立即剖宫产结束分娩。

2.慢性胎儿窘迫者　应根据孕周、胎儿成熟度和窘迫程度决定处理方案。首先应指导孕妇采取左侧卧位，间断吸氧，积极治疗各种并发症或并发症，密切监护病情变化，未足月者应同时促胎肺成熟，争取胎儿成熟后终止妊娠。

（四）护理评估

1.健康史　了解孕妇的年龄、生育史、既往史如高血压、慢性肾炎、心脏病等；本次妊娠经过如妊娠期高血压疾病、胎膜早破、子宫过度膨胀（如羊水过多和多胎妊娠）；分娩经过如产程延长

(特别是第二产程延长),缩宫素使用不当。了解有无胎儿畸形及胎盘功能的情况。

2.身心状况

(1)观察要点:胎心、胎动变化,评估羊水量和性状。

(2)心理-社会评估:孕妇及家属因为胎儿的生命遭遇危险而产生焦虑,对需要手术结束分娩产生犹豫、无助感。对于胎儿不幸死亡的孕产夫妇,感情上受到强烈的创伤。

3.辅助检查

(1)电子胎儿监护:胎心率>160次/分或<110次/分,出现胎心晚期减速、变异减速或(和)基线缺乏变异,均表示胎儿窘迫。评估胎心改变不能只凭一次而确定应多次检查并改变体位为侧卧位后再持续监护数分钟。

(2)胎儿生物物理评分:≤4分提示胎儿窘迫,5~6分为可疑胎儿缺氧。

(3)胎盘功能检查:检测孕妇血液或尿液中的雌三醇、血液中的人胎盘生乳素和妊娠特异性β_1糖蛋白等。

(4)胎儿头皮血血气分析。

(5)羊膜镜检查。

(6)超声多普勒血流测定。

(五)护理措施

1.一般护理 孕妇左侧卧位,间断吸氧。严密监测胎心、胎动、产程进展。

2.分娩期护理 如宫口开全、胎先露部已达坐骨棘平面以下3cm者,应尽快助产娩出胎儿,如病情紧迫或经处理无效,应立即行剖宫产。

3.准备 做好新生儿抢救和复苏的准备。

4.心理护理

(1)向孕产妇夫妇提供相关信息,包括医疗措施的目的、操作过程、预期结果及孕产妇需做的配合,将真实情况告知,陪伴他们,对他们的疑虑给予适当的解释。

(2)对于胎儿不幸死亡的父母亲,鼓励他们诉说悲伤,接纳其哭泣及抑郁的情绪,陪伴在旁提供支持及关怀。

(六)健康指导

1.一般指导 告知患者胎儿窘迫的病因有母体因素、胎儿因素、脐带、胎盘等因素,减轻焦虑,配合治疗及护理。注意个人卫生,保持外阴清洁,预防感染。

2.治疗指导 指导孕妇左侧卧位,间断低流量吸氧。指导孕妇自数胎动,每日3次,每次一小时,如有胎膜早破,指导孕妇观察羊水的量及性状,如有异常及时通知医护人员。急性胎儿宫内窘迫,做好术前健康宣教。慢性胎儿宫内窘迫者,指导加强营养,进食高蛋白、高热量、高维生素的清淡饮食。

三、胎膜早破

胎膜早破(premature rupture of membrane,PROM)是指临产前发生胎膜破裂;妊娠达到及超过37周发生者称足月胎膜早破;未达到37周发生者称为未足月胎膜早破。

(一)病因

1.生殖道感染 细菌、病毒或弓形虫上行感染引起胎膜炎,使胎膜局部张力下降。

2.胎膜受力不均 胎先露部高浮、头盆不称、胎位异常可使胎膜受压不均;先天性或创伤使宫颈内口松弛、前羊水囊楔入,受力不均。

3.羊膜腔压力增高　常见于多胎妊娠、羊水过多等。

4.营养因素　缺乏维生素C、锌、铜,可使胎膜张力下降。

5.细胞因子　IL-1、IL-6、IL-8、TNF-a升高,可激活溶酶体酶,破坏羊膜组织。

6.机械性刺激　羊膜穿刺不当、人工破膜、创伤或妊娠晚期性生活。

（二）临床表现

典型症状孕妇突感较多液体自阴道流出或感外阴较平时湿润,增加负压时阴道流液量增多,足月胎膜早破时检查触不到前羊膜囊,上推胎儿先露时,阴道流液量增多,可见胎脂及胎粪。

（三）处理原则

1.足月胎膜早破的处理　评估母胎状况,包括有无胎儿窘迫、绒毛膜羊膜炎、胎盘早剥和脐带脱垂等。随着破膜时间延长,宫内感染风险增加,破膜超过12小时应预防性应用抗生素,同时尽量避免频繁阴道检查。若无明确剖宫产指征,宜在破膜后2~12小时内积极引产,产程中严密监测母胎情况。有明确剖宫产指征时宜行剖宫产终止妊娠。

2.未足月胎膜早破的处理　根据孕周、母胎状况、当地新生儿救治水平及孕妇和家属的意愿进行综合决策。

（1）引产:妊娠<24周的PROM,由于胎儿存活率极低、母胎感染风险很大,以引产为宜;妊娠24~27^{+6}周的PROM,可根据孕妇及家属意愿,新生儿抢救能力等决定是否引产。

（2）不宜继续妊娠,采用引产或剖宫产终止妊娠:妊娠34~36^{+6}周者;无论任何孕周,明确诊断的绒毛膜羊膜炎、胎儿窘迫、胎盘早剥等不宜继续妊娠者。

（3）期待治疗:妊娠24~27^{+6}周,要求期待治疗者;应充分告知期待治疗过程中的风险,慎重抉择;妊娠28~33^{+6}周无继续妊娠禁忌。

1）一般处理:绝对卧床,保持外阴清洁,避免不必要的肛门及阴道检查,密切观察体温、心率、宫缩、阴道流液性状。定期复查血常规、羊水量、胎心监护和超声检查等,确定有无绒毛膜羊膜炎、胎儿窘迫和胎盘早剥等并发症。

2）预防感染:破膜超过12小时,应给予抗生素预防感染。

3）抑制宫缩:可选择的药物有硫酸镁、利托君、阿托西班等。

4）促胎肺成熟:使用糖皮质激素促胎儿肺成熟。

（四）护理评估

1.健康史　详细询问病史,了解诱发胎膜早破的原因,确定胎膜破裂的时间、妊娠周数,是否有宫缩及感染的征象。

2.身心状况

（1）观察要点:观察孕妇阴道液体流出、胎心率及宫缩的情况;在咳嗽、打喷嚏、负重等增加腹压的动作后,是否会流出液体。评估孕妇有无感染,如体温升高、脉搏增快、胎心率增快、阴道分泌物有异味、外周血白细胞计数升高等。评估胎儿宫内情况,包括胎心、胎动、胎儿成熟度、胎儿大小等。评估有无宫缩、脐带脱垂、胎盘早剥。

（2）心理-社会评估:由于孕妇突然发生不可自控的阴道流液,因担心胎儿及自身的健康,会产生恐惧心理。

（五）护理措施

1.脐带脱垂的预防及护理

（1）胎膜早破先露未衔接时应绝对卧床,采取左侧卧位。

(2)注意抬高臀部,防止脐带脱垂造成胎儿缺氧或宫内窘迫。

(3)监测胎心变化,进行阴道检查确定有无脐带脱垂,如有脐带先露或脐带脱垂,应在数分钟内结束分娩。

2.严密观察胎儿情况

(1)密切观察胎心率的变化,监测胎动及胎儿宫内安危。

(2)定时观察羊水性状、颜色、气味等。

3.积极预防感染

(1)保持外阴清洁,每日用消毒液擦洗会阴部两次;勤换会阴垫,保持清洁干燥,防止上行感染。

(2)严密观察生命体征,监测白细胞计数,了解是否存在感染。

(3)遵医嘱一般于胎膜破裂后 12 小时给予抗生素预防感染。

4.协助治疗 见本节"处理原则"。

(六)健康教育

(1)讲解胎膜早破的影响,使孕妇重视妊娠期卫生保健并积极参与产前保健指导活动。

(2)嘱孕妇妊娠后期禁止性生活,避免负重及腹部受碰撞,注意外阴部卫生。

(3)宫颈内口松弛者,应于妊娠 14~16 周或更早些时间行子宫内口缝扎术。

(4)指导补充足量的维生素及钙、铁、铜等元素。

四、羊水过少

羊水过少(oligohydramnios)是指妊娠晚期羊水量少于 300ml。

(一)病因

1.胎儿畸形 泌尿系统畸形引起少尿或无尿,导致羊水过少。

2.胎盘功能减退 过期妊娠、胎儿生长受限和胎盘退行性病变等。

3.羊膜病变 羊膜通透性改变;胎膜破裂,羊水外漏速度超过羊水生成速度。

4.母体因素 妊娠期高血压疾病可以导致胎盘血流减少,孕妇脱水、血容量不足。

(二)临床表现

1.症状 羊水过少的临床症状多不典型。孕妇有胎动时感腹痛,胎盘功能减退时常有胎动减少。有子宫紧裹胎儿感。临产后阵痛明显,且宫缩多不协调。

2.腹部检查 宫高腹围较同期妊娠者小,合并胎儿生长受限更明显。子宫敏感,轻微刺激易引发宫缩。

3.阴道检查 前羊膜囊不明显,胎膜紧贴胎儿先露部,人工破膜时羊水流出量极少。

(三)处理原则

根据胎儿有无畸形和孕周大小选择治疗方案。

1.羊水过少合并畸形 确诊胎儿畸形,尽早终止妊娠。

2.羊水过少合并正常 寻找与去除病因。动态监测胎儿宫内情况,包括胎动计数、胎儿生物物理评分、超声动态监测羊水量及脐动脉收缩期峰值流速与舒张末期流速(S/D)的比值、胎儿电子监护。对妊娠已足月、胎儿可宫外存活者,应及时终止妊娠。对妊娠未足月,胎肺不成熟者,可行增加羊水量期待治疗,饮水疗法,每天选 2 小时喝 2000ml 水,尽量延长孕周。

(四)护理评估

1.健康史 了解孕妇月经史、生育史、用药史、有无妊娠并发症、有无先天畸形家族史等,同时了解孕妇感觉到的胎动情况。

2.身心状况

(1)观察要点:测量孕妇宫高、腹围、体重,B型超声检查结果,了解孕妇子宫的敏感度,重点了解胎动情况。

(2)心理-社会评估:孕妇及家属因担心胎儿可能有畸形,常感到紧张无措、焦虑不安。

3.辅助检查

(1)羊水指数(AFI):羊水指数≤8cm为羊水偏少;羊水指数≤5cm可诊断羊水过少。

(2)羊水最大暗区垂直深度(AFV):妊娠晚期羊水最大暗区垂直深度(AFV)≤2cm为羊水过少,≤1cm称为严重羊水过少。

(3)B超检查:检查胎儿有无畸形。

(五)护理措施

1.一般护理

(1)嘱孕妇休息时取左侧卧位,改善胎盘血液供应。

(2)间断吸氧,改善胎儿氧气供应;教会孕妇自我监测宫内胎儿情况的方法和技巧。

(3)可适当增加饮水量,提高循环血量,相对增加羊水量。

2.病情观察

(1)护理人员应密切监测胎心音,每天胎心监护,也可动态进行B超监测,尽早发现有无胎儿畸形,是否存在胎儿宫内窘迫等。

(2)定期测量宫高、腹围和体重,可以尽早发现有无羊水过少。

(3)破膜后,及时测量羊水量,观察羊水性状,注意有无出现因脐带受压而导致的胎心变化,及时通知医生。

(4)分娩时应做好一切抢救物品的准备,有羊水粪染时,及时清理新生儿口、鼻、咽分泌物,吸出含胎粪的黏液、羊水。

3.心理护理 孕妇对自身和胎儿安全、健康问题的担忧,责任护士应主动和孕妇沟通,倾听孕妇主诉,对其焦虑情绪给予安慰,消除思想负担,增强信心及依从性。

(六)健康指导

1.疾病知识指导 向孕妇及其家属介绍羊水过少的可能原因,告知孕妇胎心监护的目的及自数胎动的重要性及方法。及早发现是否合并畸形,如有合并胎儿畸形,应查明致畸因素,避孕半年以上再妊娠,并到优生门诊进一步检查。指导产妇一些常用的避孕方法。

2.生活指导 加强营养,均衡饮食,可适当多饮水来增加血液循环,防止便秘,保持平静的心情,多卧床休息。

3.延续性护理 加强对育龄妇女优生优育的宣传指导,做好产前筛查工作,孕妇孕3个月建卡后应进行定期系统保健检查。

五、羊水过多

羊水过多(polyhydramnios)是指妊娠期间羊水量超过2000ml。羊水量在数日内急剧增多,称为急性羊水过多;羊水量在数周内缓慢增多,称为慢性羊水过多。

(一)病因

(1)胎儿疾病、畸形。

(2)多胎妊娠。

(3)胎盘脐带病变。

(4)妊娠并发症,如妊娠糖尿病。

(二)临床表现

1.急性羊水过多　多发生于妊娠20~24周,由于羊水量急剧增多,在数日内子宫急剧增大,横膈上抬,孕妇出现呼吸困难,不能平卧,甚至出现发绀。孕妇表情痛苦,腹部因张力过大而感到疼痛,食量减少。子宫压迫下腔静脉,影响静脉回流,导致孕妇下肢及外阴部水肿、静脉曲张。子宫明显大于妊娠周数,胎位不清,胎心音遥远或听不清。

2.慢性羊水过多　较多见,多发生于妊娠晚期,羊水可在数周内逐渐增多,多数孕妇能适应,常在产前检查时发现。孕妇子宫大于妊娠周数,腹部膨隆、腹壁皮肤发亮、变薄,触诊时感到皮肤张力大,胎位不清,胎心音遥远或听不到。

(三)处理原则

(1)羊水过多合并胎儿畸形者,确诊后应尽早终止妊娠。

(2)羊水过多合并正常胎儿者,应寻找病因并积极治疗,症状严重者可经腹行羊膜腔穿刺放出适量羊水,缓解压迫症状。

(四)护理评估

1.健康史　了解孕妇年龄、有无妊娠并发症、有无先天性畸形家族史及生育史。

2.身心状况

(1)观察要点:测量孕妇腹围、宫高、体重,重点观察孕妇有无因羊水过多引发的症状,如呼吸困难、腹痛、食欲缺乏等不适。

(2)心理-社会状况:孕妇及家属因担心胎儿可能有某种畸形,会感到紧张、焦虑不安,甚至产生恐惧心理。

3.辅助检查

(1)羊水指数(AFI):≥25cm诊断羊水过多,其中25~35cm为轻度羊水过多,36~45为中度羊水过多,>45cm为重度羊水过多。

(2)羊水最大暗区垂直深度(AFV):≥8cm诊断羊水过多,其中AFV8~11cm为轻度羊水过多,12~15cm为中度羊水过多,>15cm为重度羊水过多。

(3)甲胎蛋白(AFP):母血、羊水中AFP值增高提示胎儿可能存在神经管畸形、上消化道闭锁等。

(五)护理措施

1.一般护理　嘱孕妇休息时,采取左侧卧位;教会孕妇自数胎动,避免刺激乳头及腹部,防止诱发宫缩;每日吸氧2次,每次半小时。

2.病情观察　观测孕妇生命体征,定期测量宫高、腹围和体重,评估胎盘功能、胎动、胎心和宫缩变化。

3.心理支持　鼓励孕妇家人陪伴,并给予心理支持。对所处环境、治疗、检查予以详细说明,使孕妇积极参加治疗和护理过程。教导孕妇放松技巧,例如:听音乐、看书,以保持情绪平衡与安宁,降低焦虑反应。

4.产后护理　产后遵医嘱及早使用宫缩剂,防止产后出血。仔细检查新生儿有无畸形,详细记录。因胎儿畸形引产者,应将胎儿送病理检查。

5.羊膜腔穿刺减压护理

(1)嘱孕妇排空膀胱,取半卧位或平卧位。

(2)B超下行羊膜腔穿刺放羊水时,放水速度以500ml/h为宜,一次放羊水量不超过1500ml。

(3)穿刺放水时应注意严格消毒预防感染,可遵医嘱予抗感染药物。

(4)密切观察孕妇血压、心率、呼吸变化及自觉症状,监测胎心,以防胎盘早剥。

6.人工破膜护理

(1)操作前:护理人员应做好操作用物及输液、输血的准备。

(2)破膜后:应使羊水缓慢流出,可抬高孕妇臀部防止脐带脱垂。

(3)放水时:注意从腹部固定胎儿为纵产式,边放水边腹部放置沙袋或加腹带包扎,防止腹压骤降引起休克、胎盘早剥。

(4)人工破膜后:需注意观察羊水的颜色、性质和量,胎心、宫缩及有无阴道流血等情况,及早发现临产征兆及胎盘早剥、脐带脱垂等并发症。

(六)健康指导

1.疾病知识 指导孕妇定期产前检查,及早发现并积极寻找羊水过多的原因;告知疾病相关知识,畸形而引产者,指导回奶方法。

2.生活指导 补充足量的维生素,新鲜水果和蔬菜,增加营养。多饮水,保持大便通畅。

3.延续性护理 建立产妇健康档案,定期电话随访,了解产妇出院后情况。为产妇提供个性化的指导,指导产妇正确的生活方式、避孕方式、异常症状的识别,提供心理疏导,提醒复查时间,有效促进产妇出院后的康复。

六、多胎妊娠

多胎妊娠(multiple pregnancy)是指一次妊娠宫腔内同时有两个或两个以上胎儿,以双胎妊娠多见。

(一)病因

1.遗传因素 多胎妊娠有家庭性倾向,单卵双胎与遗传无关,双卵双胎有明显遗传史。

2.年龄及产次 随着产妇年龄增高、产次增多,多胎发生率可能增加。

3.内源性促性腺激素 自发性双卵双胎的发生与体内促卵泡激素(FSH)水平较高有关。

4.促排卵药物的应用 多胎妊娠是药物诱发排卵的主要并发症,与个体反应差异、剂量过大有关。

(二)临床表现

妊娠期早孕反应较重,妊娠中期后体重增加迅速,子宫增大明显;妊娠晚期常有呼吸困难,活动不便;胃部受压、胀满,食欲下降,摄入量减少;孕妇感到极度疲劳和腰酸背痛;下肢水肿、静脉曲张等压迫症状。

(三)处理原则

双胎妊娠应按照高危妊娠进行管理,增加产前检查的次数和项目,积极防治妊娠期并发症。提前住院待产,分娩方式的选择应根据孕妇的健康情况、过去的分娩史、孕周、胎儿大小、胎位、有无并发症和合并症、产道情况等综合判断,积极预防产后出血。

(四)护理评估

1.健康史 详询问家族中有无多胎史、孕妇的年龄、胎次,孕前是否使用促排卵药;了解本次妊娠经过及产前检查情况等。

2.身心状况

(1)观察要点：评估孕妇的早孕反应、饮食、呼吸、下肢水肿、静脉曲张程度等。产科检查：子宫大于停经周数；妊娠中晚期腹部可触及多个肢体；孕妇腹部不同部位可听到两个胎心音，其间隔有无音区，或同时听诊 1 分钟，两个胎心率相差 10 次以上。

(2)心理-社会状况：评估孕妇是否因过度担心影响胎儿及自身的健康，而出现焦虑、睡眠质量下降等。

3.辅助检查

(1)B 型超声检查：妊娠早期可发现宫腔内有两个妊娠囊及两个原始心管搏动。妊娠中晚期可筛查胎儿结构畸形和确定两个胎儿的胎位。

(2)电子胎儿监护：若两个胎儿同时发生胎心率加速或相差 15 秒以内称为同步加速，是双胎宫内良好的表现之一。若两个胎儿中任一胎儿发生胎心率加速而另一个没有发生，则称为不同步加速，要联合其他检测结果判断胎儿安危。

(五)护理措施

1.一般护理　左侧卧位，有压迫症状者可取半卧位；合理休息，适当活动，避免长时间站立和久坐，保持大便通畅。

2.病情观察　了解孕妇宫底高度、腹围、体重及胎儿宫内情况，评估胎儿生长发育、胎心和胎位，异常情况及时发现处理。

3.分娩期护理　应保证产妇足够的摄入量及睡眠，保持良好体力。严密观察胎心、胎位、宫缩及产程进展，做好输血、输液、抢救新生儿准备。第一个胎儿娩出后，胎盘侧脐带必须立即夹紧，以防第二个胎儿失血。助手应在腹部固定第二个胎儿为纵产式，并密切观察胎心、宫缩及阴道流血情况，及时阴道检查了解胎位及排除脐带脱垂，及早发现胎盘早剥。通常在 20 分钟左右，第二个胎儿自然娩出。若等待 15 分钟仍无宫缩，可行人工破膜并给予低剂量缩宫素静脉滴注，促进子宫收缩。若发现脐带脱垂、胎盘早剥，立即用产钳助产或臀牵引，迅速娩出胎儿。第二个胎儿娩出后立即使用缩宫素，若发现有宫缩乏力或产程延长，协助医生及时处理。

(六)健康指导

1.营养指导　护士应鼓励孕妇少量多餐。指导孕妇多进食含高蛋白质、高维生素、必需脂肪酸的食物，尤其是注意补充铁、钙、叶酸、维生素等，预防贫血、妊娠期高血压疾病、胎儿生长发育受限，满足妊娠需要。

2.延续性护理　多胎妊娠属于高危妊娠，孕期做好产前筛查，规律产检，产科门诊定期随访。产后指导产妇注意休息，加强营养，注意阴道出血量和子宫复旧情况，及早识别产后出血、感染等异常情况；并指导产妇正确进行母乳喂养。

七、疤痕子宫妊娠

疤痕子宫妊娠(cesarean scar pregnancy)是指在子宫有疤痕的情况下怀孕。

(一)病因

因剖宫产术、子宫肌瘤剔除术、宫角切除术、子宫穿孔修补术等造成子宫损伤留存疤痕。

(二)临床表现

疤痕子宫妊娠及分娩无特异性临床表现，但在妊娠晚期及分娩过程中，要注意早期识别有无子宫破裂的征象：

(1)胎心监护异常，特别是出现胎儿心动过缓、变异减速或晚期减速等。胎心监护异常是子宫破裂最常见的临床表现。

(2)严重的腹痛,尤其在宫缩间歇期持续存在的腹痛。

(3)子宫瘢痕部位的压痛和反跳痛。

(4)孕妇心动过速、低血压、昏厥或休克。

(5)产程中胎先露位置升高。

(6)血尿。

(7)产前或产后阴道异常出血。

(8)腹部轮廓改变,在以往的位置不能探及胎心。

(三)处理原则

疤痕子宫孕妇分娩应在有母儿急救措施和剖宫产条件成熟的医院。由医生与其沟通后决定分娩方式。临产后,应由有经验的医生对分娩过程进行监护。疑有先兆子宫破裂或子宫破裂时,应迅速启动院内急救预案。

(四)护理评估

1.健康史　评估孕产史、生育史、子宫手术史;此次妊娠胎位情况及是否有头盆不称、胎儿大小等。

2.身心状况　主要评估产妇的临床表现及情绪变化。评估产妇宫缩强度、间歇时间长短;监测胎心胎动情况,了解有无胎儿窘迫表现;评估有无子宫破裂征象,阴道异常出血,疤痕部位压痛等;评估产妇的精神状态有无烦躁不安、疼痛难耐等;是否担心母儿健康,盼望尽早结束分娩等。

3.辅助检查

(1)腹部检查:可以早期发现子宫破裂不同阶段相应的临床症状和体征。

(2)实验室检查:如发生子宫破裂,可见血红蛋白值下降、白细胞计数增加。

(3)B超检查:胎位、胎儿大小、胎盘及羊水情况、剖宫产切口疤痕厚度等。

(五)护理措施

1.阴道分娩的护理

(1)备血,开放静脉通路,做好紧急剖宫产的术前准备。

(2)持续胎心及心电监护,每小时记录胎心音、宫缩情况及子宫下段压痛情况。

(3)注意产妇主诉,监测生命体征变化、子宫下段是否存在压痛、有无血尿等情况。

(4)第二产程时间不宜过长,应适当缩短第二产程,必要时可行阴道手术助产,助产前需排除先兆子宫破裂。

(5)发现胎心异常、先兆子宫破裂或子宫破裂等征象时,应立即报告医生,同时监测产妇的生命体征,遵医嘱给予宫缩抑制剂、吸氧并配合医生行急诊剖宫产。手术中请新生儿科医生到场协助抢救新生儿。

(6)产后需在产房常规观察2小时,持续心电监护,注意宫缩和阴道出血情况。若出现产妇烦躁、心率增快、血压下降等情况,应排除有无子宫破裂的可能。

2.剖宫产的护理

(1)术前护理:

1)进行术前健康指导,做好心理护理,保证充足睡眠,注意保暖,预防感冒。

2)遵医嘱做好药物过敏试验、备血,择期手术者术前禁食6-8小时,禁饮4小时,手术当天给予术前备皮。

3)手术前晚 10:00 及手术当天 6:00 测量 T、P、R,如有发热及时报告医生。

4)孕妇入手术室前及手术开始前,监测胎心音并记录。

5)术中遵医嘱用药,备齐新生儿抢救物品、药品。

(2)术后护理:

1)与手术室护士交接输液、输血、管道、皮肤等情况,了解术中情况,并做好记录。

2)严密监测生命体征、神志,观察腹部切口渗血、子宫收缩、阴道出血等情况。

3)遵医嘱给予吸氧、缩宫、抗感染等治疗,观察用药效果及不良反应。

4)使用收腹带进行腹部切口加压 6~8 小时,妥善固定管道并保持通畅,观察尿量及性质。

5)术后 6~8 小时协助产妇翻身,鼓励产妇尽早下床活动;根据肛门排气情况指导合理饮食。

6)保持外阴及皮肤清洁,防止感染。

(3)子宫破裂患者的护理:

1)迅速给予输液、输血,短时间内补足血容量;同时遵医嘱补充电解质及碱性药物,纠正酸中毒;积极进行抗休克处理。

2)术中、术后按医嘱应用大剂量抗生素以防感染。

3)严密观察并记录生命体征、出入量;急查血红蛋白,评估失血量以指导治疗。

4)提供心理支持。

(六)健康指导

(1)指导孕妇保健知识,加强产前检查。

(2)指导根据产前检查情况提前住院待产。

(3)指导孕期左侧卧位及胎动计数方法。

(4)指导适宜的孕期营养及运动,降低巨大儿发生率。

(5)孕妇及家属应了解疤痕子宫妊娠及分娩存在的危险,以及发生胎儿窘迫、子宫破裂等的紧急处理措施,以利于做出分娩方式的选择。

八、妊娠期肝内胆汁淤积症

妊娠期肝内胆汁淤积症(intrahepatic cholestasis of pregnancy,ICP)多发生在妊娠中晚期,是以皮肤瘙痒和黄疸为特征,以血清总胆汁酸升高为特点的妊娠期并发症。

(一)病因

目前尚不清楚,可能与女性激素(高雌激素水平状态)、遗传、免疫及环境等因素有关。

(二)临床表现

1.皮肤瘙痒　表是首先出现的症状,瘙痒程度各有差异,一般呈持续性,日间轻、夜间加重。瘙痒一般起始于手掌和脚掌,之后逐渐向四肢近端延伸,甚至发展到面部。

2.黄疸　10%~15%患者出现轻度黄疸,多在瘙痒 2~4 周后出现,一般不随孕周的增加而加重,多数表现为轻度黄疸,于分娩后 1~2 周内消退。

3.皮肤抓痕　ICP 不存在原发皮损,瘙痒皮肤出现条状抓痕,皮肤组织活检无异常发现。

4.其他　少数孕妇出现上腹不适、恶心、呕吐、食欲缺乏、腹痛及轻度脂肪痢,但症状一般不明显或较轻,精神状况良好。

(三)处理原则

缓解瘙痒症状,恢复肝功能,降低血胆酸水平,加强胎儿宫内状况监护以改善妊娠结局。由于目前尚无特殊治疗方法,临床以对症和保肝治疗为主。

1.产前监护 加强胎儿监护,从妊娠34周开始每周行NST试验,必要时行胎儿生物物理评分,及早发现隐性胎儿缺氧。

2.适时终止妊娠 ICP不是剖宫产指针。但因ICP容易发生胎儿急性缺氧及死胎,目前尚无有效地预测胎儿缺氧的监测手段,多数学者建议ICP妊娠37-38周引产,积极终止妊娠,产时加强监护。对重度ICP治疗无效,合并多胎、重度子痫前期等,可以剖宫产终止妊娠。

3.对症治疗 定期复检肝功能、血胆汁酸,及时给氧,使用熊去氧胆酸、S-腺苷蛋氨酸等护肝,提高对缺氧的耐受性。

(四)护理评估

1.健康史 询问患者孕产史,了解有无家族史、用药史,是否使用过含雌激素、孕激素的药物,有无其他引起皮肤瘙痒、黄疸和肝功能异常的疾病。

2.身心状况

(1)一般情况:评估孕周,生命体征及睡眠等,监测胎儿在宫内的情况。

(2)症状评估:评估皮肤瘙痒程度和完整性;评估黄疸情况,孕妇皮肤、黏膜颜色,注意尿色,注意黄疸出现的时间、程度,有无发热、急性上腹痛等肝炎表现。

(3)心理状况:患者是否担心自己病情发展和胎儿安危,有焦虑以及因皮肤瘙痒而烦躁、情绪不稳定等情绪变化。

3.辅助检查

(1)血清胆酸测定:血清总胆汁酸(total bile acid,TBA)测定是诊断ICP的最主要实验证据,也是监测病情及治疗效果的重要指标。空腹血清TBA≥10μmo/L伴皮肤瘙痒是ICP诊断的主要依据。

(2)肝功能测定:大多数ICP患者的门冬氨酸转氨酶(AST)、丙氨酸转氨酶(ALT)轻至中度升高,为正常水平的2~10倍,一般不超过1000U/L,ALT较AST更敏感;分娩后肝功能多在4-6周恢复正常。

(3)病毒学检查:诊断ICP应排除病毒感染,需检查肝炎病毒、EB病毒及巨细胞病毒感染等。

(4)肝脏超声:ICP患者肝脏无特异性改变,但建议检查肝脏超声排除有无肝脏及胆囊的基础疾病。

(五)护理措施

1.一般护理 卧床休息时左侧卧位。各种治疗和护理尽可能集中进行,为患者拉上窗帘、关门,减少探视,保持安静,创造有利于睡眠的环境。

2.病情观察 观察皮肤瘙痒的发展情况,有无其他继发症状。如孕妇黄疸加重预示病情发展,应报告医生处理。观察有无宫缩、阴道流血、流液等情况。

3.皮肤护理 指导患者应对皮肤瘙痒的方法,避免挠抓和损伤皮肤,可使用压或轻拍的方法减轻瘙痒程度,注意患者指甲应剪短,指导患者穿棉质、宽大、透气的衣服。

4.心理护理 耐心讲解疾病的相关知识,避免恐惧、紧张。关心和陪伴患者,促进舒适和睡眠,指导孕妇数胎动方法,可以减轻焦虑、烦躁等情绪。指导患者放松,通过听音乐、看电视、看书、聊天等分散注意力,鼓励家属陪伴患者。

5.监测胎儿情况 定时听诊胎心音,如胎心异常,可持续胎心监护,并通知医生处理,胎心异常时协助孕妇左侧卧位,给予吸氧,同时安抚孕妇;ICP患者易发生胎膜早破,如发生胎膜早破,按其护理措施进行护理。

6.用药护理 遵医嘱为患者使用保胎药、糖皮质激素、抗生素、缩宫素等,用药期间观察用药反应和效果。

7.产后护理 胎儿娩出前做好新生儿复苏准备,新生儿根据分娩时的孕周给予相应护理。ICP患者肝内脂溶性维生素K合成减少,可造成凝血功能障碍,因此胎儿娩出后及时给予缩宫素,注意子宫收缩和阴道出血情况。鼓励、指导产妇母乳喂养,促进子宫收缩,减少出血和促进婴儿发育。

（六）健康教育

1.皮肤护理 患者了解减轻皮肤瘙痒的措施,如清洁皮肤时勿用肥皂擦洗,水温不宜太高。不要穿紧身衣和过多衣服,棉质、透气、宽松的衣服可以保护皮肤和减轻皮肤瘙痒。皮肤瘙痒时不能搔抓,以免皮肤破溃引起感染。居室多通风,保持空气新鲜和温度适宜。

2.饮食护理 宜清淡,适当进食水果蔬菜,补充维生素和微量元素,禁食高蛋白和辛辣食物,以免加重皮肤瘙痒。

3.预防并发症 患者了解ICP易发生围产儿死亡和胎膜早破的危险,能掌握自数胎动的方法;注意休息,活动时避免体位突然改变等。

4.其他 母乳喂养指导及新生儿护理知识。

九、妊娠合并糖尿病

妊娠合并糖尿病(pregnancy associated with diabetes)有两种情况,一种为孕前糖尿病的基础上合并妊娠,又称糖尿病合并妊娠(pre-gestational diabetes mellitus,PGDM);另一种为妊娠前代谢正常,妊娠期才出现的糖尿病,称为妊娠期糖尿病(gestational diabetes mellitus,GDM)。

（一）病因

(1)胎儿从母体获取葡萄糖增加在妊娠早中期,随孕周的增加,胎儿对营养物质需求量增加,通过胎盘从母体获取葡萄糖是胎儿能量的主要来源。

(2)妊娠期肾血浆流量及肾小球滤过率均增加,但肾小管对糖的再吸收率不能相应增加,导致部分孕妇自尿中排糖量增加。

(3)雌激素和孕激素增加母体对葡萄糖的利用。

（二）临床表现

1.体征 妊娠期多有"三多"症状,多饮、多食、多尿,可伴外阴阴道假丝酵母菌感染反复发作,皮肤瘙痒,有的患者可出现心悸、出汗、饥饿感、恶心、呕吐等低血糖或酮症酸中毒症状。

2.对母儿的影响

(1)对母体的影响:糖尿病妇女的受孕率低,流产、羊水过多、妊娠性高血压疾病、难产、产后出血发生率均明显增高。易合并感染,以泌尿系统感染常见。

(2)对胎儿的影响:易发生巨大儿、胎儿生长受限;畸形儿发生率增高、围生儿死亡率增高;新生儿呼吸窘迫综合征的发生率增加,而且容易出现新生儿低血糖,严重时危及新生儿生命。

（三）处理原则

控制饮食,药物治疗,控制孕产妇血糖在正常或接近正常范围。药物治疗首选胰岛素,严禁使用可能对胎儿产生毒性的磺脲类和双胍类降糖。

1.妊娠期 加强产前检查,增加产前检查次数,密切监护母儿状况。

2.分娩期 选择恰当分娩方式,确保母儿安全的前提下,通常选择妊娠38~39周终止妊娠。如糖尿病病情重,巨大胎儿、胎盘功能不良或有其他产科指征者,择期剖宫产。

3.产褥期 注意预防新生儿呼吸窘迫征和低血糖,预防产后出血和感染。

(四)护理评估

1.健康史 评估孕妇糖尿病病史、家族史、体重,本次妊娠经过、病情管理及目前用药情况,有无肾脏、心血管系统及视网膜病变等。

2.身心状况

(1)观察要点:妊娠期评估"三多"的症状情况,有无皮肤瘙痒;分娩期重点评估有无低血糖及酮症酸中毒的症状;产褥期有无低血糖和高血糖的情况,有无产后出血及感染征兆,评估新生儿情况。

(2)心理-社会状况:由于糖尿病的特殊性,应评估孕妇及家人对疾病知识的掌握程度,认知态度,有无焦虑、恐惧心理,社会及家庭支持系统是否完善等。

3.辅助检查

(1)孕前糖尿病(PGDM):

1)妊娠前已确诊为糖尿病的患者。

2)妊娠前未进行过血糖检查的孕妇;尤其存在糖尿病高危因素者,如肥胖(尤其重度肥胖)、一级亲属患2型糖尿病、GDM史或大于胎龄儿分娩史、多囊卵巢综合征患者及妊娠早期空腹尿糖反复阳性,首次产前检查时应明确是否存在妊娠前糖尿病,达到以下任何一项标准应诊断为PGDM。

①空腹血糖(fasting plasma glucose,FPG)≥7.0mmol/L。

②75g口服葡萄糖耐量试验(oral glucose tolerance test,OGTT):服糖后2小时血糖≥11.1 mmol/L。孕早期不常规推荐进行该项检查。

③伴有典型的高血糖或高血糖危象症状,同时任意血糖≥11.1 mmol/L。

④糖化血红蛋白≥6.5%。

(2)妊娠期糖尿病(GDM):

1)推荐医疗机构对所有尚未被诊断为PGDM或GDM的孕妇,在妊娠24-28周及28周后首次就诊时行75gOGTT。75gOGTT的诊断标准:空腹及服糖后1小时、2小时的血糖值分别低于5.1mmol/L、10.0mmol/L、8.5mmol/L。任何一点血糖值达到或超过上述标准即诊断为GDM。

2)孕妇具有GDM高危因素或者医疗资源缺乏地区,建议妊娠24-28周首先检查FPG。FPG≥5.1mmo/L,可以直接诊断为GDM,不必行75gOGTT。

(五)护理措施

1. 孕期母儿监护 孕前患糖尿病孕妇早期应每周产前检查1次至第10周。妊娠中期每2周检查1次,一般妊娠20周时需要依据孕妇的血糖控制水平,及时调整胰岛素的用量,妊娠32周后每周检查1次。指导孕妇每周测量体重、宫高、腹围;每天监测血压,定期监测胎心音等,确保胎儿安全。

2.营养治疗 通过个体化的饮食方案实现血糖控制,饮食方案的设计应综合考虑个人饮食习惯、体力活动水平、血糖水平及孕妇妊娠期生理特点,在限制碳水化合物摄入的同时保证充足的营养供给和产妇体重适当增加,并将血糖维持在正常水平,减少酮症的发生。

3.运动干预　应充分体现个体化及安全性的特点,指导孕妇结合自身身体条件,科学把握运动的时间和强度,避免在空腹或胰岛素剂量过大的情况下运动,运动方式以有氧运动最佳,强度以孕妇自己能够耐受为原则。

4.合理用药　多数 GDM 孕妇通过饮食、运动等生活方式的干预,使血糖达标,不能达标的 GDM 患者,为避免低血糖或酮症酸中毒的发生,首选胰岛素进行药物治疗。

5.心理支持　维护孕妇自尊,积极开展心理疏导。提供各种交流的机会,对孕产妇及家属介绍妊娠合并糖尿病的相关知识,血糖控制稳定的重要性和降糖治疗的必要性,鼓励其讨论面临的问题及心理感受。以积极的心态面对压力,并协助澄清错误的观念和行为,促进身心健康。

（六）健康指导

通过多媒体授课、手机短信、微信、建立 QQ 群、健康教育短片、床边一对一等多种方式,进行妊娠期糖尿病相关知识宣教。指导孕妇正确控制血糖,提高自我监护和自我护理能力,与家人共同制订有针对性的健康教育干预计划,使孕妇掌握注射胰岛素的正确方法,配合饮食及合适的运动和休息,并能自行监测血糖。讲解妊娠合并糖尿病对母儿的危害,预防各种感染的方法,指导孕妇听一些优美抒情的音乐,在专业人员指导下,进行孕期瑜伽练习,保持身心愉悦。教会孕妇掌握高血糖及低血糖的症状及紧急处理步骤,鼓励其外出携带糖尿病识别卡及糖果,避免发生不良后果。

十、妊娠期高血压疾病

妊娠期高血压疾病（hypertensive disorders in pregnancy）是妊娠期特有疾病,包括妊娠期高血压、子痫前期、子痫、慢性高血压并发子痫前期以及妊娠合并慢性高血压。其中妊娠期高血压、子痫前期和子痫以往统称为妊娠高血压综合征。本病命名强调生育年龄妇女发生高血压、蛋白尿症状与妊娠之间的因果关系。多数病例在妊娠期出现一过性高血压、蛋白尿症状,分娩后随即消失。该病严重影响母婴健康,是孕产妇及围生儿病率及死亡率的主要原因之一。

（一）病因

妊娠期高血压疾病的发病原因至今尚未阐明,依据流行病学调查发现,妊娠期高血压疾病可能与以下因素有关:

(1)初产妇;年轻孕产妇(年龄≤18 岁)或高龄孕产妇(年龄≥40 岁);

(2)精神过度紧张或受刺激致使中枢神经系统功能紊乱;

(3)寒冷季节或气温变化过大,特别是气温升高时;

(4)有慢性高血压、慢性肾炎、糖尿病等病史的孕妇;

(5)营养不良,如贫血、低蛋白血症;

(6)体形矮胖者,即体重指数[体重(kg)/身高(m)^2]>28kg/m^2;

(7)子宫张力过高(如羊水过多、双胎妊娠、糖尿病巨大儿等);

(8)家族中有高血压史,尤其是孕妇之母有重度妊娠期高血压史。

（二）临床表现

本病的基本病理生理变化是全身小动脉痉挛,妊娠期高血压疾病有以下分类:

1.妊娠期高血压　妊娠期首次出现 BP≥140/90mmHg,并于产后 12 周恢复正常;尿蛋白(−);少数患者可伴有上腹部不适或血小板减少。

2.子痫前期

(1)轻度:妊娠 20 周以后出现,血压≥140/90mmHg;尿蛋白≥0.3g/24h 或随机尿蛋白(+),

可伴有上腹部不适、头痛、视物模糊等症状。

（2）重度：血压≥160/110mmHg，尿蛋白≥2.0g/24h或随机尿蛋白≥(++)，血肌酐>106μmol，血小板<100×10⁹/L，微血管病性溶血（LDH升高），血清ALT或AST升高，持续性头痛或其他脑神经或视觉障碍，持续性上腹部不适。

3.子痫　在子痫前期基础上出现抽搐发作，而不能用其他原因解释。

4.慢性高血压并发子痫前期　高血压孕妇妊娠20周前无蛋白尿，妊娠20周后出现尿蛋白≥0.3g/24h或尿蛋白突然增加、血压进一步升高或血小板<100×10⁹/L。

5.妊娠合并慢性高血压　妊娠前或妊娠20周前舒张压≥90mmHg，妊娠期无明显加重，或妊娠20周后首次诊断高血压并持续到产后12周后。

（三）处理原则

妊娠期高血压疾病的基本处理原则是镇静、解痉、降压、利尿，适时终止妊娠以达到预防子痫发生，降低孕产妇及围生儿病率、病死率及严重后遗症。

（四）护理评估

1.健康史　了解既往有无高血压病史、家族史、本次妊娠后的血压变化情况，评估生育史及有无其他异常征象等。

2.身心状况

（1）观察要点：典型的患者表现为妊娠20周后出现高血压、水肿、蛋白尿。根据病变程度不同，不同临床类型的患者有相应的临床表现。护士除评估患者一般健康状况外，需重点评估患者的血压、尿蛋白、水肿、自觉症状以及抽搐、昏迷等情况。

（2）心理-社会状况：孕妇的心理状态与病情的轻重、病程的长短、孕妇对疾病的认识、自身的性格特点及社会支持系统的情况有关。孕妇及其家属误认为是高血压或肾病而没有对妊娠期高血压疾病给予足够的重视；有些孕妇对自身及胎儿预后过分担忧和恐惧，而终日心神不宁；也有些孕妇则产生否认、愤怒、自责、悲观、失望等情绪。孕妇及家属均需要不同程度的心理疏导。

3.辅助检查

（1）血液检查：血常规、凝血酶原时间、血小板计数、电解质、全血黏度等。

（2）尿液检查：尿蛋白定量、尿比重测定等。

（3）肝肾功能检查：谷丙转氨酶、尿素氮、肌酐及尿酸测定等。

（4）眼底检查：眼底的主要改变是视网膜小动脉痉挛，动静脉管径比正常是2:3，妊娠期高血压疾病时动静脉管径比为1:2，甚至1:4。严重时可出现视网膜水肿、剥离、出血，出现视力模糊或突然失明。

（5）其他检查：B超、胎心监护、胎儿成熟度等。

（六）护理措施

1.一般护理　保证休息，以左侧卧位为宜；进食富含蛋白质、维生素、钙、铁、锌等食物。少量多餐，清淡饮食；增加产前检查次数，定期监测血液、胎儿发育及胎盘功能情况。嘱每日监测血压及体重，如有头痛、头晕、视物模糊等自觉症状，应及时到医院就诊。

2.病情观察

（1）生命体征的监测：根据患者血压情况密切监测血压、脉搏等，若患者使用静脉降压药，则需持续心电监护，观察血压的变化。

（2）自觉症状的观察：随时观察、询问孕妇有无头痛、头晕、头痛、眼花等自觉症状。

(3)专科情况观察：询问有无腹痛、阴道出血等症状。监测胎心音、胎动及宫缩。避免腹部外伤及长时间仰卧位休息，防止子宫静脉压力升高，引起胎盘早剥。

3.镇静与吸氧　对于精神紧张、焦虑或睡眠欠佳者，遵医嘱给予少量镇静剂。间断吸氧治疗，增加血氧含量。

4.用药护理

(1)解痉：以硫酸镁为首选药物，以 1g/h 的速度输注，不超过 2g/h，每天用量 15g~20g。硫酸镁治疗浓度为 1.8mmol/L~3.0mmol/L，若镁离子浓度>3.5mmol/L 即可出现中毒症状。中毒首先表现为膝反射消失，继而全身肌张力减退及呼吸抑制，严重时可心跳突然停止。所以护士在用药前及用药过程中在监测孕妇血压的同时，还应监测以下指标：①膝腱反射必须存在；②呼吸不少于 16 次/分；③尿量每 24 小时不少于 600ml，或每小时不少于 25ml。使用硫酸镁时应准备好 10%的葡萄糖酸钙，以便出现毒性作用时及时予以解毒。

(2)镇静：主要用药有地西泮和冬眠合剂，分娩时慎用，以免药物通过胎盘影响胎儿。

(3)降压：仅适用于血压过高，如舒张压≥110mmHg 或平均动脉压≥140mmHg，以及原发性高血压妊娠前已用降压药者。选用的药物以不影响心搏出量、肾血流量及子宫胎盘灌注量为宜。常用药物拉贝洛尔、硝苯地平等。

(4)扩容：扩容应在解痉的基础上进行，扩容治疗时，应严密观察脉搏、呼吸、血压及尿量，防止肺水肿和心力衰竭的发生。常用的扩容剂有：白蛋白、全血、平衡液和低分子右旋糖酐。

(5)利尿药物：仅用于全身性水肿、急性心力衰竭、肺水肿、脑水肿、血容量过高且伴有潜在肺水肿者。常用药物有呋塞米、甘露醇。

5.子痫患者的护理

(1)控制抽搐：首选硫酸镁，必要时可使用镇静剂治疗。

(2)保持呼吸道通畅：头偏向一侧，防止呕吐物误吸入气管。持续吸氧，血氧饱和度低者应给予面罩给氧。

(3)避免声光刺激：子痫患者应放置在单人暗室病房，治疗及护理应轻柔、集中操作。

(4)床头备好抢救物品：备好开口器、拉舌钳、压舌板，避免唇舌咬伤；加用床档，预防坠伤；准备好吸痰器及抢救车等。

(5)观察生命体征：专人守护，持续心电监护，监测血压、脉搏、呼吸、血氧饱和度，观察抽搐持续时间以及抽搐时患者的意识状态等，并做好记录。

(6)监护胎儿情况并做好术前准备：检查胎心音及宫缩的变化，备皮、备血，做好终止妊娠的准备。

(7)为终止妊娠做好准备：子痫发作后多自然临产，应严密观察及时发现产兆，并做好母子抢救准备。如经治疗病情得以控制仍未临产者，应在孕妇清醒后 24~48 小时内引产，或子痫患者经药物控制后 6~12 小时，考虑终止妊娠。

(六)健康教育

1.休息　注意休息，左侧卧位。

2.加强营养　进食高蛋白、高维生素及富含钙、铁、锌等微量元素的食物。水肿严重者应控制盐分摄入。

3.做好监测　指导胎动计数，若有头痛、头晕等自觉症状，及时就诊。

4.其他　加强产褥期卫生宣教，出院后定期复查血压及尿蛋白。

十一、胎盘早剥

胎盘早剥(placental abruption)是指妊娠20周后或分娩期,正常位置的胎盘在胎儿娩出前,部分或全部从子宫壁剥离。起病急、发展快,若不及时处理可危及母儿生命。

（一）病因

病因目前尚不十分清楚,其发病可能与以下因素有关。

(1)血管病变:如妊娠期高血压。

(2)机械性因素:如腹部受撞击、挤压,摔伤。

(3)子宫内压力突然下降:如羊水过多患者破膜时。

(4)其他:吸烟、营养不良、吸毒等不良习惯,有胎盘早剥史者再次发生可能性增加。

（二）临床表现

典型临床表现是阴道流血、腹痛,可伴有子宫张力增高和子宫压痛,尤以胎盘剥离处最明显。阴道流血特征为陈旧不凝血,但出血量往往与疼痛程度、胎盘剥离程度不一定符合,尤其是后壁胎盘的隐性剥离。早期表现通常以胎心率异常为首发变化,宫缩间歇期子宫呈高张状态,胎位触诊不清。严重时子宫呈板状,压痛明显,胎心率改变或消失,甚至出现恶心、呕吐、出汗、面色苍白、脉搏细弱、血压下降等休克征象。

在临床上推荐按照胎盘早剥的Page分级标准评估病情的严重程度:0级,分娩后回顾性产后诊断;Ⅰ级,外出血、子宫软、无胎儿窘迫;Ⅱ级,胎儿宫内窘迫或胎死宫内;Ⅲ级,产妇出现休克症状,伴或不伴弥散性血管内凝血。

出现胎儿宫内死亡的患者胎盘剥离面积常超过50%,接近30%的胎盘早剥会出现凝血功能障碍。

（三）处理原则

早期识别、积极纠正休克、及时终止妊娠、防治并发症。分娩时机和方式应根据孕周、胎盘剥离的严重程度、有无并发症、宫口开大情况、胎儿宫内状况等决定。

（四）护理评估

1.健康史　孕妇在妊娠晚期或临产时突然发生腹部剧痛,有急性贫血或休克现象,应引起高度重视。护士需结合有无妊娠期高血压疾病或高血压病史、胎盘早剥史、慢性肾炎史、仰卧位低血压综合征史及外伤史等,进行全面评估。

2.身心状况

(1)观察要点:评估阴道出血、腹痛、子宫收缩和子宫压痛情况,严重者可出现恶心、呕吐、面色苍白、出汗、脉弱及血压下降等休克征象;腹部检查:子宫硬如板状、有压痛,以胎盘附着处最显著。

(2)心理-社会状况:孕妇入院情况危急,孕妇及家属常常感到高度紧张和恐惧。

3.辅助检查

(1)B型超声检查:可协助了解胎盘的部位及胎盘早剥的类型,并可明确胎儿大小及存活情况。但是,B型超声检查阴性结果不能完全排除胎盘早剥,尤其位于子宫后壁的胎盘。

(2)实验室检查:包括血常规、凝血功能、肝肾功能、电解质、二氧化碳结合力、血气分析、DIC筛选试验等。

（五）护理措施

1.纠正休克　迅速开放静脉,积极补充血容量,及时输入新鲜血,既能补充血容量,又可补充凝血因子,应使血细胞比容提高到 0.30 以上,血红蛋白维持在 100g/L,尿量>30ml/h。

2.病情观察 密切监测孕妇生命体征、阴道流血、腹痛、贫血程度、凝血功能、肝肾功能电解质,监测胎儿宫内情况等。及时发现异常,立即报告医生并配合处理。

3.为终止妊娠做好准备 一旦确诊,为抢救母儿生命应及时终止妊娠,减少并发症的发生。分娩方式则依病情轻重、胎儿宫内状况、产程进展、胎产式等具体状况决定。

4.分娩期护理 密切观察产妇心率、血压、宫缩、阴道流血情况,监测胎心。做好抢救新生儿和急诊剖宫产的准备。胎儿娩出后,遵医嘱立即给予缩宫素,预防产后出血。

5.心理护理 向孕妇及家人提供相关信息,包括医疗护理措施的目的、操作过程、预期结果及孕产妇需做的配合,说明积极配合治疗与护理的重要性,对他们的疑虑给予适当解释,帮助他们使用合理的压力应对技巧和方法。

(六)健康教育

(1)保证休息,左侧卧位。

(2)加强营养,进食高蛋白、高维生素、含铁丰富的食物。

(3)注意观察胎动变化,阴道出血量及出血性状,保留会阴垫,准确统计出血量,如有异常及时报告。

(4)保持外阴清洁,注意清洁,预防感染。

十二、前置胎盘

前置胎盘(placenta previa)是指妊娠 28 周后,胎盘仍附着于子宫下段,其下缘达到或覆盖宫颈内口,位置低于胎儿先露部。

(一)病因

(1)子宫内膜病变或损伤:多次刮宫、分娩、子宫手术史等。

(2)胎盘异常:如双胎妊娠时胎盘面积过大。

(3)受精卵滋养层发育迟缓。

(4)宫腔异常形态:如子宫畸形。

(5)其他高危因素:吸烟、吸毒者可引起胎盘血流减少。

(二)临床表现

1.症状 典型症状是妊娠晚期或临产时,发生无诱因、无痛性反复阴道流血,完全性前置胎盘初次出血时间早,多在妊娠 28 周左右,称为“警戒性出血”。边缘性前置胎盘出血多发生在妊娠晚期或临产后,出血量较少。部分性前置胎盘的初次出血时间、出血量及反复出血次数,介于两者之间。

2.体征 患者一般情况与出血量有关,大量出血呈现面色苍白、脉搏增快微弱、血压下降等休克表现。腹部检查:子宫软,无压痛,大小与妊娠周数相符,胎先露高浮易并发胎位异常。反复出血或一次出血量过多可使胎儿宫内缺氧,严重者胎死宫内。

3.分类 根据胎盘下缘与宫颈内口的关系,将前置胎盘分为 3 种类型。

(1)完全性前置胎盘:胎盘组织完全覆盖宫颈内口。

(2)部分性前置胎盘:胎盘组织部分覆盖宫颈内口。

(3)边缘性前置胎盘:胎盘附着于子宫下段,边缘达到宫颈内口,但未超越。

胎盘附着于子宫下段,边缘距宫颈内口的距离<20mm,称为低置胎盘。妊娠中期超声检查发现胎盘接近或覆盖宫颈内口时,称为胎盘前置状态。

由于胎盘下缘与宫颈内口的关系可因宫颈管消失、宫口扩张而改变,如临产前为完全性前置胎盘,临产后因宫口扩张而成为部分性前置胎盘,所以,前置胎盘的类型可因诊断时期不同而各异。临床上通常按处理前最后一次检查结果决定分类。

凶险性前置胎盘指前次妊娠有剖宫产史,此次妊娠为前置胎盘,胎盘覆盖原剖宫产切口,发生胎盘植入的风险增加。

(三)处理原则

治疗原则是止血、纠正贫血、预防感染,降低早产率与围生儿死亡率。根据前置胎盘类型阴道流血量、妊娠周数、胎儿宫内情况、是否临产等综合考虑,给予相应治疗。期待治疗的目的是在孕妇和胎儿安全的前提下延长妊娠周数,提高胎儿存活率。

(四)护理评估

1.健康史 除个人健康史外,在孕产史中尤其注意识别有无剖宫产术、人工流产术及子宫内膜炎等前置胎盘的易发因素;此外妊娠经过,特别孕28周后,是否出现无痛性、无诱因、反复阴道流血症状,并详细记录具体经过及医疗处理情况。

2.身心状况 评估血压、脉搏、面色及阴道出血情况;评估患者心理状态,孕妇及其家属可因突然阴道流血而感到恐惧或焦虑。

3.辅助检查

(1)B型超声检查:可显示子宫壁、胎盘、胎先露部及宫颈的位置,并根据胎盘下缘与宫颈内口的关系,确定前置胎盘类型。

(2)产后检查胎盘胎膜:对产前出血孕妇,产后应仔细检查胎盘胎儿面边缘有无血管断裂,可提示有无副胎盘。若前置部位的胎盘母体面有陈旧性黑紫色血块附着,或胎膜破口距胎盘边缘距离<7cm,则为前置胎盘。

(3)其他:电子胎儿监护、血常规、凝血功能检查等。

(五)护理措施

1.饮食指导 建议孕妇多摄入高蛋白、高热量、高维生素、富含铁的食物,纠正贫血,增加母体储备,保证母儿基本需要。多食粗纤维食物,保证大便通畅。注意饮食卫生,不吃过冷食物,以免腹泻,诱发宫缩。

2.病情观察 严密观察并记录孕妇生命体征、阴道流血、胎心、胎动等,准确记录阴道出血量,注意识别病情危重的指征如休克表现、胎心/胎动异常等,出现异常及时报告医生并配合处理。

3.协助治疗 遵医嘱开放静脉通路,采取相应的止血、输血、扩容等措施。根据病情和孕周,遵医嘱给予糖皮质激素促胎肺成熟,做好大出血的抢救准备。

4.预防感染 保持室内空气流通,指导产妇注意个人卫生,及时更换会阴垫。每日进行会阴擦洗,指导孕妇大小便后保持会阴部清洁、干燥。严密观察产妇生命体征、恶露、子宫复旧、阴道流血、白细胞计数等。

5.协助自理 鼓励协助患者坚持自我照顾的行为。协助患者入浴、如厕、起居、穿衣、饮食等生活护理,将日常用品放于患者伸手可及处。

(六)健康指导

1.预防指导 指导备孕及孕期妇女避免吸烟、酗酒等不良行为,避免多次刮宫、引产或宫内感染,减少子宫内膜损伤或子宫内膜炎。

2.治疗指导　对妊娠期出血,无论量多少均应就医,做到及时诊断,正确处理。妊娠中期超声检查发现胎盘前置状态者,建议增加产检次数。

3.一般指导　嘱孕妇进食高蛋白、高热量、高维生素及含铁丰富饮食。宜卧床休息,取左侧卧位,保持大便通畅,减少屏气用力。注意卫生,保持外阴清洁,预防感染。

十三、羊水栓塞

羊水栓塞(amniotic fluid embolism,AFE)是由于羊水进入母体血液循环,而引起的肺动脉高压、低氧血症、循环衰竭、弥散性血管内凝血(DIC)以及多器官功能衰竭等一系列病理生理变化的过程。以起病急骤、病情凶险、难以预测、病死率高为临床特点,是极其严重的分娩并发症。

(一)病因

高龄初产、经产妇、宫颈裂伤、子宫破裂、羊水过多、多胎妊娠、子宫收缩过强、急产、胎膜早破、前置胎盘、子宫破裂、剖宫产和刮宫术等可能是羊水栓塞的诱发因素。其具体原因不明,可能与下列因素有关:羊膜腔内压力过大,血窦开放和胎膜早破等。

(二)临床表现

羊水栓塞通常起病急骤、来势凶险。70%发生在阴道分娩时,19%发生在剖宫产时。大多发生分娩前2小时至产后30分钟之间。极少发生在中孕引产、羊膜腔穿刺术中和外伤时。

1.典型羊水栓塞　以骤然出现的低氧血症、低血压(血压与失血量不符)和凝血功能障碍为特征,也称羊水栓塞三联征。

(1)前驱症状:30%~40%的患者会出现非特异性的前驱症状,如呼吸急促、胸痛、憋气、寒战、呛咳、头晕、乏力、心慌、恶心、呕吐、麻木、针刺样感觉、焦虑、烦躁和濒死感,胎心减速,胎心基线变异消失等。重视前驱症状有助于及时识别羊水栓塞。

(2)心肺功能衰竭和休克:出现突发呼吸困难和(或)发绀、心动过速、低血压、抽搐、意识丧失或昏迷、突发血氧饱和度下降、心电图ST段改变及右心受损和肺底部湿啰音等。严重者,产妇于数分钟内猝死。

(3)凝血功能障碍:出现以子宫出血为主的全身出血倾向,如切口渗血、全身皮肤黏膜出血、针眼渗血、血尿、消化道大出血等。

(4)急性肾衰竭等脏器受损:全身脏器均可受损,除心肺功能衰竭及凝血功能障碍外,中枢神经系统和肾脏是最常见受损的器官。

羊水栓塞以上临床表现有时按顺序出现,有时也可不按顺序出现,表现具有多样性和复杂性。

2.不典型羊水栓塞　有些羊水栓塞的临床表现并不典型,仅出现低血压、心律失常、呼吸短促、抽搐、急性胎儿窘迫、心脏骤停、产后出血、凝血功能障碍或典型羊水栓塞的前驱症状。当其他原因能解释时,应考虑羊水栓塞。

(三)处理原则

一旦怀疑或确诊羊水栓塞,应立即抢救。主要原则是抗过敏、纠正呼吸循环功能衰竭、改善低氧血症、抗休克、防止DIC和肾功能衰竭。

(四)护理评估

1.健康史　有无羊水栓塞的高危因素、如子宫收缩过强、急产、胎膜早破、前置胎盘、胎盘早剥、子宫不完全破裂、剖宫产等。

2.身心状况　结合羊水栓塞的诱发因素、临床症状和体征进行评估。处于不同临床阶段的羊水栓塞患者,临床表现特点不同。常见患者于破膜后、第一产程末、第二产程宫缩较强时或在胎儿娩出后的短时间内,突然出现烦躁不安、呛咳、气促、呼吸困难、发绀、面色苍白、四肢厥冷、心率加快,并迅速出现循环衰竭,进入休克及昏迷状态,还可能表现有全身皮肤黏膜出血点及瘀斑、切口、针眼渗血、消化道出血、阴道大量流血且不凝等难以控制的出血倾向,继而出现少尿、无尿等肾功能衰竭表现。少数患者可无任何先兆症状,产妇窒息样惊叫一声或打一哈欠后即进入昏迷状态,呼吸心跳停止。

(五)护理措施

1.羊水栓塞的预防

(1)密切观察产程进展,严格掌握子宫收缩药物的使用指征及方法,防止宫缩过强。

(2)人工破膜时不兼行剥膜,以减少子宫颈管部位小血管破损;不在宫缩时行人工破膜。

(3)剖宫产术中刺破羊膜前保护好子宫切口,避免羊水进入切口处开放性血管。

(4)及时发现前置胎盘、胎盘早剥等并发症并及时处理,对死胎、胎盘早剥的孕产妇,应密切观察出凝血等情况。

(5)中期妊娠引产者,羊膜穿刺次数不应超过3次;行钳刮术时应先刺破胎膜,待羊水流尽后再钳夹胎块。

2.羊水栓塞患者的处理与配合 一旦出现羊水栓塞的临床表现,应及时识别并立即给予紧急处理。

(1)改善低氧血症:

1)吸氧:出现呼吸困难、发绀者,立即面罩给氧,必要时行气管插管或气管切开正压给氧。

2)解痉:按医嘱使用阿托品、罂粟碱、氨茶碱等药物,以缓解肺动脉高压、改善肺血流灌注,预防呼吸、循环衰竭。

(2)抗过敏:在给氧的同时,按医嘱立即予肾上腺皮质激素静脉推注,以改善和稳定溶酶体,保护细胞,对抗过敏反应。

(3)抗休克:按医嘱使用低分子右旋糖酐扩容,多巴胺或间羟胺升压,毛花苷C纠正心衰,5%碳酸氢钠纠正酸中毒等处理。

(4)防治DIC:早期抗凝,按医嘱使用肝素,以对抗羊水栓塞早期的高凝状态;及时输新鲜全血或血浆、纤维蛋白原,补充凝血因子;晚期抗纤溶,防止大出血。

(5)预防肾功能衰竭:补足血容量仍少尿者,按医嘱给予20%甘露醇或呋塞米等利尿剂。

(6)预防感染:严格无菌操作,按医嘱使用广谱抗生素预防感染。

(7)产科处理:原则上应在产妇呼吸循环功能得到明显改善,并已纠正凝血功能障碍后再处里分娩。

3.提供心理支持 对于神志清醒的患者,应给予安慰和鼓励,使其放松心情,配合治疗和护理。对于家属的恐惧情绪表示理解和安慰,向家属介绍患者病情相关知识,以取得配合。待病情稳定后与其共同制订康复计划,针对患者具体情况提供健康教育与出院指导。

(六)健康教育

(1)做好孕期保健:告知孕妇怀孕后定期做好产前检查。通过检查可以及时发现异常,筛查出高危妊娠患者,做到早诊断、早治疗。高危孕妇遵医嘱治疗和服药,保证分娩安全。

(2)孕期孕妇根据自己的需求,参与孕妇学校培训,了解妊娠和分娩相关知识,预防妊娠并发症和并发症。积极治疗生殖道感染、纠正胎位异常、营养不良等,避免妊娠晚期性生活等容易造成胎膜早破的病因,减少胎膜早破的发生。

(3)分娩时,如自觉胎膜破裂或其他不适,及时告知医务人员。使用催产素加强宫缩时,除了工作人员要专人看守,也应告知产妇不能自行调节滴速,避免出现强直宫缩。

(4)产褥期:加强营养、纠正贫血、促进身体恢复;产妇注意个人卫生,勤换卫生巾和内裤,清洁外阴部,7~10天内禁止盆浴和6周内禁止性生活,避免感染。

十四、产后出血

产后出血(postpartum hemorrhage,PPH)是指胎儿娩出后24小时内失血量超过500ml,剖宫产超过1000ml,是分娩期的严重并发症,居我国产妇死亡原因的首位。严重产后出血是指胎儿娩出后24小时内出血量>1000ml。难治性产后出血是指经宫缩剂、持续性子宫按摩或按压等保守措施无法止血,需要外科手术、介入治疗甚至切除子宫的严重产后出血。晚期产后出血:分娩24小时后,在产褥期内发生的子宫大量出血,称为晚期产后出血,以产后1~2周发病最常见。

(一)病因

1.子宫收缩乏力　产后出血最常见的原因。

2.胎盘因素　胎盘滞留、胎盘嵌顿、胎盘剥离不全、胎盘植入等。

3.产道损伤　急产、产力过强、巨大儿、阴道分娩助产操作不规范等。

4.其他　凝血功能障碍。

(二)临床表现

胎儿娩出后阴道流血,严重者出现失血性休克、严重贫血等相应症状。

1.阴道流血　胎儿娩出后立即发生阴道流血,色鲜红,应考虑软产道裂伤;胎儿娩出后数分钟出现阴道流血,色暗红,应考虑胎盘因素;胎盘娩出后阴道流血较多,应考虑子宫收缩乏力或胎盘、胎膜残留;胎儿或胎盘娩出后阴道持续流血,且血液不凝,应考虑凝血功能障碍;失血导致的临床表现明显,伴阴道疼痛而阴道流血不多,应考虑隐匿性软产道损伤,如阴道血肿。剖宫产时,主要表现为胎儿胎盘娩出后胎盘剥离面的广泛出血,亦有子宫切口出血严重者。

2.低血压症状　患者头晕、面色苍白,出现烦躁、皮肤湿冷、脉搏细数等。

(三)处理原则

针对出血原因,迅速止血;补充血容量,纠正失血性休克;防治感染。

(1)产后子宫收缩乏力所致大出血,可以通过使用宫缩剂、按摩子宫、宫腔内填塞布条或结扎血管等方法达到止血的目的。

1)按摩子;

①腹壁单手按摩宫底:助产者用一手置于产妇腹部,触摸子宫底部,拇指在子宫前壁,其余4指在子宫后壁,均匀而有节律地按摩子宫,促使子宫收缩,是最常用的方法。

②腹壁双手按摩子宫:一手在产妇耻骨联合上缘按压下腹中部,将子宫向上托起,另一手握住宫体,使其高出盆腔,在子宫底部进行有节律的按摩子宫,同时间断地用力挤压子宫,使积存在子宫腔内的血块及时排出。

③腹壁-阴道双手按摩子宫:一手在子宫体部按摩子宫体后壁,另一手握拳置于阴道前穹隆挤压子宫前壁,两手相对紧压子宫并做按摩,不仅可刺激子宫收缩,还可压迫子宫内血窦,减少出血。

2)应用宫缩剂:根据产妇情况,可采用肌内注射、静脉滴注、舌下含服、阴道上药等方式给药,达到促进子宫收缩而止血的目的。

3)宫腔纱布填塞法:适用于子宫全部松弛无力,虽经按摩及宫缩剂等处理仍无效者,24~48小时取出纱布条,取出前应先肌注宫缩剂,并给予抗生素预防感染。宫腔填塞纱布条后应密切观察生命体征及宫底高度和大小,警惕因填塞不紧,宫腔内继续出血、积血而阴道不出血的止血假象。由于宫腔内填塞纱布条可增加感染的机会,故只有在缺乏输血条件、病情危急时考虑使用,也可考虑宫腔放置球囊代替宫腔填塞止血。

(2)胎盘因素导致的大出血要及时将胎盘取出,检查胎盘、胎膜是否完整,必要时做好刮宫准备。

(3)软产道损伤造成的大出血应按解剖层次逐层缝合裂伤处直至彻底止血,软产道血肿应切开血肿,清除积血,彻底止血缝合,必要时可放置引流条,同时注意补充血容量。

(4)凝血功能障碍者所致出血首先应排除子宫收缩乏力、胎盘因素、软产道损伤等原因引起的出血,尽快输新鲜全血,补充血小板,纤维蛋白原或凝血酶原复合物、凝血因子。

(四)护理评估

1.健康史　护士除收集一般健康史外,尤其要注意收集与产后出血有关的健康史。

2..身心状况

(1)观察要点:注意评估由于产后出血所致症状和体征的严重程度。一般情况下,出血早期,由于机体自身的代偿功能,失血的症状、体征可不明显。若出现失代偿状况,则很快进入休克,表现出相应的症状和体征。当产妇全身状况较差或合并有内科、产科等易致产后出血的相关高危因素时,即使出血量不多,也可能发生休克。

(2)心理-社会状况:发生产后出血后,产妇和家属常常表现出惊慌、焦虑、恐惧,产妇更是担心自己的生命安危,迫切希望能得到医护人员的全力救治,应注意密切观察产妇的表现和倾听其主诉。

3.辅助检查

(1)评估产后出血量:

1)称重法:失血量(ml)=[胎儿娩出后所有敷料湿重(g)-胎儿娩出前所有敷料干重(g)]/1.05(血液比重 g/ml);

2)容积法:常用有刻度的器皿收集阴道出血,可简便准确地了解出血量;

3)面积法:将血液浸湿的面积按 10cm×10cm(四层纱布)为 10ml 计算。

4)休克指数法(SI):休克指数=脉率/收缩压(mmHg),SI=0.5 为正常;SI=1 则为轻度休克;1.0~1.5 时,失血量约为全身血容量的 20%~30%;1.5~2.0 时,约为 30%~50%;若 2.0 以上,约为50%以上,重度休克。

上述方法可因不同的检测人员,而存在一定的误差。

(2)实验室检查　血常规,出、凝血时间,凝血酶原时间及纤维蛋白原测定结果等。其中血红白每下降 10g/L,估计出血量约 400~500ml,但需注意产后出血早期,由于血液浓缩,血红蛋白值常不能准确反映实际出血量。

(五)护理措施

1.预防产后出血

(1)妊娠期:加强孕期保健,定期接受产前检查,及时治疗高危妊娠或必要时及早终止妊娠。

(2)分娩期:

1)第一产程:密切观察产程进展,防止产程延长,保证孕产妇基本需要、避免孕产妇衰竭状态,必要时给予镇静剂以保证孕产妇休息。

2)第二产程:对于有高危因素的孕产妇,应建立静脉通道;正确掌握会阴切开指征并熟练助产;指导孕产妇正确使用腹压,避免胎儿娩出过急过快;阴道检查及手术助产时动作轻柔、规范严格执行无菌技术操作。

3)第三产程:胎肩娩出后立即肌注或静脉滴注缩宫素,以加强子宫收缩,减少出血;正确处理胎盘娩出,胎盘未剥离前,不可过早牵拉脐带或按摩、挤压子宫,见胎盘剥离征象后,及时协助胎盘娩出,并仔细检查胎盘、胎膜是否完整;检查软产道有无裂伤及血肿;准确收集和测量出血量。

(3)产褥期:

1)产后 2 小时内,产妇仍需留在产房接受监护,因为 80% 的产后出血是发生在这一阶段,要密切观察产妇的子宫收缩、阴道出血及会阴伤口情况,定时测量产妇的血压、脉搏、体温、呼吸。

2)督促产妇及时排空膀胱,以免影响宫缩致产后出血。

3)早期哺乳,可刺激子宫收缩,减少阴道出血量。

4)对可能发生产后出血的高危产妇,注意保持静脉通道,充分做好输血和急救的准备并为产妇做好保暖。

2.止血　针对原因止血,纠正失血性休克,控制感染(具体内容见本节"处理原则")。

3.饮食护理　鼓励产妇进食营养丰富易消化饮食,多进富含铁、蛋白质、维生素的食物,如瘦肉、鸡蛋、牛奶、绿叶蔬菜、水果等,注意少量多餐。

4.心理护理　大量出血后产妇抵抗力低下,体质虚弱,活动无耐力,生活自理有困难,医护人员应主动给予产妇关爱与关心,使其增加安全感。

(六)健康指导

1.一般指导　针对产妇的具体情况,指导加强营养,有效地纠正贫血,增强体力,逐步增加活动量,以促进身体的康复,指导母乳喂养。

2.出院指导　指导产妇有关加强营养和适量活动的自我保健技巧,继续观察子宫复旧及恶露情况;指导产后复查的时间、目的和意义,使产妇能按时接受检查,以了解产妇的康复情况,使产妇尽快恢复健康;提供避孕指导,使产妇注意产褥期禁止盆浴,禁止性生活,部分产妇分娩 24 小时后,于产褥期内发生子宫大量出血,被称为晚期产后出血,多于产后 1~2 周内发生,也有迟至产后两个月左右发病者,应予以高度警惕,以免导致严重后果。

十五、专科检查

(一)NT 检查

1.定义　NT 全称"Nuchal Translucency",也就是"颈项透明层",是指胎儿颈后部皮下组织内液体积聚的厚度。NT 检查是通过彩色超声扫描颈椎水平矢状切面皮肤至皮下软组织之间的最大厚度,是筛查胎儿有无先天异常的重要指标。

2.检查时间　孕 11~13^{+6} 周内进行,<11 周,时间过早异常情况尚未出现;≥14 周,时间过晚,过多的液体可能被宝宝正在发育的淋巴系统吸收。错过此时间,就错过了 NT 值的正常对照时间,临床意义就会大打折扣。

3.检查目的　颈项透明层增厚与胎儿染色体核型、胎儿先天性心脏病以及其他结构畸形有关。颈项透明层越厚,胎儿异常的概率越大。但异常概率的增加并不意味着胎儿一定是畸形,还要结合后期唐氏筛查进行综合判断。

4.临床意义 如果测得胎儿颈部透明层厚度≥3mm(或≥2.5mm且根据胎儿头臀长推算出的妊娠周数<12周),则建议孕妇接受羊水或绒毛穿刺检查,以进行胎儿染色体核型分析,帮助进一步确认胎儿有无异常。

(二)胎心监护(NST)

1.定义 NST指的是无刺激胎心监护,通过本检查观察胎动时胎心率的变化,以了解胎儿的储备能力。

2.评分方法 做20分钟胎心监护后评分,方法如表3-5:

表3-5 防止监护

项目	0分	1分	2分
心率曲线(bpm)	<100	100-119,>160	120-160
摆动振幅(bpm)	<5	5-9,>30	10-30
加速时间(秒)	<10	10-14	≥15
加速幅度(bpm)	<10	10-14	≥15
胎动次数	0	1-2	>3

3.临床意义 评分8-10分为反应型,提示胎儿中枢神经系统发育良好,99%以上的胎儿在一周内是较安全的,但高危妊娠也存在假反应型。<6分为无反应型,提示胎儿有窒息。无反应型NST约有20%的胎儿预后差,但需排除孕妇使用镇静剂及胎儿睡眠情况。

十六、专科护理常规

(一)产前护理

孕期满37周至不满42周,在胎儿未娩出前,孕妇无妊娠并发症,称正常产前,其护理措施如下:

(1)孕妇入院时详细了解其一般情况,孕产史、有无高危因素、有无阴道流血或流液等情况,做好入院评估。

(2)按常规监测孕妇生命体征,根据医嘱完成各项治疗、护理。

(3)注意胎心音、胎动变化,观察宫缩及自觉症状,如有异常及时通知医生,并做好记录。

(4)严密观察产妇产程进展,根据宫缩情况,行阴道内诊检查,了解羊水性状,判断宫口扩张及胎先露下降等情况。

(5)临产后,指导产妇每2~4小时排尿一次,防止膀胱充盈影响宫缩及胎先露下降。

(6)指导产妇适当活动,合理休息,保持皮肤清洁。鼓励产妇在宫缩间歇期少量多次进食高热量、易消化、清淡饮食。

(7)做好心理护理,鼓励产妇倾诉疼痛感受,指导减轻疼痛的方法。

(二)产时护理

1.提供良好的环境 应提供安静舒适的环境,保持室内空气清新、温湿度适宜,有条件的可以安排一对一独立待产和家庭化产房。

2. 增强自然分娩的信心 产妇在分娩过程中可能因宫缩疼痛以及担心分娩能否顺利进行而产生焦虑、恐惧等情绪。助产士应耐心回答产妇提出的问题,安抚其不良情绪,让产妇认识到自己在正常分娩过程中的主动地位和作用,增强自然分娩的信心,避免过度紧张。

3.提供信息支持　包括分娩的过程、产程进展情况、每次检查的目的和结果、可能的变化及出现的问题、治疗和护理措施的目的等;指导产妇采取良好的应对措施;对产程中的有关检查、操作,事先给予解释、说明,争取产妇合作。

4.补充液体和热量　在活跃期建议进食清淡有营养的液体,摄入足够水分,但不能过量。在呕吐明显无法进食或因剖宫产概率高而需要禁食时,需静脉补液给予营养支持,以保证产妇的精力和体力。

5.活动与休息　临产后,应鼓励产妇取舒适体位(坐、站、行走、蹲、俯卧)或侧卧位,有利于缓解疼痛,促进产程进展。可在宫缩时指导呼吸动作,轻揉腰骶部可缓解不适症状。有下列情况之一,不适用自由活动体位:

(1)胎膜已破的情况下,胎头高浮或臀位者应适应卧床,警惕脐带脱垂。

(2)并发重度妊娠高血压病者。

(3)异常出血者。

(4)妊娠合并心脏病者。

(5)臀位、横位已出现先兆临产征象者。

6.排尿与排便　临产后,应鼓励产妇每 2~4 小时排尿一次,以免膀胱充盈影响胎儿下降及子宫收缩。若因胎先露压迫引起排尿困难者,应警惕有无头盆不称,必要时可导尿。产妇有便意时,需判断直肠是否有大便以及宫口扩张程度,前往卫生间排便者须有人陪伴,嘱产妇不要长时间屏气用力排便,以免加重宫颈水肿,或造成接产不及时,发生无保护自产。

7.清洁护理　临产后因宫缩频繁致产妇出汗较多,加之外阴部的分泌物及羊水外溢等。产妇有不适感,助产人员应协助产妇做好生活护理,如擦汗,更衣,更换床单等。破膜后,为保持外阴清洁,预防感染,必要时可给予会阴擦洗。

8.疼痛护理　根据疼痛评估的结果以及产妇的具体情况选用合适的分娩镇痛方法,自由体位活动是减轻疼痛最简单有效的方法,也是最基本的方法,可不断尝试以找到让产妇感觉到舒适的体位;有需要的患者,可遵医嘱使用镇痛药。

9.病情观察

(1)一般情况的观察:注意产妇有无面色苍白,出冷汗、寒战、打哈欠、烦躁不安等,并及时询问产妇的感受,如有无口渴、头晕、心慌、乏力、尿频或肛门坠胀感等,警惕休克、血压升高或阴道壁血肿等并发症的发生。

(2)生命体征的监测:由于胎盘娩出,胎盘血流停止,大量的血液进入母体循环,腹压突然降低,使大量的血液淤积在腹腔血管内,以上各种原因都可加重心脏负担。故胎盘娩出后立即测量产妇的血压、脉搏、呼吸,如正常可每半小时测量一次,如有异常应酌情增加测量次数并立即报告医生,警惕产后休克、心力衰竭等并发症的发生。

(3)观察子宫收缩,阴道出血情况:经常按摩子宫,促进子宫收缩,准确测量阴道流血量,并注意观察阴道流血颜色变化。对可能发生产后出血的高危产妇,如过度疲劳,多次宫腔操作史、凝血功能障碍,巨大胎儿或急产者,保持静脉通道,针对不同病因,做好输血和急救准备,发现阴道出血增多及时汇报医生。

(4)观察会阴伤口情况:注意观察伤口的颜色、有无渗血、水肿等,并询问产妇的感受,嘱产妇尽量健侧卧位,利用体位引流,减少恶露污染伤口的机会,并注意保持伤口的清洁以防感染,产后伤口轻度水肿多在产后 2~3 天自行消退。应重视产妇的主诉,如产妇诉会阴及肛门部疼痛,坠胀不适且逐渐加重时,要警惕阴道血肿的发生。

(5)注意观察膀胱充盈情况:产后由于机体要排出妊娠时储存的水分,产妇往往多尿,但因分娩过程中膀胱受压使其黏膜充血、水肿、肌张力降低,以及产程中应用了解痉镇静剂、麻醉剂等药物时膀胱的张力下降,加之产妇会阴伤口疼痛不敢用力排尿及不习惯卧床排尿等原因,使产妇容易发生排尿困难,导致尿潴留。产后尿潴留处理不及时,会影响子宫收缩,导致产后出血,要及时协助产妇排空膀胱。

(三)产后护理

1.尽早进行母子肌肤接触　早吸吮、早开奶　新生儿出生后 30 分钟内裸露在产妇胸前进行早接触,协助新生儿进行早吸吮,可引起产妇子宫反射性收缩,减少阴道出血量,还有利于分散产妇对子宫收缩或会阴切口处疼痛的注意力;同时早吸吮也可促进产妇的乳汁分泌,锻炼新生儿的觅食、吸吮和吞咽反射,增进母子感情。

2.做好生活护理　产妇经历分娩,体力消耗巨大,产后需要有充分的睡眠和休息,助产人员应注意提供相对安静、温度适宜的环境、应协助产妇擦浴,更换衣服及床单,垫好会阴垫,协助其取舒适卧位,并注意保暖。告知产妇家属准备富含营养且易消化的流质或清淡半流质食物。鼓励产妇摄入足够热量和水分,以利于产妇恢复体力。

3.心理支持　助产人员应态度亲切,并有足够的耐心,告知新生儿情况,并鼓励产妇说出内心感受,主动帮助产妇解除思想顾虑,增加其安全感,使其心情愉悦,安心休息。尤其是产妇因新生儿健康和性别等原因而有不良情绪时,要和家属特别是丈夫一起,共同给予产妇心理支持,防止产妇因情绪不良而诱发产后出血或血压升高等。

4.新生儿的情况　注意新生儿保暖保持侧卧(防止呛咳或窒息),观察新生儿的面色(尤其是唇周的颜色)呼吸、心率、吸吮以及脐带断端有无渗血等。应注意新生儿低血糖的观察,测量体重、身长和头围等,检查有无新生儿畸形,有无产伤等,及时发现新生儿的异常情况。

十七、专业技术

(一)胎动计数

胎儿在子宫内冲击子宫壁的活动称为胎动。胎动监测是孕妇自我评价胎儿宫内状况的简便经济有效方法,一般妊娠 20 周开始自觉胎动,胎动夜间和下午较为活跃。胎动常在胎儿睡眠周期消失,持续 20~40 分钟。妊娠 28 周以后,胎动计数<10 次/2 小时或减少 50%者提示有胎儿缺氧可能。数胎动要在安静状态下数,一天三次,早中晚各数一个小时。

(二)宫缩观察

子宫收缩力是临产后的主要产力,贯穿于整个分娩过程。临产后的宫缩能使宫颈管缩短直至消失、宫口扩张、胎先露部下降、胎儿和胎盘娩出。临产后的正常宫缩特点有:

1.节律性　宫缩的节律性是临产的重要标志。正常宫缩是宫体肌不随意、有规律的阵发性收缩并伴有疼痛,每次宫缩由弱渐强(进行期),维持一定时间(极期),随后由强渐弱(退行期),直至消失进入间歇期,间歇期子宫肌肉松弛,宫缩如此反复出现,直至分娩结束。

2.对称性　正常宫缩起自两侧子宫角部(受起搏点控制),迅速向子宫底中线集中,左右对称,再以每秒 2cm 的速度向子宫下段扩散,约在 15 秒内均匀协调地扩展至整个子宫,此为子宫收缩的对称性。

3.极性　宫缩以宫底部最强、最持久,向下逐渐减弱,宫底部收缩力的强度几乎是子宫下段的 2 倍,此为宫缩的极性。

4.缩复作用　每当宫缩时,子宫体部肌纤维短缩变宽,间歇期肌纤维虽然松弛,但不能恢复到原来的长度,经反复收缩,肌纤维越来越短,这种现象称为缩复作用。

产程中必须连续定时观察并记录宫缩持续时间、间歇时间及强度,掌握其规律。监测宫缩最简单的方法是护理人员将手掌放于产妇腹壁上,宫缩时宫体部隆起变硬,间歇期松弛变软,触诊手法应柔和。

(三)母乳喂养

1.母乳喂养体位　母乳喂养体位的原则:母亲舒适、宝宝安全,主要包含以下体位:摇篮式、橄榄球式、交叉式、卧位式等。

2.母亲哺乳姿势的四个要点

(1)婴儿的头和身体成一直线。

(2)婴儿的脸贴近乳房,鼻子对着乳头。

(3)婴儿的身体贴近母亲。

(4)若是新生儿,母亲不仅要托住其头部和肩部,还要托住臀部。

3.C 字形托起乳房　食指支撑着乳房基底部, 手靠在乳房下的胸壁上, 大拇指放在乳房上方,两个手指可以轻压乳房,改善乳房形态,使婴儿容易含接。托乳房的手不要太靠近乳头,如果母亲的乳房大而且下垂,用手托住乳房可帮助乳汁流出,如果乳房小而高在喂奶时手不需要总托住乳房。

4.婴儿有效含接乳房的指征　嘴张得很大,下唇向外翻,舌头呈勺状环绕乳晕,婴儿面颊鼓起呈圆形,婴儿嘴上方可见更多的乳晕,慢而深吸吮,有时突然暂停,能看或听到吞咽。

思考题

1.如何指导孕妇自数胎动?

2.羊水栓塞的处理原则及抢救措施是什么?

3.导致产后出血的常见原因有哪些?

4.先兆早产的常用药物及护理措施有哪些?

5.疤痕子宫自然分娩的护理措施有哪些?

6.子痫患者的抢救及护理措施有哪些?

7.胎盘早剥的临床表现及护理措施有哪些?

8.前置胎盘的临床表现及护理措施有哪些?

9.妊娠期高血压的临床表现及分类有哪些?

10.妊娠期糖尿病的护理措施有哪些?

第五章　儿科护理

第一节　儿童年龄分期

儿童的生长发育是一个连续渐进的动态过程,随着年龄的增长,儿童的解剖结构、生理功能和心理行为等在不同的阶段表现出与年龄相关的规律性。因此,一般将儿童年龄划分为七期。

一、胎儿期

从受精卵形成至胎儿娩出止为胎儿期(fetal period),约40周。胎儿完全依靠母体生存,孕母的健康、营养、情绪等状况对胎儿的生长发育影响极大,应重视孕期保健和胎儿保健。

二、新生儿期

自胎儿娩出脐带结扎至生后28天称为新生儿期(neonatal period)。是儿童生理功能进行调整逐渐适应外界环境的阶段,不仅发病率高,死亡率也高。因此,应特别加强护理,如保温、喂养、清洁卫生、消毒隔离等。

三、婴儿期

自出生到1周岁之前为婴儿期(infant period)。是儿童出生后生长发育极其旺盛的时期,对能量和营养素尤其是蛋白质的需要量相对较大,但消化吸收功能尚未完善,易发生消化紊乱和营养不良,提倡母乳喂养和合理营养指导十分重要。同时,此期婴儿体内来自母体的免疫抗体逐渐减少,而自身免疫功能尚不成熟,易发生各种感染和传染性疾病,需要有计划地接受预防接种,并应重视卫生习惯的培养和注意消毒隔离。

四、幼儿期

自满1周岁到满3周岁之前为幼儿期(toddler period)。儿童生长发育速度较前稍减慢,自主性和独立性不断发展,但对危险的识别能力和自我保护能力不足,应注意防止意外伤害。此期传染病发病率仍较高,防病仍为保健重点。消化功能仍不完善,营养需求量仍然相对较高,合理喂养仍然是保持正常生长发育的重要环节。

五、学龄前期

自满3周岁到6~7岁入小学前为学龄前期(preschool age)。儿童体格发育速度进一步减慢,达到稳步增长。因此期儿童具有较大的可塑性,应加强早期教育。学龄前期儿童仍可发生传染病和各种意外,也易患急性肾炎、风湿病等免疫性疾病,应根据这些特点,做好预防保健工作。

六、学龄期

自6~7岁入小学始到进入青春期为学龄期(school age)。此期儿童体格生长仍稳步增长,除生殖系统外各器官系统发育已接近成人水平。此期儿童感染性疾病的发病率较前为低,但要注意预防近视眼和龋齿,端正姿势,安排有规律的生活、学习和锻炼,保证充足的营养和休息,防治精神、情绪和行为等方面的问题。

七、青春期

青春期(adolescence)年龄范围一般为10~20岁,女孩青春期开始年龄和结束年龄都比男孩早2年左右。此期儿童体格生长发育再次加速,出现第二个生长高峰。同时生殖系统发育加速并趋于成熟。至本期末各系统发育已成熟,体格生长逐渐停止。此期儿童患病率和死亡率相对较低,但由于接触社会增多,常出现心理、行为、精神方面的问题。因此,此期除了要保证供给足够的营养,加强体格锻炼和注意充分休息外,应及时进行生理、心理卫生和性知识的教育。

第二节　儿童生长发育特点及保健

生长(growth)是指随年龄的增长,儿童各器官、系统的长大,主要表现为形态变化,可以通过具体的测量值来表示,是"量"的改变。发育(development)指细胞、组织、器官分化完善与功能成熟,是"质"的变化,包括情感—心理的发育成熟过程。

一、生长发育规律及影响因素

(一)生长发育的规律

1.生长发育的连续性和阶段性　生后第 1 年、青春期分别出现第一、第二生长速度高峰。

2.各系统器官发育的不平衡性　有先有后、快慢不一。

3.生长发育的顺序性　由上到下、由近到远、由粗到细、由低级到高级、由简单到复杂。

4.生长发育的个体差异

(二)影响生长发育的因素

遗传因素和环境因素是影响儿童生长发育的两个最基本因素。

二、儿童体格生长发育及评价

(一)体格生长常用指标

儿童体格生长发育常用的指标有体重、身高(长)、坐高(顶臀长)、头围、胸围、上臂围、皮下脂肪厚度等。

(二)出生至青春前期体格生长规律

1.体重的增长　体重(Weight)是身体各器官、组织及体液的总重量。是反映儿童体格生长,尤其是营养状况的最易获得的敏感指标。

部分新生儿在生后数天内可出现生理性体重下降。生后如及早合理喂哺可减轻或避免生理性体重下降的发生。

出生后 3~4 个月、12 个月龄及 2 岁时体重分别约为出生时 2 倍、3 倍、4 倍;2 岁后到青春前期体重年增长约 2kg。

无条件测量体重时,为便于计算儿童药量和液体量,可用公式简单估算体重。

公式　12 个月:体重(kg)=10

1~12 岁:体重(kg)=年龄(岁)×2+8

2.身高(长)的增长　身高(Height)指头顶到足底的垂直距离,头、躯干(脊柱)与下肢长度的总和。3 岁以下仰卧位测量,称身长(recumbent length);3 岁后立位测量,称身高。卧位与立位测量值相差 1~2cm。

婴儿期和青春期分别出现身高(长)两个生长高峰。新生儿出生时身长平均为 50cm,1 岁身长约 75cm,2 岁时身长 86~87cm。2 岁后到青春前期身高年增长约 5~7cm。

2~12 岁身长(高)的估算公式为:身高(cm)=年龄(岁)×7+75

头占身长(高)的比例从婴幼儿的 1/4 减为成人的 1/8。

3.坐高的增长　坐高(sitting height)指由头顶至坐骨结节的垂直距离,3 岁以下取仰卧位测量,称顶臀长(crown-rump length)。3 岁后采用坐高计坐位测量,称坐高。坐高代表头颅与脊柱的生长。

4.头围的增长　头围(head circumference,HC)指自眉弓上缘经枕骨结节绕头一周的长度,是反映脑发育和颅骨生长的一个重要指标。3 岁以内常规测量头围。出生时头围平均 34cm。1 岁时约 46cm。

5.胸围的增长　胸围(chest circumference,CC)指自乳头下缘经肩胛骨角下绕胸一周的长度,反映肺和胸廓发育。出生时胸围约 32~33cm。1 岁时胸围约等于头围,1 岁至青春前期胸围超过头围的厘米数约等于儿童年龄(岁)减 1。

6.上臂围的增长　上臂围(upper arm circumference,UAC)指沿肩峰与尺骨鹰嘴连线中点绕上臂一周的长度,反映上臂骨骼、肌肉、皮下脂肪和皮肤的发育水平。常用以评估儿童营养状况。评估标准为:>13.5cm 为营养良好;12.5~13.5cm 为营养中等;<12.5cm 为营养不良。

(三)青春期体格生长特点

女孩多在 9~11 岁乳房发育,男孩多 11~13 岁在睾丸增大,标志青春期开始。女孩在 8 岁以前,男孩在 9 岁以前出现第二性征,为性早熟;女孩 14 岁、男孩 16 岁后仍无第二性征出现,为性发育延迟。

青春期女孩平均年增高 8~9cm, 男孩平均年增高 9~10cm。男孩一般比同龄女孩高 12~13cm。体重重约 25~30kg。

(四)体格生长评价

1.体格生长评价常用方法

(1)均值离差法(标准差法):适用于正态分布状况。±1SD 包含 68%的受检总体,±2SD 包含 95%的受检总体,±3SD 包含 99%的受检总体。通常以±2SD(包含 95%的受检总体)为正常范围。国内最常用五等级评价标准评价儿童发育等级。

(2)指数法:体质指数(body mass index, BMI)即体重(kg)/身高(m),常用于区别正常或肥胖和评价肥胖程度。

(3)生长曲线(growth chart)评价法:将定期连续测量的个体儿童的体格生长指标数值每月或每年,点于图上并绘成曲线与标准曲线作比较,这种连续动态测量较单次测量更能说明问题。

2.体格生长评价内容　体格生长评价须包括生长水平、生长速度和匀称程度 3 个方面。

建议常规测量的时间和频率为:6 个月内的婴儿每月 1 次;6~12 个月每 2 月 1 次;1~2 岁每 3 月 1 次;3~6 岁每半年 1 次;6 岁以上每年 1 次。高危儿适当增加观察次数。

3.体格生长评价注意事项　对早产儿进行生长水平评价时,应矫正胎龄至 40 周(足月)后再评价。一般头围至 18 月龄、体重至 24 月龄、身长至 40 月龄不再矫正。

三、与体格生长有关的各系统发育

(一)骨骼发育

1.颅骨发育　前囟为顶骨和额骨边缘形成的菱形间隙,其对边中点连线长度在出生时约 1.5~2.0cm,2 岁时 96%的儿童前囟闭合。后囟为顶骨与枕骨边缘形成的三角形间隙。出生时即已很小(约 0.5cm)或已闭合,最迟出生后 6~8 周闭合。

2.脊柱发育　婴儿 3~4 月形成颈曲;6~7 月形成胸曲;1 岁左右形成腰曲。

3.长骨发育　长骨的生长主要依靠其干骺端软骨骨化和骨膜下成骨作用,使之增长、增粗。干骺端骨性融合,标志长骨生长结束。

（二）牙齿发育

人一生有两副牙齿,即乳牙（deciduous teeth/primary teeth，共 20 个）和恒牙（permanent teeth,共 32 个）。生后 4~10 个月乳牙开始萌出,3 岁前出齐,2 岁以内乳牙的数目约为月龄减 4~6, 13 个月龄后仍未萌牙称为萌牙延迟。6 岁左右开始出现第一颗恒牙即第一磨牙。,食物的咀嚼有利于牙齿生长。

四、各年龄期儿童保健

（一）胎儿保健

1.产前保健

(1)预防遗传性疾病与先天畸形:胎儿期是致畸敏感期,尤其是前 3 个月。

(2)保证充足营养。

(3)保证孕母良好的生活环境。

(4)避免妊娠期并发症。

2.产时保健　重点是注意预防产伤及产时感染。

3.胎儿期心理卫生　注意做好优生准备及适宜的胎教。

（二）新生儿保健

(1)产后保健。

(2)居家保健:

1)家庭访视。

2)合理喂养:母乳是新生儿的最佳食品。

3)保暖。

4)日常护理:保持皮肤清洁。保证新生儿活动自如及双下肢屈曲(此状态利于髋关节的发育)。

5)预防疾病和事故:定时开窗通风。新生儿有专用用具。注意手卫生。家人患感冒时必须戴口罩接触新生儿。按时接种卡介苗和乙肝疫苗。新生儿出生后应及时补充维生素 D。注意防止窒息。新生儿早期应进行先天性遗传代谢性疾病的筛查。

6)早期教养:鼓励家属与新生儿进行眼与眼交流、皮肤与皮肤接触,对新生儿说话和唱歌等。

（三）婴儿保健

1.合理喂养　4~6 个月以内婴儿提倡纯母乳喂养。自引入其他食品起,即应训练婴儿用勺进食;7~8 个月后学习用杯喝奶和水;9~10 个月的婴儿训练其自己抓取食物的能力, 尽早让婴儿学习自己用勺进食。

2.日常护理

(1)清洁卫生:每日早晚应给婴儿洗脸、洗脚和臀部。在哺乳或进食后可喂少量温开水清洁口腔。

(2)衣着:婴儿衣着应便于穿脱及四肢活动。

(3)睡眠：一般1~2个月小婴儿可夜间哺乳1~2次；3~4个月后逐渐停止夜间哺乳。婴儿应有固定的睡眠场所和睡眠时间，不拍、不摇、不抱。

(4)牙齿：乳牙萌出后，每晚用指套牙刷或软布清洁乳牙。

(5)户外活动：家属应每日带婴儿进行户外活动。

3.早期教育

(1)大小便训练：婴儿会坐后可以练习定时大便坐盆，每次约3~5分钟。婴儿坐盆时不要分散其注意力。

(2)视、听能力训练：用颜色鲜艳、能发声及转动的玩具，逗引婴儿注意；每天定时放悦耳的音乐；以询问方式让其看、指、找，从而使其视觉、听觉与心理活动紧密联系起来。

(3)动作的发展：2个月时，婴儿可开始练习空腹俯卧，培养俯卧抬头。3~6个月，练习抓握能力；训练翻身。7~9个月，逗引婴儿爬行，同时练习婴儿站立、坐下和迈步。10~12个月，鼓励婴儿学走路。

(4)语言的培养。

4.防止意外

5.预防疾病和促进健康

6.婴儿心理卫生　满足婴儿的各种需求，以促进婴儿建立安全型依恋。

(四)幼儿保健

1.合理安排膳食　18个月左右可能出现生理性厌食，不要惩罚幼儿。

2.日常护理

(1)衣着：幼儿衣着应颜色鲜艳，穿脱简便。3岁左右应学习穿脱衣服。

(2)睡眠：幼儿一般每晚可睡10~12小时，白天小睡1~2次。幼儿睡前常需有人陪伴。

(3)口腔保健：家属可用软布或软毛牙刷清洁幼儿牙齿。2~3岁后，幼儿应在父母指导下自己刷牙，早晚各一次，饭后漱口。少吃易致龋齿病的食物，如糖果、甜点等。

3.早期教育

(1)大小便训练。

(2)动作的发展：走路令12~15个月幼儿感觉愉快，他们以扔和捡东西为乐。18个月大的幼儿喜欢能推拉的玩具。2岁后的幼儿喜欢玩水、沙土、橡皮泥等，还喜欢奔跑、蹦跳等激烈的运动，并喜欢涂画。

(3)语言的发展：成人应经常与其交谈，鼓励其多说话，通过游戏、讲故事、唱歌等促进幼儿语言发育，并借助于动画片等电视节目扩大其词汇量，纠正其发音。

(4)卫生习惯的培养。

(5)品德教育：当幼儿破坏了家属一再强调的某些规则时，如安全注意事项，可给予适当的惩罚。

4.预防疾病和事故　继续加强预防接种和防病工作。

5.其他　防治常见的心理行为问题。

(五)学龄前儿童保健

1.合理营养　学龄前儿童应注意营养均衡。

2.日常护理

(1)自理能力：应鼓励儿童自理，不能包办。

(2)睡眠:常需要成人的陪伴。

3.预防疾病和事故   儿童应每年进行 1~2 次体格检查,3 岁后每年测视力、血压一次。

4.心理卫生

(1)意志品质的培养。

(2)促进智力发展:成人应有意识地引导儿童进行较复杂的智力游戏,每次游戏时间 20~25 分钟为宜。

(3)促进社会交往能力发展。

(4)防治常见的心理行为问题。

(六)学龄儿童保健

(1)合理营养:重视补充强化铁食品。

(2)体格锻炼。

(3)预防疾病:

1)培养良好睡眠习惯。

2)注意口腔卫生。

3)预防近视。

4)培养正确的坐、立、行等姿势。

(4)防止事故。

(5)心理卫生

1)培养良好的学习习惯。

2)促进社会性发展。

3)保护自尊心。

4)防治常见的心理行为问题。

(七)青少年保健

青春期是人的一生中决定体格、体质、心理和智力发育和发展的关键时期。

(1)供给充足营养。

(2)培养良好的卫生习惯。

(3)保证充足睡眠。

(4)预防疾病和事故。

(5)心理卫生:

1)培养自觉性和自制性。

2)性教育。

3)防治常见的心理行为问题。

五、体格锻炼

学步幼儿每天至少有 30 分钟的正式体力活动,学龄前及以上儿童有 60 分钟的有组织的体力活动,久坐每次不宜超过 60 分钟。

(一)户外活动

婴儿出生后应尽早户外活动,由开始每日 1~2 次,每次 10~15 分钟,逐渐延长到 1~2 小时。

(二)皮肤锻炼

1.婴儿抚触   抚触可以从新生儿期开始,每日 1~2 次,每次 10~15 分钟。

2.水浴

（1）温水浴;（2）擦浴;（3）淋浴;（4）游泳:水温不低于25℃。游泳持续时间逐渐延长。

3.空气浴　健康儿童出生后即可进行,每日坚持开窗通风至少半小时,逐渐锻炼开窗睡眠。

4.日光浴。

第三节　常见疾病的护理

一、新生儿分类

新生儿期（neonate period）指脐带结扎至出生后28天,此期的小儿称为新生儿。新生儿分类方法有以下几种:

（一）根据胎龄分类

表 3-6 根据胎龄分类

分类	出生时胎龄
足月儿	≥37 周~<42 周
早产儿	≥28 周~<37 周
极早早产儿	≥22 周~<28 周
过期产儿	≥42 周

（二）根据出生体重分类

表 3-7 根据出生体重分类

分类	出生体重(g)
正常出生体重儿	2500~3999
低出生体重儿	1500~2499
极低出生体重儿	1000~1499
超低出生体重儿	<1000
巨大儿	≥4000

（三）根据出生体重与胎龄的关系

表 3-8 根据出生体重与胎龄的关系分类

分类	出生体重与胎龄
适于胎龄儿	出生体重在同龄平均出生体重第 10~90 百分位
小于胎龄儿	出生体重在同龄平均出生体重第 10 百分位以下
足月小样儿	胎龄已足月,出生体重<2500g
大于胎龄儿	出生体重在同龄平均出生体重第 90 百分位以上

(四)根据出生后周龄分类

(1)早期新生儿(early newborn)指出生后 1 周以内的新生儿。

(2)晚期新生儿(late newborn)指出生后第 2~4 周的新生儿。

(五)高危儿

高危儿(high risk infant)指已发生或可能发生危重疾病需要密切监护的新生儿,包括以下高危因素:

1.母亲存在的高危因素

(1)妊娠前高危因素:

1)孕母年龄>40 岁或<16 岁。

2)母亲患有严重的心、肺、肝、肾疾病,血液、内分泌系统疾病,遗传性疾病,感染性疾病。

3)母亲为稀有血型,既往有死胎、死产、严重产伤或性传播疾病。

4)有药物滥用、吸烟、吸毒、酗酒史。

(2)妊娠期高危因素:1)妊娠期并发高血压、糖尿病、血液系统或心肺疾病;2)羊水过多或过少;3)胎盘早剥;4)羊膜早破和感染。

2.分娩过程中的高危因素

如提前分娩或过期产、急产或滞产、胎位不正、先露部位异常、胎粪污染、脐带过长(>70cm)或过短(<30cm)、剖宫产、产钳助产,分娩过程中镇静、止痛剂的使用等。

3.胎儿及新生儿高危因素

如多胎、胎儿心率、心律异常、严重的先天畸形;宫内感染;窒息;除足月、正常出生体重、适于胎龄儿条件外,其他类型新生儿都存在高危因素;需外科手术新生儿。

二、正常足月儿和早产儿的特点及护理

(一)正常足月儿的特点及护理

正常足月儿是指胎龄满 37~42 周出生,出生体重在 2500~4000g,无任何畸形和疾病的活产婴儿。

1.外观特点

正常新生儿体重在 2500g 以上,身长在 47cm 以上,哭声响亮,肌肉有一定张力,四肢屈曲,皮肤红润,胎毛少,耳壳软骨发育好,指、趾甲达或超过指、趾端,乳晕清楚,乳头突起,乳房可扪到结节,整个足底有较深的足纹,男婴睾丸下降,女婴大阴唇覆盖住小阴唇。

2.生理特点

(1)呼吸系统:呼吸节律常不规则,频率较快,40 次/分左右,以腹式呼吸为主。

(2)循环系统:心率波动较大,平均 120~140 次/分,血压平均为 70/50mmHg。

(3)消化系统:足月儿吞咽功能已完善,但食管下端括约肌松弛,胃呈水平位,幽门括约肌较发达,易发生溢乳和呕吐。生后 10~12 小时开始排胎粪,约 2~3 天内排完。胎粪呈墨绿色,若超过 24 小时还未见胎粪排出,应检查是否有肛门闭锁及其他消化道畸形。

(4)血液系统:新生儿出生时血液中细胞数较高。白细胞较高,第 3 天开始下降。生后常规注射维生素 K1。

(5)泌尿系统:新生儿肾脏生理功能尚不完善。出生后 24 小时内开始排尿,正常尿量为每小时 1~3ml/kg,每小时尿量<1ml/kg 为少尿,每小时<0.5mlkg 为无尿。新生儿尿渗透压平均为

240mmol/L,相对密度为 1.006~1.008。

(6)神经系统:新生儿脑相对较大,脊髓相对较长,大脑皮质兴奋性低,睡眠时间长。足月儿出生时已具有原始的神经反射。

(7)免疫系统:胎儿通过胎盘由母体获得 IgG,使新生儿对一些传染病如麻疹有免疫力而不易感染。而 IgA 和 IgM 不易透过胎盘,新生儿易患呼吸道、消化道感染和大肠埃希菌、金黄色葡萄球菌败血症。

(8)体温调节:新生儿体温调节功能差,皮下脂肪较薄,体表面积相对较大,容易散热;室温过高时足月儿能通过皮肤蒸发和出汗散热,但如体内水分不足,血液浓缩而发热称"脱水热";室温过低时可引起硬肿症。

"适中温度"是指能维持正常体温及皮肤温度的最适宜的环境温度,在此温度下身体耗氧量最少,蒸发散热量最少,新陈代谢最低。其与胎龄、日龄和出生体重有关。

(9)能量、水和电解质需要量　新生儿总能量的需要为:出生后第 1 周每日 50~75kcal/kg,以后逐渐增至每日 100~120kcal/kg。新生儿体液总量占体重的 70~80%,每日钠需要量为 1~2mmol/kg,10 天后钾的日需要量为 1~2mmol/kg。

(10)常见几种特殊生理状态:

1)生理性体重下降:新生儿初生数日内,因丢失水分较多及胎粪排出,出现体重下降,但不超过 10%,生后 10 天左右恢复到出生时体重。

2)生理性黄疸:新生儿早期由于胆红素代谢的特点所致,除外各种的病理因素,血清未结合胆红素增高到一定范围内的新生儿黄疸,一般不需要特殊治疗,多可自行消退。

3)乳腺肿大:生后第 3~5 天,男、女新生儿均可发生乳腺肿大,切勿挤压,一般生后 2~3 周内消退。

4)"马牙"和"螳螂嘴":新生儿上腭中线和齿龈切缘上常有黄白色小斑点,俗称"马牙",系上皮细胞堆积或黏液腺分泌物积留所致,于生后数周至数月后自行消失。新生儿面颊部有脂肪垫,俗称"螳螂嘴",对吸乳有利,不应挑割。

5)假月经:有些女婴生后 5~7 天阴道可见血性分泌物,持续 1 周。因妊娠后期母亲雌激素进入胎儿体内,生后突然中断,形成类似月经的出血,一般不必处理。

6)粟粒疹:新生儿生后 3 周内,可在鼻尖、鼻翼、面颊部长出细小的、白色或黑色的、突出在皮肤表面的皮疹,系新生儿皮脂腺功能未完全发育成熟所致,多自行消退,一般不必处理。

3.护理措施

(1)保持呼吸道通畅:保持新生儿舒适体位。专人看护,经常检查鼻孔是否通畅,清除鼻孔内分泌物。

(2)维持体温稳定:

1)保暖:新生儿出生后应立即擦干身体,用温暖的毛巾包裹,因地制宜采取不同的保暖措施,使新生儿处于"适中温度"。接触新生儿的手、仪器、物品等均应保持温暖。

2)新生儿室条件:室内阳光充足、空气流通,维持室温在 22~24℃、相对湿度在 55%~65%。床间距宜 1m 以上。

(3)预防感染:

1)严格执行消毒隔离制度。

2)保持脐部清洁干燥:脐带脱落前注意脐部有无渗血,脐带脱落后注意脐窝有无分泌物及肉芽,给予对症处理。

3)做好皮肤护理:保持皮肤清洁。衣服宽大、质软,不用纽扣。

(4)合理喂养:

1)喂养:提倡早哺乳,鼓励按需哺乳。奶量以奶后安静、不吐、无腹胀和理想的体重增长(15~30g/d,生理性体重下降期除外)为标准。

2)监测体重:定时、定秤测量。

(5)确保安全:避免让新生儿处于危险的环境。照顾者指甲要短而钝。

4.健康指导

(1)促进母婴感情建立:提倡母婴同室和母乳喂养。

(2)宣传有关育儿保健知识。

(3)新生儿疾病筛查:做到早期诊断、早期治疗。

(二)早产儿的特点及护理

1.外观特点

早产儿体重大多在2500g以下,身长不到47cm,哭声轻,颈肌软弱,四肢肌张力低下,皮肤红嫩,胎毛多,耳壳软,指、趾甲未达指、趾端,乳晕不清,足底纹少,男婴睾丸未降或未完全下降,女婴大阴唇不能盖住小阴唇。

2.生理特点

(1)呼吸系统:早产儿呼吸中枢发育不成熟,呼吸浅表而不规则,常出现呼吸暂停现象。早产儿的肺发育不成熟,表面活性物质缺乏,易发生肺透明膜病。

(2)循环系统:早产儿心率快,血压较足月儿低,部分可伴有动脉导管未闭。

(3)消化系统:早产儿吸吮能力差,吞咽反射弱,容易呛乳而发生乳汁吸入。胃贲门括约肌松、容量小,易发生胃食管反流和溢乳。在缺血、缺氧、喂养不当情况下易发生坏死性小肠炎。由于胎粪形成较少和肠蠕动乏力,易发生胎粪延迟排出。

早产儿肝脏不成熟,葡萄糖醛酰转换酶不足,生理性黄疸较重,持续时间长,易引起核黄疸。

(4)血液系统:早产儿血小板数量较足月儿略低,贫血常见;维生素K、铁及维生素D较足月儿低,更易发生出血、贫血和佝偻病。

(5)泌尿系统:早产儿肾脏浓缩功能更差,肾小管对醛固酮反应低下,易产生低钠血症。葡萄糖阈值低,易发生糖尿。碳酸氢根阈值低、肾小管排酸能力差,在用普通牛奶人工喂养时,因为酪蛋白含量较高,可发生晚期代谢性酸中毒。

(6)神经系统:胎龄越小,反射越差。早产儿易发生缺氧,导致缺氧缺血性脑病。由于早产儿脑室管膜下存在发达的胚胎生发层组织,易导致颅内出血。

(7)免疫系统:早产儿皮肤娇嫩,屏障功能弱,体液及细胞免疫功能均很不完善,IgG和补体水平较足月儿更低,极易发生各种感染。

(8)体温调节:早产儿体温调节功能更差,体温易随环境温度变化而变化,且常因寒冷而导致硬肿症的发生。

3.护理措施

(1)维持体温稳定:根据早产儿的体重、成熟度及病情,给予不同的保暖措施,加强体温监测。尽量缩短操作时间。维持室温在24~26℃、相对湿度在55%~65%。

(2)合理喂养:尽早开奶,提倡母乳喂养,无法母乳喂养者以早产儿配方乳为宜。喂乳量根据早产儿耐受力而定,以不发生胃潴留及呕吐为原则,同时需要结合患儿临床生理特点、病理情况及喂养耐受情况制订个体化加量方案。每天详细记录出入量、准确测量体重,以便调整喂养方案。出生后及时补充维生素K、维生素D和铁剂等物质。

(3)维持有效呼吸:保持呼吸道通畅。出现发绀时应查明原因,同时给予吸氧,吸入氧浓度以维持动脉血氧分压50~80mmHg或经皮血氧饱和度在88%~93%为宜,一旦症状改善立即停用。呼吸暂停者给予拍打足底、托背、刺激皮肤等处理。

(4)密切观察病情:应用监护仪监测生命体征,注意观察患儿的进食情况、精神反应、哭声、面色、皮肤颜色等。加强补液管控,剂量要绝对精确,严格控制补液速度。

(5)预防感染:严格执行消毒隔离制度,强化洗手意识,控制医源性感染。

(6)发展性照顾:是以患儿和家属为中心,由专业医师、护理人员、营养师、治疗师等共同参与的医护行为,旨在通过减少医疗环境因素对神经系统发育的不良影响,促进患儿疾病恢复、生长发育、自我协调能力,从而改善患儿的最终预后。具体内容可能是单一措施或多种措施的综合,包括控制病房光线、减少噪音刺激、提供舒适和正确的体位、减少疼痛刺激、合理安排操作和护理、鼓励父母参与照顾患儿等。

4.健康指导

(1)在提供隔离措施的前提下,鼓励父母进入早产儿室,探视和参与照顾患儿。

(2)指导父母冲调奶粉、沐浴、预防接种、门诊随访的相关事项等,树立其照顾患儿的信心。

三、新生儿黄疸

新生儿黄疸(neonatal jaundice)是胆红素(大部分为未结合胆红素)在体内积聚而引起,有生理性和病理性之分。重者可引起胆红素脑病,造成中枢神经系统的永久性损害,甚至发生死亡。

(一)新生儿胆红素代谢特点

(1)胆红素生成较多。

(2)运转胆红素的能力不足。

(3)肝功能发育未完善。

(4)肠肝循环的特性。

新生儿易出现黄疸,尤其当新生儿处于饥饿、缺氧、胎粪排出延迟、脱水、酸中毒、头颅血肿或颅内出血等状态时黄疸加重。

(二)临床特点

1.生理性黄疸的特点:

(1)一般情况良好。

(2)足月儿生后2~3天出现黄疸,4~5天达高峰,5~7天消退,最迟不超过2周;早产儿多于生后3~5天出现黄疸,5~7天达高峰,7~9天消退,最长可延迟到3~4周。无症状,黄染轻。

(3)每天血清胆红素升高<85μmol/L(5mg/dl)或每小时<0.85μmol/L(0.5mg/dl)。

2.病理性黄疸的特点:

(1)黄疸生后 24 小时内出现。

(2)黄疸程度重,每天上升超过85μmol/L(5mg/dl)。

(3)黄疸持续时间长。

(4)黄疸退而复现。

(5)血清结合胆红素>34μmol/L(2mg/dl)。主要表现轻者于面颈部黄染,重者可延及躯干、四肢和巩膜,精神差,食欲减退,可有大小便色泽的改变,严重者有神经系统的改变。

(三)处理原则

(1)对症处理,积极治疗基础疾病。

(2)降低血清胆红素,尽早喂养;保持大便通畅。

(3)保护肝脏,避免使用引起溶血、黄疸的药物。

(4)控制感染、及时纠正酸中毒和缺氧。

(5)适当用酶诱导剂、输血浆和白蛋白。

(四)护理评估

1.健康史评估　胎龄、分娩方式、Apgar 评分、母婴血型、体重、喂养及保暖情况等。

2.症状评估　反应、精神状态、吸吮力、肌张力等。

3.辅助检查　了解血清胆红素等结果。

4.其他评估　了解换血过程、换血量、换血期间血气分析结果。

(五)护理措施

(1)喂养护理耐心喂养,保证奶量摄入。

(2)光疗的护理光疗时注意保护患儿安全。

(3)换血的护理术前、术后分别停奶一次。

(4)病情观察根据患儿皮肤黄染的部位和范围,评价进展情况。

(5)用药护理

(1)遵医嘱给予白蛋白和酶诱导剂。

(2)合理安排补液计划,切忌快速输入高渗性药物。

(六)健康指导

(1)指导家属观察患儿黄染情况,提倡日光浴予助黄疸消退。

(2)若为母乳性黄疸,可隔次母乳喂养逐步过渡到正常母乳喂养。

(3)若为红细胞 G-6-PD 缺陷者,需忌食蚕豆及其制品,患儿衣物保管时勿放樟脑丸,并注意药物的选用,以免诱发溶血。

(4)定期随访。

四、新生儿缺氧缺血性脑病

新生儿缺氧缺血性脑病(hypoxic-ischemic encephalopathy,HIE)是由于各种围产期因素引起的脑缺氧缺血性损害。

(一)病因

缺氧是 HIE 发病的核心。

(二)临床分度

(1)轻度主要表现为兴奋、激惹,肢体及下颌可出现颤动。

(2)中度表现为嗜睡、反应迟钝、肌张力减低、肢体自发动作减少,常有惊厥。

(3)重度意识不清,常处于昏迷状态。重度患儿死亡率高,存活者多数留有后遗症。

(三)处理原则

(1)三项支持,包括维持良好的通气、换气;维持各脏器血流灌注;维持血糖水平。

(2)控制惊厥;降颅压;消除脑干症状。

(3)亚低温治疗降低脑组织耗氧量,保护血–脑屏障。

(四)护理评估

1.症状评估　意识障碍程度;有无肌张力异常表现、原始反射异常表现、颅内压升高随脑水肿加重症状、脑干症状。

2.辅助检查　了解血气分析、血糖、心肌酶谱、肌酐、尿素氮、脑电生理检查、B 超、CT、MRI 等结果。

(五)护理措施

1.用氧护理　及时清除呼吸道分泌物,保持呼吸道通杨,选择合适的给氧方式。

2.亚低温治疗的护理

(1)降温:脑温下降至 34℃时间应控制在 30~90 分钟。

(2)维持:亚低温治疗是使头部温度维持在 34~35℃,体温维持在 35.5℃左右。

(3)复温:亚低温治疗结束后,必须给予复温。

(4)监测:在进行亚低温治疗的过程中,给予持续的动态生命体征监护,同时观察患儿的面色、反应、末梢循环情况,总结 24 小时的出入液量,并做好详细记录。

3.其他　早期康复干预对疑有功能障碍者,将其肢体固定于功能位。

(六)健康指导

(1)向家属解释病情及亚低温治疗的意义。

(2)指导家属掌握康复干预的措施。

(3)定期随访。

五、新生儿感染性肺炎

新生儿感染性肺炎(neonatal infectious pneumonia)是新生儿常见疾病,也是引起新生儿死亡的重要原因之一。病原体的侵入可发生于在出生前、出生时及出生后。

(一)病因

细菌、病毒、衣原体等都可引起新生儿感染性肺炎。分为出生前感染、出生时感染、出生后感染,出生后感染性肺炎发生率最高。

(二)临床表现

出生前感染的新生儿常有窒息史,症状多在 12~24 小时内出现;产时感染性肺炎有潜伏期;产后感染性肺炎多在生后 5~7 天内发病。患儿主要表现为反应差,哭声弱、拒奶、口吐白沫、呼吸浅促、发绀、呼吸不规则、体温不稳定,病情严重者出现点头样呼吸或呼吸暂停;肺部体征不明显,有的表现为双肺呼吸音粗。金黄色葡萄球菌肺炎易并发气胸、脓胸、脓气胸等,病情常较严重。

(三)处理原则

(1)控制感染,针对病原菌选择合适的抗生素。

(2)保持呼吸道通畅,注意保暖、合理喂养和氧疗。

（四）护理评估

1.健康史评估　出生时有无窒息史;生后有无呻吟、憋气、呼吸暂停等呼吸系统不良表现。

2.症状评估　肺部啰音、精神反应、体温。

3.辅助检查　了解 X 线结果。

（五）护理措施

1.一般护理　保持空气清新,温湿度适宜。维持体温正常,体温过低时予保暖,过高时予降温。做好脐部和臀部护理、口腔护理、皮肤护理,预防并发症,经常更换体位。

2.病情观察　注意患儿反应、呼吸、心率的变化,做好急救准备。

3.呼吸道护理　保持呼吸道通畅,及时有效清除分泌物,分泌物粘稠者采用雾化吸入,促进分泌物排出,定时翻身、拍背、体位引流。

4.合理用氧,改善呼吸功能　根据病情和血氧监测情况给予氧气吸入。

5.输液护理　有次序地输入液体,液体量准确,采用输液泵控制速度,不可过快或过慢。

6.饮食护理　供给足够的能量及水分,少量多餐,细心喂养,喂奶时防止窒息。重者予以鼻饲。

7.用药护理　使用洋地黄制剂时应听诊心率,做好记录,<100 次/分时应停止使用,观察不良反应。保护心肌药物应按时使用,采用微量泵缓慢输入。

（六）健康指导

(1)强调手卫生,预防交叉感染。

(2)清洁婴儿个人物品,限制家庭拜访者,避免去人群密集地。

(3)做好日常护理,及时添加辅食,如有不适,及时就医。

六、新生儿脐炎

脐炎主要是因为断脐时或出生后处理不当,脐残端被细菌入侵、繁殖所引起的急性炎症,亦可由于脐血管置保留导管或换血时被细菌污染而导致发炎。

（一）病因

由任何化脓菌引起,最常见的是金黄色葡萄球菌,其次为大肠埃希菌、铜绿假单胞菌、溶血性链球菌等。脐带创口未愈合时,异物刺激可引起脐部慢性炎症而形成肉芽肿。

（二）临床表现

轻者脐轮与脐周皮肤轻度红肿,可伴少量分泌物。重者脐部与周围皮肤明显红肿发硬,脓性分泌物较多,伴有臭味。慢性脐炎常形成脐部肉芽肿。病情危重者可形成败血症。可伴发热、纳差、精神差、烦躁等。

（三）处理原则

(1)断脐应严格无菌,保持脐部清洁。

(2)轻者脐周围无扩散者局部用 2%碘酒及 75%乙醇清洗。

(3)重者除局部消毒处理外,还需进行抗生素治疗。

(4)慢性肉芽肿用硝酸银棒或 10%硝酸银溶液涂擦,大肉芽肿可用电灼、激光治疗或手术切除。

（四）护理评估

1.健康史评估　断脐方式。

2.症状评估　脐带有无潮湿、渗液或脓性分泌物及异味,脐周有无红肿,体温、反应及吃奶情况。

（五）护理措施

（1）脐部护理时应洗手，注意腹部保暖。

（2）使用吸水、透气性能好的消毒尿布，避免大小便污染。

（3）采用正确的消毒方法，从脐带的根部由内向外环形彻底清洗消毒，保持局部干燥。

（4）脐带残端脱落后，观察脐窝内有无肉芽肿增生，及早处理。

（5）脐带残端长时间不脱落，应观察是否断脐时结扎不牢，必要时重新结扎。

（六）健康指导

（1）向家属讲解脐部正确护理方法，观察有无渗血渗液，保持脐部清洁、干爽，衣服清洁、柔软，每日更换。正确使用尿布，勿压迫脐部。

（2）若脐部出现异常情况，或15天后脐带仍未自然脱落，应及时就医。

思考题

1.早产儿的外观有哪些特点？

2.早产儿的护理措施有哪些？

3.新生儿病理性黄疸的特点有哪些？

4.新生儿缺氧缺血性脑病的处理原则是什么？

5.新生儿感染性肺炎使用洋地黄制剂时的注意事项有哪些？

6.新生儿脐炎的正确消毒方法有哪些？

七、支气管肺炎

支气管肺炎（bronchopneumonia）是累及支气管壁和肺泡的炎症。为儿童时期最常见的肺炎。

（一）病因

常见的病原体为细菌、病毒。病毒以呼吸道合胞病毒最多见。

（二）临床表现

1.呼吸系统症状和体征 主要表现为发热、咳嗽、气促，肺部固定性的中、细湿啰音。

（1）发热：热型不一，新生儿、重度营养不良儿可不发热或体温不升。

（2）咳嗽：较频，初为刺激性干咳，以后有痰，新生儿、早产儿可仅表现为口吐白沫。

（3）呼吸增快：呼吸增快，重者可有鼻翼扇动、点头呼吸。

（4）肺部啰音：可听到较固定的中、细湿啰音。新生儿、小婴儿常不易闻及湿啰音。

轻症患儿精神不振、食欲减退、烦躁不安、轻度腹泻或呕吐等全身症状。重症还可出现循环、神经、消化等系统的功能障碍，出现相应的临床表现。

2.循环系统表现 轻度缺氧可致心率增快；重症肺炎可合并心肌炎、心力衰竭。心力衰竭主要表现为：

（1）呼吸困难加重，呼吸突然加快超过60次/分。

（2）心率突然增快超过160次/分。

（3）心音低钝，奔马律。

（4）骤发极度烦躁不安，面色苍白或发灰，指（趾）甲微血管充盈时间延长。

（5）肝脏迅速增大。

（6）少尿或无尿。

3.神经系统表现　轻度缺氧表现为精神萎靡、烦躁不安或嗜睡;脑水肿时,出现意识障碍、惊厥、前囟膨隆,可有脑膜刺激征,呼吸不规则,瞳孔对光反射迟钝或消失。

4.消化系统表现　轻者常有食欲减退、吐泻、腹胀等;重者可发生中毒性肠麻痹。

（三）处理原则

控制炎症、改善通气、对症治疗、防止和治疗并发症。

（四）护理评估

症状评估　生命体征;咳嗽、咳痰;有无循环、神经、消化系统受累的临床表现。

（五）护理措施

1.改善呼吸功能

(1)安抚患儿,使其安静,避免剧烈哭闹,以减少氧的消耗。

(2)体位:半卧位,端坐卧位,环抱利于呼吸。

(3)给氧:根据缺氧程度选择不同方式给氧。

(4)遵医嘱准确使用抗生素,以消除肺部炎症。

2.保持呼吸道通畅

(1)及时清除口鼻分泌物,经常变换体位,拍背。

(2)遵医嘱给予雾化吸入。

(3)必要时吸痰。

(4)鼓励年长儿有效咳嗽。

(5)保证液体的摄入量,多饮水,利于痰液排出。

3.维持正常体温

(1)密切监测体温,出现高热,立即降温处理,积极控制体温。

(2)物理降温:观察患儿有无寒战,面色苍白等异常情况,发现后应及时通知医生。

(3)必要时遵医嘱予口服退热药,严密监测降温速度,鼓励多喝水。

(4)加强口腔护理。

4.密切观察病情

(1)严密观察生命体征,及时发现并发症。

(2)观察患儿的意识及精神状态。

(3)观察腹胀情况。

5.生活护理

(1)保持室内空气新鲜,温湿度适宜。

(2)鼓励继续母乳喂养,幼儿及年长儿宜给易消化、富含营养的食物。

（六）健康指导

(1)讲解疾病的相关知识。

(2)做好生活护理指导,使患儿舒适以保证足够的休息,避免剧烈哭吵。

(3)指导正确体位,防止溢奶或分泌物误吸,掌握拍背的技能。

(4)指导雾化吸入相关注意事项。

(5)吸痰前不要喂奶,以免吸痰时呕吐物吸入。

(6)合理饮食。

（7）发热时减少衣服，多喂水，温水擦身。

八、支气管哮喘

支气管哮喘（bronchial asthma）由嗜酸性粒细胞、肥大细胞、T淋巴细胞、中性粒细胞等多细胞参与的气道慢性炎症性疾病。

（一）病因

与遗传因素、环境因素、免疫因素、神经-精神内分泌因素等有关。

（二）临床表现

1.典型症状　反复发作喘息、气促、胸闷或咳嗽，呈阵发性发作，以夜间和（或）清晨为重；发作前常有刺激性干咳、喷嚏、流泪、胸闷等先兆症状，随后出现咳嗽、喘息，接着咳大量白色黏痰，伴有呼气性呼吸困难和喘鸣声；哮喘严重者烦躁不安，面色苍白，鼻翼扇动，口唇及指甲发绀，呼吸困难，甚至大汗淋漓，被迫采取端坐位。

2.不典型症状　慢性或反复咳嗽，常在夜间和清晨发作，运动可加重咳嗽。

3.哮喘严重发作　经合理应用缓解药物后仍有严重或进行性呼吸困难者，称作哮喘危重状态（哮喘持续状态），是支气管哮喘最危险的体征。

（三）处理原则

坚持长期、持续、规范、个体化的治疗原则。

1.急性发作期　重点是抗炎、平喘，快速缓解症状。

2.慢性持续期和临床缓解期　防止症状加重和预防复发。

3.哮喘持续状态　使用药物缓解支气管痉挛、给氧、补液、纠正酸中毒，必要时机械通气。

（四）护理评估

1.健康史评估　既往过敏史、发病前的接触史。

2.症状评估　呼吸频率、体位、讲话能力、精神意识、辅助呼吸肌活动及三凹征。

3.辅助检查　了解肺功能结果。

4.其他评估　用药依从性，吸入技术。

（五）护理措施

1.维持气道通畅、缓解呼吸困难

（1）用药护理：遵医嘱给予支气管扩张剂和糖皮质激素，观察其效果和副作用。

（2）吸氧：给予鼻导管或面罩吸氧。

（3）体位：可取半卧位或坐位。

（4）呼吸道护理：补充足够的水分，定时翻身拍背、雾化吸入，湿化气道。鼓励患儿咳嗽排痰，2岁以下患儿有痰不易咳出时予吸痰护理。

2.保证休息　环境安静、舒适，避免过敏源。治疗尽量集中。

3.心理护理　做好心理护理。

4.密切监测　病情监测生命体征，注意呼吸困难的表现及病情变化。

5.哮喘持续状态的护理　按上述护理外，极度烦躁的患儿及时遵医嘱给予镇静剂。维持水电解质平衡，必要时行机械通气。

（六）健康指导

（1）饮食指导：尽量避免食入会激发哮喘发作的食物。

(2)介绍疾病相关知识,提高患儿用药依从性。

(3)指导患儿正确使用吸入药物。

(4)指导相关的呼吸运动。

(5)出院指导:

1)协助患儿和家属确认哮喘发作的因素,评估家庭及生活环境中的过敏源,避免接触过敏源。

2)指导患儿和家属了解哮喘早期发作的现象及适当的处理方法。

3)提供患儿出院后用药资料:如药名、剂量、用法、效果及副作用。

4)告知家属遵医嘱用药,不可擅自停药减药。

5)适当参加户外运动,不去拥挤的公共场所。

思考题

1.支气管肺炎主要表现有哪些?

2.什么是哮喘持续状态?

九、热性惊厥

热性惊厥(febrile seizure,FS)是儿童惊厥最常见的原因,具有年龄依赖性,多见于 6 月龄~5 岁,FS 为一次热程中(肛温>38.5℃,腋温≥38℃)出现的惊厥发作,无中枢神经系统感染证据及导致惊厥的其他原因,既往无热惊厥史。多短暂且为自限性,发作超过 5 分钟应送急诊。

(一)病因

病毒感染是主要原因。

(二)临床表现

1.单纯型热性惊厥   多呈全面性发作,24 小时内无复发,无异常神经系统体征。

2.复杂型热性惊厥   可表现为局灶性或全面性发作,24 小时内有反复发作,发作后可有神经系统异常表现。

3.热性惊厥持续状态   是指 FS 发作时间>30 分钟或反复发作、发作期间意识未恢复。

(三)处理原则

(1)急救措施:

1)一般处理:惊厥发作时,保持呼吸道通畅,避免窒息。

2)镇静止惊:首选静脉缓慢注射地西泮。

(2)降温处理。

(3)控制感染。

(四)护理评估

1.健康史评估   热性惊厥病史及家族史。

2.症状评估   有无发热、神经系统异常表现、生命体征。

3.辅助检查   了解脑电图检查结果。

(五)护理措施

1.一般护理

(1)注意休息,保持病室安静,减少不良刺激。

(2)病情观察:严密监测体温变化,观察意识、精神状态、瞳孔及对光反射、惊厥发作的形式、伴随症状、持续时间、惊厥后的表现。

(3)药物护理:静脉止惊剂应缓慢注射,地西泮不超过每分钟 2mg,必要时 5~10 分钟后可重复应用,给药过程注意观察患儿呼吸、血压情况。难以立即建立静脉通路者,可选用 10%水合氯醛稀释至 3%保留灌肠给药。

2.高热护理　严密监测体温,出现发热,遵医嘱适当及早给予药物降温处理,积极控制体温。

3.惊厥护理　取平卧头偏向一侧或侧卧位,及时清理口鼻腔分泌物,保持呼吸道通畅,避免窒息,防止跌落或受伤,勿刺激患儿及强行按压肢体。必要时吸氧,建立静脉通路。

（六）健康指导

(1)指导家属掌握惊厥发生的急救措施,超过 5 分钟不能缓解,及早就诊。

(2)有热性惊厥病史或家族史的患儿,告知家属复发的风险。

十、化脓性脑膜炎

化脓性脑膜炎(purulent meningits,PM)是由各种化脓性细菌感引起的急性脑膜炎症,是儿童、尤其婴幼儿时期常见的中神经系统感染性疾病,如不及时治疗可遗留各种神经系统后遗症。

（一）病因

(1)致病菌的侵袭。

(2)机体免疫状态。

（二）临床表现

5 岁以下儿童多见,婴幼儿是患病高峰。急性起病,患病前多有上呼吸道或消化道感染症状。

1.典型表现

(1)感染性全身性中毒症状:发热、烦躁不安、面色灰白。

(2)急性脑功能障碍症状:进行性的意识改变,出现精神萎靡、嗜睡、昏睡、昏迷。

(3)颅内压增高:头痛、呕吐;婴儿表现易激惹、尖声哭叫、双眼凝视、惊厥等。

(4)脑膜刺激征:以颈强直最为常见。

2.非典型表现　3 个月以下患儿起病隐匿,症状不典型。

3.并发症

(1)硬脑膜下积液。

(2)脑室管膜炎:病死率和致残率较高。

(3)脑积水。

（三）处理原则

1.抗生素治疗　早期、联合、足量、足疗程静脉给药。

2.肾上腺皮质激素治疗　常用地塞米松。

3.其他　对症及支持治疗。

4.并发症治疗

(1)硬脑膜下积液:积液量多,且出现颅内压增高表现时,采取硬膜下穿刺放出积液。

(2)脑室管膜炎:采取侧脑室穿刺引流的方法缓解症状,同时应用适宜抗生素行脑室内注入。

(3)脑积水:可行正中孔粘连松解、导水管扩张及脑脊液分流手术进行治疗。

（四）护理评估

1.健康史评估　有无前驱感染史。

2.症状评估　生命体征,有无发热、神经系统异常表现。

3.辅助检查　了解血培养、脑脊液、头颅 CT 等结果。

（五）护理措施

1.一般护理

（1）注意休息,保持病室安静,治疗和护理集中进行,减少不良刺激。

（2）病情观察　严密监测患儿生命体征、意识、精神状态、双侧瞳孔大小、对光反射、囟门等变化,观察有无并发症发生,如出现高热不退、惊厥频繁发作、"落日眼"等症状,提示病情危重,应立即报告医生,做好急救准备。

2.发热护理

（1）严密监测体温,高热时注意卧床休息,观察患儿热型,采取适当降温措施,鼓励多喝水,必要时补液。

（2）遵医嘱及时给予退热和抗生素等药物治疗,掌握配药的精准性、输液的速度。

3.惊厥护理　取患儿平卧头偏向一侧或侧卧位,保持呼吸道通畅,防止跌落或受伤,勿刺激患儿及强行按压肢,必要时吸氧。

4.饮食护理　注意合理配餐,给予清淡、易消化、高热量、高蛋白、高维生素饮食,对意识障碍者,给予静脉高营养或鼻饲。定期测量体重,了解营养状态恢复情况。

5.心理护理　详细讲解患儿疾病的病因、治疗与转归,以缓解家属焦虑情绪,树立信心。

（六）健康指导

（1）介绍化脓性脑膜炎的预防知识,积极防治感染性疾病。

（2）对恢复期和留有后遗症的患儿,制定功能训练计划,指导家属配合。

（3）流行期间做好卫生宣传,应避免到公共场所,定期复诊。

思考题

1.简述惊厥发作的急救护理措施。

2.化脓性脑膜炎的并发症有哪些?

十一、婴幼儿腹泻

婴幼儿腹泻（infantile diarrhea）,或称腹泻病是指由多种病原、多种因素引起的,以大便次数增多和大便性状改变为特点的消化道综合征,严重者可引起水、电解质和酸碱平衡紊乱。发病年龄以 6 个月~2 岁多见。病程在 2 周以内为急性腹泻,病程在 2 周至 2 个月之间为迁延性腹泻,病程超过 2 个月为慢性腹泻。

（一）病因

1.易感因素　消化系统发育不成熟、生长发育快、机体防御功能差、肠道菌群失调及人工喂养。

2.感染因素　病毒和细菌多见。

3.非感染因素　饮食因素、气候因素。

（二）临床表现

1.急性腹泻

（1）腹泻共同的临床表现:

1）轻型腹泻:以胃肠道症状为主。

2）重型腹泻:除有较重的胃肠道症状外,还有明显的脱水、电解质紊乱及全身中毒症状。

（2）几种常见类型肠炎的临床特点：

1）轮状病毒肠炎：大便为黄色水样或蛋花汤样，无腥臭味。常并发脱水、酸中毒及电解质紊乱。

2）侵袭性细菌性肠炎：起病急，高热，大便带有黏液及脓血，有腥臭味，伴恶心、呕吐、腹痛和里急后重。

3）抗生素相关性腹泻：应用抗生素后发生的、与抗生素有关的腹泻。

2.迁延性腹泻和慢性腹泻　腹泻迁延不愈，病情反复。

3.生理性腹泻　多见于6个月以内的婴儿，外观虚胖，常有湿疹，生后不久即出现大便次数增多，无其他症状。

（三）处理原则

调整饮食，预防和纠正脱水；合理用药，控制感染；预防并发症的发生。

（四）护理评估

1.健康史评估　有无不洁饮食史、食物过敏史，有无腹泻史和长期使用抗生素病史。

2.症状评估　腹泻开始时间、大便改变及伴随症状、脱水程度、低血钾和代谢性酸中毒等症状。

3.辅助检查　了解大便常规及培养、血气分析、血液生化等结果。

（五）护理措施

1.一般护理

（1）饮食护理：继续进食，暂停添加辅食，少量多餐。呕吐严重者，暂禁食4~6小时（不禁水），呕吐好转后继续喂食。腹泻停止后恢复正常饮食。

（2）皮肤护理：保持臀部皮肤清洁干燥，女婴注意会阴部的清洁。

2.补液护理

（1）口服补液：ORS用于轻、中度脱水无其他中毒症状者。新生儿、有明显腹胀、休克、心功能不全或其他严重并发症者不宜口服补液。

（2）静脉补液：用于中、重度脱水伴周围循环衰竭的患儿。

1）第1天补液：①输液总量：轻度脱水90~120ml/kg，中度脱水120~150ml/kg，重度脱水150~180ml/kg；②输液种类：根据脱水性质而定；③输液速度：遵循"先盐后糖、先浓后淡、先快后慢、见尿补钾、抽搐补钙"补液原则。

2）第2天及以后补液：12~24小时内均匀输入。

3.用药护理　注意观察药物疗效和不良反应。

4.病情观察　监测生命体征，观察大便情况及全身中毒症状。

（六）健康指导

1.疾病知识指导　指导调整饮食，指导正确洗手并做好污物的处理、脱水表现的观察；指导配置和使用ORS溶液。

2.疾病预防指导　提倡母乳喂养，避免夏季断奶，逐步添加辅食；注意饮食卫生；加强体格锻炼；避免长期滥用抗生素。

思考题

1.腹泻的治疗原则包括哪些？

2.简述轮状病毒肠炎的临床表现。

十二、肠套叠

肠套叠(intussusception)是指部分肠管及其相应的肠系膜套入邻近肠腔内引起的一种绞窄性肠梗阻,是婴幼儿期常见的急腹症之一。

(一)病因

肠套叠病因尚不清楚,主要原因可能与婴儿回盲部系膜固定未完善,活动度大有关。

(二)临床表现

分急性肠套叠和慢性肠套叠。

1.急性肠套叠

(1)腹痛:腹痛为阵发性规律发作,表现为突然发作剧烈的阵发性肠绞痛,患儿哭闹不安,持续数分钟或更长时间后缓解,间歇10~20分钟又反复发作。

(2)呕吐。

(3)血便:果酱样便。

(4)腹部包块:腹部触及腊肠样肿块。

(5)全身情况:患儿在早期一般状况尚好,体温正常,无全身中毒症状。随着病程延长,病情加重,并发肠坏死或腹膜炎时,有严重脱水、高热、嗜睡、昏迷及休克等中毒症状。

2.慢性肠套叠

以阵发性腹痛为主要表现,腹痛时上腹或脐周可触及肿块,缓解期腹部平坦柔软无包块,病程有时长达十余日。

(三)处理原则

1.非手术治疗　诊断明确的早期肠套叠,病程在48小时内,可在B超监测下行水压灌肠。

2.手术疗法　用于灌肠不能复位的失败病例、肠套叠超过48~72小时、疑有肠坏死或肠穿孔的病例。

(四)护理评估

症状评估　精神状态、面色情况;有无消化道症状和体征。

(五)护理措施

1 观察　观察密切观察病情。

2.非手术治疗的护理

(1)观察病程进展,如精神、面色、腹痛、呕吐、腹部包块、大便等。

(2)B超下水压灌肠复位后口服活性炭 0.5~1g。

(3)观察水压灌肠复位成功指征:1)患儿安静,不再哭闹,呕吐停止。2)腹部平软,包块消失。3)6~8 小时后可见大便内炭末排出。4)肛门排气以及排出黄色大便或排紫红色黏液并夹带大量黄色粪液。

3.术后护理

(1)观察伤口敷料是否干洁。

(2)维持胃肠减压功能,保持胃肠道通畅,预防感染及吻合瘘。

(3)观察肛门有无排气排便,患儿排气、排便后可拔除胃肠引流管,逐渐恢复由口进食。

(六)健康指导

（1）合理喂养，按顺序添加辅食。

（2）避免诱发因素：及时增减衣服，避免腹部受凉，保持大便通畅。

（3）有情况随诊。

十三、先天性巨结肠

先天性巨结肠（congenital megacolon）又称肠管无神经节细胞症，是由于直肠或结肠远端肠管神经节细胞缺如导致肠管持续痉挛，粪便瘀滞在近端结肠，使该肠管肥厚、扩张，是较常见的先天性肠道发育畸形。

（一）病因

（1）早期胚胎阶段微环境改变。

（2）遗传因子。

（二）临床表现

（1）胎便排出延迟、顽固性便秘和腹胀。

（2）营养不良、发育迟缓。

（3）并发症：患儿常并发小肠结肠炎、肠穿孔及继发感染。

（三）处理原则

1.非手术治疗　少部分慢性及轻症患儿可采取保守治疗。

2.手术治疗　全身情况良好者，尽早实行根治术。

（四）护理评估

1.健康史评估　生长发育有无落后，家族中有无类似疾病的发生；有无胎便延迟排出。

2.症状评估　有无呕吐、消瘦、贫血貌。

3.辅助检查　了解钡剂灌肠造影、腹部立位平片、肛管直肠测压、下消化道动力测定结果。

（五）护理措施

1.术前护理

（1）清洁肠道、解除便秘。

（2）改善营养：给予高热量、高蛋白质、高维生素易消化的少渣或无渣饮食。

（3）病情观察：注意有无小肠结肠炎征象，如高热、腹泻、排出奇臭粪液，伴腹胀、脱水、电解质紊乱等。

（4）做好术前准备：清洁肠道；术前2天按医嘱口服抗生素，检查脏器功能并作相应处理。

2.术后护理

（1）常规护理：禁食至肠蠕动功能恢复；胃肠减压防止腹胀；记尿量；及时更换伤口敷料以防感染。

（2）皮肤及伤口护理：保持肛周局部皮肤清洁干燥。

（3）病情观察：观察体温、大便情况。

（4）并发症观察与护理：

1）小肠结肠炎：表现为高热、腹泻迅速出现严重脱水征象，高度腹胀等临床表现；直肠指诊：有大量恶臭、稀水样便或气体逸出。

2）吻合口破裂：表现为肛门口有血便排出，腹胀、高热、腹膜刺激症状。

（六）健康指导

1.密切观察排便情况　若出现果酱样伴恶臭大便,可能发生小肠结肠炎,应及时就诊。

2.扩肛指导　指导家属术后 2 周左右开始每天扩肛门 1 次,坚持 3~6 个月。同时训练排便习惯,以改善排便功能。

3.定期复诊　确定是否有吻合口狭窄。患儿出现排便困难、呕吐、腹胀、腹泻等不适情况,立即来院就诊。

思考题

1.急性肠套叠的表现有哪些?

2.先天性巨结肠的术前护理措施有哪些?

十四、急性肾小球肾炎

急性肾小球肾炎(acute glomerulonephritis,AGN)简称急性肾炎,是一组病因不一,临床表现为急性起病,多有前驱感染,以血尿、水肿、高血压为主,伴不同程度蛋白尿或肾功能不全等特点的肾小球疾病。以 5~14 岁儿童多见,男女之比为 2:1。

(一)病因

目前认为,急性肾炎的发生主要与溶血性链球菌 A 组中的致肾炎菌株感染有关。

(二)临床表现

急性肾炎临床表现轻重悬殊,轻者可无临床症状仅于尿检时发现异常,重者出现循环充血、高血压脑病、急性肾衰竭而危及生命。

1.前驱感染　有链球菌的前驱感染,以呼吸道及皮肤感染为主,在前驱感染后经 1~3 周无症状的间歇期而急性起病。

2.典型表现

(1)水肿:为最常见和最早出现的症状。

(2)血尿。

(3)蛋白尿。

(4)高血压。

(5)少尿。

3.严重表现　少数患儿出现下列严重表现:(1)严重循环充血;(2)高血压脑病;(3)急性肾衰竭。

4.非典型表现

(1)无症状性急性肾炎:仅有镜下血尿无其他临床表现。

(2)肾外症状性急性肾炎:水肿、高血压明显,甚至有严重循环充血及高血压脑病。

(3)以肾病综合征为表现的急性肾炎:水肿和蛋白尿突出,伴轻度高胆固醇血症和低白蛋白血症,临床表现似肾病综合征。

(三)处理原则

本病为自限性疾病,无特异治疗。

1.一般治疗　急性期卧床休息,给予低盐饮食。

2.抗感染　避免使用肾毒性药物。

3.对症治疗

(1)利尿。

(2)降压。

(3)严重循环充血:纠正水钠潴留,恢复正常血容量。严格限制水、钠入量和用强利尿药,无效时采用腹膜透析或血液滤过治疗。

(4)高血压脑病:首选硝普钠,严密监测血压,有惊厥者及时止痉。

(5)急性肾衰竭:控制出入水量,维持水电解质平衡,必要时透析治疗。

(四)护理评估

1.健康史评估　病前 1~3 周有无上呼吸道或皮肤感染史。

2.症状评估　生命体征、体重、水肿情况、尿量、尿色。

(五)护理措施

1.休息与活动

(1)休息:起病 2 周内卧床休息。

(2)活动:水肿消退、血压正常、肉眼血尿消失,可下床室内轻微活动,血沉正常可上学,但需避免剧烈体育运动和重体力活动,Addis 计数正常后恢复体力活动。

2.饮食护理

(1)水肿、血压高、少尿患儿,适当限制盐和水的摄入。

(2)有氮质血症时限制蛋白质入量。

(3)尿量增加、水肿消退、血压正常可恢复正常饮食。

3.用药护理

(1)利尿药:用药前后观察体重、尿量、水肿变化,做好记录;定期监测电解质,注意有无脱水和电解质紊乱。

(2)降压药:出现高血压脑病时遵医嘱给予硝普钠治疗,应用时现用现配,避光输注,严格控制输液速度,严密监测血压、心率变化,用药后避免突然站立。

4.并发症的观察与护理

(1)急性循环充血:严密观察患儿有无左心衰竭症状,一旦出现立即将患儿置于半卧位、吸氧,遵医嘱纠正水、钠潴留。

(2)高血压脑病:出现血压突然升高,剧烈头痛、呕吐、头晕眼花等,遵医嘱快速给予镇静、脱水、降压等处理。

(3)急性肾衰竭:严密监测尿液性质及量,准确记录 24 小时出入量,遵医嘱予相应治疗,必要时行血液透析治疗。

(六)健康指导

(1)宣教疾病相关知识,强调急性期休息和限制活动的重要性。

(2)指导患儿按医嘱服药,不得擅自减量停药。

(3)教会监测尿蛋白、体重、血压,观察有无水肿及尿的颜色、性质和量。

(4)指导患儿及家属进行自我评估,如有加重立即就诊。

(5)指导适当活动,加强锻炼,预防感染,定期随访。

十五、肾病综合征

肾病综合征(nephrotic syndrome,NS)简称肾病,是一组多种原因所致肾小球基底膜通透性增高,导致大量血浆蛋白自尿中丢失引起的一种临床综合征。主要以大量蛋白尿、低蛋白血症、高胆固醇血症和不同程度的水肿为其主要临床特点。

（一）病因

病因及发病机制目前尚不明确。

（二）临床表现

1.单纯性肾病（最常见）　年龄 2~7 岁,水肿最常见,开始于眼睑、面部,渐波及四肢全身,男孩阴囊显著水肿,重者出现腹水、胸水、心包积液,水肿呈凹陷性,无血尿及高血压。

2.肾炎性肾病　除具备肾病四大特征外,凡具有以下 4 项之一或多项者属于肾炎型肾病:

（1）2 周内分别 3 次以上离心尿检查红细胞 10 个/HP,并证实为肾小球源性血尿者。

（2）反复或持续高血压（学龄儿童≥130/90mmHg,学龄前儿童≥120/80mmHg）,并除外糖皮质激素等原因所致。

（3）肾功能不全,并排除由于血容量不足等所致。

（4）持续低补体血症。

（三）处理原则

1.一般治疗

（1）休息:一般无须严格限制活动,严重水肿、高血压、低血容量的患儿卧床休息,经常变换体位。

（2）饮食:显著水肿和严重高血压时应短期限制水、钠摄入,病情缓解后不必继续限盐。活动期适当限制蛋白质的摄入,注意优质蛋白的补充。

（3）控制感染。

（4）补充维生素及矿物质。

2.使用利尿剂　密切观察出入水量、体重变化及电解质紊乱。

3.糖皮质激素　为治疗肾病综合征的首选药物,常用药物为泼尼松。

4.免疫抑制剂　适用于激素部分敏感、耐药、依赖及复发的病例,常用药物为环磷酰胺。

5.抗凝治疗　防治血栓。

（四）护理评估

1.症状评估　生命体征;有无水肿、体重、皮肤变化;尿液的性质及量。

2.辅助检查　了解尿蛋白、免疫功能、凝血功能。

（五）护理措施

1.休息与活动　高度水肿、严重高血压、并发感染者,需绝对卧床休息,病情缓解后活动量逐渐增加,3~6 个月后可逐渐增加学习时间,酌情上学,但不要过度劳累。

2.饮食护理　予低盐、优质蛋白、少量脂肪、足够碳水化合物及高维生素易消化饮食。激素治疗过程中,需适当限制热量摄入,补充维生素 D 和钙剂。

3.皮肤护理

（1）评估并记录患儿水肿部位、程度、性质,严重水肿伴高血压时限制水、钠的摄入,监测并记录体重、腹围的变化,准确记录 24 小时出入量。

（2）遵医嘱使用利尿剂,注意监测尿量及电解质,保持水、电解质平衡。

（3）水肿严重时避免肌肉注射,阴囊水肿时可用棉垫或丁字带托起,保持皮肤清洁、干燥,及时更换内衣;保持床铺清洁、整齐,被褥松软,经常翻身,翻身时避免拖、拉、拽等,必要时使用气垫床,皮肤破损可涂碘附预防感染。

4.用药护理

(1)糖皮质激素:按时按量服用;静脉使用时,注意输注浓度和速度,使用前后监测心率(律)和血压。用药期间注意观察药物疗效和不良反应,及时补充维生素 D 及钙质。用药期间避免剧烈活动,预防感染。

(2)免疫抑制剂:用药期间应注意观察药物疗效及不良反应,多饮水,定期复查血常规和肝肾功能。

(3)使用利尿剂前后注意观察尿量;定期监测电解质。

(4)使用抗凝药物期间注意监测凝血功能。

(5)遵医嘱正确使用降压药,严密监测血压、心率以及药物的不良反应。

5.并发症的观察与护理

(1)感染:以上呼吸道感染最多见。注意监测体温、血常规等,做好保护性隔离,加强皮肤护理。

(2)电解质紊乱:注意观察有无厌食、乏力、嗜睡、抽搐甚至休克等,遵医嘱及时补充电解质。

(3)低血容量休克:注意观察有无烦躁不安、四肢湿冷、皮肤花纹、脉搏细速、心音低和血压下降等,必要时遵医嘱及时扩容。

(4)血栓形成:以肾静脉血栓形成最常见,注意观察有无突发腰痛或腹痛、肉眼血尿、少尿或急性肾衰竭,遵医嘱及时进行溶栓治疗。

(5)急性肾衰竭:注意观察尿液的性质、量,准确记录 24 小时出入量,遵医嘱予相应治疗,必要时行血液透析治疗。

6.心理护理 关心、爱护患儿,多与患儿及其家属交流,使积极配合治疗。

(六)健康指导

(1)宣教本病相关知识,指导家属合理安排膳食,培养良好饮食习惯。

(2)指导患儿按医嘱服药,定期监测血药浓度。

(3)教会患儿及家属掌握本病的基本护理技能。

(4)指导患儿及家属注意避免感冒,减少复发,定期随访。

思考题

1.简述糖皮质激素的常见副作用。

2.试述肾病综合征的四大临床特点。

十六、过敏性紫癜

过敏性紫癜(anaphylactoid purpura)是以全身小血管炎为主要病变的血管炎综合征。临床表现为非血小板减少性皮肤紫癜,伴关节肿痛、腹痛、便血和血尿、蛋白尿等。主要见于学龄期儿童,男孩多于女孩,春秋季多见。

(一)病因

病因尚不清楚,目前认为与某种致敏因素引起的自身免疫有关。

可由下列多种因素引起。1.感染;2.食物:主要是机体对某些动物性食物蛋白过敏所致;3.药物:包括抗生素类、解热镇痛类和其他类药物;4.其他:寒冷刺激、尘埃、花粉、昆虫咬伤、疫苗接种等。

(二)临床表现

多为急性起病,发病前 1~3 周有上呼吸道感染史。

1.皮肤紫癜　常为首发症状,反复出现为本病特征。多见于下肢及臀部,以下肢伸面最多见,严重者累及上肢,呈对称分布。初起为紫红色斑丘疹,高出皮肤,压之不褪色,此后颜色加深呈暗紫色,最终呈棕褐色而消退。皮肤紫癜一般在4~6周后消退。

2.消化道症状　最常见的表现是腹痛,多位于脐周、下腹或全腹,呈阵发性绞痛,可伴恶心、呕吐,部分患儿有腹泻、或便血。偶可发生肠套叠、肠梗阻、肠穿孔及出血坏死性小肠炎。

3.关节症状　多累及膝、踝、肘及腕等大关节,表现为关节肿胀、疼痛和活动受限,多在数日内消失,且不留关节畸形。

4.肾脏症状　血尿、蛋白尿、管型尿,可伴有水肿、高血压和肾功能不全表现。少数呈肾病综合征表现。一般患儿肾损害较轻,大多数都能完全恢复。

5.其他　少数患者可出现视神经萎缩、虹膜炎、视网膜出血及水肿、中枢神经系统受累的表现。

(三)处理原则

1.一般治疗　卧床休息,积极寻找并去除各种致病因素。

2.药物治疗

(1)一般药物治疗:应用抗组胺类及改善血管通透性的药物。

(2)肾上腺皮质激素和免疫抑制剂治疗:泼尼松顿服或分次口服,症状缓解后即可停药。重症过敏性紫癜肾炎可加用免疫抑制剂如环磷酰胺等。

(3)抗凝治疗:应用阻止血小板凝集和血栓的药物。以过敏性紫癜性肾炎为主要病变时,可选用肝素治疗。

3.对症治疗　出血患儿应卧床休息,给予镇静剂,有消化道症状时限制粗糙饮食,有大量出血时要考虑输血并禁食。

(四)护理评估

1.健康史评估　询问患儿皮疹出现时间;病前是否接触过敏源。

2.症状评估　生命体征、皮疹、腹痛、关节疼痛部位及程度、大便及尿液的颜色和性状。

3.辅助检查　了解凝血功能、大便潜血等结果。

(五)护理措施

1.皮肤的护理

(1)观察皮疹的形态、颜色、数量及分布特点和有无反复,每天详细记录皮疹的变化情况。

(2)保持皮肤清洁,避免擦伤或搔抓。

(3)衣着宽松、柔软,保持皮肤清洁、干燥。

(4)避免接触可能诱发或加重皮疹的各种致敏原。

2.疼痛的护理

(1)关节型患儿:观察关节疼痛和肿胀部位及程度,协助患儿选用舒适体位;多种方法转移注意力,减轻疼痛。

(2)腹痛的患儿:卧床休息,陪护在患儿身边,做好日常生活护理。禁食的患儿,给予静脉营养;禁止腹部热敷,以防加重肠出血;有血便者详细记录大便次数及性状,留取大便标本及时送检。

3.紫癜性肾炎的护理

(1)病情观察:每天评估患儿水肿的部位和程度;详细记录出入量,观察尿量、尿色,定期送检尿常规;监测生命体征,观察血压,每天定时监测血压。

(2)注意休息:严重水肿和高血压时应卧床休息,待水肿消退、血压降至正常、肉眼血尿消失,可下床,至逐渐恢复正常活动。

4.心理护理　多与家属交谈,耐心细致解答各种问题,消除其恐惧心理,积极配合治疗。

(六)健康指导

1.饮食指导　向患儿及家属耐心细致的做好解释工作,讲明禁食、饮食治疗的重要性及不严格执行饮食管理的后果。

2.皮肤护理指导　保持皮肤清洁,衣着宜宽松、柔软,选用棉质布料,减少对皮肤的刺激。

3.行为指导　适当参加体育锻炼,预防上呼吸道感染。

4.病情监测指导　教会自我监测,有不适应及时就诊。

十七、川崎病

川崎病(kawasaki disease)又称皮肤黏膜淋巴结综合征(mucocutaneous lymph node syndrome,MCLS)是一种以全身中、小动脉炎为主要病变的急性发热性出疹性疾病。

(一)病因

病因不明,可能与病原感染有关。

(二)临床表现

1.发热 39~40℃,呈稽留热或弛张热,持续 1~2 周,抗生素治疗无效。

2.皮肤和黏膜表现

(1)皮疹于发热数天后出现,呈向心性、多形性,常见弥漫性红斑、猩红热样或麻疹样皮疹。肛周皮肤发红或脱皮。

(2)口唇干红、皲裂,甚至出血,可见杨梅舌。

(3)双眼球结膜充血于起病 3~4 天出现,无脓性分泌物。

(4)手足皮肤呈广泛性硬性水肿,手掌和脚底早期潮红,恢复期指(趾)端膜状脱皮,重者指(趾)甲亦可脱落。

3.颈部淋巴结肿大　单侧或双侧,质硬有触痛,热退后消散。

4.心血管系统表现　发病后 1~6 周可出现心肌炎、心包炎和心内膜炎等;冠状动脉瘤常在第2~4 周发生,心肌梗死和冠状动脉瘤破裂可导致心源性休克甚至猝死。

5.其他系统表现　间质性肺炎、无菌性脑炎,消化系统症状;少数有关节疼痛和肿胀。

(三)处理原则

1.控制炎症

(1)阿司匹林:为首选药物,热退后逐渐减量。

(2)静脉注射丙种球蛋白(IVIG):主张早期使用(发病 10 天内)。

(3)糖皮质激素:用于 IVIG 无反应性患儿的二线治疗。

2.抗血小板凝聚　可加用双嘧达莫。

3.其他　对症支持治疗。

(四)护理评估

1.健康史评估　有无病毒感染史。

2.症状评估　生命体征、热型及伴随症状、急性期皮肤黏膜情况。

3.辅助检查　了解实验室检查和心脏彩超声检查结果。

（五）护理措施

1.降低体温

（1）急性期绝对卧床休息,监测体温变化,观察热型及伴随症状,必要时药物降温。

（2）给予清淡的高热量、高维生素、高蛋白质流质或半流质饮食,鼓励多饮水,必要时静脉补液。

（3）按医嘱用药并注意观察应用阿司匹林有否出血倾向和静脉注射丙种球蛋白有无不良反应。

2.皮肤护理　保持清洁,防止抓伤,半脱痂皮切忌强行撕脱。

3.黏膜护理　保持口腔清洁,口唇干裂者可涂护唇油,注意用眼卫生。

4.监测病情　密切监测有无心血管损害的表现。

5.其他　心理支持

（六）健康指导

（1）指导合理运动及休息。

（2）遵医嘱服用阿司匹林。接受丙种球蛋白治疗的患儿遵医嘱预防接种。

（3）指导合理饮食,避免发生高血脂和高血压。

（4）定期随访。出院后 1 个月、3 个月、6 个月及 1 年全面检查 1 次,有冠状动脉损害者密切随访。

思考题

1.川崎病的典型临床表现有哪些?

2.针对口服阿司匹林的健康教育内容包括什么?

十八、营养性缺铁性贫血

缺铁性贫血(Iron deficiency anemia,IDA)是由于体内铁缺乏导致血红蛋白合成减少而发生的一种小细胞低色素贫血。临床上具有血清铁和铁蛋白减少、铁剂治疗有效等特点。以 6 个月~2 岁发病率最高。

（一）病因

铁是构成血红蛋白必需的原料,任何引起体内铁缺乏的原因均可导致贫血。

1.先天储铁不足和铁摄入不足　食物铁供应不足是主要原因。

2.铁丢失过多和铁吸收障碍　小婴儿的铁丢失以牛奶蛋白过敏并引起小肠出血最常见;饮食搭配不合理可影响铁的吸收,胃肠炎、慢性腹泻等可致铁的排泄增加而吸收不良。

（二）临床表现

1.一般表现　皮肤黏膜逐渐苍白,唇、口腔黏膜和甲床最明显。易疲乏,不爱活动。体重不增或增长缓慢。

2.髓外造血表现　肝、脾轻度肿大;年龄愈小、病程愈长、贫血愈重,肝脾肿大愈明显;肿大程度很少有超过中度者。

3.非造血系统表现

（1）消化系统:食欲减退,少数有异食癖,呕吐、腹泻、口腔炎、舌炎或舌乳头萎缩,重者可出现萎缩性胃炎或吸收不良综合征等。

（2）神经系统:常有烦躁不安、易激惹或精神不振,注意力不集中,记忆力减退,学习成绩下降,多动,智能多较同龄儿低,语言、思维活动能力受影响而影响心理的正常发育。

（3）心血管系统:严重贫血时心率加快、心脏扩大,甚至发生心功能不全。

(4)其他:皮肤干燥、毛发黄易脱落、反甲,易感染等。

(三)处理原则

关键是去除病因和铁剂治疗。

1.去除病因　积极治疗原发病。

2.饮食疗法　纠正不良饮食习惯,合理喂养。

3.铁剂治疗　尽量给予铁剂口服治疗。可同时服用维生素 C 增加铁的吸收。口服不能耐受或吸收不良者可采用注射铁剂。

4.输注红细胞　重度贫血、合并感染、急需外科手术者可输注红细胞。

(四)护理评估

1.健康史评估　孕产史、患儿的喂养方法和饮食习惯。

2.症状评估　生命体征、贫血程度。

3.辅助检查　了解血液及骨髓检查结果。

(五)护理措施

1.休息和活动　避免剧烈运动,活动间歇充分休息,保证足够睡眠。

2.饮食护理　按时添加含铁丰富的辅食或补充铁强化食品;合理搭配饮食,增加食欲。早产儿及时补充元素铁,直至校正年龄 1 岁。

3.用药指导　口服铁剂应从小剂量开始,可用吸管或滴管在两餐之间服用。

(六)健康指导

(1)指导合理喂养,提倡母乳喂养。

(2)坚持正确用药。

(3)坚持合理安排饮食,培养良好饮食习惯。

思考题

1.如何预防缺铁性贫血的发生?

2.缺铁性贫血的治疗要点是什么?

十九、室间隔缺损

室间隔缺损(ventricular septal defect,VSD)是最常见的先天性心脏病。按缺损的部位分为:膜部、圆锥部(肺动脉瓣下型)、主动脉瓣下型、肌部(室间隔部)、混合型五种。按缺损直径的大小分为:小型缺损小于 0.5cm、中型缺损为 0.5cm~1.0cm、大型缺损大于 1.0cm。

(一)病因

(1)遗传因素。

(2)妊娠期疾病因素。

(3)理化因素。

(4)其他因素。

(二)临床表现

临床表现取决于缺损的大小和肺循环的阻力。

(1)缺损小者,可无症状,生长发育正常,临床上多于体检时发现杂音。

(2)大、中型缺损在新生儿后期及婴儿期即可出现症状,表现为喂养困难、吸吮时常因气急而中断,多汗、乏力,生长发育落后,反复肺部感染及充血性心力衰竭。有明显肺动脉高压时可出现发绀。

(3)体征：心前区隆起，叩诊心界向左下扩大，胸骨左缘3、4肋间有Ⅲ~Ⅳ级收缩期杂音，伴第二心音亢进。

(4)并发症：支气管炎、支气管肺炎、充血性心力衰竭、肺水肿和亚急性感染性心内膜炎。

(三)处理原则

(1)内科治疗主要防治肺部感染和心力衰竭等并发症。部分室间隔缺损可通过心导管介入封堵治疗。

(2)缺损大，持续充血性心力衰竭、反复呼吸道感染、肺动脉高压及生长发育不良者尽早手术治疗。

(四)护理评估

1.健康史　一般情况、家族史。

2.症状评估　精神状态，喂养及生长发育情况；皮肤黏膜有无发绀及其程度；胸廓有无畸形；有无并发症。

3.辅助检查　了解心电图、胸部X线、超声心动图检查结果。

(五)护理措施

(1)合理安排患儿作息时间，减少心脏负担。病情严重的患儿卧床休息。

(2)提供充足营养：少量多餐；心功能不全有水钠潴留者，采用无盐饮食或低盐饮食。

(3)预防感染。

(4)严格控制输液速度和量。

(5)观察病情，防止并发症发生。

(6)心导管检查和介入治疗围术期护理。

(六)健康指导

(1)指导家属掌握先天性心脏病的日常护理。

(2)恢复期清淡饮食，合理喂养，切忌剧烈活动。

(3)定期随访，调整心功能至最好状态，择期手术治疗。

(4)有封堵器的患儿避免强磁性场所。遵医嘱服用抗凝药物6个月至封堵器完全内皮化，5.指导观察药物不良反应。

二十、法洛四联症

法洛四联症(Tetralogy of fallot,TOF)由以下四种畸形组成：肺动脉狭窄、室间隔缺损、主动脉骑跨、右心室肥厚。患儿的临床表现和自然预后主要取决于肺动脉狭窄的严重程度，死亡原因主要为缺氧或心力衰竭。

(一)病因

(1)遗传因素。

(2)妊娠期疾病因素。

(3)理化因素。

(4)其他因素。

(二)临床表现

(1)青紫。

(2)缺氧。

(3)蹲踞。

(4)杵状指(趾)。

(5)体征:胸骨左缘 2~4 肋间有喷射性收缩期杂音,肺动脉瓣区第二心音减弱或消失;胸部 X 线检查典型者心影呈"靴型心"。

(6)并发症:常见并发脑脓肿、脑栓塞和感染性心内膜炎,较少发生肺炎。

(三)处理原则

1.内科治疗　预防脱水、缺氧发作,防治感染性心内膜炎等并发症。

缺氧发作处理:

(1)取膝胸卧位,提高体循环阻力,减少体静脉回心血量。

(2)及时吸氧。

(3)解除右室流出道痉挛。

(4)静脉用碳酸氢钠纠正代谢性酸中毒。

(5)重者可静脉缓慢注射 β 受体阻滞剂普萘洛尔(心得安)减慢心率,缓解发作。

2.外科治疗　有缺氧发作的重症法洛四联症应尽早手术治疗,频繁发作的应急诊手术。

(四)护理评估

1.健康史评估　一般情况、家族史。

2.症状评估　精神状态,生长发育情况;皮肤黏膜有无发绀及其程度、发绀出现时间;有无杵状指(趾)、胸廓有无畸形;是否喜蹲踞;有无呼吸困难和发绀加重等缺氧发作症状;有无反复呼吸道感染、脑血栓、脑脓肿、脑栓塞和感染性心内膜炎、心力衰竭等并发症。

3.辅助检查　了解心脏彩超、心电图、X 线、实验室检查、心导管或右心室造影、多排螺旋 CT 结果。

(五)护理措施

1.合理安排患儿作息时间　减少心脏负担。病情严重的患儿卧床休息。

2.提供充足营养　少量多餐。心功能不全有水钠潴留者,应根据病情,采用无盐饮食或低盐饮食。

3.预防感染　注意保护性隔离,以免交叉感染。

4.严格控制输液速度和量　维持体液和酸碱平衡。

5.观察病情　防止并发症发生。

(1)注意观察、防止法洛四联症患儿因活动、哭闹、便秘引起缺氧发作。

(2)预防脱水,供给充足液体,必要时静脉补液。

(3)观察有无心力衰竭的表现,如有心衰按心衰护理。

6.心导管检查和介入治疗围术期护理

(1)清洁皮肤。

(2)做好心理护理。

(3)建立外周静脉通道,备好术中用药,必要时备血。

（4）术后穿刺侧肢体制动（股静脉穿刺者制动 12 小时、股动脉穿刺制动 24 小时），密切观察伤口敷料及穿刺侧足背动脉搏动、肤色、肤温情况。

7.心理护理　建立良好的护患关系，消除患儿紧张情绪。

（六）健康指导

（1）指导家属掌握先天性心脏病的日常护理。

（2）恢复期清淡饮食，合理喂养，避免剧烈活动。预防感染和其它并发症。一般术后 3 个月无特殊情况可进行预防接种。

思考题

1.大、中型室间隔缺损的临床表现有哪些？

2.缺氧发作有哪些处理措施？

二十一、充血性心力衰竭

充血性心力衰竭（congestive heart failure，CHF）指心肌收缩或舒张功能下降，使心排血量绝对或相对不足，不能满足全身组织代谢需要而引起的一系列临床症状及体征。小儿时期以 1 岁内发生率最高，尤以先天性心脏病引起者多见。

（一）病因

根据病理生理变化特点可将心衰病因分为 3 大类：

（1）心肌病变：原发性心肌病变、心肌代谢障碍。

（2）心室压力负荷过重。

（3）心室容量负荷过重。

此外，感染、过度劳累及情绪激动、心律失常、输液过快或钠摄入量过多、电解质紊乱和酸碱失衡、洋地黄过量或停药过早等均可诱发心衰的发生。

（二）临床表现

1.心肌功能障碍

（1）心脏扩大。

（2）心动过速。

（3）第一心音低钝，重者可闻及舒张期奔马律。

（4）外周灌注不良，脉压窄，部分患儿出现四肢末梢发凉、交替脉。

2.肺循环淤血

（1）呼吸急促。

（2）肺部啰音。

（3）泡沫血痰。

3.体循环淤血

（1）肝脏肿大。

（2）颈静脉怒张。

（3）水肿：小婴儿水肿常为全身性，眼睑和骶尾部较明显，体重较快增长，但极少表现为周围性凹陷性水肿。

4.小儿心力衰竭的诊断依据

(1)安静时心率增快,婴儿>180 次/分,幼儿>160 次/分,不能用发热或缺氧解释。

(2)呼吸困难、青紫突然加重,安静时呼吸达 60 次/分以上。

(3)肝肿大,达肋下 3cm 以上或在密切观察下短时间内较前增大,而不能用横膈下移等原因解释。

(4)心音明显低钝或出现奔马律。

(5)突然烦躁不安、面色苍白或发灰,而不能用原有的疾病解释。

(6)尿少、下肢水肿,排除营养不良、肾炎、维生素 B1 缺乏等原因。 以上前 4 项为临床诊断的主要依据。

(三)处理原则

(1)病因治疗。

(2)休息:卧床休息可减轻心脏负担,可以平卧或取半卧位,应尽力避免患儿烦躁、哭闹。

(3)饮食:每次进食量应少些,婴儿喂奶宜少量多次。减少盐的摄入量。

(4)吸氧。

(5)药物治疗:

1)正性肌力药:①洋地黄类药物:增强心肌收缩力、减慢心率,增加心搏出量,有效改善心脏功能。②β 受体激动剂:适用于心衰患儿对洋地黄制剂疗效不佳或有毒性反应及血压偏低者。③磷酸二酯酶抑制剂:对心脏病手术后的心衰患儿效果显著。

2)利尿剂:首选呋塞米。

3)血管扩张剂:用于顽固性心衰的患儿,如使用卡托普利、硝普钠、酚妥拉明。

(四)护理评估

1.健康史评估 有无引起心力衰竭的原发疾病和诱因;患儿的饮食、生活方式、活动、尿量等。

2.症状评估 近期有无体重增长过快或体重不增;有无心动过速或心动过缓;有无血压下降、皮肤苍白或发绀、盗汗;有无四肢水肿、呼吸困难、咳嗽;听诊呼吸音和心音有无异常.

3.辅助检查 了解心电图、超声心动图、动态心电图、X 线胸片、血生化检查、肝肾功能等结果。

(五)护理措施

1.休息 充分的休息可减轻心脏负担,体位宜取半坐卧位,以利于呼吸运动。

2.其他 保持大便通畅。

3.合理营养 轻者给予低盐饮食,重者给予无盐饮食。少量多餐,避免过饱。婴儿喂奶时所用奶嘴孔宜稍大,但须注意防止呛咳。

4.控制液体入量 减少静脉输液或输血,输液速度宜慢,每小时不超过 5ml/kg。

5.给氧 根据病情给予不同的给氧方式。

6.病情观察 密切观察生命体征变化,脉搏必须数满 1 分钟,必要时监测心率;详细记录出入量,定时测量体重。

7.用药护理

(1)洋地黄制剂:严格定时给药,严禁与其他食物和溶液混合;每次应用洋地黄前测量脉搏,必要时听心率。婴儿脉率<90 次/分、年长脉率<70 次/分需暂停用药并报告医生;监测血钾浓度。洋地黄中毒时应立即停用洋地黄和利尿剂,同时补充钾盐。

(2)利尿剂:根据利尿药的作用时间安排给药,定时测体重及记录尿量,观察水肿变化。用药期间进食含钾丰富的食物,观察患儿有无四肢软弱无力、腹胀、心音低钝、心律失常等低血钾表现,一经发现应及时处理。

(3)血管扩张剂:密切观察心率和血压的变化,避免血压过度下降。

8.心理护理 患儿及家属可产生焦虑和恐惧心理,而应激会加重心脏负担,故护士应稳定患儿情绪,与家属经常交流。

(六)健康指导

(1)向患儿及家属介绍心力衰竭的病因、诱因及防治措施,鼓励患儿及家属积极治疗原发疾病,避免引起心衰的诱因。

(2)休息与活动指导。

(3)向患儿和家属解释强心、利尿、扩血管、转换酶抑制剂、β受体阻滞剂等药物治疗的目的、意义和注意事项。

思考题

1.充血性心力衰竭有哪些症状?

2.充血性心力衰竭需要采取哪些护理措施?

二十二、麻疹

麻疹(measles)是由麻疹病毒引起的一种急性传染病,临床上以发热、上呼吸道炎、结膜炎、口腔麻疹黏膜斑(又称柯氏斑 Koplik´s spots)、全身斑丘疹和疹退后遗留色素沉着糠麸样脱屑为特征。本病传染性强。儿童是主要易感人群,病后大多可获得终身免疫。

(一)病因及流行病学

麻疹病毒为 RNA 病毒。人是唯一宿主。病毒不耐热,对紫外线和消毒剂均敏感,耐干燥和寒冷,在阳光和流通空气中 20~30 分钟失去活性。

麻疹患者是唯一的传染源,经呼吸道进行传播。麻疹患者出疹前、后 5 天均有传染性,有并发症者传染性延长至出疹后 10 天。6 个月到 5 岁儿童的发病率最高。以冬春季多见。

(二)临床表现

1.典型的麻疹

(1)潜伏期:平均为 10 天左右。

(2)前驱期:从发热至出疹 3~4 天,中度以上发热;有上呼吸道感染症状;口腔第二磨牙对应的颊黏膜出现麻疹黏膜斑(Koplik 斑):是麻疹早期特征性体征。

(3)出疹期:发热 3~4 天后出皮疹,皮疹始于耳后、发际、渐及额、面、颈、自上而下蔓延至躯干、四肢,最后到手掌与足底。呈红色斑丘疹压之褪色,伴痒感,疹间皮肤正常。全身中毒症状加重。

(4)恢复期:出疹 3~4 天后皮疹按出疹顺序开始消退,体温逐渐降至正常,全身症状改善。疹退后皮肤有棕色色素沉着伴有糠麸样脱屑。

2.常见并发症 肺炎、喉炎、脑炎、亚急性硬化性全脑炎、心肌炎、营养不良和维生素 A 缺乏等。

(三)处理原则

对症、中医药及并发症治疗,补充维生素 A。加强消毒隔离。

（四）护理评估

1.健康史评估　有无麻疹的接触史、麻疹减毒活疫苗接种史。

2.症状评估　生命体征、皮疹特征。

（五）护理措施

1.一般护理　卧床休息至皮疹消退，体温正常。保持空气清新，温湿度适宜。

2.发热护理　高热时不宜用药物及物理方法强行降温。体温升至40℃以上时，可用小剂量退热剂。

3.保持皮肤黏膜的完整性

（1）皮肤护理：保持床单元和皮肤清洁干燥，及时更换汗湿的衣服。剪短指甲。

（2）口、眼、耳、鼻部的护理：眼部避免强光刺激；遵医嘱加服鱼肝油。

4.合理饮食护理　给予清淡、易消化、营养丰富的流质或半流质饮食，少量多餐。多饮水。

5.预防感染传播　管理传染源、切断传播途径、保护易感儿。

6.监测病情　密切观察患儿生命体征、神志和肺部体征等。

（六）健康指导

（1）强调麻疹隔离的重要性。

（2）居家隔离期间限制探视，做好消毒隔离。

（3）合理饮食，出现并发症及时就诊。

二十三、水痘

水痘（chickenpox，varicella）是由水痘-带状疱疹病毒（varicella-zoster virus，VZV）引起的一种传染性极强的出疹性疾病，其临床特点为皮肤黏膜分批出现和同时存在斑疹、丘疹、疱疹和结痂等各类皮疹，全身症状轻微。

（一）病因及流行病学

水痘-带状疱疹病毒属疱疹病毒科α亚科，人是唯一宿主。该病毒对热、酸和各种有机溶剂敏感。

水痘患者为唯一传染源，主要通过空气飞沫经呼吸道传染。出疹前1~2天至病损结痂为止，均有很强的传染性。儿童是主要易感人群，病后可获得持久免疫力。以冬春季节多见。

（二）临床表现

1.典型水痘　潜伏期一般为2周左右。前驱期1~2天。水痘皮疹的特点：

（1）向心性分布。

（2）最初的皮疹为红色斑疹和丘疹，迅速发展为水泡，后迅速结痂。

（3）皮疹陆续分批出现，斑疹、丘疹、疱疹和结痂可同时存在。

（4）黏膜皮疹还可出现在口腔、眼结膜、生殖器等处。皮疹结痂后一般不留瘢痕。

2.重型水痘　发生在恶性疾病或免疫功能低下患儿。持续高热和全身中毒症状明显；皮疹可融合成大疱型疱疹或出血性皮疹。

3.先天性水痘　孕妇感染水痘，可导致胎儿多发生性先天性畸形、新生儿水痘。

4.并发症　最常见为皮肤继发感染。

（三）处理原则

主要是一般治疗和对症处理。

1.一般治疗　隔离患者,加强护理。

2.对症治疗　皮肤瘙痒可局部使用炉甘石洗剂。

3.抗病毒治疗　抗病毒治疗首选阿昔洛韦,不宜使用皮质激素。

(四)护理评估

1.健康史评估　有无水痘接触史、水痘减毒活疫苗接种史。

2.症状评估　生命体征、皮疹特征。

(五)护理措施

1.生活护理　保持室内空气新鲜。衣被清洁、平整,不宜过厚。

2.皮肤护理

(1)保持皮肤清洁、干燥。

(2)剪短指甲。

(3)疱疹未破溃处涂炉甘石洗剂;疱疹已破溃、有继发感染者,遵医嘱控制感染。

3.饮食及口腔护理　给予富含营养的清淡饮食,多饮水,加强口腔护理。

4.发热护理　患儿中低度发热时,不必药物降温。如有高热可用物理降温或适量的退热剂,忌用阿司匹林。

5.预防感染传播　管理传染源、切断传播途径、保护易感儿。

6.监测病情　偶可发生播散性水痘,并发肺炎,心肌炎,注意观察,及早发现。

(六)健康指导

介绍水痘皮疹特点、护理要点、隔离的重要性及隔离时间。

二十四、手足口病

手足口病(hand,foot and mouth disease,HFMD)是由肠道病毒引起的急性传染病,主要症状表现为发热,手、足、口腔等部位的斑丘疹、疱疹,重者可出现脑膜炎、脑炎、脑脊髓炎、肺水肿、循环障碍等。致死原因主要为脑干脑炎及神经源性肺水肿。

(一)病因及流行病学

肠道病毒对外界抵抗力较强,对乙醚、来苏、氯仿等消毒剂不敏感;不耐碱、对紫外线和干燥敏感,高锰酸钾、漂白粉、甲醛和碘酒等可使其灭活。

手足口病患者和隐性感染者均为传染源。密切接触是手足口病重要的传播方式。多发生于学龄前儿童。

(二)临床表现

根据病情的轻重程度,分为手足口病普通病例和重症病例。

1.普通病例　急性起病,发热,口腔黏膜出现散在疱疹或溃疡,手、足、臀等部位出现斑丘疹、疱疹。皮疹消退后不留瘢痕,一般1周左右痊愈。

2.重症病例　出现脑膜炎、脑炎、脑脊髓炎、肺水肿、循环障碍等,病情危重可致死亡。

(1)神经系统受累:多发生在病程1~5天内,患儿持续高热不退,出现中枢神经系统损害表现。

(2)呼吸系统受累:呼吸浅促、呼吸困难或呼吸节律改变,口唇发绀,咳粉红色或血性泡沫样痰液。

(3)循环系统受累:心动过速或过缓,皮肤出现花纹,四肢凉,指(趾)端发绀,持续血压降低或休克。

（三）处理原则

1.普通病例 主要为对症治疗,注意隔离。适当休息,清淡饮食,做好口腔和皮肤护理。

2.重症病例 降低颅内压,酌情使用糖皮质激素和免疫球蛋白,及时应用血管活性药物,维持呼吸、循环功能。

3.恢复期治疗 给予支持疗法。

（四）护理评估

1.健康史评估 有无手足口病接触史。

2.症状评估 生命体征、皮疹特征。

3.辅助检查 了解血清学检查、肺部和脑部等影像学检查结果。

（五）护理措施

1.发热护理 密切监测患儿体温,多饮水;体温超过38.5℃者,采用物理降温或遵医嘱使用退热剂,并密切观察退热效果。

2.病情观察 密切观察病情,若患儿出现烦躁不安、嗜睡、肢体抖动、呼吸及心率增快等表现,应立即积极配合医师治疗与抢救。

3.皮肤护理 保持皮肤清洁干燥,避免用肥皂、沐浴露。剪短指甲。

4.口腔护理 保持口腔清洁,根据病情局部用药。

5.饮食护理 给予营养丰富,易消化,流质或半流质饮食。定时定量,少食零食。

6.消毒隔离 住院患儿进行隔离,减少陪护及探视人员。

（六）健康指导

（1）培养婴幼儿良好的卫生习惯。

（2）教会家属做好口腔护理、皮肤护理及病情观察。

（3）流行期间不带患儿到公共场所,加强锻炼。

二十五、猩红热

猩红热(scarlet fever)一种由A族溶血性链球菌所致的急性呼吸道传染病。其临床以发热、咽峡炎、全身弥漫性红色皮疹和疹退后皮肤脱屑为特征。多见于3~7岁儿童。

（一）病因及流行病学

病原菌为A组β型溶血性链球菌,对热及干燥抵抗力不强,容易被各种消毒剂杀死。

猩红热主要通过飞沫传播,带菌者和不典型病例为主要传染源。人群普遍易感,冬春季为发病高峰。

（二）临床表现

1.潜伏期 通常2~3天。

2.前驱期 一般不超过24小时。起病急骤,以畏寒、高热伴头痛、恶心、呕吐、咽痛为主。检查可见咽部炎症,重者咽及软腭有脓性渗出物和点状红疹或出血性红疹,可有假膜形成。颈及颌下淋巴结肿大及压痛。

3.出疹期 出疹多见于发病1~2天后。皮疹从耳后、颈及上胸部,迅速波及躯干及上肢,最后到下肢。皮疹特点为弥漫性发红的全身皮肤上有点状红色皮疹,高出皮面,有痒感,压之褪色。在皮肤皱褶处,皮疹密集成线,压之不退,形成帕氏线。前驱期或出疹初期,舌上被覆灰白色苔,2~3天后舌苔消退,舌刺红肿明显,形成"杨梅"样舌。部分病例可出现口周苍白区。

4.恢复期　皮疹于3~5天后颜色转暗,逐渐隐退,并按出疹先后顺序脱皮。重症者有时呈大片脱皮,以指、趾部明显。全身中毒症状及局部炎症也很快消退。此期约1周左右。

(三)处理原则

1.一般治疗　供给充分营养、热量。发热、咽痛期间给予流质或半流质饮食,保持口腔清洁。

2.抗菌治疗　青霉素是治疗猩红热首选药物,青霉素过敏者可选用红霉素或头孢菌素。

(四)护理评估

1.健康史评估　有无猩红热接触史。

2.症状评估　生命体征;舌、咽、扁桃体和腭部症状;皮疹特征。

(五)护理措施

1.发热护理　监测体温变化,及时更换汗湿衣物。保持室内空气流通,温湿度适宜。

2.减轻疼痛　保持口腔清洁,多饮水;咽部疼痛明显时,进行疼痛评估,必要时采取措施缓解疼痛。

3.饮食护理　给予富有营养、易消化的流质、半流质或软食。

4.皮肤护理　保持皮肤清洁,避免抓挠皮肤,勤剪指甲。恢复期脱皮时,应待皮屑自然脱落,不宜人为剥离。

5.预防感染传播　明确诊断后及时隔离。

(六)健康指导

(1)讲解疾病的相关知识。

(2)注意个人卫生,保持室内空气流通,流行季节避免去公共场所。

思考题

1.水痘的皮疹特点有哪些?

2.巡视病房,发现手足口病患儿出现烦躁不安、嗜睡、肢体抖动、呼吸及心率增快等表现,应该如何处理?

二十六、常见急危重症的急救配合要点

(一)儿童惊厥

1.体位　惊厥发作时,将患儿衣领解开,取平卧位(呕吐者侧卧),头偏向一侧,以防呕吐物误吸造成窒息。

2.配合给氧　惊厥时氧的需要量增加,给予氧流量2~4L/min,以提高血氧浓度,减轻脑水肿,改善缺氧状态,缩短脑组织缺氧时间。

3.保持呼吸道通畅　清除患儿口鼻腔分泌物、呕吐物,以防发生窒息。操作时动作轻柔,避免损伤呼吸道黏膜,也可减轻对患儿的刺激。

4.控制惊厥　建立静脉通道,遵医嘱用药,地西泮(安定)为首选药物,起效快,却作用短暂,静脉推注时速度过快可抑制呼吸,血压降低。苯巴比妥钠是新生儿惊厥的首选药物,本药抗惊厥维持时间较长。

5.密切观察病情 观察患儿的体温、脉搏、呼吸、血压、意识、瞳孔等变化,观察患儿用药后的反应,有无药物的副作用,若发现脑水肿早期症状(持续抽搐,视盘水肿、瞳孔两侧不等大)及时通知医生。惊厥发作时还要注意其类型、抽搐的特点、次数、持续和间隔时间,做好各项护理及记录,如发生异常立即报告医生,以便采取紧急抢救措施。

6.注意安全防护 抽搐发作时,注意防止碰伤及坠床,勿强力按压四肢,适当约束,必要时用缠有纱布的压舌板放入口腔内上、下齿之间(如没有压舌板可用筷子外面裹以手帕),以防舌被咬伤?病室保持安静,室内光线不宜过强,避免一切不必要的刺激,治疗、护理操作尽量集中进行,动作轻柔敏捷。

7.恢复期 加强营养,做好基础护理,保持环境整洁,给予高热量、高蛋白、高维生素饮食,并与家属解释、沟通,指导家属掌握惊厥的急救措施,热性惊厥患儿在今后发热时还可能发生,故应告诉家属及时控制体温是预防惊厥的关键。

8.抢救护理记录的书写 及时、详细、准确的记录抢救过程,包括对患儿采取的急救措施、用药剂量、用法、时间(准确到分钟)及患儿的转归。

(二)急性中毒

1.迅速脱离有毒环境 评估环境安全的情况下,吸入性中毒者,应迅速将患者搬离中毒现场,移至空气清新安全的地方,接触性中毒,立即除去污染衣物,肉眼可见的毒物。

2.维持生命体征 平卧,头偏向一侧,防止呕吐物误吸造成窒息,给予吸氧、吸痰,保持呼吸道通畅,建立静脉通道,尽快采取相应的救治措施,若患者出现呼吸心搏骤停,应立即心肺复苏。

3.清除尚未吸收的毒物

(1)吸入性中毒的急救:搬离有毒环境,氧气吸入,必要时采用高压氧治疗。

(2)接触性中毒的急救:用大量清水清洗皮肤,忌用热水,防止促进局部血液循环,加速毒物的吸收。

(3)食入性中毒的急救:常用催吐、洗胃、导泻、灌肠等方法。

4.阻滞毒物的吸收 儿童最常见是洗胃方法,以服毒6小时内洗胃最有效?插胃管时应动作轻柔、深度适宜,选择合适的洗胃液,首次抽吸应留取标本做毒物鉴定,观察并记录洗胃液的量、颜色及患者的反应,可联合胃管内注入导泻药以清除进入肠道内的毒物,严格掌握洗胃适应症、禁忌证,若吞服强酸、强碱等腐蚀性毒物禁忌洗胃,对服毒6小时以上也不应放弃洗胃。

5.特效解毒剂的应用 在清除毒物的同时,尽快使用有效拮抗剂和特效解毒剂进行解毒,注意解毒剂的配伍。

6.促进已吸收毒物的排出 中毒较深患者,可进一步利尿排毒、换血疗法、透析、血液灌流等。一氧化碳中毒时,吸氧可加速一氧化碳的排出,高压氧治疗也是一氧化碳中毒的特效疗法。

7.对症处理 许多毒物至今尚无有效的解毒剂,对症治疗很重要,可帮助患儿渡过难关,保护生命脏器,使其功能恢复,对症处理主要针对休克、肺水肿、心脏骤停、昏迷、抽搐、脑水肿、急性肝肾损害及高热等。

8.密切观察病情 观察患儿体温、脉搏、呼吸、血压、血氧饱和度、意识、瞳孔等变化,能够及时发现患者意识的改变、皮肤色泽、尿量、血压的变化,并详细记录出入量,完善血电解质、血气、血糖、肝肾功能等相关检查,异常结果及时对症处理。

9.抢救护理记录的书写　及时、详细、准确的记录抢救过程,包括对患儿采取的急救措施、用药剂量、用法、时间(准确到分钟)及患儿的转归。

思考题

1.儿童体格生长常用指标有哪些?各指标的正确测量方法、意义及特点?

2.足月新生儿与早产儿的区别有哪些?

3.新生儿生理性黄疸与病理性黄疸如何区别?

4.小儿惊厥发作应采取哪些急救护理措施?

5.急性肠套叠水压灌肠复位成功有哪些表现?

6.急性肾炎的严重表现有哪些?休息与活动原则如何?

7.先天性心脏病分为哪几类?法洛四联症缺氧发作时如何处理?

8.手足口病重症病例主要累及哪几个系统?有哪些具体表现?

9.患儿,8个月,因腹泻蛋花水样便3天,10余次/天而入院,入院查体:T38℃,P130次/分,R40次/分,体重10kg。患儿有低热,精神萎靡,口腔黏膜干燥,皮肤弹性差,前囟和眼窝凹陷,伴呕吐。大便蛋花水样,无腥臭味,量多,尿少。相关检查:血钾3.1mmol/L,血钠133 mmol/L,血HCO3- 18mmol/L。问题

(1)根据临床表现,考虑该患儿为哪种类型肠炎?

(2)该患儿是否有脱水?属哪种性质脱水?

(3)是否有电解质紊乱?具体诊断?

(4)补液原则有哪些?

10.患儿男,1岁5个月,因发热3天并伴咳嗽,气促半天入院。患儿3天前无明显诱因出现发热,T38.5℃,最高时39.5℃,有鼻塞流涕,期间有阵发性的咳嗽,喉头可闻及痰鸣音,痰液不易咳出。服用感冒药无明显好转,今天出现气促现象。

入院查体:T39.5℃,P125次/分,R50次/分。神志清楚,面色略苍白,精神萎靡,呼吸较促,唇周有发绀。听诊双肺可闻及较密集中细湿啰音。

辅助检查:WBC15×109/L,N 80%,L 20%。胸片显示;双肺纹理增粗,双肺下野有斑片状阴影。

(1)该患儿可能的临床诊断是什么?

(2)首优护理诊断是什么?针对该护理诊断的护理措施有哪些?

(3)合并心力衰竭时有哪些主要表现?

第六章 手术室护理

第一节 相关知识

一、概述

(一)手术的概念

手术是外科治疗的方法之一,是指具有相关资质的医生以改善患者病情或满足其个体需要为目的,徒手或运用器械和仪器设备,对人体的解剖结构做治疗性的改变,方式包括:切除、修补、矫正、置换、移植等,范围涉及身体任何一个部位或系统。

(二)手术室护理专业

可定义为针对患者个体的生理、心理和社会需求,运用相关知识和技能,提供适当的护理,确保手术患者在手术前、中、后期得到个体化的护理服务,手术室护理是发展中的专业,其专业特性可包括:知识方面、技能方面和专业自主性等。

二、规章制度与工作流程

(一)手术室工作制度

(1)进入手术室的人员必须遵守手术室各项规章制度。

(2)凡进入手术室工作人员应按规定更换手术室所备衣、裤、鞋、口罩、帽子,戴帽子时须遮住头发,戴口罩时口鼻不得外露;外出时需穿外出衣、换外出鞋,手术结束将用过的上述物品放至指定回收处。

(3)严格控制进入手术室人员,与手术无关人员一律不许入内,进入限制区的非手术人员应按照人员流动路线要求,在限制范围内活动,避免频繁走动。

(4)参加手术人员在实施手术前应做好个人的清洁。患有急性上呼吸道传染性疾病、皮肤疖肿、皮肤渗出性损伤等处于感染期的医务人员不得进入手术室的限制区。

(5)择期手术通知单在手术前一日递交手术室,便于安排。手术医生应按规定时间进入手术室完成"三方核查",第一台手术必须在规定时间之前切皮。因故更改、增加或停止手术,应预先与护士长或值班护士联系。

(6)手术按级别在相应的手术间实施,接台手术应先行无菌手术,再行污染手术,严禁在一个手术间同时施行两台手术。

(7)手术室工作人员以及无菌器械、敷料应经洁净走廊进入,手术结束后用过的器械、敷料等从污物通道送出。

(8)手术人员必须爱护器械和设备,不得乱扔或破坏手术器械,手术室内一切器械物品一律不外借,特殊情况须征得医务科批准,护士长同意后方能外借。

(9)手术人员应保持严谨的工作作风,不得坐、卧于手术间地上或手术床上,手术间应保持整洁、肃静,不得喧哗、闲谈与手术无关话题。手术中不应随意出入手术间。禁止用手术间通信系统接打与手术无关的电话。手术室内严禁吸烟。

(10)手术室工作人员应熟悉手术室内各种物品的放置及使用方法,急救药品和器械要定位、定数、定人管理。做到急救药品齐全、器械性能良好、使用后及时补充。

(11)值班护士应坚守岗位,随时准备接收急诊手术,不得擅自离岗。

(12)手术室要加强岗前培训,凡手术必须有本院医生参加,进修、实习医生不能单独手术,否则手术室有权不予安排手术。

(13)开放性肺结核、突发不明原因传染病、需要空气隔离手术宜在负压手术间实施,手术科室应提前通知手术室做好相应准备。实施手术时严格按特殊感染手术后处理要求执行。

(二)手术室卫生清洁制度

(1)根据环境卫生清洁等级,手术室应分为限制区、半限制区和非限制区。

(2)每日手术前净化系统提前30分钟开机,每周清洗回风口、新风管初级过滤器,每月消毒空调管道系统,定期规范更换过滤器。

(3)手术室卫生工作均应采用湿式清扫,清洁消毒用品应选择不易掉纤维的织物,不同区域应有明确标识、分开使用,用后清洗消毒并干燥存放。

(4)手术前30分钟用清洁湿抹布擦拭手术间壁柜、仪器设备表面,术中尽量避免血液、体液污染手术台周边物体表面及地面,发生可见污染或疑似污染时应及时进行清洁消毒。

(5)每台手术后对手术台及周边至少1~1.5m范围的物体表面进行清洁。全天手术结束后对手术间暴露的地面和物体表面进行清洁消毒。

(6)每周对手术间的四壁、门、窗等及室内各用物进行终末大清洁,并用消毒液擦拭墙面及其它物品表面。

(7)每日用含氯消毒液清洁限制区走廊两次,接送患者采用交换车,每天清洁并更换床罩,被套每周更换一次,遇污染及时更换。

(8)所有进入限制区的物品、设备,应拆除外包装、擦拭干净方可推入。

(9)使用后的手术专用鞋及时用消毒液浸泡30分钟后,专人清洗晾干备用,每周擦拭鞋柜,每天更换外出服。

(10)感染或传染性疾病患者手术结束后,应按《传染病疫源地消毒卫生标准》进行终末消毒,一般手术间通风时间不少于30分钟;洁净手术间自净时间不少于45分钟。

(三)手术室安全管理制度

(1)手术室工作人员应加强职业道德,严格执行各项规章制度。

(2)加强各项查对制度的落实,严防缺陷、差错事故发生。

(3)严格执行无菌技术操作和消毒灭菌流程。

(4)手术室工作人员应坚守岗位,熟悉手术室内各种物品的固定放置地点及使用方法,尤其是急救药品及抢救器材必须处于完好备用状态。

(5)医用电器设备及贵重仪器应有专人保管维修,各设备仪器上应标明操作规程和注意事项,做到术前检查、术中正确使用、术后保养。

(6)易燃物品应远离火种和电源。

(7)术前巡回护士必须认真对患者进行评估,合理安置体位,严防压力性损伤的发生,对于高危患者应在护士长或专科组长的指导下制定预防措施,避免产生压力性损伤。

(8)运送手术患者时,使用推车打上安全护栏或用轮椅护送入室,防止患者跌倒。患者接入手术室后,进行适当约束,必须有专人看护,避免坠床意外发生。

(9)患者身份和手术部位确认参考本节《手术安全核查与手术风险评估制度》执行。

(10)严格执行手术物品清点规程。

(11)执行医嘱要严格进行"三查八对",内容参考《江西省护理安全管理规定》。

(12)输血前需由两人进行"查对",内容参考第二篇第三章《输血护理查对制度》。

(13)标本留存和送检参考本节《手术标本管理制度》执行。

(14)严格执行手术室与复苏室及各临床科室手术患者交接,内容参考《手术患者交接制度》执行。

(四)手术安全核查与手术风险评估制度

(1)接患者时　接患者人员与患者所在科室护士依据手术通知单及病历与清醒患者共同查对,儿童、昏迷及神志不清患者应通过"腕带"及陪护人员进行核查,清点交接术前用药和病历资料及患者个人物品。

(2)接入手术室后　早班护士再次核查,核查内容包括:科室、病案号、床号、姓名、性别、年龄、诊断、手术名称、手术方式、手术部位与标识、血型、药物过敏及术前准备完成情况,确认风险预警及清点交接术前用物、病历资料及影像学资料。

(3)进入手术间前　巡回护士与早班护士再次核查交接,核查内容同前。

(4)麻醉实施前　巡回护士与手术医生、麻醉医生按《手术安全核查表》依次核对患者身份和手术信息、麻醉安全检查、皮肤是否完整、术野皮肤准备、静脉通道建立情况、患者过敏史、抗菌药物皮试结果、术前备血情况、假体、体内植入物、影像学资料等内容。

(5)切开皮肤前　洗手护士叫"暂停",巡回护士再次与手术医生、麻醉医生核对患者信息,检查各种仪器设备,确保手术器械、物品准备齐全,性能完好后方可开始手术。

(6)离开手术间前　巡回护士再次与手术医生、麻醉医生核对患者身份、手术方式、用药输血核查、用物清点、标本留置、皮肤完整、管路固定标识及患者术毕去向确认等内容。

(五)手术标本管理制度

(1)病理标本离体后,巡回护士应立即将标本放入标本袋内,按要求填写袋上的标签,注明科别、床号、患者姓名、住院号、标本名称、离体时间及送检时间。

(2)冰冻切片的标本,巡回护士将标本连同《病理组织送验单》交由手术医生给家属过目,之后立即送病理科签收检查,冰冻结果报告尽早发送至手术室供手术医生参考。

(3)一般病理检查标本,巡回护士将标本交由手术医生给家属过目后,巡回护士与手术医生再次核对确认。巡回护士将《病理组织送验单》与标本袋上的标签核对无误后,逐项填写《病理标本送检登记本》(一式两份),并签全名,标本离体后30分钟以内用10%福尔马林中性固定液固定,大的标本需覆盖纱布,使标本完全浸泡在固定液中以免标本腐变,放在指定的冷藏箱内;同时在标本袋或《病理组织送验单》上注明固定时间。

(4)手术室指定专职人员负责标本送检,送检前再次核对标本袋上的标签与《病理组织送验单》、《病理标本送检登记本》上所填各项内容是否相符,确保三单无误后按规定时间将病理标本和《病理组织验单》《病理标本送检登记本》送交病理科。

(5)病理科接到标本后,逐项检查标本的登记情况,确认无误后在《病理标本送检登记本》签字,并注明交接时间。

(6)所有《病理组织送验单》、病理结果报告单、标本袋的标签以及《病理标本送检登记本》,都必须字迹工整、项目齐全。

(7)病理诊断报告以正式文字报告为准。

(六)手术室接送手术患者流程

(1)手术室外勤人员按手术通知单信息(包括手术间、时间、科室、床号、姓名、年龄、性别、手术名称等)到病房接手术患者入手术室。

(2)手术患者原则上用推车接送,患者应由经治医生陪送,局部麻醉患者由专人搀扶入室。

(3)患者进入手术室后,戴好帽子平卧于手术床上,进行适当的约束,并有护士在旁照顾,以防坠床和意外。

(4)根据患者病情由手术医生、麻醉医生、复苏室护士、巡回护士与外勤人员护送患者回病房,接送途中必须安置好安全护栏,注意安全、保暖,保持输液、引流等管路通畅,密切观察病情的变化。

(5)严格执行接送患者的交接制度:

1)接患者时:

①按手术通知单信息,查对患者手术腕带、病历,同责任护士和家属共同核对患者身份确认无误。

②交接随带物品(包括病历、影像学资料、特殊药物和其他必要物品等)。

③交待患者取下贵重物品,假牙、金属物品等,不得带入手术室。

2)送患者时:

①依据患者病历资料、手术腕带,与病房护士及家属确认患者。

②向病房护士交接患者术中情况和麻醉后注意事项。

③交接术中输液、输血、各种引流管情况、患者的皮肤情况。

④交接携带的物品(包括病历、影像学资料、剩余特殊药物或其他物品等)。

(七)急诊手术患者接待流程

(1)值班护士接到急诊手术通知后,及时查看患者信息,通知值班麻醉医生。

(2)根据急诊手术类别的要求,安排好相应的手术间。

(3)准备好手术所需的各类物品,检查各仪器设备功能是否完好。

(4)及时安排人员至病房接手术患者,依据手术通知单、病历、手腕带仔细核对患者全部信息,清醒患者需与本人确认,昏迷患者及儿童需与家属确认。患者随身贵重物品交家属保管,如无家属陪同,需由两名值班人员共同清点保管。

(5)患者进入手术间后,转运患者至手术床并妥善固定,建立静脉通道。对于昏迷、烦躁及不合作的患者,一定要在床旁守护好患者,严防坠床。

(6)仔细查看患者血型、交叉配血、输血四项等检查是否完善,如未完善需及时协助医生完成各项检查。

(7)经手术医生、麻醉医生、手术护士和患者核对所有信息无误后,巡回护士配合麻醉医生实施麻醉。

(8)巡回护士根据手术类别安置好手术体位,注意保护好患者隐私,做好皮肤护理及保暖工作,洗手护士协助医生消毒铺巾。

(9)巡回护士与洗手护士共同唱点手术用物,切开皮肤之前由手术医生、麻醉医生、手术护士再次确认手术部位无误,巡回护士连接好各种设备,开始手术。

(10)患者术中如急需输血,提前通知血库备血,严格执行输血操作流程。

(11)病情危重患者需及时备好各种抢救物品及药品,规范执行口头医嘱操作流程及用药查对制度。

(12)仔细清点术中用物做好记录,认真配合手术,术中严密观察病情变化,保证手术顺利进行。

13)手术结束后,包扎伤口、整理患者衣裤,患者离开手术室之前,手术医生、麻醉医生、手术护士再次共同核查患者信息, 安全护送患者进入麻醉复苏室或病房并做好病情的详细交接,双方确认无误后在《手术患者护理交接单》上签字。

三、岗位职责

(一)洗手护士职责

1.手术前

(1)查看手术通知单,了解拟实施手术名称、麻醉方式及患者相关信息(过敏史、生化检查等)、手术特殊用物,必要时参加病例讨论、访视患者。

(2)备齐手术所需物品,包括无菌物品、外科洗手用品、脚凳等。必要时请术者确认关键的器械和物品,如有疑问及时补充、更换。

(3)检查手术所需无菌物品及器械的灭菌标识和有效期。

(4)协助巡回护士安置患者、准备手术仪器设备等。

2.手术中

(1)铺置无菌台前确认周边环境符合无菌技术操作要求;再次检查手术所需无菌物品及器械的灭菌标识和有效期。

(2)执行外科手消毒,原则上提前15-30分钟洗手。

(3)铺置无菌台后,检查手术器械性能、完整性。

(4)执行手术物品清点制度,与巡回护士共同清点台上物品。

(5)遵循无菌技术操作原则,协助手术医生进行手术区域皮肤消毒、铺置无菌单、戴无菌手套。

(6)与巡回护士连接好各种手术仪器,如电刀、吸引器、超声刀、冷光源等。

(7)关注手术进程,掌握手术步骤及主刀医生习惯,提前准备并正确传递手术器械,及时擦拭器械上的血渍,传递前及使用后均需检查器械完整性。

(8)对正在使用的器械、纱布、纱垫、缝针等做到心中有数,用后及时收回。

(9)监督手术医生对特殊器械及电外科的安全使用。

(10)负责手术台上标本的管理,严格执行手术标本管理制度。

(11)监督手术台上人员的无菌技术操作,严格执行手术隔离技术。保持无菌区域干燥整洁、不被污染,如有或疑有污染立即更换。

(12)做好标准预防,正确传递锐器,防止发生锐器伤。如为特殊感染手术,按感染类别执行WS367-2012《医疗机构消毒技术规范》相关处理规定。

(13)术中原则上不调换洗手护士,特殊情况必须调换时,严格执行交接班制度,现场交接。

(14)完成最后一次手术物品清点后,告知手术医生手术物品数目正确、完整。

3.手术后

(1)协助手术医生包扎伤口,清洁手术区域皮肤,正确连接各种引流袋。

(2)按照《手术标本管理》处理标本。

(3)遵循垃圾分类原则,锐器应放置于锐器盒内。

(4)做好器械整理,及时与消毒供应人员交接。

(二)巡回护士职责

1.手术前

(1)查看手术通知单,了解拟实施手术名称、麻醉方式及患者相关信息(过敏史、生化检查等),必要时参加病例讨论、访视患者,做好术前宣教。

(2)确认手术所需物品、仪器、设备、手术体位用物等,并处于功能状态。

(3)检查手术间环境,符合国家规范要求,包括温度、湿度、照明、清洁状况等,发现异常及时报修。

(4)遵循一间、一人、一病历原则,每个手术间只能安置一位患者,并只能存放该患者的病历、资料。

(5)执行手术患者交接制度,做好与病房护士的交接,检查所带药物、影像学检查结果等,确认患者有无义齿、饰品、植入物等,并在交接单上签名记录。

(6)采用两种以上核对方法,认真核对手术患者身份。

(7)患者转移至手术床时,先确认手术床和手术平车固定再转移患者,告知患者不得随意移动,防止坠床的发生。

(8)做好患者的心理护理,减轻患者焦虑。

2.手术中

(1)根据手术及麻醉需要,选择静脉穿刺部位,按《静脉治疗护理技术操作规范》建立静脉通路并妥善固定。按相关要求给予术前抗菌药物。

(2)执行《手术安全核查制度》,在麻醉前、手术开始前、患者离室前,与麻醉医生、手术医生共同核对患者相关信息,确保正确的患者、正确的手术部位、正确的手术方式。

(3)协助麻醉医生实施麻醉。

(4)协助洗手护士铺置无菌台,检查无菌物品的有效期、包装等,确保物品合格,规范开启无菌物品。

(5)执行手术物品清点制度,清点、核对手术中所需物品,并签字记录。

(6)检查评估皮肤,遵循手术体位安置原则,与手术医生、麻醉医生共同安置手术体位,实施必要的保护和约束措施,避免受压、暴露等造成的损伤,防止患者坠床。

(7)减少不必要的暴露,保护患者隐私,做好保暖,保证舒适。

(8)随时提供手术所需仪器、设备、手术器械耗材等,正确连接、调试手术设备。

(9)严格执行查对制度,给药、输血等操作时须与手术医生或麻醉医生双人核对;抢救时协助麻醉医生给药,在执行口头医嘱时必须复述确认,并保留空安瓿至手术结束。

(10)及时供应术中所需物品,添加物品双人清点后及时记录,掉落的物品应集中放于固定位置,以便清点。

(11)做好护理观察 包括出血、用药、输液、输血、尿量、手术体位等,发生异常情况积极配合抢救。

(12)严格执行并监督手术间所有人员的无菌技术操作、消毒隔离技术、垃圾分类等各项规定的落实。控制参观人数,保持手术间门处于关闭状态、环境整洁。

(13)严格执行交接班制度,现场交接,内容包括手术物品、体位、皮肤及管路等,并做好交接记录。

(14)遵循手术标本管理制度,协助洗手护士或手术医生核对病理及病理单的各项内容,确认标本来源的名称和数量,妥善管理手术标本,督促及时送检,并签字记录。

(15)执行护理文件书写规定,准确填写各种护理文件,并签字确认。特殊情况在护理记录单上详细描述,必要时请主刀医生签字确认。

(16)巡视仪器和设备的运转情况,发现异常及时检查,必要时报修。

3.手术后

(1)协助手术医生包扎伤口,保持患者皮肤清洁、衣物整齐,保护隐私,注意保暖。

(2)检查患者皮肤,如有损伤等异常情况,与手术医生共同确认。发生时,须在护理记录单上记录,并与手术医生、病房护士交接。

(3)整理管路,保持通畅、标识清楚、固定稳妥。

(4)整理患者所带物品及护理文件,将患者安全送离手术室。

(5)整理手术间,物归原处并补充所需物品。

(6)执行不良事件上报制度,及时上报与患者安全相关的事件。

四、应急预案

(一)预告停电和突然停电

1.评估

(1)停电的原因、范围。

(2)有无仪器受损。

(3)有无人员受伤。

(4)用物准备 应急灯、手电筒等。

2.应急流程

(1)一般停电:

1)接到停电通知,及时报告护士长、麻醉科主任或值班人员。

2)在护理站办公室黑板上或特殊情况记录本上注明停电时间。

3)组织人员做好停电准备,备好手电筒、应急灯。

4)停电期间如果无备用电源供应手术室,原则上不安排择期手术。

(2)突然停电:

1)立即开启应急灯,同时通知电工组和医院总值班。

2)关闭所有正在使用的仪器、电器的电源开关。

3)启动仪器的备用电源。

3.加强巡视和病情观察

(1)加强手术室巡视和手术患者的病情观察。

(2)防止跌倒或撞伤。

(3)注意意外和其他事件发生。

4.其他　恢复供电,检查仪器

(二)突发事件批量伤员

突发事件或灾难性事件是指由于发生地震、车祸、空难、火灾等意外灾害,有成批的伤病员需要救治的紧急情况。成批伤病员的抢救应由院领导指挥,手术室应组织人力、物力积极配合抢救。

1.急救措施

(1)手术室备齐各种急救器械,物品、药品、仪器设备等,保持备用状态。

(2)明确紧急情况呼叫程序及呼叫号码,确保呼叫及时应答,人员到位。

(3)发生伤员抢救时,应遵照抢救及特殊事件报告处理制度,及时逐级向护士长及医院有关部门和院领导报告,以便使医院掌握情况,协调各方面的工作,更好地组织力量进行有效的抢救和治疗。

(4)护士在执行医生口头医嘱时,必须复述一遍,避免医疗差错或事故的发生。

(5)紧急情况下,在医生未到之前,护士应果断进行心脏按压、人工呼吸、给氧、吸痰、紧急止血、建立有效静脉通道、快速输液等急救处理。

2.应急流程

(1)准备:

1)评估:

①接到通知后,了解受伤原因、人数、伤势、预计到达手术室的时间。

②所需抢救用物、手术器械、手术用物。

③所需参与抢救人员。

2)用物准备:抢救用物、手术用物、手术器械。

(2)通知相关部门:

1)医院总值班。

2)手术室护士长、麻醉科主任。

3)手术室工作人员(必要时全体护士到岗)。

(3)成立抢救小组:

1)护士长或主班护士立即划分、组织好若干个抢救小组。

2)建立指挥和调度中心。

3)保证通讯通畅。

4)合理调配人员。

(4)术前准备:

1)准备手术用物、器械包、布类、清创车、止血药品和物品、仪器等。

2)准备抢救药物、液体和设备。

3)做好术前准备,迎接患者。

(5)抢救:

1)接伤员入手术室。

2)组织有序、避免混乱。

3)吸氧、迅速建立静脉通道、保暖。

4)协助医生按伤员伤势严重程度同时救治或分类、分批救治。

5)积极配合手术和抢救。

(6)整理：

1)完成各种手术室记录。

2)整理手术间。

（三）火灾

1.评估

(1)引起火灾的原因、范围、人员伤势、可使用的安全通道。

(2)防火灭火所需抢救用物。

(3)所需参与救援的人数。

(4)抢救用物、灭火器材数量、性能及放置位置。

2.报告相关部门

(1)发现火警立即报告医院保卫科、院总值班。

(2)火情难以控制时立即拨打火警119,告知准确地点。

(3)通知所有手术间做好灭火扑救准备。

3.组织灭火扑救

(1)组织现有人员、集中现有灭火器材积极扑救,控制火势。

(2)立即切断通向火灾现场的供电和供气,撤除现场易燃易爆物品。

(3)关好邻近房间的门窗,防止火势蔓延。

(4)必要时撤除易燃易爆物品。

(5)放下防火闸门,隔离火灾区域。

4.撤离疏散手术患者和工作人员

(1)协助手术医师、麻醉医师尽快为手术台上的患者止血、包扎,需辅助呼吸的患者,接好呼吸囊维持人工呼吸。

(2)迅速疏散患者和工作人员,撤离火灾现场至安全地带,切勿使用电梯。

5.抢救贵重仪器设备和资料　在生命安全不受威胁、火势可以控制的情况下,尽可能抢救贵重仪器设备和资料,转运至安全处。

6.注意事项

(1)手术室常规定点放置泡沫灭火器,每个工作人员都应知道消防通道及灭火器的准确位置,会正确使用灭火器。

(2)每班认真检查各处安全,确保手术后电器关闭。

(3)手术室外走廊的天花板上装有烟雾警报器和水喷头。

(4)撤离疏散时,按手术室安全通道的指示箭头撤离。

(5)工作人员必须先疏散、撤离手术患者至安全地方。

(6)撤离时切勿乘电梯,防止因断电致撤离不成功。

（四）泛水

(1)立即关闭手术室水源总阀,寻找泛水原因,如能自行解决应立即解决。

(2)如不能自行解决,立即找维修科,或通知医院总值班。

(3)泛水区内关闭仪器的电源开关,防止漏电。

(4)协助维修科的值班人员清理积水,将设备转移至非积水区。

（五）地震

(1)工作人员应明确紧急出口的准确位置,熟悉手术室逃生路线图。

(2)发生强烈地震时,护士长或当日负责人应立即组织人员有序疏散,需首先将患者撤离手术室,疏散至花园或空地。

(3)维持秩序,防止因混乱而影响撤离。

五、医院感染预防与控制

（一）医院感染的概念

医院感染亦称医院获得性感染:指住院患者在医院内获得的感染,包括在住院期间发生的感染和在医院内获得出院后发生的感染;但不包括入院前已开始或入院时已存在的感染。医院工作人员在医院内获得的感染也属医院感染。

（二）感染来源和危险因素

1.感染来源　手术切口部位感染的致病菌,可来源于医护人员、医院环境和患者。引起清洁伤口感染大部分是外源性污染,可来自于工作人员和环境,细菌大多数是患者自身携带的;清洁伤口以外的感染,多来源于胃肠道、呼吸道等部位。

2.感染的危险因素

(1)与宿主有关的危险因素

1)明确的危险因素:①年龄。②肥胖。③疾病严重指数。④远处感染灶。⑤鼻腔携带金黄色葡萄球菌。⑥术前住院时间。

2)相关的危险因素:①营养不良和低血清蛋白。②糖尿病。

(2)与手术有关的危险因素:

1)明确的危险因素:①术前备皮。②手术类型。③抗菌药物的预防性应用。④手术时间。

2)相关的危险因素:①多重手术。②组织损伤。③异物;④输血。

（三）手术切口感染诊断指标

1.手术切口分类可分为四类

(1)清洁切口:指缝合的无菌切口,手术未进入炎症区,未进入呼吸道、消化道及泌尿生殖道以及闭合性创伤手术符合上述条件者,如甲状腺大部切除术、室间隔缺损修补术等。

(2)清洁-污染切口:手术时可能带有污染的缝合伤口,手术进入呼吸道、消化道或泌尿生殖道但无明显污染者,如胃大部切除术、无污染的阑尾切除术、食道癌根治术等。皮肤不容易彻底灭菌的部位、6小时内的伤口经清创术缝合、新缝合的切口又再度切开者属于此类切口。

(3)污染伤口:新鲜开放性创伤手术,手术进入急性炎症,但未进入化脓区域,胃肠道有明显溢出污染;术中无菌技术有明显缺陷(如开胸心脏按压)者,如急性阑尾穿孔但未化脓的切除术。

(4)污秽-感染切口:有失活组织的延迟创伤手术,邻近感染区或组织直接暴露于感染物的切口,已有临床感染或脏器穿孔的手术,如感染坏死的清创截肢手术。

2.伤口愈合分级分为三级

(1)甲级愈合:正确对合两侧伤缘,愈合优良,没有不良反应的初期愈合。

(2)乙级愈合:因伤时组织缺损较大或污染严重,愈合处有炎症反应(如红肿、硬结、血肿、积液等),但未化脓。

(3)丙级愈合:切口化脓,需做切开引流,伤口呈开放状态,由肉芽组织逐步填充,经伤口收缩和上皮覆盖而闭合伤口。

3.手术部位医院感染的诊断标准　手术部位感染(surgical site infection,SSI)是指围手术期发生在切口或手术深部器官或腔隙的感染。SSI 既包括了切口感染,也包括手术曾涉及的器官和腔隙的感染。但不包括那些和手术没有直接关系的感染如腹部手术后的肺炎,尿路感染等。

(1)表浅手术切口感染:仅限于切口涉及的皮肤或皮下组织,局部伤口感染应在手术后 30 天内。

1)临床诊断:具有下列情况之一者。

①表浅切口有红热、肿胀、压痛或脓性分泌物,医师因此将切口开放者。

②临床医师诊断的表浅切口感染。

2)病原学诊断　在临床诊断的基础上,细菌培养阳性。

(2)深部手术切口感染:无植入物深部切口感染在术后 30 天内,有植入物者应在 1 年以内发生的与手术有关,且感染涉及切口深部软组织(深筋膜和肌肉)或手术以外任何器官(或腔隙)的感染。

1)临床诊断:具有下列情况之一者。

①从深部切口引流出或穿刺抽到脓液(感染手术引流液除外)。

②自然裂开或由外科医师打开的切口,有脓性分泌物或有发热现象,温度高于 38℃,局部有疼痛或压痛。

③再次手术探查,经组织病理学或影像学检查发现涉及深部切口脓肿或其他感染的迹象。

④临床医师诊断的深部切口感染。

2)病原学诊断　在临床诊断的基础上,细菌培养阳性。

(四)感染控制措施

1.感染控制的措施　WHO 提出有效控制感染的关键措施是:消毒、灭菌、无菌技术操作,合理使用抗生素,监测和通过监测进行效果评价等。

(1)环境的控制:手术室环境的清洁,是感染控制的重要因素,一般清洁工作可由护士、技术员或手术室特约或雇佣的清洁人员担任。手术室护士有责任对他们的工作进行监督和指导。注意事项包括:

1)建筑布局流程合理、分区明确、标识明显。工作人员、患者的出入通道分开,物流洁污分开、流向合理。

2)手术室设置特别洁净手术间(百级)、一般洁净手术间、准洁净手术间,特别洁净手术间(百级)设在最里面,准洁净手术间和正负压切换手术间设在靠近手术室入口处。每一手术间放置一张手术台。洁净手术部的净化空调系统应在手术前 30min 开启,连台手术时的间隔时间应达到各等级用房的自净时间。百级手术间不少于 15 分钟,千级、万级手术间不少于 20 分钟。

3)设有推车换车区,进入洁净手术间的推车应内、外区分使用。接送患者的推车每日进行清洁消毒。

4)随时保持手术室各处地面的清洁。如有血液溅落在地面或器具上,应立刻擦去。手术过程中产生的医疗废物,严格按照《医疗废物管理制度》处置。

5)全天手术完毕后,以化学消毒剂擦净地面、家具及设备,并将室内物品排列整齐、定位放置。洁净用房的抹布、拖布专区专用。使用后应及时清洗、消毒、烘干;拖布、抹布应使用不易掉纤维的织物材料制作,使用后的抹布用有效氯 250mg/L 消毒液浸泡 30min,使用后的拖布用有效氯 500mg/L 消毒液浸泡 30min 后统一经洗衣机清洗后备用。

6)每日监测手术间的温度、相对湿度及换气次数;制定大扫除日(每周至少一次),进行全面彻底清洁与消毒(遇污染时随时进行清洁与消毒);每月抽查各级别洁净手术间的细菌菌落数,每季度监测每个洁净手术间的细菌菌落数。

(2)人员的控制:

1)医务人员的着装:手术室着装要求的对象包括手术人员(手术医生、刷手护士)及手术相关人员,如:麻醉医生、巡回护士、技术人员及护工等。

①帽:所有进入手术室半限制区、限制区的人员均应按要求戴帽。帽子的选择应大小适宜,应充分遮盖头部及发际的毛发,帽檐应有能收紧的束带或松紧带。

②口罩:口罩保护口和鼻的黏膜,可阻挡滴粒及其他物质飞溅到遮盖部位。口罩必须能同时盖住口和鼻,与面部贴合严密。

③衣裤:所有进入手术室半限制区、限制区的人员均应更换衣裤。

④鞋:所有进入手术室的人员均应更换手术室专用鞋或拖鞋,最好选择厚底,能遮住脚趾的专用拖鞋,以防止锐器损伤、碰伤和患者体液的污染,手术室医务人员外出必须更换外出鞋。

2)患者的着装:手术患者手术前必须沐浴、穿清洁病员服或手术袍、戴帽,以减少手术感染的机会,又便于术中暴露手术野,急诊抢救手术必要时可征得患者家属同意后剪掉患者身上的衣物。

(3)物品的控制:清洁是器械消毒、灭菌之前一个非常重要的步骤,彻底的清洁是器械清洗的基础。物品经灭菌处理后理论上应处于无菌状态,但还应该注意:

1)灭菌物品按灭菌方法及灭菌日期分类排序放置,无菌物品存放架离地 20cm,离天花板 50cm,离墙 5cm,存放架保持清洁干燥。无菌物品潮湿、落地、超过有效期、包装破损等不得使用;

2)工作人员在搬运无菌包时双手必须保持清洁及干燥。

3)无菌物品的储存除了尽力控制环境中可能的污染源外,应尽量减少人员的接触,同时不同的包装材质和灭菌方式对微生物及湿度有不同的阻隔效果,各类无菌物品都应设定有效期,一旦超过此期限,任何无菌物品都应视为非无菌物品而需要重新消毒灭菌。

(五)特异性感染手术控制措施

(1)特异性感染手术放置于负压手术间进行,并悬挂隔离标志。

(2)手术间内不需要的用物一律外移,不能移动的物品用大单覆盖,尽量减少污染范围。

(3)严格限制手术间人数,禁止人员参观。

(4)指派两名巡回护士,一名在手术间内配合手术,一名在手术间外进行必要的传递工作和执行隔离措施。

(5)参加手术人员要做好自身防护工作,避免锐器损伤。

（6）尽量使用一次性用物。

（7）使用后的污物入黄袋双层包扎并标志后送焚烧。

（8）布类敷料用 2000mg/L 含氯消毒剂浸泡 30 分钟后送洗衣房。

（9）手术器械用 2000mg/L 含氯消毒剂浸泡 30 分钟后清洗包扎送高压灭菌 3 次。

（10）手术间空气臭氧消毒 2 小时后，彻底清扫，再次臭氧消毒 2 小时并行监测，合格后方可使用。

第二节 专业知识

一、手术室环境管理

（一）手术室环境的设计

1.手术室环境设计的要求

（1）位置：手术室应设在空气洁净、环境安静，距离手术科室、重症监护病房、血库、病理科、放射科等邻近的地方，最好有直接的通道。位置则应根据手术室内部设施条件而定，如为洁净手术室可在建筑的较低层，手术室在低层可以减少电梯运行时间，利于人员出入。如没有设置洁净手术室则应在建筑的较高层，远离锅炉房、修理室、污水污物处理站等。手术间应避免阳光直接照射，朝向以北为宜。

（2）手术室出入路线布局：手术室出入路线布局原则应符合功能流程和洁、污分区要求。应设三条出入路线，一为工作人员出入路线；二为患者出入路线，三为器械敷料等循环供应路线。三条出入路线尽量做到隔离，避免交叉。

（3）手术间面积及数量的设定：手术间的面积应根据手术大小和各种手术设备仪器所需空间而定。手术间最小净面积不应小于 $30m^2$，用作心脏体外循环手术、器官移植手术的手术间需 $60m^2$ 左右。手术间数量应按手术科室的病床数设定，一般按 1:20-25 的比例计算。也可根据医院不同的情况具体而定，也可通过以下公式计算：

A=B×365/T×W×N

A：手术间数量

B：需要手术患者的总床位数

T：平均住院时间

W：手术室全年工作日

N：平均每个手术间每日手术台数

手术其他附属用房数则根据手术间的数量设定。手术间的高度应不低于 2.9-3m，以保证无影灯的使用。

（4）手术室用房的设置和室内配置：手术室是以手术间为中心，再配备其他辅助房间组成一个完整的手术室。其设置包括：

1）手术间：包括准洁净手术间、一般洁净手术间、标准洁净手术间、特别洁净手术间。手术间内的基本配备有多功能手术台、无影灯、麻醉机、监护仪器台、高频电刀、器械桌、托盘、输液架、手术器械桌、药品敷料柜、可升降圆凳、脚踏凳、X线阅片灯、石英钟、温湿度计、污物桶，以及中心供氧、中心吸引等，有条件可安装对讲系统和计算机系统。特殊手术间还应配置显微镜、X线机、体外循环机等。

2）刷手间：在两个手术间之间设有洗手池，感应式自动出水龙头或脚踏式水龙头，皂液、消毒刷及外科消毒洗手液，并放置有计时钟便于刷手消毒计时。

3）卫生通过室：设在手术室入口处，便于进入手术室的医师和护士使用，卫生通过室包括换鞋处、更衣室、淋浴室、风淋室、卫生间等，更衣室分男、女更衣室，室内置衣柜、鞋柜及各种尺码的手术室内用鞋。手术人员进入手术室须首先换鞋，再进非限制区更换手术室衣裤、戴好帽子、口罩方可进入限制区。手术室的衣裤及鞋子不可穿出室外。更衣室内附设有淋浴室、卫生间等。

4）无菌物品间：应设在离各手术间较近的限制区内，室内安装有净化空气装置系统，为各种手术无菌数料、布类、器械包、一次性无菌物品等物资的存放处，室内可采用移动式物品架，以便按有效日期顺序随时移动调整使用无菌物品，避免灭菌物品，灭菌日期失效。备用的物品应标志醒目，便于检查补充。

5）消毒灭菌供应用房：手术室使用的器械和敷料，可以由中心供应室提供。也可设置自行清洗、消毒灭菌器械和敷料的独立供应室在手术室区域内。其中包括器械洗涤间、检查包装间、消毒灭菌间等。

6）麻醉准备室：应设有药品柜、冰箱，备有喉镜导管、插管用具、呼吸囊、急救箱等，作为麻醉前的用物准备。另外，最好有麻醉诱导间，先给患者进行麻醉诱导再进入手术间，以缩短连台手术的等待时间。

7）麻醉恢复室：手术室可设立麻醉恢复室，由麻醉医生和护理人员管理，备有必要的仪器设备和急救药品，观察护理全麻手术后患者至完全清醒后再送重症监护室或回病室。

8）实验诊断用房：为适应现代手术的需要，方便手术室与实验诊断科室间的联系，手术室可设病理检查间。其内备有中性甲醛标本固定液、标本容器、标本柜、标本登记本等。作为病理科医生进行冰冻检查和手术切除大体标本的初步检查及处理场所。诊断用房还包括X线、超声、内镜等检查室。

9）办公用房：包括护士办公室、麻醉医师办公室、值班休息室等。

10）手术教学用房：为便于教学，减少交叉感染，在手术室教学可采用闭路电视教学，通过传输设备将手术间进行的手术在手术教学示教室观看。没有闭路电视条件的，也应设置手术看台室。

11）其他辅助用房包括库房、污物间、有条件可设餐饮室、亲属等候室、换车间等。

2.手术室分区与平面设计图

医院手术室的建筑布局应当符合功能流程合理和洁、污区域分开的原则。功能分区应当包括：限制区、半限制区、非限制区。各个区域应有明显的标志，区域间避免交叉污染。手术室的分区主要由走廊的设计构造决定，通过设立内外走廊实现较理想的分区，设计三区之间以门相隔。一般常见的走廊有两种类型：外走廊和内走廊。其他的走廊都是这两种走廊稍加变化而成，三层走廊是将以上两种走廊联合而成。当使用三层走廊时，可以在三层走廊的内走廊设置一个中心区域。中心区域可以用来进行护理患者的工作(术前护理或麻醉后护理)或供应需要的物品(储存或处理器械)。

(二)洁净手术室的设计

1.洁净手术室的术语、净化标准

(1)洁净手术室的术语:

1)洁净手术部:洁净手术部(clean operating department)由洁净手术室、洁净辅助用房和非洁净辅助用房组成的自成体系的功能区域。

2)空气洁净技术:空气洁净技术(air cleanliness technique)通过科学设计的多级空气过滤系统,最大限度地清除空气中的悬浮微粒及微生物,创造洁净环境的有效手段。

3)空气洁净度:空气洁净度(air cleanliness)表示空气洁净的程度,以含有的微粒(无生命微粒和有生命微粒)浓度衡量,浓度高则洁净度低,反之则高。

4)空气洁净度级别:空气洁净度级别(air cleanliness class)以数字表示的空气洁净度等级,数字越小,级别越高,洁净度越高;反之则洁净度越低。

5)洁净度100级(5级):洁净度100级(cleanliness class100)≥0.5um 的尘粒数大于 350 粒/m³(0.35 粒/L)到小于等于 3500 粒/m³(3.5 粒/L);≥5um 的尘粒数为 0。

6)洁净度1000级(6级):洁净度1000级(cleanliness class1000)≥0.5um 的尘粒数大于 3500 粒/m³(3.5 粒/L)到小于等于 35 000 粒/m³(35 粒/L);≥5um 的尘粒数小于等于 300 粒/m³(0.3 粒/L)。

7)洁净度10 000级(7级):洁净度10 000级(cleanliness class10 000)≥0.5um 的尘粒数大于 35 000 粒/m³(35 粒/L)到小于等于 350 000 粒/m³(350 粒/L);≥5um 的尘粒数大于 300 粒/m³(0.3 粒/L)到小于等于 3000 粒/m³(3 粒/L)。

8)洁净度100 000:洁净度100 000级(8级)(cleanliness class100 000)≥0.5um 的生粒数大于 350 000 粒/m³(350 粒/L)到小于等于 3 500 000 粒/m³(3500 粒/L);≥5um 的尘粒数大于 3 000 粒/m³(3 粒/L)到小于等于 30 000 粒/m³(30 粒/L)。

9)洁净度300 000级(8.5级):洁净度300 000级(cleanliness class300000)≥0.5um 的尘粒数大于 3 500 000 粒/m³(3 500 粒/L)到小于等于 10 500 000 粒/m³(10 500 粒/L);≥5um 的尘粒数大于 30 000 粒/m³(30 粒/L)到小于等于 90 000 粒/m³(90 粒/L)。

10)运行状态洁净室(动态):运行状态洁净室(动态)((operational clean room)正常运行、人员进行正常操作时的洁净室。

11)交竣状态洁净室(空态):交竣状态洁净室(空态)(as-built clean room)已建成并准备运行的、具有净化空调的全部设施及功能,但室内没有设备和人员的洁净室。

12)待工状态洁净室(静态):待工状态洁净室(静态)(at-rest clean room)室内净化空调设施及功能齐备,如有工艺设备,工艺设备已安装并可运行,但无工作人员时的洁净室。

13)局部100级洁净区:局部100级洁净区(local clean zone with cleanliness class100)以单向流方式,在室内局部地区建立的洁净度级别为100级的区域。

14)级别上限 (upper class limit)级别含尘浓度的上限最大值。

15)浮游法细菌浓度:浮游法细菌浓度(airborne bacterial concentration)简称浮游菌浓度。在空气中随机采样,对采样培养基经过培养得出菌落数(CFU),代表空气中的浮游菌数,个/m³。

16)沉降法细菌浓度:沉降法细菌浓度(depositing),简称沉降菌浓度。用培养皿在空气中暴露采样,盖好培养皿后经过培养得尘的菌落形成单位的数量,代表空气中可以沉降下来的细菌数(cfu/皿)。

(2)净化标准表

表3-9 洁净室(区)空气洁净级别表

洁净度级别	尘粒最大允许数/立方米≥0.5μm 尘粒数	≥5μm 尘粒数	微生物最大允许数浮游菌/立方米	沉降菌/皿
100级(5级)	3,500	0	5	1
10,000级(7级)	350,000	2,000	100	3
100,000级(8级)	3,500,000	20,000	500	10
300,000级(8.5级)	10,500,000	60,000	1000	15

表3-10 洁净等级与适用手术种类对应表

洁净等级	适用手术种类
100级 (特别洁净)	瓣膜置换、心脏手术、器官移植、人工关节置换、神经外科
1 000级 (标准洁净)	眼外科、整形外科、非全身烧伤、骨科、普外科中的Ⅰ类手术、肝胆胰外科 、体外循环灌注准备室
10 000级 (一般洁净)	胸外科、泌尿外科、妇产科、耳鼻咽喉科、普外科(除去Ⅰ类手术) 室
100 000级 (一般洁净)	门诊、急诊、感染手术,全身烧伤 走廊、洗手间、麻醉预备室。

2.洁净手术室的空气调节技术　手术室的空气调节技术是通过采用科学设计的初、中、高效多级空气过滤系统,最大限度地清除悬浮于空气中的微粒及微生物,并有效阻止室外粒子进入室内,创造洁净环境的有效手段。洁净手术室的空气调节系统主要由空气处理器,初、中、高效过滤器,加压风机,空气加温器,回风口与送风口等各部分组成。空气过滤是最有效、安全、经济和方便的除菌手段,采用合适的过滤器能保证送风气流达到要求的尘埃浓度和细菌浓度。初效过滤器设在新风口,是第一级过滤,其对空气中≥5um的微粒滤除率在50%以上;中效过滤器设在回风口,其对手术间回流空气中≥1um的微粒滤除率在50%以上;高效过滤器设在送风口;其对新风、回风中≥0.5um的微粒滤除率在95%以上。经过高效过滤器的超净空气,其洁净度可达99.89%。据有关资料证明,应用空气过滤装置可使外科手术切口感染率大大下降。

3.洁净手术室的空气净化技术　洁净手术室的净化技术,通过净化送风气流控制洁净度达到无菌的目的。净化空气按气流方式分为两种形式。

(1)乱流式:其送风气流形式为流线不平行、流速不均匀、方向不单一,时有交叉回旋的气流流过房间工作区截面。乱流式除尘率较差,适用于 1 万级以下的手术室内采用。

(2)层流式:其送风气流形式以流线平行、流速均匀、方向单一的气流特点流过房间工作区整个截面的洁净室。层流式的气流将微粒、尘埃通过回风口带出手术室,不产生涡流,故没有浮动的尘埃,净化程度强。适用于 100 级的手术室内采用。层流式分为两种类型:1)垂直层流 2)水平层流

4.洁净手术室的内部平面布置

(1)洁净手术部的内部分区:洁净手术部应严格分为洁净区和非洁净区,洁净区与非洁净区的用房及通道处理应满足医疗流程,可分为有前室和无前室两种。

(2)洁净手术部的洁净流线布置:洁净手术部的洁净流线必须分明,流程合理,能有效地防止交叉感染,缩短操作路线,减轻工作人员劳动强度,提高手术质量,其人流通道应简明快捷。

二、手术室无菌技术

(一)相关概念

1.灭菌 性是指清除或杀灭医疗器械、器具和物品上一切微生物的处理,并达到灭菌保证水平的方法。

2.无菌技术 是指在医疗、护理操作中,防止一切微生物侵入人体和防止无菌物品、无菌区域被污染的操作技术。

3.无菌区域 是指经过灭菌处理且未被污染的区域。

4.无菌包 是指经过灭菌处理后,未被污染的手术包。

5.无菌器械台 是指手术过程中存放无菌物品、手术器械等物品的操作区域。

6.无菌持物钳 是指经过灭菌处理后,用于夹取或传递无菌物品的钳子。

7.无菌物品 是指经过物理或化学方法灭菌后保持无菌状态的物品。

(二)无菌技术操作的基本原则

(1)保持无菌操作环境的清洁,在进行无菌技术操作前 30min,应停止清扫工作并减少走动,以防尘埃飞扬导致污染。

(2)工作人员进行无菌操作前应着装整齐、戴口罩、帽子,并剪短指甲、洗手。必要时穿无菌衣、戴无菌手套。

(3)无菌物品与非无菌物品应分开放置,无菌物品必须存放在无菌容器内,一经取出,虽未经使用,亦不可再放回无菌容器内。

(4)无菌包外应标明包内无菌物品的名称及灭菌日期。无菌包应放在清洁、干燥、固定的地方,其保存期一般为 7~14 天,过期或包布受潮均应重新灭菌。

(5)取用无菌物品须使用无菌持物钳或无菌持物镊,未经消毒的用物、手、臂不可触及无菌物品,不可跨越无菌区。无菌操作时操作者的身体应与无菌区域保持一定距离,手、前臂应保持在腰部水平以上。

(6)一切无菌操作均应使用无菌物品,禁用未经灭菌或疑有污染的物品。

(7)一份无菌物品仅供一位患者使用一次。

(三)物理消毒灭菌法

1.热力消毒灭菌法　基本原理是利用热力、光照、辐射等物理作用,破坏微生物的蛋白质、核酸、细胞壁和细胞膜,从而导致其死亡。

(1)燃烧灭菌法(burning sterilization)是一种简单、迅速、彻底的灭菌法。

1)焚烧:直接在焚烧炉内焚烧。适用于某些特殊感染(如破伤风、气性坏疽、铜绿假单胞菌感染)敷料的灭菌处理。

2)烧灼:直接用火焰灭菌。适用于不怕热的金属器材和搪瓷类物品的灭菌。在紧急情况下,也可用于手术器械的灭菌。烧灼灭菌对物品破坏性大,锐利金属器械不可用此法灭菌,以免锋刃变钝。

(2)干烤灭菌法:适用于在高温下不损坏、不变质、不蒸发的物品的灭菌。不适用于纤维织物、塑料制品等灭菌。干烤灭菌的温度和维持时间应根据灭菌对象来确定。

(3)高压蒸汽灭菌法(autoclave sterilization)是热力消毒灭菌法中效果最好的一种。高压蒸汽灭菌时,蒸汽处于高压下,其温度更高,穿透力更强。当压力为103–137kPa(15–20磅/平方英寸)时,蒸汽温度可达121–126℃,经20–30min后,(预真空高压蒸汽灭菌器蒸汽压力可达205.8Pa,温度达132℃,经过4–5min即能达到灭菌效果)可杀灭包括芽包在内的一切微生物。该法适用于耐高温、耐高压、耐潮湿物品的灭菌,如敷料、手术器械、搪瓷类物品、细菌培养基等。

2.微波消毒灭菌法(microwave disinfection)　微波是一种可穿透布、纸、塑料、陶瓷、玻璃等物质的高频率电磁波。在电磁波的高频交流电场中,细菌体内的蛋白质、核酸等分子极性集团高速旋转、振动,一方面加热使细菌蛋白质凝固而死亡;另一方面也可以使蛋白质、核酸变性而死亡,达到消毒灭菌作用。适用于食品、餐具的处理,医疗文件、药品及耐热非金属材料器械的消毒灭菌。一般物品在5–10kW功率的微波炉中,持续3–15min即可达到灭菌要求。

3.电离辐射灭菌(ionizing radiation)　利用γ射线、伦琴射线和其他电子辐射的穿透性来杀死有害微生物的低温灭菌方法,统称为电离辐射灭菌。其机制主要是通过干扰微生物DNA的合成,破坏细胞膜,引起酶系统紊乱等来达到杀灭作用。辐射对微生物具有广谱杀灭作用,细菌的耐受性最差,芽孢与真菌次之,病毒则颗粒越大对辐射越敏感。适用于塑料、高分子集合物、精密医疗仪器等不耐热物品的消毒灭菌。

4.等离子体灭菌(plasma sterilization)　等离子体灭菌是近几年发展起来的引人注目的一种灭菌方法。其作用原理是用氧化氮气或氧、氮、氩等混合气体,在特制的容器内进行辉光放电,产生低温等离子体进行灭菌,适用于注射器、导管等一次性使用的医疗用品的灭菌。优点是无毒性残留,灭菌时间短,低热不损坏灭菌材料。

(四)化学消毒灭菌法

不适合于热力消毒灭菌的物品,一般可选用化学消毒灭菌法,该法还适合对患者皮肤、黏膜、排泄物及周围环境的消毒灭菌。此外,化学消毒灭菌法还可用于光学仪器、金属锐器和某些塑料制品等的消毒灭菌。

1.手术室常用的化学消毒剂(见表3–11)

表 3-11 手术室常用的化学消毒剂

消毒剂	消毒	作用原理	使用范围	注意点
乙醇	中效	使菌体蛋白凝固变性,但对肝炎病毒及芽孢无效	①70%~75%溶液,多用于消毒皮肤;②95%溶液可用于燃烧灭菌。	①易挥发需加盖保存,定期测量调整,保持浓度不低于70%;②有刺激性,不宜用于黏膜及
碘酊	高效	使细菌蛋白质氧化、变性;能杀灭大部分细菌、真菌、芽孢和原虫。	①2%溶液用于皮肤的消毒,擦后待干,再以70%~75%乙醇脱碘;②2.5%溶液用于脐带断端的消毒,擦后待干,再	①对皮肤有较强的刺激作用,不能用于黏膜消毒;②皮肤过敏者禁用;③可挥发,密闭保存。
碘附	中效	是碘与表面活性剂结合物;破坏细菌胞膜的通透性屏障,使蛋白质漏出或与细菌酶蛋白起碘化反应而使之失活;能杀	①0.5%~1.0%有效碘溶液用于外科手术及注射部位皮肤消毒,涂擦2次;②0.1%有效碘溶液用于消毒体温计;③0.05%有效碘溶液用于口腔黏膜、烧伤、创伤涂擦或冲洗。	①碘附稀释后稳定性差,宜现用现配;②避光密闭保存;③皮肤消毒后可能留色素可用水洗清。
戊二醛	高效	与菌体蛋白质反应,使之灭活;能杀灭细菌、真菌病毒和芽孢。	2%戊二醛溶液加入0.3%碳酸氢钠,成为2%碱性戊二醛,用于浸泡器械、内镜等;消毒需10~30min,灭菌需7~10h。	①浸泡金属类物品时,加入0.5%亚硝酸钠防腐;②内镜连续使用,需人次间隔消毒10min,每天使用前后各消毒30min,消毒后用生理盐水冲洗;③每周过滤1次,每2~3周更换消毒剂1次;④对皮肤、黏膜、眼睛有刺激性,注意
过氧乙酸	高效	能将菌体蛋白质氧化,使细菌死亡,能杀灭细菌、芽孢、真菌、病毒。	①0.2%溶液用于手部消毒,浸泡1~2min;②0.5%溶液用于餐具消毒,浸泡30~60min;③0.2%~0.5%溶液用于物体表面的消毒擦拭或浸泡10min;④1%~2%溶液用于室内空气消毒,8ml/m³加热熏蒸,密闭门窗30~120min。	①对金属有腐蚀性;②易氧化分解而降低杀菌力,故需现用现配;③浓溶液有刺激性及腐蚀性,配制时要戴口罩及橡胶手套④存于阴凉避光处,防止高温引起爆炸。

续表

消毒剂	消毒	作用原理	使用范围	注意点
福尔马林	高效	使菌体蛋白变性,酶活性消失;能杀灭细菌、真菌、芽孢和病毒。	①空气消毒加热法,取福尔马林 2~10ml/m³,加水 4~20ml,加热熏蒸,密闭门窗 6 小时以上;②空气消毒氧化法,取福尔马林 2~10ml/m³,高锰酸钾 1~5g/m³,先将高锰酸钾倒入盆内,加等量水成糊状,再将福尔马林倒入,密闭门窗,熏蒸 6h 以上;③物品消毒氧化法,备甲醛消毒柜,取福尔马林 40~60ml/m³,加入高锰酸钾 20~40g/m³,柜内熏蒸,	①熏蒸穿透力弱,衣物最好悬挂消毒;②温度、湿度对消毒效果有明显影响,要求室温维持在 18℃以上,相对湿度维持在 70%~90%;③对人有一定毒性和刺激性,使用时注意防护。
环氧乙烷	高效	与菌体蛋白结合,使酶代谢受阻而导致细菌死亡;能杀灭细菌、真菌、病毒、立克次体和芽孢。	①少量物品可放入丁基橡胶袋中消毒;②大量物品可放入环氧乙烷灭菌柜内,可自动调节温度,相对湿度和投药量进行消毒灭菌;③精密仪器、化纤、器械的消毒灭菌剂量 800~1200mg/L,温度为 (54±2)℃,相对湿度为 60%±10%,时间为	①易燃易爆,且有一定毒性,必须熟悉使用方法,严格执行安全操作程序;②放置阴凉通风、无火源处,严禁放入电冰箱③贮存温度不可超过 40℃,防止爆炸;④灭菌后的物品,在清除环氧乙烷残留量后方可使用;⑤每次消毒灭菌后,均应进
含氯消毒剂(常用的有漂白粉、漂白粉精、氯胺 T、二氯异氰脲酸钠等)	中、高效	在水溶液中可放出有效氯,破坏细菌酶的活性而致其死亡;能杀灭各种致病菌、病毒、芽孢。	① 0.5% 漂白粉溶液、0.5%~1% 氯胺溶液用于浸泡餐具、便具等,浸泡时间为 30min;②1%~3% 的漂白粉溶液、0.5%~3% 的氯胺溶液用于喷洒或擦拭地面、墙壁及物品表面;③排泄物消毒:干类 5 份加漂白粉 1 份搅拌后放置 2 小时;尿液 100ml 加漂白粉 1g 放置 1 小时。	①消毒剂应保存在密闭容器内,置于阴凉、干燥、通风处,以减少有效氯的丧失;②配制的溶液性质不稳定,应现用现配;③有腐蚀及漂白作用,不宜用于金属制品、有色衣服及油漆家具的消毒;④定期更换消毒液。

续表

消毒剂名称	消毒水平	作用原理	使用范围	注意点
苯扎溴铵(新洁尔灭)	低效	是阳离子表面活性剂,能吸附带阴电的细菌,破坏细菌的细胞膜,最终导致菌体自溶死亡,又可使菌体蛋白变性而沉淀。	①0.01%~0.05%溶液用于黏膜消毒;②0.1%~0.2%溶液用于皮肤消毒;③0.1%~0.2%溶液用于金属器械消毒浸泡15~30分钟(加入0.5%亚硝酸钠以防锈)。	①对肥皂、碘、高锰酸钾等阴离子表面活性剂有拮抗作用;②有吸附作用,会降低药效,故溶液内不可投入纱布、棉花等物;③对铝制品有破坏作用,故不可用铝制品容器盛装。
双氯苯双胍乙烷(氯已定)	低效	具有广谱抑菌杀菌作用。	①0.02%溶液用于手部消毒,浸泡3分钟;②0.05%溶液用于创面的消毒;③0.1%溶液用于物体表面的消毒。	①避免眼部刺激②可能引起接触性皮炎,偶有过敏反应

2.消毒方法

(1)浸泡法(immersion)　是将被消毒的物品浸没于消毒液内以达到消毒灭菌的方法。浸泡时间由被浸泡的物品及消毒剂性质、浓度等因素决定。

(2)熏蒸法(fumigation)　是利用消毒灭菌药品所产生的气体进行消毒的方法,临床常用甲醛气体或环氧乙烷气体进行熏蒸消毒。熏蒸法常用于手术室、换药室、病室的空气消毒,在消毒间或密闭的容器内,也可用熏蒸法对被污染的物品进行消毒灭菌。

(3)喷雾法(nebulization)　是用喷雾器将化学消毒灭菌剂均匀地喷洒于空间或物体表面以达到消毒灭菌的方法,该法常用于地面、墙壁、周围环境等的消毒,须注意的是喷洒消毒灭菌剂时必须使物体表面完全湿透才能起到消毒作用。

(4)擦拭法(rubbing)　是用化学消毒灭菌剂擦拭被污染物体表面或进行皮肤消毒灭菌的方法。宜选用易溶于水或其他溶剂、渗透性强、无显著刺激性的消毒灭菌剂,如可用含氯消毒液擦拭墙壁、地面,用70%乙醇消毒局部皮肤等。

三、手术体位

(一)标准手术体位概念

标准手术体位(standardized patient position)是由手术医生、麻醉医生、手术室护士共同确认和执行,根据生理学和解剖学知识,选择正确的体位设备和用品,充分显露手术野,确保患者安全与舒适。标准手术体位包括:仰卧位、侧卧位、俯卧位,其他手术体位都在标准体位基础上演变而来。

(二)手术体位安置原则

1.总则　在减少对患者生理功能影响的前提下,充分显露手术野,保护患者隐私。

(1)保持人体正常的生理弯曲及生理轴线,维持各肢体、关节的生理功能体位,防止过度牵拉、扭曲及血管神经损伤。

(2)保持患者呼吸通畅、循环稳定。

(3)注意分散压力,防止局部长时间受压,保护患者皮肤完整性。

(4)正确约束患者,松紧度适宜(以能容纳一指为宜),维持体位稳定,防止术中移位、坠床。

2.建议

(1)根据手术类型、手术需求、产品更新的情况,选择适宜的体位设备和用品。

(2)选择手术床时应注意手术床承载的人体重量参数,床垫宜具有防压力性损伤的功能。

(3)体位用品材料宜耐用、防潮、阻燃、透气性好,便于清洁、消毒。

(4)定期对体位设备和用品进行检查、维修、保养、清洁和消毒,使其保持在正常功能状态。

(5)根据患者和手术准备合适的手术体位设备和用品。

(6)在转运、移动、升降或安置患者体位时宜借助工具,确保患者和工作人员的安全。

(7)在转运和安置体位过程中,应当做好保暖,维护患者的尊严并保护其隐私。

(8)移动或安置体位时,手术团队成员应当相互沟通,确保体位安置正确,各类管路安全,防止坠床。

(9)安置体位时,避免患者身体任何部位接触手术床金属部分,以免发生电灼伤;避免患者裸露的不同部位皮肤之间直接接触,以免发生电灼伤。

(11)患者全麻后应对眼睛实施保护措施,避免术中角膜干燥及损伤。

(12)安置体位后或变换体位后,应对患者身体姿势、组织灌注情况、皮肤完整性和安全带固定位置以及所有衬垫、支撑物的放置情况进行重新评估,并观察原受压部位的情况。

(13)术中应尽量避免手术设备、器械和手术人员对患者造成的外部压力。压力性损伤的高风险的患者,对非手术部位,在不影响手术的情况下,至少应当每隔2小时调整受压部位一次。

(14)对于高凝状态患者,遵医嘱使用防血栓设备(如弹力袜、弹力绷带或间歇充气设备等)。

(三)常用手术体位的摆放

1.仰卧位

仰卧位(supine position)是将患者头部放于枕上,两臂置于身体两侧或自然伸开,两腿自然伸直的一种体位。根据手术部位及手术方式的不同摆放各种特殊的仰卧位,包括头(颈)后仰卧位、头高脚低仰卧位、头低脚高仰卧位、人字分腿仰卧位等。

(1)适用手术:头颈部、颜面部、胸腹部、四肢等手术。

(2)用物准备:头枕、上下肢约束带。根据评估情况另备肩垫、膝枕、足跟垫等。

(3)摆放方法:

1)头部置头枕并处于中立位置、头枕高度适宜。头和颈椎处于水平中立位置。

2)上肢掌心朝向身体两侧,肘部微屈用布单固定。远端关节略高于近端关节,有利于上肢肌肉韧带放松和静脉回流。肩关节外展不超过90°,以免损伤臂丛神经。

3)膝下宜垫膝枕,足下宜垫足跟垫。

4)距离膝关节上5cm处用约束带固定,松紧适宜,以能容纳一指为宜,防腓总神经损伤。

(4)注意事项:

1)根据需要在骨突处(枕后、肩胛、骶尾、肘部、足跟等)垫保护垫,以防局部组织受压。

2)上肢固定不宜过紧,预防骨筋膜室综合征

3)防止颈部过度扭曲,牵拉臂丛神经引起损伤。

4)妊娠晚期孕妇在仰卧时需适当左侧卧,以预防仰卧位低血压综合征的发生。

2.侧卧位 侧卧位(lateral position)是将患者向一侧自然侧卧,头部侧向健侧方向,双下肢自然屈曲,前后分开放置。双臂自然向前伸展,患者脊柱处于水平线上,保持生理弯曲的一种手术体位。在此基础上,根据手术部位及手术方式的不同,摆放各种特殊侧卧位。

(1)适用手术:颈部、肺、食管、侧胸壁、髋关节等部位的手术。

(2)用物准备:头枕、胸垫、固定挡板、下肢支撑垫、托手板及可调节托手架、上下肢约束带。

(3)摆放方法:取健侧卧,头下置头枕,高度平下侧肩高,使颈椎处于水平位置。腋下距肩峰10cm处垫胸垫。术侧上肢屈曲呈抱球状置于可调节托手架上,远端关节稍低于近端关节;下侧上肢外展于托手板上,远端关节高于近端关节,共同维持胸廓自然舒展。肩关节外展或上举不超过90°;两肩连线和手术台成90°。腹侧用固定挡板支持耻骨联合,背侧用挡板固定骶尾部或肩胛区(离手术野至少15m),共同维持患者90°侧卧位。双下肢约45°自然屈曲,前后分开放置,保持两腿呈跑步时姿态屈曲位。两腿间用支撑垫承托上侧下肢。小腿及双上肢用约束带固定。

(4)注意事项:

1)注意对患者心肺功能的保护。

2)注意保护骨突部(肩部、健侧胸部、髋部、膝外侧及踝部等),根据病情及手术时间建议使用抗压软垫及防压疮敷料,预防手术中压力性损伤。

3)标准侧卧位安置后,评估患者脊椎是否在一条水平线上,脊椎生理弯曲是否变形,下侧肢体及腋窝处是否悬空。颅脑手术侧卧位时肩部肌肉牵拉是否过紧,肩带部位应用软垫保护,防止压力性损伤。

4)防止健侧眼睛、耳郭及男性患者外生殖器受压。避免固定挡板压迫腹股沟,导致下肢缺血或深静脉血栓的形成。

5)下肢固定带需避开膝外侧,距膝关节上方或下方5cm处,防止损伤腓总神经。

6)术中调节手术床时需密切观察,防止体位移位,导致重要器官受压。

7)髋部手术侧卧位,评估患者胸部及下侧髋部固定的稳定性,避免手术中体位移动,影响术后两侧肢体长度对比。

8)体位安置完毕及拆除挡板时妥善固定患者,防止坠床。

9)安置肾脏、输尿管等腰部手术侧卧位时,手术部位对准手术床背板与腿板折叠处,腰下置腰垫,调手术床呈"∧"形,使患者凹陷的腰区逐渐变平,腰部肌肉拉伸,肾区显露充分。双下肢屈曲约45°错开放置,下侧肢体在前,上侧肢体在后,两腿间垫一大软枕,约束带固定肢体。缝合切口前及时将腰桥复位。

10)安置45°侧卧位时,患者仰卧,手术部位下沿手术床纵轴平行垫胸垫,使术侧胸部垫高约45°;健侧手臂外展置于托手板上,术侧手臂用棉垫保护后屈肘呈功能位固定于麻醉头架上;患侧下肢用大软枕支撑,健侧大腿上端用挡板固定。注意患侧上肢必须包好,避免肢体直接接触麻醉头架,导致电烧伤;手指外露以观察血运;保持前臂稍微抬高,避免肘关节过度屈曲或上举,防止损伤桡、尺神经。

3.俯卧位 俯卧位(prone position)是患者俯卧于床面、面部朝下、背部朝上、保证胸腹部最大范围不受压、双下肢自然屈曲的手术体位。

(1)适用手术 头颈部、背部、脊柱后路、盆腔后路、四肢背侧等部位的手术。

(2)用物准备 根据手术部位、种类以及患者情况准备不同类型和形状的体位用具。如:俯卧位支架或弓形体位架或俯卧位体位垫、外科头托、头架、托手架、腿架、会阴保护垫、约束带、各种贴膜等。

（3）摆放方法：

1）根据手术方式和患者体型，选择适宜的体位支撑用物，并置于手术床上相应位置。

2）麻醉成功，各项准备工作完成后，由医护人员共同配合，采用轴线翻身法将患者安置于俯卧位支撑用物上，妥善约束，避免坠床。

3）检查头面部，根据患者脸型调整头部支撑物的宽度，将头部置于头托上，保持颈椎呈中立位，维持人体正常的生理弯曲；选择前额、两颊及下颌作为支撑点，避免压迫眼部眶上神经、眶上动脉、眼球、颧骨、鼻及口唇等。

4）将前胸、肋骨两侧、髂前上棘、耻骨联合作为支撑点，胸腹部悬空，避免受压，避开腋窝。保护男性患者会阴部以及女性患者乳房部。

5）将双腿置于腿架或软枕上，保持功能位，避免双膝部悬空，给予体位垫保护，双下肢略分开，足踝部垫软枕，踝关节自然弯曲，足尖自然下垂，约束带置于膝关节上 5cm 处。

7）将双上肢沿关节生理旋转方向，自然向前放于头部两侧或置于托手架上，高度适中，避免指端下垂，用约束带固定。肘关节处垫防压疮体位垫，避免尺神经损伤；或根据手术需要双上肢自然紧靠身体两侧，掌心向内，用布巾包裹固定。

（4）注意事项：

1）轴线翻身时需要至少四名医护人员配合完成，步调一致。麻醉医生位于患者头部，负责保护头颈部及气管导管；一名手术医生位于患者转运床一侧，负责翻转患者；另一名手术医生位于患者手术床一侧，负责接住被翻转患者；巡回护士位于患者足部，负责翻转患者双下肢。

2）眼部保护时应确保双眼眼睑闭合，避免角膜损伤，受压部位避开眼眶、眼球。

3）患者头部摆放合适后，应处于中立位，避免颈部过伸或过屈；下颌部支撑应避开口唇部，并防止舌外伸后造成舌损伤，头面部支撑应避开两侧颧骨。

4）摆放双上肢时，应遵循远端关节低于近端关节的原则；约束腿部时应避开腘窝部。

5）妥善固定各类管道，粘贴心电监护电极片的位置应避开俯卧时的受压部位。

6）摆放体位后，应逐一检查各受压部位及各重要器官，尽量分散各部位承受的压力，并妥善固定。

7）术中应定时检查患者眼睛、面部等受压部位情况，检查气管插管的位置，各管道是否通畅。

8）若术中唤醒或体位发生变化时，应检查体位有无改变，支撑物有无移动，并按上述要求重新检查患者体位保护及受压情况。

9）肛门、直肠手术时，双腿分别置于左右腿板上，腿下垫体位垫，双腿分开，中间以可站一人为宜，角度小于 90°。

10）枕部入路手术、后颅凹手术可选用专用头架固定头部，各关节固定牢靠，避免松动。

（四）常见体位并发症及预防

常见体位并发症主要有压疮和意外伤害。预防措施：做好"一评四防"："一评"即术前认真检查评估患者皮肤；"四防"即防坠床、防压疮、防意外烧伤、防结膜炎等。

（1）手术前认真评估患者全身情况；手术中仔细观察，及时处理，及时汇报，及时记录。

(2)患者骨隆突处衬软垫,以防压伤;在摩擦较大的部位,衬以棉垫,油纱,以减小剪切力,特别注意年老体弱患者。

(3)摆放各种体位前应通知麻醉医师,以保护患者头部及各种管道如气管导管,输液管道等,防止管道脱落,颈椎脱位等意外发生。

(4)体位安置完成后再次确认床单是否平整,清洁,干燥,患者身体与床面是否呈点状接触,防止患者局部受压导致压疮的发生。

(5)体位安置完成后检查患者身体间,身体与手术床,身体与金属物品等是否接触,防止意外烧伤发生。

(6)手术中注意保持患者皮肤干燥,防止消毒液,渗液、冲洗液、汗液等浸湿床单,避免压疮及意外烧伤。

(7)手术中头低位时尽可能垫高头部,以防止长时间头低位引起眼部并发症。

(8)手术中更换各种手术体位时,应有防止身体下滑的措施,以避免剪切力的产生。

(9)在手术允许的情况下,每2小时适当调整体位,如左右倾斜手术床5°~10°,微抬高或降低手术床背板,患者的头偏向另一侧等,以缩短局部组织的受压时间。

(10)粘贴及揭除电极片、负极板、搬动患者时动作应轻柔,勿拖拽患者,防止人为意外伤害。

(11)手术结束应检查评估皮肤情况,与病房护士仔细床旁交接,使对患者的护理得到延续。

(12)发生体位并发症时应在手术护理记录单上写明原因、症状、处理措施、并由巡回护士、医师签名确认。

四、常见外科手术的准备与配合

(一)根治性全胃切除术

1.适应证 适用于胃贲门癌、胃底癌、胃体近端癌。

2.用物准备

(1)一般用物:胸腹基础器械包、开腹敷料。

(2)特殊用物:残端闭合器、消化道管型吻合器、荷包线。

3.麻醉方式与手术体位

(1)全身麻醉+气管插管。

(2)平卧位,注意腰部、骶尾部保护。

4.手术切口 上腹部正中切口。

5.消毒范围 自乳头至耻骨联合平面,两侧到腋后线。

6.手术步骤及配合

(1)消毒铺单。

(2)上腹部正中切口,腹正中线22号刀片切开皮肤,电刀逐层切开递甲状腺拉钩牵开,打开腹膜。

(3)探查腹腔、决定术式,22号保护圈保护切口,术者打湿手,递腹壁拉钩或鹅颈拉钩暴露术野,探查腹腔。

(4)游离与切除全胃:

1)自结肠中部,至脾脏下极,沿横结肠边缘切除胃结肠韧带、脾结肠韧带,中弯血管钳、胆囊钳分离、切断胃网膜左动、静脉、胃网膜右动、静脉,1、4号丝线结扎或缝扎。

2）无损伤镊、电刀切开十二指肠侧腹膜，游离十二指肠、胆囊钳分离切断胃右动脉、胃左静脉，清除淋巴结，4 号丝线结扎或缝扎，近端 1 号丝线再次结扎，于幽门远侧 2~4cm 处切断十二指肠，远端 45mm 闭合器夹闭，食道针 0 号丝线加固，近端递大纱布 7 号丝线结扎。

3）鹅颈拉钩牵开肝左外叶，递胆囊钳、大弯止血钳依次游离、剪断，1 号丝线结扎，分离食管下端，大直角、荷包钳分别钳夹食管后剪断。

（5）食管–空肠腔内吻合器吻合：

1）食管端通过荷包钳穿入荷包线，三把黏黏钳分别钳夹食管残端，消毒管腔，置入抵钉座（液体石蜡润滑），收紧荷包线打结以备吻合。

2）距十二指肠悬韧带约 15cm 处电刀切断空肠，碘附消毒，远端与食道吻合器作端侧吻合，检查吻合口及吻合圈是否完整，食道针 0 号丝线加固，45mm 闭合器夹闭残端。

3）近端与空肠远端做端侧吻合，3–0 薇乔连续缝合，食道针 0 号丝线间断加固（两吻合口间距离不少于 30cm）。

（6）放置引流，关闭切口 38–42℃蒸馏水冲洗腹腔，两侧分别放置引流管、三角针 4 号丝线固定，PDS、三角针 1 号丝线关闭切口。

（二）甲状腺切除术

1.适应证

（1）限于一侧叶的多发性甲状腺腺瘤。

（2）占据一侧叶的巨大腺瘤或囊，使正常甲状腺组织结构不复存在。

（3）较小孤立性结节，经病理证实为原位癌。

2.用物准备

（1）一般用物：乳腺基础器械包、甲状腺敷。

（2）特殊用物：甲状腺超声刀、剥离子、负压吸引球、3–0 薇乔、5–0 滑线。

3.麻醉方式与手术体位

（1）全身麻醉+气管插管。

（2）颈过伸位。

4.手术切口　在胸骨切迹上二横指沿颈部皮肤横纹做正中弧形切口。

5.消毒范围　上至下唇，下至乳头，两侧至斜方肌前缘。

6.手术步骤及配合

（1）消毒铺单，连接超声刀，超声刀固定于主刀右手侧，吸引器固定于头端或者助手右侧。

（2）切开皮肤、皮下组织、颈阔肌，小弯止血钳夹持四号线做切口标记，递 10 号刀片切开，纱布拭血，电刀分离止血，1 号线结扎止血。

（3）分离皮瓣：上至甲状软骨，下至胸骨静脉切迹，两侧达胸锁乳突肌边缘，电刀分离止血，甲状腺拉钩暴露术野，递小弯止血钳夹持组织。

（4）牵引颈阔肌：组织钳夹持，小圆针 4 号线缝纱垫保护切口。

（5）缝扎颈前静脉，显露甲状腺：小弯止血钳夹持组织，递电刀分离止血，甲状腺拉钩暴露术野，小圆针 4 号线缝扎颈前静脉，切开颈白线，切断甲状腺前肌群，4 号线结扎肌肉。

（6）分离、切除甲状腺：小弯止血钳、胆囊钳、剥离子由上极至下极钝性分离甲状腺组织，分离甲状腺上、下动静脉及甲状腺中静脉，电刀切断，递 1 号线结扎，中弯止血钳贴气管壁前分离甲状腺峡部,电刀切断,4号线结扎或缝扎;小弯止血钳钳夹甲状腺四周,剪刀或电刀切除甲状腺,1号线结扎止血。

(7)放置引流,关闭切口:小圆针1号线逐层缝合甲状腺前肌群,小角针1号线缝合皮肤或者皮内缝合。

(三)乳腺癌根治术

1.适应证　肿瘤的大小为5cm以下,位于乳房的外侧半,腋窝已触及肿大淋巴结。

2.用物准备

(1)一般用物:乳腺基础器械包、乳腺敷。

(2)特殊用物:皮肤钉、负压吸引球、加压敷料、弹性绷带。

3.麻醉方式与手术体位

(1)全身麻醉+气管插管。

(2)仰卧位,患侧腋下垫一小枕上肢外展90°。

4.手术切口　以肿瘤为中心环绕乳头和乳晕做一梭形切口。

5.消毒范围　前至对侧锁骨中线,后至腋后线,上过锁骨及上臂,下过脐平行线。

6.手术步骤及配合

(1)消毒铺巾。

(2)切开、游离皮瓣:小针头蘸取亚甲蓝药液标记切口的范围,距离癌肿边缘4-5厘米做梭形切口,逐层切开皮肤。组织钳数把钳夹切口皮缘,电刀分离皮瓣,甲状腺拉钩暴露术野。

(3)分离头静脉:甲状腺拉钩暴露术野,小直角钳游离头静脉,将头静脉两端夹住,递剪刀剪断,递1号线结扎。

(4)切断胸大肌、胸小肌:拉开外侧皮瓣,中弯止血钳分离、钳夹,电刀切断胸大肌、胸小肌,4号丝线结扎或缝扎,胸壁出血点用小弯止血钳钳夹,1号丝线结扎止血。

(5)解剖腋窝:沿背阔肌清除腋静脉周围的脂肪及淋巴结组织,将整个乳腺翻向内侧达肋骨与软骨交界部,递温盐水纱布覆盖胸壁创面,递长解剖镊,小直角钳组织剪分离,递小弯止血钳钳夹止血,1号丝线结扎或缝扎。

(6)整块切除乳腺、胸大肌、胸小肌:中弯止血钳止血,4号线结扎,切下组织,创面用热盐水纱垫压迫止血。

(7)放置引流,关闭切口:38~42℃蒸馏水冲洗,清点用物,放置负压球,三角针4号线固定,皮肤钉缝合皮肤,加压包扎伤口。

(四)无张力疝修补术

1.适应证

(1)原发性及复发性腹股沟斜疝,尤其是腹股沟管缺损较大者。

(2)嵌顿疝肠管血供良好,行急诊手术者。

(3)腹股沟管未发育完全的儿童。

2.用物准备

(1)一般用物:腔镜基础器械包、疝气敷。

(2)特殊用物:8号或10号红色导尿管,3-0断装薇乔,4-0角针薇乔。

3.麻醉方式与手术体位

(1)局部麻醉或椎管内麻醉。

(2)平卧位,注意腰部、骶尾部保护。

4.手术切口

(1)成年人在腹股沟韧带中点上方约 20cm 处至耻骨结节做与腹股沟韧带平行的斜切口,长约 6cm。

(2)儿童则位于内环下方,沿下腹部皮肤横纹切开至耻骨结节上方。

5.消毒范围　　上至脐平行线,下至大腿上 1/3,两侧至腋中线。

6.手术步骤及配合

(1)消毒铺单。

(2)逐层切开皮肤,暴露术野:电刀逐层切开皮肤,甲状腺拉钩牵开切口,显露出腹外斜肌腱膜及外环。

(3)显露腹股沟管:中弯止血钳钳起腹外斜肌腱膜,10 号圆刀在腹外斜肌腱膜内外环连线上做一小切口,组织剪沿腹外斜肌腱膜纤维方向剪开腱膜和内环;湿纱布包裹手指向两侧钝性分离腱膜,充分显露腹股沟韧带的内面和联合腱,范围以补片恰好植入为宜。

(4)游离精索(男性患者):直角钳从腹股沟管底面和耻骨面游离静索,至耻骨结节约 2cm 处,8 号或 10 号红色导尿管提起,将精索游离至内环口处。

(5)处理疝囊:电刀纵行切开精索内筋膜,显露疝囊,仔细向上游离疝囊至内环口,还纳复位疝囊内容物入腹腔,缝合结扎疝囊。

(6)无张力疝修补:分离腹膜前间隙,将补片下片置入腹膜前间隙,上片置于腹外斜肌腱膜下方,用 3-0 断装薇乔将补片四周与周围组织固定。

(7)清点用物,关闭切口:冲洗伤口,清点用物,小圆针 1 号丝线、4-0 角针薇乔线关闭切口。

(五)腹腔镜下胆囊切除术 (LC)

1.适应证　　胆囊炎、胆囊结石、胆囊息肉、胆囊腺肌症。

2.用物准备

(1)一般用物:腔镜基础器械包、腔镜敷。

(2)特殊用物:腔镜特殊器械包、Hem-0-1ock 夹及施夹器、可吸收夹、0 号腔镜薇乔。

3.麻醉方式与手术体位

(1)全身麻醉+气管插管。

(2)先仰卧位,入视频后头高脚底向左倾斜 30°。

4.操作孔位置

(1)脐孔内下缘或内上缘(10mmTrocar)。

(2)上腹正中线剑突下 3cm(10mmTrocar)。

(3)右锁骨中线右肋缘下 3cm(5mmTrocar)。

(4)右腋前线肋缘下(备用孔 5mmTrocar)。

5.消毒范围　　自乳头至耻骨联合平面,两侧到腋后线。

6.手术步骤及配合

(1)消毒铺巾。

(2)连接设备:视频系统置于患者右侧,摄像连线、气腹管固定于主刀左侧,电凝、吸引器固定于主刀右侧。

(3)建立气腹,探查:

1)11 号尖刀片脐孔内下切开,布巾钳提起脐孔周围腹壁组织,于脐孔切口插入气腹针,建立 CO_2 气腹。

2)置入保护穿刺套管,放入 30°镜头观察腹腔胆囊情况。

(4)建立操作孔,调整体位:11 号尖刀作第二切口 10 mmTrocar,第三切口 5 mmTrocar;穿刺完毕,取头高脚底向左倾斜 30 度体位,以利用重力因素使小肠向左下腹部移位,显露胆囊,必要时做第四切口。

(5)分离、切除胆囊,处理胆囊床:弹簧钳夹住胆囊底部,分离钳游离胆囊管及胆囊动脉,胆囊管、胆囊动脉分别上钛夹,靠近胆总管侧 Hem-0-Lock 夹结扎,剪刀剪断,电凝钩切除胆囊,电凝棒电凝胆囊床。

(6)取出胆囊:递标本袋,分离钳装标本从第二切口带出,中弯止血钳、组织剪、取石钳取出石头及胆囊。

(7)清点用物,缝合穿刺孔:放出 CO_2,清点用物,0 号腔镜薇乔缝合穿刺孔。

(六)剖宫产术

1.适应证　各种难产、分娩合并并发症。

2.用物准备

(1)一般用物:产科基础器械包、开腹敷。

(2)特殊用物:5ml 注射器、1 号薇乔线。

3.麻醉方式与手术体位　椎管内麻醉:平卧位,为防止仰卧位低血压综合征可取左倾 10-15 度卧位。

4.手术切口　下腹部正中切口。

5.消毒范围　上自剑突,下至大腿上 1/3,两侧过腋中线。

6.手术步骤及配合

(1)消毒铺单。

(2)开腹、暴露子宫:22 号刀片、双有齿镊切开皮肤,中弯止血钳分离皮下组织,铺切口巾,布巾钳固定。组织剪将腹直肌前鞘、腹膜剪开,暴露子宫峡部,直角拉钩牵拉腹壁,长解剖镊,纱垫两块填塞子宫两侧保护切口。

(3)切开子宫:分离腹膜反折,递刀于暴露的子宫下段中央切开一横口,中弯止血钳刺破羊膜腔,吸引器吸引。

(4)胎儿娩出:娩出胎儿,干纱布清理胎儿及口、鼻腔分泌物。中弯止血钳两把夹住脐带,组织剪剪断后,组织钳夹住子宫切口边缘,宫体注射 20u 缩宫素。

(5)胎盘娩出:空弯盘置于切口旁,待胎盘娩出后放于其中。

(6)擦拭宫腔,缝合子宫:有齿卵圆钳清理宫腔残留胎膜胎盘组织,卵圆钳夹叠好纱布球擦拭宫腔两次,碘附纱球消毒子宫切口,无菌生理盐水或碘附溶液冲洗宫腔,无菌治疗巾铺于切口下方,保持手术台干燥。直角拉钩牵开,1 号薇乔线连续缝合子宫全层,关闭时清点用物。

(7)清理腹腔:长解剖镊干纱布擦拭腹腔积血观察子宫有无活动性出血,必要时小圆针 4 号线缝扎出血点,检查子宫及双侧附件。

(8)清点用物、关闭切口:清点用物,1 号薇乔或大圆针 7 号丝线逐层缝合腹膜、前鞘;三角针 4 号线缝合皮肤,盖大敷贴。

(七)腹腔镜子宫切除术

1.适应证 多发性子宫肌瘤、子宫腺肌症、不明原因的功血。

2.用物准备

(1)一般用物:腔镜基础器械包、腔镜敷。

(2)特殊用物:腔镜特殊器械包、双极、超声刀、Ligasure、1 号薇乔、Hem-0-lock 夹及施夹器、举宫杯。

3.麻醉方式与手术体位

(1)全身麻醉+气管插管。

(2)手术体位:膀胱截石位,头低臀高 15~30°。

4.操作孔位置

(1)脐孔上缘(10 mmTrocar)。

(2)右麦氏点与脐孔之间(5 mmTrocar)。

(3)左麦氏点与脐孔之间(12mmTrocar)。

(4)左耻骨联合上 3cm(5 mmTrocar)。

5.消毒范围 上自剑突,下至大腿上 1/3 及内侧,两侧过腋中线,包括肛门周围和臀部。

6.手术配合

(1)消毒铺巾,留置导尿管。

(2)连接设备:视频系统置于患者右侧腿部,摄像连线、气腹管、超声刀、吸引器固定于主刀右侧,电凝、双极固定于主刀左侧。

(3)放置举宫器:碘附纱布再次消毒阴道,阴道拉钩充分暴露宫颈,将中心探杆插入宫腔内,再将举宫杯外壳连杯放置于阴道内,充分放入便于术中暴露子宫。

(4)建立气腹:在脐孔上或下缘切开 1cm,气腹针穿刺建立气腹后脐部置入 10mm 保护 Trocar,腹腔镜探查盆、腹腔脏器,决定手术方式。

(5)建立操作孔,调整体位:在右麦氏点及左侧与之相对应部位分别放置 5 mmTrocar 和 12 mmTrocar,在耻骨联合上 3cm 置入 5 mmTrocar。取头低足高位,暴露子宫。

(6)切除子宫:超声刀、双极电凝切断子宫韧带,骨盆漏斗韧带(保留附件者凝切卵巢固有韧带及输卵管峡部),电钩切开膀胱子宫反折腹膜,下推膀胱,打开阔韧带后叶,暴露子宫血管,Ligasure 或 Hem-0-lock 夹夹闭、凝切子宫及骶韧带、主韧带。电凝钩环切穹窿部,切除子宫。

(7)取出子宫,缝合阴道残端:碘附纱布消毒阴道,阴道拉钩暴露,布巾钳钳夹子宫,取出标本,1 号薇乔线缝合阴道残端并缝合盆腔腹膜。

(8)放置引流,关闭穿刺孔:止血后冲洗腹腔,放置引流管。排出 CO_2,清点用物,三角针 4 号丝线缝合穿刺孔。

(八)人工全髋关节置换术

1.适应证

(1)髋关节骨性关节炎,活动受限。

(2)类风湿性关节炎。

(3)髋关节发育不良。

(4)髋部骨折。

(5)股骨头无菌性坏死,严重变形。

(6)关节强直病变。

2.用物准备

(1)一般用物:骨科基础器械包、髋臼拉钩、骨科敷、手术衣。

(2)特殊用物:全髋置换手术器械、髋关节假体、0号薇乔、皮肤缝合器、粗克氏针。

3.麻醉方式与手术体位

(1)椎管内麻醉、神经阻滞麻醉或全身麻醉+气管插管。

(2)90°健侧卧位。

4.手术切口 髋关节后脱位的后外侧入路。

5.消毒范围 前后过正中线、上自剑突,患肢远端至踝关节上方,健肢远端至膝关节。

6.手术步骤及配合

(1)常规消毒铺巾,贴手术薄膜,常采用后外侧入路。在大转子的顶点处做一弧形切口,然后在骨干上继续切开6cm左右将皮下组织切开以后,暴露出阔筋膜。

(2)切开臀大肌,分离保护臀中肌,切开关节囊。

(3)摆锯锯断股骨头,用取头器取出股骨头,用尖撬或粗克氏针暴露髋臼。

(4)髋臼锉磨:先用一个小号(44mm以下)磨圆韧带,然后由小到大开始依次锉磨。用最后一个挫磨型号的髋臼试模测试,如磨到52mm,用52mm的金属臼杯试模测试。

(5)按要求开启合适的髋臼外杯假体,软钻接上电钻,并套上导向器,测深用螺钉固定钳固定螺钉,并接上万向改锥,固定螺钉。

(6)打入内衬假体。

(7)髋臼安装完成后,做股骨侧部分,用盒式骨凿开口,再用髓腔锉开髓,大粗隆钻锉磨,紧贴大粗隆后外侧进入,用扩髓器扩髓,从小号开始,逐渐到合适的型号。

(8)扩股骨髓腔中上段,从小号开始,逐渐到大。如果柄锉连接部下沉≥4mm,就需要换大一号的锉,如果≤3mm就用此号髓腔锉。

(9)用相应股骨柄型号的颈试模,标准股骨头试模(+0),测试关节稳定度和腿长。

(10)植入股骨柄。

(11)装入股骨头。

(12)放引流管,冲洗伤口后在切口下端低位放入一根18号的T管引流。

(13)清点用物,逐层缝合切口。

五、手术后敷料、器械的回收、清洗、处理流程

(一)手术室一次性物品管理

(1)一次性物品的购入需经过管理部门的严格把关和审定。

(2)一次性物品使用前,应按有关规定做好使用前的细菌抽样检测,合格后可使用。

(3)对进入手术室内的一次性物品要严格把好包装、产品质量、消毒灭菌情况和价格关。对产品外包装上的中文标识项目逐一按要求确认。

(4)每次使用一次性物品打开包装前,必须再次确认灭菌方法和灭菌有效时期、包装有无破损、潮湿。

(5)一次性无菌物品应放在无菌间内并设专人定期检查、领取、发放、管理。高值耗材应由专人管理发放，做好使用登记。

(6)使用和开启无菌物品时，应严格执行无菌操作技术。

(7)使用后的一次性物品，应严格按有关规定进行统一的无害化处理或毁形，不得随意丢弃。锐利的物品、血液及其他有机物污染的物品应单独专门处理。

(二)器械、器具和物品的清洗方法

1.原则

(1)医院所有需要消毒或灭菌后重复使用的器械、器具和物品(软式内镜除外)、外来医疗器械一律由 CSSD 清洗、消毒、灭菌和供应。

(2)器械、器具和物品处理应遵循先清洗后消毒的处理程序。处置流程为:回收→分类→清洗→消毒→干燥→检查→包装→灭菌→储存发放。

(3)被朊毒体、气性坏疽及突发原因不明的传染病病原体污染的器械、器具和物品，应根据病原体的特性，先进行相应的消毒处理，再按常规流程处置。

(4)清洗消毒后的器械应无血迹、污迹、锈迹;包装材料清洁无破损;棉质包布一用一清洗不得缝补;清洗消毒后直接使用物品 A0 值应达到 3000 或 90℃,5 分钟;清洗消毒后灭菌物品 A0 值达到 600 或 90℃,1 分钟。

(5)使用的清洁剂、润滑剂、防锈剂、消毒剂、包装材料、监测材料应符合国家及卫生部的相关标准和规定。

2.手工清洗

(1)操作程序:

1)冲洗:将器械、器具和物品置于流动水下冲洗,初步去除污染物。

2)洗涤:冲洗后,应用酶清洁剂或其他清洁剂浸泡后刷洗、擦洗。

3)漂洗:洗涤后,再用流动水冲洗或刷洗。

4)终末漂洗:应用软水、纯化水或蒸馏水进行冲洗。

(2)注意事项:

1)手工清洗时水温宜为 15~30℃。

2)去除干固的污渍应先用酶清洁剂浸泡,再刷洗或擦洗。

3)刷洗操作应在水面下进行,防止产生气溶胶。

4)管腔器械应用压力水枪冲洗,可拆卸部分应拆开后清洗。

5)不应使用钢丝球类用具和去污粉等用品,应选用相匹配的刷洗用具、用品,避免器械磨损。

6)清洗用具、清洗池等应每天清洁与消毒。

3.超声波清洗器(台式)　适用于精密、复杂器械的洗涤。

(1)操作程序:

1)冲洗:于流动水下冲洗器械,初步去除污染物。

2)洗涤:清洗器内注入洗涤用水,并添加清洁剂。水温应≤45℃。应将器械放入篮筐中,浸没在水面下,腔内注满水。超声清洗时间宜 3~5min,可根据器械污染情况适当延长清洗时间,不宜超过 10 分钟。

3)终未漂洗应用软水或纯化水。

4)超声清洗操作,应遵循生产厂家的使用说明或指导。

(2)注意事项:

1)清洗时应盖好超声清洗机盖子,防止产生气溶胶。

2)应根据器械的不同材质选择相匹配的超声频率。

4.清洗消毒器

(1)操作程序:应遵循生产厂家的使用说明或指导手册。

(2)注意事项:

1)设备运行中,应确认清洗消毒程序的有效性。观察程序的打印记录,并留存。符合 W310.3 的有关规定。

2)被清洗的器械、器具和物品应充分接触水流;器械轴节应充分打开;可拆卸的零部件应拆开,管腔类器械应使用专用清洗架。

3)精细器械和锐利器械应固定放置。

4)冲洗、洗涤、漂洗时应使用软水,终末漂洗、消毒时应使用纯化水。预洗阶段水温应≤45℃。

5)金属器械在终未漂洗程序中应使用润滑剂。塑胶类和软质金属材料器械,不应使用酸性清洁剂和润滑剂。

6)定时检查清洁剂泵管是否通畅,确保清洁剂用量准确。

7)设备舱内应每天清洁、除垢。

思考题

1.简述洗手护士工作职责。

2.简述巡回护士工作职责。

3.特异性感染手术处理流程有哪些?

4.手术体位安置原则有哪些?

5.何谓无菌技术? 无菌技术原则有哪些?

6.请分别阐述胃癌根治手术、肺叶切除术和直肠癌根治术的手术消毒范围。

7.手术室出入路线及分区要求有哪些?

第七章 肿瘤护理

第一节 概述

恶性肿瘤严重危害人类生命和健康,是导致残疾和死亡的主要疾病之一。造成全球癌症负担日益加重的因素有许多,包括人口增长和老龄化,以及与社会和经济发展相关的某些癌症病因的变化。本章肿瘤护理参考国内外肿瘤相关文献,结合我省肿瘤发展趋势,内容涵盖了肿瘤科常见肿瘤疾病的病因、临床表现、处理原则、护理评估、护理措施及健康指导,常用药物适应症、不良反应及护理要点,肿瘤化放疗一般护理、常见并发症及护理要点,化疗药物外渗的预防及处理。在肿瘤护理的基础上,提供了一定的肿瘤预防知识,内容精炼易懂,青年护士能充分了解肿瘤护理学相关知识,培养肿瘤护理岗位胜任力,为肿瘤患者提供更优质、更专业的护理服务。

第二节　常见肿瘤疾病的护理

一、胃癌

胃癌(gastric carcinoma)是指源于胃黏膜上皮细胞的恶性肿瘤,主要是胃腺癌。

(一)病因

胃癌的发生与饮食、环境、幽门螺杆菌感染、遗传、癌前状态等因素有关。

(二)临床表现

1.症状　早期多无症状,部分患者可出现消化不良表现。随着病情的进展,可有上腹疼痛、食欲不振、呕吐、乏力、消瘦等症状。

2.体征　胃癌早期无明显体征,仅有上腹部深压不适或疼痛。晚期可扪及上腹部包块,若出现远处转移,可有相应部位的体征,如肝大、腹水等。

(三)处理原则

早期发现、早期诊断和早期治疗是提高胃癌疗效的关键。手术治疗仍是首选方法,积极辅以内镜治疗、化疗、放疗、综合治疗及靶向治疗等以提高疗效。

常用化疗方案有:①1.顺铂+氟尿嘧啶类。②奥沙利铂+氟尿嘧啶类。③ECF(表笨比星+顺铂+5-Fu)。④EOX(表阿霉素+奥沙利铂+卡培他滨)。⑤DCF(多西他赛+顺铂+5-Fu)。

(四)护理评估

1.围手术期评估

(1)评估患者的饮食习惯、工作环境、有无家族史。

(2)评估患者的身体状况、心理及社会支持状况。

(3)评估手术情况(麻醉方式、手术名称、术中补液、输血情况)。

(4)观察患者康复状况(生命体征,引流液的颜色、性质、量,切口愈合、肠功能恢复情况,有无并发症发生)。

2.化疗护理评估

(1)评估心理状态。

(2)评估体温、血常规、肝肾心脏功能的情况。

(3)密切观察化疗药物引起的毒副作用。

(4)晚期胃癌观察有无出血情况,如呕吐物及大便的颜色;出血时严密观生命体征变化。

(5)注意观察晚期癌性疼痛的部位、程度、性质、持续时间、发作特点。

(6)评估口腔黏膜的损伤程度,了解患者进食情况。

3.放疗护理评估

(1)评估患者心理状况。

(2)评估消化道反应,有无恶心、呕吐、口腔黏膜发生溃疡等。

(3)评估有无皮肤反应,皮肤经放射之后,可出现干性反应和湿性反应。

(4)观察骨髓抑制表现,有无白细胞、血小板减少。

(5)观察有无胃炎、穿孔、出血、黄疸、肠坏死等。

（五）护理措施

1.围手术期护理

(1)心理护理：帮助患者消除负性情结，增强对治疗的信心。

(2)胃肠道准备：幽门梗阻者在禁食的基础上，术前3日起每晚用温生理盐水洗胃，口服肠道不吸收的抗生素，必要时清洁肠道。

(3)病情观察：术后每30分钟测量1次血压、脉搏、呼吸，直至血压平稳后酌情延长间隔时间。同时观察患者神志、体温、尿量、切口渗血、渗液和引流液情况等。

(4)体位：术后取平卧位，待患者血压平稳后给予低半卧位。

(5)饮食护理：拔除胃管前禁食，拔胃管后当日可饮少量水或米汤；如无不适，由半量流质、全量流质、半流质逐步恢复正常饮食。食物宜温、软、易于消化，忌生、冷、硬和刺激性食物，少量多餐。

(6)鼓励早期活动：术后第1日可坐起轻微活动，第2日协助患者于床边活动，第3日可在病室内活动，活动量根据个体差异而定。

(7)引流管护理：

1)妥善固定并标记各引流管，避免脱出。

2)保持引流通畅，防止受压、扭曲、折叠等，经常挤捏各引流管以防堵塞。

3)观察并记录引流液的颜色、性状和量等，若有较多鲜红色血性液体，应及时报告医师并配合处理。

(8)输液护理：记录24小时出入水量，及时了解患者各项检查结果。

(9)并发症的护理：

1)术后胃出血：若短期内从胃管引流出大量鲜红色血液，持续不止，经非手术治疗不能有效止血或出血量每小时>500ml，须再次手术。

2)十二指肠残端破裂：立刻进行手术治疗的术前准备；术后持续负压吸引。

3)吻合口破裂或吻合口瘘：多发生在术后一周内，出现吻合口破裂应立即手术。发生吻合口瘘经4-6周处理未愈，须再次手术。

4)胃排空障碍(胃瘫)：应禁食、胃肠减压，给予肠外营养支持，纠正低蛋白血症，维持水、电解质和酸碱平衡；应用胃动力促进剂或3%温盐水洗胃。

5)倾倒综合征：多发生在餐后10~30分钟内，应少食多餐，避免过甜、过咸、过浓流质，宜进低碳水化合物、高蛋白饮食，限制饮水喝汤，进餐后平卧10~20分钟。

2.化疗护理

(1)执行化疗一般护理常规。

(2)饮食护理：给予高蛋白、高维生素、无刺激、易消化软食或半流质饮食，少量多餐。胃大部切除术后的患者应预防倾倒综合征。

(3)癌痛护理：分散患者注意力，监测生命体征，遵医嘱按时、准确给药，并观察止痛药物的效果及副作用。

3.放疗护理

(1)执行放疗一般护理常规。

(2)饮食护理:鼓励患者进食,即使不感觉饥饿,也应坚持进食,少食多餐,必要时给予静脉营养治疗。

(3)并发症的护理:轻度胃炎休息2~3周可自愈,如出现胃穿孔、出血、黄疸、肠坏死等并发症,立即停止放疗。

(4)腹腔灌注化疗的护理:灌注时观察有无腹痛、腹胀、渗液等,防止导管扭曲、滑脱、空气注入腹腔;灌注后指导和协助患者更换体位,根据病情每个体位保持15~20分钟,维持1~2小时,做好引流管的护理。

(六)健康指导

1.疾病预防指导　健康人群多食富含维生素C的新鲜水果、蔬菜,多食肉类、鱼类、豆制品和乳制品;避免高盐饮食,少进咸菜、烟熏和腌制食品,不食霉变食物。胃癌高危人群应遵医嘱给予根除幽门螺杆菌治疗。对癌前状态者,应定期检查,以便早期诊断及治疗。

2.患者一般指导　指导患者生活规律,保证充足的睡眠,适量活动,增强机体抵抗力。饮食应少量多餐、富含营养素、易消化,忌食生、冷、硬、油煎、酸、辣、浓茶等刺激性及易胀气食物,戒烟酒。保持乐观态度和良好的心理状态,积极面对疾病。

3.治疗指导　指导患者合理使用止痛药,定期复诊。教会患者及家属如何早期识别并发症,及时就诊。

二、肺癌

肺癌(lung cancer)多数起源于支气管黏膜上皮,也称支气管肺癌。

(一)病因

病因至今尚不明确,可能与吸烟、环境因素、放射性物质、免疫状态、代谢活动、肺部慢性感染、遗传易感性和基因突变等因素有关。

(二)临床表现

1.症状　早期多无明显表现,癌肿增大后常出现刺激性咳嗽、咯血、胸痛、胸闷、发热,晚期侵犯喉返神经则出现声音嘶哑的症状。

2.体征　可出现杵状指、骨关节痛、骨膜增生等骨关节病综合征、Cushing综合征、重症肌无力、男性乳房发育、多发性肌肉神经痛等。

(三)处理原则

非小细胞肺癌以手术治疗为主,辅以化疗、放疗、靶向治疗、中医治疗、免疫治疗等。小细胞癌除早期适合手术治疗外,以化疗和放疗为主。

非小细胞肺癌的常用化疗方案有:①顺铂+长春瑞滨。②顺铂+依托泊苷。③顺铂+吉西他滨。④顺铂+多西紫杉醇。⑤顺铂+培美曲塞。

小细胞肺癌的常用化疗方案有:①依托泊苷+顺铂。②依托泊苷+卡铂。③伊立替康+顺铂。④伊立替康+卡铂。

(四)护理评估

1.围手术期评估

(1)评估患者肺功能状况,观察患者呼吸情况,注意有无发绀等缺氧变化。

(2)评估患者有无吸烟史,家族遗传情况。

(3)评估患者心理状况、精神状态。

(4)了解麻醉方式、手术方式及术中情况。

(5)密切观察患者生命体征、意识状态及病情变化,观察伤口敷料有无渗出,引流管是否通畅,引流液的颜色、性质、量、气味及皮肤受压情况等。

(6)观察有无呼吸困难、反常呼吸、纵隔摆动、肺水肿等情况。

2.化疗护理评估

(1)观察患者生命体征。

(2)注意观察患者常见症状,注意咳嗽性质、程度,痰量、颜色,有无血痰、胸痛、呼吸困难、声音嘶哑等。

(3)注意观察是否有肿瘤转移症状,如头痛、恶心、呕吐、眩晕等颅内压症状和骨骼局部疼痛和压痛。

(4)监测体重、尿量、血白蛋白等。

(5)严密观察是否有化疗副反应,如恶心、呕吐、脱发、口腔溃疡、皮肤干燥等。

3.放疗护理评估

(1)评估患者心理状况。

(2)评估患者有无干咳、发热、气急、胸痛、咯血等放射性肺炎症状。

(3)依据急性放射性损伤分级标准评估照射野皮肤。

(4)观察体温和血象。

(5)观察咳嗽性质、程度,痰量、颜色。

(6)评估患者有无进食疼痛、胸骨后疼痛等放射性食管炎症状。

(7)密切观察心电图及肢体运动情况。

(五)护理措施

1.围手术期护理

(1)呼吸道准备:术前戒烟2周以上,指导患者练习腹式深呼吸、有效咳嗽、咳痰和翻身,学会使用深呼吸训练器和吹气球,进行有效的呼吸功能锻炼,预防肺部并发症的发生。

(2)术前营养支持:建立愉快的进食环境、提供色香味齐全的均衡饮食。

(3)病情观察:一般心电监护24~48小时,病情需要时延长监护时间。定时观察呼吸,注意有无呼吸窘迫,并呼唤患者,若有异常,立即通知医师。

(4)体位:患者未清醒前取平卧位,头偏向一侧;清醒且血压稳定者,可改为半坐卧位,肺段切除术或楔形切除术者,选择健侧卧位;一侧肺叶切除者,如呼吸功能尚可,可取健侧卧位;如呼吸功能较差,则取平卧位;全肺切除术者,避免过度侧卧,可取1/4患侧卧位;咯血或支气管瘘管者,取患侧卧位。

(5)维持呼吸道通畅:术后常规给予鼻导管吸氧2~4L/min,根据血气分析结果调整氧气浓度。术后带气管插管返回病房者,严密观察气管插管的位置和深度,防止滑出或移向侧支气管。患者清醒后立即鼓励并协助其做深呼吸和咳嗽。患者咳嗽时,可固定胸部伤口;呼吸道分泌物黏稠者,可行氧气雾化或超声雾化;对咳痰无力、呼吸道分泌物滞留者给予吸痰。

(6)胸腔闭式引流管的护理:注意引流管内水柱波动,定期挤压,保持引流管通畅。观察引流液颜色、性状和量。全肺切除术后胸腔引流管一般全钳闭或半钳闭。全钳闭时,可根据气管位置调整引流管开放的时间及次数;半钳闭时注意保持引流管内水柱随呼吸波动的幅度为4~6cm。

每次放液量不宜超过 100ml,速度宜慢。

(7)伤口护理:检查伤口敷料是否干燥、有无渗血、渗液,发现异常及时通知医师。

(8)维持体液平衡和补充营养:控制输液量和速度,防止心脏前负荷过重导致急性肺水肿。全肺切除术后 24 小时补液量控制在 2000ml 内,以 20~30 滴/分为宜。记录出入水量。当患者意识恢复且无恶心现象,拔除气管插管后即可开始饮水。肠端动恢复后,可开始进食清淡流质、半流质饮食;若患者进食后无任何不适可改为普食。饮食宜高蛋白、高热量、丰富维生素、易消化。

(9)活动与休息:麻醉清醒后,鼓励患者床上活动。术后第 1 日,生命体征平稳后,鼓励及协助患者床上坐起,坐在床边双腿下垂或床旁站立移步。术后第 2 日起,可扶持患者围绕病床在室内行走 3~5 分钟,以后根据患者情况逐渐增加活动量。全肺切除术后者,鼓励取直立的功能位。

(10)并发症的护理:

1)胸腔内出血:立即通知医师,加快输血、补液速度,注意保温,遵医嘱给予止血药,保持胸腔引流管的通畅,确保胸腔内积血及时排出。必要时监测中心静脉压,做好开胸探查止血的准备。

2)肺炎和肺不张:重在预防。鼓励患者咳嗽、咳痰,痰液黏稠者予以氧气雾化或超声雾化,必要时行鼻导管吸痰或协助医师行支气管纤维镜下吸痰,病情严重时可行气管切开,确保呼吸道通畅。

3)心律失常:遵医嘱应用抗心律失常药物,密切观察心率、心律,严格掌握药物剂量、浓度、给药方法和速度,观察药物的疗效及不良反应。

4)支气管胸膜瘘:置患者于患侧卧位,使用抗生素以预防感染;继续行胸腔闭式引流;小瘘口可自行愈合,但应延长胸腔引流时间,必要时再次开胸手术修补。

5)肺水肿:立即减慢输液速度,控制液体入量;给予吸氧,氧气以 50%酒精湿化;注意保持呼吸道通畅;遵医嘱给予心电监护及强心利尿、镇静和激素治疗,安抚患者的紧张情绪。

6)肺栓塞:绝对卧床休息,高浓度吸氧;根据情况予监测中心静脉压,控制输液入量及速度以及镇静镇痛、抗休克治疗和护理;遵医嘱予抗凝治疗或溶栓治疗后维持抗凝治疗,注意监测患者的凝血功能,观察患者皮肤黏膜是否有出血征象。

7)心肌梗死:卧床休息,吸氧,心电监测及心理护理,遵医嘱予镇痛、扩冠、溶栓、抗心律失常、抗休克等处理。

2.化疗护理

(1)执行化疗一般护理常规。

(2)静脉治疗的护理:严密观察穿刺点情况,避免化疗药物外渗发生,输注腐蚀性药物时,应行中心静脉置管。全肺切除术后的患者严格控制输液量及输液速度。

(3)保持呼吸道通畅:指导患者深呼吸及有效咳嗽,协助翻身拍背促进痰液排出,呼吸困难时取半卧位,给予氧气吸入。

(4)胸腔灌注化疗的护理:灌注时观察有无心慌、胸闷、呼吸困难等,防止导管扭曲、滑脱,灌注后指导和协助患者更换体位,做好引流管的护理。

3.放疗护理

(1)执行放疗一般护理常规。

(2)饮食护理:鼓励患者多进食高热量、高蛋白、高维生素、易消化软食,忌烟酒。

(3)并发症的护理:发生急性肺炎应暂停照射,对症处理,呼吸困难者给予氧气吸入。

（六）健康指导

1.早期诊断　40岁以上人群应定期进行胸部X线普查,尤其是反复呼吸道感染、久咳不愈或咳血痰者。

2.休息和营养　保持良好的营养状况,每日保持充分的休息与活动。出院后半年不得从事重体力活动。

3.康复锻炼　指导患者出院回家后数周内,坚持进行腹式深呼吸和有效咳嗽,以及抬肩、抬臂、手达对侧肩部、举手过头或拉床带活动。

4.预防感染　保持良好的口腔卫生,如有口腔疾病应及时治疗。注意环境空气新鲜,避免出入公共场所或与上呼吸道感染者接近。避免居住或工作于布满灰尘、烟雾及化学刺激物品的环境。

5.复诊指导　定期返院复查;若出现伤口疼痛、剧烈咳嗽及咯血等症状或有进行性倦怠情形,应返院复诊;如术后需进行放疗和化疗等,指导其坚持完成相应疗程,并告知注意事项。

三、大肠癌

大肠癌是指原发于大肠黏膜上皮的恶性肿瘤,是结肠癌与直肠癌的总称,,为消化道常见的恶性肿瘤。

（一）病因

大肠癌的病因尚未明确,可能与饮食习惯、遗传、癌前病变等因素有关。

（二）临床表现

1.症状　早期大肠癌多无明显症状,病情进展后可出现下列症状:排便习惯、便性状改变,腹痛或腹部不适,腹部肿块,肠梗阻,全身症状(如消瘦、乏力等)。

2.体征　直肠癌早期无明显症状,癌肿破溃形成溃疡或感染时才出现显著症状。直肠刺激症状,黏液血便,肠腔狭窄症状,转移症状。

（三）处理原则

手术切除是大肠癌的主要治疗方法,同时配合化疗、放疗等综合治疗。

常用化疗方案有:1.mFOLFOX6（奥沙利铂+亚叶酸钙+氟尿嘧啶iv+氟尿嘧啶civ48h）;2.卡培他滨;3.CapeOx(奥沙利铂+卡培他滨);4.sLV5FU2(亚叶酸钙+氟尿嘧啶iv+氟尿嘧啶civ48h);5.mFOLFOX6+贝伐珠单抗/西妥昔单抗。

（四）护理评估

1.围手术期评估

(1)评估患者的饮食习惯、家族史、既往史。

(2)评估患者的身体状况、心理及社会状况。

(3)评估手术情况(麻醉方式、手术名称、术中补液、输血情况)。

(4)观察病情变化、伤口情况及引流情况。

2.化疗护理评估

(1)观察奥沙利铂引起的副作用,如有肢端感觉异常或麻木、咽喉部感觉异常、面部感觉异常等外周神经毒性,大部分患者为一般性手足麻木及感觉迟钝。

(2)观察有无骨髓抑制,白细胞、血小板减少等。

(3)观察有无食欲减退、乏力等。

(4)联合化疗时,观察多种化疗药的毒副反应。

3.放疗护理评估

(1)评估患者心理状况。

(2)评估有无放射性直肠炎,里急后重、黏液便、大便疼痛、血便。

(3)评估有无放射性膀胱炎,尿频、尿急、腰背酸痛,严重者血尿。

(4)评估有无皮肤反应,主要是皮肤经照射之后,可出现干性皮肤反应和湿性皮肤反应。

(5)评估血液系统的改变,骨髓受放射线抑制,使白细胞、血小板减少。

(五)护理措施

1.围手术期护理

(1)心理护理:关心体贴患者,树立与疾病做斗争的勇气,增强其治疗疾病的信心。

(2)营养支持:补充高蛋白、高热量、高维生素、易于消化、营养丰高的少渣饮食;必要时,少量多次输血、输白蛋白等。

(3)肠道准备:术前3日开始口服抗生素,进少渣饮食或全营养制剂,术前1日进行肠道清洁(导泻或灌肠)。

(4)病情观察:术后测量血压、脉搏、呼吸每30分钟1次,患者生命体征平稳后可改为每小时1次,术后24小时病情平稳后逐步延长间隔时间。

(5)体位:全身麻醉尚未清醒者应取平卧位,头偏向一侧;病情平稳后改为半卧位。

(6)饮食护理:术后早期禁食、胃肠减压,肛门排气或肠造口开放后,若无腹胀、恶心、呕吐等不良反应,即可拔除胃管,饮水无不适后可进流质饮食;术后1周进少渣半流质饮食,2周左右可进普食,宜补充高热量、高蛋白、低脂、维生素丰富的食品。

(7)活动:术后第1日,可协助患者下床活动。

(8)引流管护理:妥善固定并标记各引流管,保持引流通畅,经常挤捏各引流管以防堵塞,观察并记录引流液的颜色、性状和量等。

(9)并发症的护理:

1)切口感染:术后给予抗生素;保持伤口周围清洁、干燥;观察体温变化及局部切口有无红、肿、热、痛;若发生感染,则开放伤口,彻底清创。

2)吻合口瘘:行盆腔持续滴注、吸引,同时肠外营养支持。

(10)肠造口护理:

1)术后第一天开放造口,要注意观察造口的血运情况。

2)选择合适的造口用品,保持肠造口周围皮肤的清洁干燥。

3)长期服用抗生素、免疫抑制剂和激素的患者,应特别注意肠造口部位真菌感染。

2.化疗护理

(1)执行化疗一般护理常规。

(2)在用药期间避免接触或进食冷的物品,包括冷水和冷空气,指趾末端注意保暖。加强观察,避免药液外渗,造成末梢神经损伤。

(3)肠造口者执行肠造口护理常规。

(4)饮食护理:饮食宜清淡,增加食物中的膳食纤维及饮水量。

(5)腹腔灌注化疗的护理 同胃癌。

3.放疗护理

（1）执行放疗一般护理常规。

（2）肠造口者执行肠造口护理常规。

（2）饮食护理　进食清淡易消化的食物,出现腹泻时避免进食牛奶、豆浆、番薯等。

（3）并发症的护理:

1）轻度放射性肠炎可出现腹泻,并与便秘交替,遵医嘱给予止泄等对症处理;中重度患者常伴有腹痛,可适当口服止痛药。

2）大肠癌放疗对膀胱、尿道也有影响,嘱患者多喝水、多排尿,放疗前最好排空膀胱,减少膀胱照射。

（六）健康指导

1.社区宣教

（1）一般人群每年进行一次大便隐血试验,每5年进行一次乙状结肠镜检,每10年进行一次纤维结肠镜检。

（2）结直肠的各种慢性炎症及癌前病变,做好积极预防和治疗。

（3）注意饮食及个人卫生,预防和治疗血吸虫性肉芽肿。

（4）多进食新鲜蔬菜、水果等高纤维、高维生素食物,减少食物中动物性脂肪摄入量。

2.饮食与运动　宜进食新鲜蔬菜、水果,多饮水,避免高脂肪及辛辣、刺激性食物;行肠造口者还需注意控制过多粗纤维及易致胀气的食物等。鼓励规律生活,适量参加体育锻炼。

3.工作与社交　保持心情舒畅,融入正常的生活、工作和社交活动中。对于有肠造口的患者,可参加造口患者联谊会,学习交流彼此的经验和体会,重拾自信。

4.结肠灌洗指导　永久性结肠造口患者进行结肠灌洗,训练有规律的肠道蠕动,定时排便。

5.定期复诊　每3~6个月定期门诊复查。行化疗、放疗者,定期检查血常规,出现白细胞和血小板计数明显减少时,应及时到医院就诊。

四、食管癌

食管癌(esophageal carcinoma)是指由食管鳞状上皮或腺上皮异常增生所形成的恶性病变。

（一）病因

病因至今尚未明确,可能与亚硝胺及真菌亚硝胺、营养不良及微量元素缺乏饮食、吸烟、长期饮烈性酒,进食过热、过快,遗传因素、食管慢性炎症、黏膜损伤及慢性刺激等有关。

（二）临床表现

1.症状　早期常无明显症状,吞咽粗硬食物时可能偶有不适。中晚期表现为进行性吞咽困难,先是难咽干硬食物,继而只能进半流质、流质,最后滴水难进。患者逐渐消瘦、贫血、脱水和无力。

2.体征　中晚期患者可触及锁骨上淋巴结肿大,严重者有腹水征。晚期患者出现恶病质状态。若有肝、脑等脏器转移,可出现黄疸、腹水、昏迷等。

（三）处理原则

以手术为主,辅以放疗、化疗等多学科综合治疗。

常用化疗方案有:①紫杉醇+卡铂。②.奥沙利铂+氟尿嘧啶。③FLOT(氟尿嘧啶+甲酰四氢叶酸+奥沙利铂+多西他赛)。④顺铂+氟尿嘧啶;5.紫杉醇+卡铂。

（四）护理评估

1.围手术期评估

（1）观察患者梗阻程度,注意进食后有无潴留、反流现象。

(2)评估患者营养状况、心理状态。

(3)了解麻醉方式、手术方式及术中情况。

(4)密切观察患者生命体征、意识状态及病情变化,观察伤口敷料有无渗出,引流管的类型、位置、是否通畅,观察引流液的颜色、性质、量、气味,皮肤受压情况等。

(5)观察有无疼痛、发热、恶心、呕吐、腹胀、呃逆及尿潴留等常见术后并发症。

2.化疗护理评估

(1)评估患者心理状态。

(2)评估患者营养状况、进食情况,有无进行性吞咽困难、呛咳及呼吸困难;观察口腔粘膜情况,有无溃疡、出血等。

(3)观察患者的体温变化及呼吸情况,有无腹痛、腹胀、呕吐、黄疸等。

(4)观察药物不良反应。

3.放疗护理评估

(1)评估患者心理状况。

(2)评估患者食管有无充血、水肿、局部疼痛、吞咽困难、黏液增多等放射性食管炎症状。

(3)评估患者进行性呛咳、胸背部放射性疼痛是否加重。

(4)了解患者进食、吞咽疼痛情况。

(5)依据急性放射性损伤分级标准评估照射野皮肤。

(五)护理措施

1.围手术期护理

(1)心理护理:了解患者的心理状况,耐心实施心理疏导。

(2)营养支持和维持水、电解质平衡:能进食者,鼓励患者进食高热量、高蛋白、丰富维生素、易消化的流质或半流质饮食;若进食时感食管黏膜有刺痛,可给予清淡无刺激的食物。长期不能进食或一般情况差者,可遵医嘱补充水、电解质或提供肠内、肠外营养。

(3)术前准备:

1)呼吸道准备:术前严格戒烟2周;指导并训练患者有效咳嗽、咳痰和腹式深呼吸。

2)胃肠道准备:术前3日流质饮食;拟行结肠代食管手术患者,术前3~5日口服肠道抗生素并予无渣流质饮食,术前晚行清洁灌肠或全肠道灌洗后禁饮禁食。

(4)病情观察:严密监测患者的心率、血压及呼吸频率、节律等生命体征的变化。

(5)饮食护理:

1)术后早期禁饮禁食3~4日,拔除胃管前不要咽口水或痰液。

2)禁食期间持续胃肠减压,遵医嘱予以肠内和肠外营养支持。

3)停止胃肠减压24小时后,若无呼吸困难、胸内剧痛、患侧呼吸音减弱及高热等吻合口瘘的症状时,可开始进食,少食多餐,细嚼慢咽。

4)避免进食生、冷、硬食物(包括质硬的药片和带骨刺的鱼肉类、花生、豆类等)。

5)食管癌、贲门癌切除术后,嘱患者进食后2小时内勿平卧,睡眠时将床头抬高。

6)食管胃吻合术后患者,可出现胸闷、进食后呼吸困难,1~2个月后,症状多可缓解。

(6)呼吸道护理:

1)密切观察呼吸形态、频率和节律,听诊双肺呼吸音是否清晰,有无缺氧征兆。

2)气管插管者,及时吸痰,保持气道通畅。

3)术后第 1 日鼓励患者深呼吸、吹气球、使用深呼吸训练器锻炼。

4)痰多、咳痰无力者若出现呼吸浅快、发绀、呼吸音减弱等痰阻塞现象时,应立即行鼻导管深部吸痰,必要时行纤维支气管镜吸痰或气管切开吸痰。

(7)胃肠道护理:

1)胃肠减压的护理:妥善固定胃管,保持胃管通畅。严密观察引流量、性状、气味并准确记录。

2)结肠代食管(食管重建)术后护理:患者常嗅到粪便气味,需向患者解释原因,并指导其注意口腔卫生,半年后可逐步缓解。

3)肠内营养的护理:妥善固定导管,循序渐进的恢复经口饮食,注意观察有无误吸及感染性并发症。

(8)胸腔闭式引流的护理:参考肺癌的护理相关内容。

(9)并发症的护理:

1)出血:观察并记录引流液的性状、量。若引流量持续 2 小时超过 4ml/(kg·h),伴血压下降、脉搏增快、躁动、出冷汗等低血容量表现,应考虑有活动性出血,及时报告医师,并做好再次开胸的准备。

2)吻合口瘘:多发生在术后 5~10 日,应观察患者有无呼吸困难、胸腔积液、全身中毒症状,包括高热、血白细胞计数升高、休克甚至脓毒血症。护理措施包括:禁食,行胸腔闭式引流,抗感染及肠外营养支持治疗,严密观察生命体征。若出现休克症状,应积极抗休克治疗。需再次手术者,应积极配合医生完善术前准备。

3)乳糜胸:多发生在术后 2~10 日,少数患者可在 2~3 周后出现,临床表现为胸闷、气急、心悸、甚至血压下降。若患者出现上述症状应迅速处理,行胸腔闭式引流,及时引流胸腔内乳糜液,同时给予肠外营养支持。经保守治疗无效则再次手术治疗。

2.化疗护理

(1)执行化疗一般护理常规。

(2)饮食护理:出现哽噎感时,不要强行吞咽,进食流质或半流质饮食,对于完全不能进食的患者,应采取静脉营养治疗。

3.放疗护理

(1)执行放疗一般护理常规。

(2)饮食护理:放疗期间每天饮水 2000~3000ml,以温热、软食、半流质为主,避免干硬粗糙、大块、刺激性食物,应细嚼慢咽,每次进食后饮用温开水或淡盐水,半小时内不宜平卧。

(3)并发症的护理:出现食管黏膜充血、水肿等放射性食管炎表现,做好解释工作,减轻患者的焦虑,疼痛明显者可在进食前 15~30 分钟用 2%利多卡因含漱止痛。

(六)健康指导

1.疾病预防指导 避免接触引起癌变的因素,如改良饮水;应用预防药物(维 A 酸类化合物及维生素等);积极治疗食管上皮增生;避免过烫过硬饮食等;加大防癌宣传教育,在高发区人群中做普查和筛检。

2.饮食指导 指导合理选择饮食,告知注意事项,预防并发症的发生。

3.活动与锻炼 保证充分睡眠,劳逸结合,逐渐增加活动量。术后早期不宜下蹲大小便,以免引起直立性低血压或发生意外。

4.复诊指导　定期复查,遵医嘱坚持后续治疗。若术后3~4周再次出现吞咽困难,可能为吻合口狭窄,应及时就诊。

五、乳腺癌

乳腺癌(breast cancer)是指发生在乳腺上皮组织的恶性肿瘤。

(一)病因

病因尚不清楚。目前认为与激素作用、家族史、经初潮年龄早、绝经年龄晚、未育、乳腺良性疾病、营养过剩、环境等因素有关。

(二)临床表现

表现为患侧乳房出现无痛性、单发小肿块,多位于乳房外上象限,肿块固定、不易推动。皮肤破溃、乳房外形改变(酒窝征、乳头内陷、橘皮征)。

(三)处理原则

手术治疗为主,辅以化学药物、内分泌、放射、生物等治疗措施。

常用化疗方案有:①AC(多柔比星/环磷酰胺)继以紫杉醇。②TC(多西他赛/环磷酰胺)。③AC继以紫杉醇+曲妥珠单抗±帕妥珠单抗。④紫杉醇+曲妥珠单抗。⑤TCH(多西他赛/卡铂/曲妥珠单抗)±帕妥珠单抗。

(四)护理评估

1.围手术期评估

(1)评估患者的病情、配合情况、自理能力、心理状况。

(2)评估患者生命体征、饮食、睡眠、排便、原发疾病治疗用药情况、既往史等。

(3)了解女患者是否在月经期。

(4)了解患者对疾病和手术的认知程度。

2.化疗护理评估

(1)评估患者心理状态。

(2)评估体温、血常规、肝肾心脏功能的情况。

(3)密切观察化疗药物引起的毒副作用,评估恶心呕吐的分级。

(4)评估患侧上肢功能,如上举、外展、握力等。

(5)注意观察患侧手术切口愈合情况及手术侧上肢是否有肿胀。

(6)注意观察晚期癌性疼痛的部位、程度、性质、持续时间、发作特点。

(7)评估口腔黏膜的损伤程度,了解患者进食情况。

3.放疗护理评估

(1)评估患者心理状况。

(2)依据急性放射损伤分级标准评估放射野皮肤,有无干性、湿性脱皮等反应。

(3)评估健侧或患侧局部周围有无包块。

(4)评估有无干咳、发热、胸痛、气急等放射性肺炎的症状。

(5)对行内乳区或锁骨上区放疗的患者观察有无吞咽疼痛或不适等放射性食管炎的表现。

(6)密切观察体温、血象变化。

(7)观察因腋窝淋巴结清扫术后出现的上肢水肿、上臂内侧疼痛、麻木在放疗期间是否加重,上举、后伸有无受限。

(五)护理措施

1.围手术期护理

(1)心理护理:了解和关心患者,鼓励患者表达对疾病和手术的顾虑与担心,有针对性地进行心理护理。

(2)哺乳期及妊娠初期发生乳腺癌者应立即停止哺乳或妊娠。

(3)体位:术后麻醉清醒、血压平稳后取半卧位。

(4)病情观察:严密观察生命体征变化,观察并记录切口敷料渗血、渗液情况。乳腺癌扩大根治术有损伤胸膜可能,患者若感到胸闷、呼吸困难,应及时报告医师。

(5)伤口护理:手术部位用弹力绷带加压包扎,使皮瓣紧贴胸壁,防止积液积气。包扎松紧度以能容纳1手指。告知患者不能自行松解绷带,瘙痒时不能将手指伸入敷料下搔抓。若绷带松脱,应及时重新加压包扎。观察皮瓣血液循环,注意皮瓣颜色及创面愈合情况。观察患侧上肢远端血液循环,及时调整绷带的松紧度。

(6)引流管护理:

1)有效吸引:负压吸引的压力大小要适宜,持压缩状态,观察管道连接是否紧密。

2)妥善固定:引流管的长度要适宜,患者卧床时将其固定于床旁,起床时固定于上衣。

3)保持通畅:定时挤压引流管,避免管道堵塞。防止引流管受压和扭曲。若有局部积液皮瓣不能紧贴胸壁且有波动感,报告医师及时处理。

4)注意观察:包括引流液的颜色、性状和量。术后1~2日,每日引流血性液体约200ml,以后颜色逐渐变淡、减少。

5)拔管:若引流液转为淡黄色、连续3日每日量少于10~15ml,创面与皮肤紧贴,手指按压伤口周围皮肤无空虚感,即可考虑拔管。若拔管后仍有皮下积液,可在严格消毒后抽液并局部加压包扎。

(7)淋巴水肿护理:

1)避免损伤:勿在患侧上肢测血压、抽血、注射或输液等。避免患肢过度活动、负重和外伤。

2)抬高患肢:平卧时患肢下方垫枕抬高10°~15°,肘关节轻度屈曲;半卧位时屈肘90°放于胸腹部;下床活动时用吊带托或用健侧手将患肢抬高于胸前,需要他人扶持时只能扶健侧,以防腋窝皮瓣滑动而影响愈合;避免患肢下垂过久。

3)促进肿消退:在专业人员指导下向心性按摩患侧上肢,或进行握拳、屈肘、伸肘和缓慢渐进的举重训练等;深呼吸运动改变胸膜腔内压,并引起膈肌和肋间肌的运动;肢体肿胀严重者,用弹力绷带包扎或戴弹力袖;局部感染者,及时应用抗生素治疗。

(8)患侧上肢功能锻炼:术后24小时内,活动手指和腕部;术后1~3日,进行上肢肌肉等长收缩;术后4~7日,鼓励患者用患侧手洗脸、刷牙、进食等,并做以患侧手触摸对侧肩部及同侧耳朵的锻炼;术后1~2周,做肩关节活动,以肩部为中心,前后摆臂。术后10日左右,做抬高患侧上肢、手指爬墙、梳头等锻炼。指导患者做患肢功能锻炼时应根据患者的实际情况而定,一般以每日3~4次、每次20~30分钟为宜;循序渐进,逐渐增加功能锻炼的内容。术后7日内不上举,10日内不外展肩关节;不要以患侧肢体支撑身体。

2.化疗护理

(1)执行化疗一般护理常规。

(2)功能锻炼：

1)两脚立正姿势,患侧上肢屈肘,做松拳,握拳,旋转腕关节活动。

2)两脚立正姿势,上肢屈伸肘关节,肘关节胸前交叉时握紧拳头,肘关节向两侧展开时松拳。

3)两脚分开与肩同宽,手臂平举,双手交叉胸前来回自由摆动。

4)两脚分开与肩同宽,两臂伸展手心向上,然后左转体右手放在左肩部,左手放在后背部,同方法做另一侧。

5)双手指交叉,手心朝外,手臂尽量向上伸直,腰部尽量向上拉升,转体双手带动腰部向左侧转,同方法做另一侧。双手向前向下弯腰呈 90°,再缓缓向上拉升使身体直立。

6)双手握拳屈肘平至胸前,肩关节外展,迈出左脚并打开双臂,幅度逐渐增加。

7)左手向上伸直,右手下垂,两臂同时向后提拉,同方法做另一侧。

8)双手叉腰,颈部向前、右、后,左顺时针方向转动,再反方向活动。

9)双手叉腰,脚后跟向上踮起后保持上身直立后放下。

(3)静脉治疗的护理:首选 PICC,术后患者应避免患肢输液、抽血、测血压等。

3.放疗护理

(1)执行放疗一般护理常规。

(2)指导患者行上肢功能锻炼。

(3)并发症的护理:左侧乳腺癌患者放疗时,极少数患者会出现心律失常,放疗后需定期监测心功能。

(六)健康指导

1.饮食与活动　加强营养,多食高蛋白、高维生素、高热量、低脂肪的食物。近期避免患侧上肢搬动或提拉过重物品,继续进行功能锻炼。

2.避免妊娠　术后 5 年内避孕,防止乳腺癌复发。

3.坚持治疗　遵医嘱坚持化疗、放疗或内分泌治疗。化疗期间定期检查肝、肾功能、血白细胞计数。告知患者坚持服药的重要性,并积极预防和处理不良反应。放疗、化疗期间因抵抗力低,少到公共场所。放疗期间注意保护皮肤,出现放射性皮炎时及时就诊。

六、淋巴瘤

淋巴瘤(lymphoma)为起源于淋巴结和淋巴组织的恶性肿瘤。

(一)病因

淋巴瘤的病因与发病机制尚不清楚。一般认为其发生与病毒感染、免疫缺陷、幽门螺杆菌抗原的存在有密切关系。

(二)临床表现

可有进行性无痛性的淋巴结肿大、发热、皮肤瘙痒及酒精疼痛,累及组织器官时可出现相应的症状和体征。

(三)处理原则

以化疗为主、化疗与放疗相结合,联合应用相关生物制剂的综合治疗,是目前淋巴瘤治疗的基本策略。

常用化疗方案有:①ABVD(多柔比星+博莱霉素+长春新碱+达卡巴嗪)。②.CHOP(环磷酰胺+多柔比星+长春新碱+泼尼松)。③CVP(环磷酰胺+长春新碱+泼尼松)。④EPOCH(依托泊苷+

长春新碱+环磷酰胺+多柔比星+泼尼松）。⑤DHAP（地塞米松+高剂量阿糖胞苷+顺铂）。

（四）护理评估

1.化疗护理评估

（1）评估患者心理状况。

（2）观察体温、血象变化。

（3）评估患者活动是否受限。

（4）评估患者有无呼吸困难、尿量减少等症状。

（5）评估患者有无上腔静脉压迫综合征症状。

（6）评估患者淋巴结肿大的部位、大小、活动度,有无深部淋巴结肿大引起的压迫症状。

2.放疗护理评估

（1）评估患者的心理状况。

（2）观察全身症状,如贫血、乏力、体重减轻、盗汗、发热、皮肤瘙痒、肝脾肿大等。

（3）观察肿瘤所累及范围大小。

（4）观察血象、体温的变化。

（5）观察放射野皮肤及口腔黏膜反应。

（6）观察有无骨骼浸润,警惕病理性骨折、脊髓压迫症状。

（7）观察有无胸闷、气急、胸痛等放射性肺炎及心率快、心力衰竭等症状。

（五）护理措施

1.化疗护理

（1）执行化疗一般护理常规。

（2）静脉治疗的护理:化疗患者首次做好 PICC 置管宣教,在输注过程中避免外渗发生。

（3）病情观察:监测生命体征变化,高热时卧床休息,给予物理降温或遵医嘱药物降温,补充充足的水分,保持床单位及患者皮肤的清洁。呼吸困难和发绀者,应取半坐卧位,予以吸氧。

3.放疗护理

（1）执行放疗一般护理常规。

（2）并发症的护理:不同部位的淋巴瘤放疗可出现相应并发症,密切观察与护理。

（六）健康指导

1.疾病知识指导　保证充分休息、睡眠,适当参与室外锻炼,如散步、打太极拳、体操、慢跑等。食谱应多样化,加强营养,避免进食油腻、生冷和容易产气的食物。有口腔及咽喉部溃疡者可进牛奶、麦片粥及淡味食物。若口舌干燥,可饮用柠檬汁、乌梅汁等。注意个人卫生,皮肤瘙痒者避免抓搔。沐浴时避免水温过高,宜选用温和的溶液。

2.心理指导　耐心与患者交谈,了解患者对本病的知识和对患病、未来生活的看法,给予适当的解释,鼓励患者积极接受和配合治疗,营造轻松的环境,保持心情舒畅。

3.用药指导　坚持定期巩固强化治疗。若有身体不适,如疲乏无力、发热、盗汗、消瘦、咳嗽、气促、腹痛、腹泻、皮肤瘙痒、口腔溃疡等,或发现肿块,应及早就诊。

七、鼻咽癌

鼻咽癌(nasopharyngeal carcinoma)是指发生于鼻咽腔顶部和侧壁的恶性肿瘤。

（一）病因

鼻咽癌的发病因素是多方面的。一般认为其发生与病毒感染、环境、遗传等因素有关。

（二）临床表现

轻者可引起涕血（即吸鼻时"痰"中带血），重者可致鼻出血、耳鸣、听力下降。原发癌浸润至后鼻孔区可致机械性堵塞。临床上多见单侧持续性头痛，侵犯眼部常引起视力障碍、视野缺损、复视、眼球突出及活动受限、神经麻痹性角膜炎，眼底检查可见视神经萎缩与水肿。

（三）处理原则

以放疗为主、化疗与放疗相结合。

常用化疗方案有：①PF（顺铂+氟尿嘧啶）。②.PLF（顺铂+氟尿嘧啶+四氢叶酸钙）。③CF（卡铂+氟尿嘧啶）。④TPF（顺铂+氟尿嘧啶+紫杉醇）。⑤TIF（顺铂+紫杉醇+异环磷酰胺）。

（四）护理评估

1.化疗护理评估

（1）评估患者心理状况。

（2）评估患者有无药物过敏史。

（3）评估患者穿刺部位及血管情况。

（4）观察化疗不良反应：恶心、呕吐、腹泻、厌食、头晕、皮疹、手麻等。

（5）观察患者体温、血象变化。

（6）观察鼻咽部症状，有无鼻咽出血。

2.放疗护理评估

（1）评估患者心理状况。

（2）观察体温、血象变化。

（3）观察鼻咽冲洗情况、口鼻腔有无异味和出血。

（4）评估患者有无肌肉纤维化症状，如张口、转颈运动受限等。

（5）评估患者头痛、面麻、复视等症状是否减轻。

（6）依据急性放射损伤分级标准评估患者照射野皮肤情况、口腔黏膜损伤程度，了解患者进食、口干、口咽疼痛情况。

（五）护理措施

1.化疗护理　执行化疗一般护理常规。

2.放疗护理

（1）执行放疗一般护理常规。

（2）鼻咽护理：坚持鼻咽部冲洗2次/日。气候干燥季节，保持病房湿度在60%~70%间，选用淡鱼肝油或复方薄荷油交替滴鼻，4小时/次。忌用力擤鼻、挖鼻，有出血时暂停鼻咽冲洗，并按照本章第三节"放疗常见并发症及护理要点"中的"鼻出血"进行护理。

（3）并发症的护理：坚持功能锻炼，主要方法有漱口、叩齿、咽津、鼓腮、弹舌、张口锻炼、颈部旋转运动等。

（六）健康指导

1.口腔护理　保持口腔清洁，坚持护齿，用含氟牙膏刷牙。

2.皮肤护理　在照射区皮肤色素沉着未退清前，继续避免理化因素的刺激。

3.饮食护理　以半流质饮食为宜，适当调整饮食生活习惯以适应治疗后的身体状况。

4.功能锻炼及出院指导　做好预防后遗症指导，终生坚持功能锻炼及鼻咽冲洗，三年内禁止拔牙。

5.定期复查　观察有无复发、转移和放疗后遗症。复查时间为:放疗后 1 年内应 1~3 月复查一次,1 年后 3~6 月复查一次,5 年以上者可每年复查 1 次,有情况随诊。

第三节　肿瘤化、放疗护理

一、一般护理常规

(一)化疗一般护理常规

(1)评估患者病情、意识、合作程度、心理状态、置管处皮肤及血管情况、口腔黏膜、有无进困难、吞咽困难、味觉异常,有无恶心呕吐等症状。

(2)了解化学药物性质、作用、副作用、剂量、给药方法、注意事项及用药周期。输注化疗药物时宜行中心静脉置管。

(3)根据不同给药途径,做好用药护理。

(4)监测患者生命体征及化学药物治疗后不良反应,定期检查血常规、肝肾功能等。

(5)患者口腔黏膜出现炎症或溃疡时按照本节"口腔炎"内容护理。

(6)化疗期间宜少量多餐,选择高热量、高蛋白、高维生素清淡饮食,忌辛辣、煎、炸等刺激性食物。

(7)患者出现胃黏膜、肠道黏膜坏死时应停药或改变化学药物治疗方案,口服制菌霉素或乳酸杆菌制剂等。

(8)骨髓抑制护理:嘱患者定期复查血常规,预防感染和出血。

(9)发生高热时,遵医嘱停止化疗,给予物理或药物降温。

(10)如有脱发,指导患者化学药物治疗前剪短头发,购买假发或帽子,告知脱发是暂时的,停止化学药物治疗后头发可重新生长。脱发后勿使用刺激性的洗发水和香水。

(11)输注肾脏毒性大的化疗药物时,应注意观察患者尿量及颜色,鼓励化学药物治疗期间多饮水。

(12)鞘内给药时,观察患者四肢感觉情况。

(13)妊娠期间观察患者腹痛及阴道出血情况。

(14)做好心理护理,增强患者信心。

(15)嘱患者多休息,避免到人多拥挤的公共场所,严防交叉感染。

(16)指导患者出院后加强营养,劳逸结合;定期做血常规检查;定期复查,有情况随诊。

(二)放疗一般护理常规

1.放疗前护理

(1)评估患者精神、营养、心理状况及社会支持情况。

(2)了解放射治疗部位、面积、放射源种类、照射剂量等。

(3)指导患者增加营养摄入,以高蛋白、高热量、高维生素、易消化饮食为主;劝患者戒烟忌酒,忌煎烤、油炸、腌制、辛辣刺激性食物,充分休息,适当锻炼。

(4)做好放射治疗前准备,指导患者洗澡、理发、修胡须,穿柔软、宽大、吸湿性强的内衣;放治疗前半小时避免进食,取下金属物品;头颈部放射治疗前常规检查口腔,了解口腔卫生:有无龋齿、口腔溃疡等,如有龋齿,放射治疗前需要予以修补或拔除深度龋齿和残根,清除牙石斑垢,取出金属冠;拔牙后 7~10 天待伤口愈合方可进行放射治疗;膀胱照射前排空大小便等。

2.放疗中护理

(1)观察患者体温、体重、血象变化及放疗后全身不适反应。

(2)清淡饮食,多食蔬菜和水果及富含营养的食物,每日饮水 2000~3000ml。

(3)注意保暖,注意眼、耳、鼻清洁与保护,必要时遵医嘱用抗生素预防感染,眼睛不能闭合者,休息时以纱布遮盖,注意保护睾丸或卵巢。

(4)加强对患者的病情观察,预防放射性并发症的发生:如脑部肿瘤患者有无头痛、烦躁或昏迷等放射性脑部水肿症状,鼻咽癌患者鼻腔有无出血等。

(5)加强宣教,如放射野皮肤的保护,保持局部清洁,勿搔抓、暴晒;口腔照射时宜用软毛牙刷及含氟牙膏,每日用漱口液含漱,口干可用 1%甘草水含激,或用麦冬、银花泡茶饮用,避免进食过冷过热食物。

(6)口腔膜反应护理:饭前饭后、睡前常规用 0.9%生理盐水或温开水含漱,反应严重者遵医嘱抗感染治疗,暂停放疗。

(7)骨髓抑制护理:每周检查血象一次,白细胞降至 $4×109/L$ 以下、血小板降至 $100×109/L$ 以下时应暂停放疗;白细胞降至 $1×l09/L$ 时,采取保护性隔离措施,加强消毒,预防感染。

(8)患者放射治疗后可静卧休息 30 分钟,保证充足的睡眠,酌情锻炼。

(9)体温≥38.5℃以上的患者,通知医生,暂停放疗。

(10)保持放疗标记线清晰,如有模糊不清时,需及时请医师重新标记。

3.放疗后护理

(1)评估患者有无疼痛及肌肉纤维化。

(2)嘱患者均衡营养、清淡饮食,注意口腔及皮肤卫生。充分休息、适当运动,增强机体免疫力。

(3)嘱患者继续保护放射野皮肤,如有痒或脱皮,应避免搔抓和撕剥,有破溃者及时处理。

(4)告知功能锻炼的重要性,指导患者行相关功能锻炼。

(5)告知患者放疗后 3 年内不宜拔牙,定期复查,有不适随诊。

二、化疗常见并发症及护理要点

(一)恶心、呕吐

恶心、呕吐是化疗药物引起的最常见早期并发症,严重时可导致患者脱水、电解质平衡失调、衰弱和体重减轻,甚至中断治疗。

1.观察要点

(1)药物种类:根据化疗药物的种类,确定其潜在致吐性,根据致吐性拟定预防措施。

(2)患者情绪:评估患者有无不安情绪,忍耐程度如何,是否经历过强烈的恶心呕吐,以往治疗状况。

(3)身体状况:有无脸色、表情改变,倦怠感、疲劳感,头晕、晕车等不适症状。

(4)症状和伴随症状:恶心、呕吐的状况(时间、次数、程度)和伴随症状(食欲不振、腹泻、脱水、发热等)及基础疾病的观察。

(5)检查结果:血清肌酐值,有无蛋白尿、血尿;神经障碍:麻木,意识改变;骨髓障碍:白细胞、血小板、血色素值等。

(6)恶心呕吐症状的评价,见表 3-12。

表 3-12 恶心、呕吐症状的评价

毒性	0 级	1 级	2 级	3 级	4 级
恶心(NCI-CTC)	无	可进食,食量正常	食量明显下降,但可进食	不能进食	看到食物就恶心
呕吐(NCI-CTC)	无	24h 内 1 次	24h 内 2~5 次	24h 内 6~10 次	看到食物就恶心
恶心呕吐(WHO)	无	恶心	短暂呕吐	呕吐需治疗	难控制的呕吐

注:NCI-CTC:美国癌症研究所的常规毒性判断标准

WHO:世界卫生组织的常规毒性判断标准。

2.护理措施

(1)体位:取舒适体位。

(2)健康教育:做好自我观察、自我护理的指导。

(3)用药:遵医嘱给予合适的药物,评估止吐药效果及延迟性或爆发性恶心和呕吐的发生情况,做好应对措施。

(4)饮食护理:

1)根据患者的口味,给予清淡易消化饮食,少量多餐,鼓励进食。

2)呕吐频繁应多吃水果和富含电解质饮料,补充水分和钾离子。

3)避免进食辛辣、刺激性、太油、太甜、太热、太硬的食物。

4)若营养严重失调,不能经口进食者,可酌情给予肠内或肠外营养支持治疗。

(5)环境调整:创造良好的心理、生理环境。

(6)记录出入量:评估脱水情况,必要时查血电解质,补液。

(二)口腔炎

口腔是放化疗毒性反应的常见部位,口腔炎则是发生于包括口腔和咽部黏膜组织的急性炎症或溃疡。

1.观察要点

(1)开始使用抗肿瘤药物,每天进行 1 次口腔观察,同时教会患者自我观察。

(2)口腔内观察,有义齿的先拿掉义齿,按照以下项目进行观察:

1)口唇、口角、牙龈、颊粘膜、舌苔的颜色,有无口臭等。

2)粘膜有无破溃、出血、糜烂、水泡、肿胀等。

3)唾液分泌的量、黏稠度。

4)有无口腔疼痛、吞咽是否疼痛。

(3)味觉的改变,如有无味淡、无味的感觉,出现口腔发苦、有金属味等。

(4)检查资料,如中性粒细胞、血红蛋白、营养状态等与感染有关的全身状态。

(5)口腔副作用程度评价,见表 3-13。

表 3-13 口腔副作用程度评价标准

评价标准	0 级	1 级	2 级	3 级	4 级
NCI-CTC	正常	无痛性溃疡、红斑、轻度口疮	红斑溃疡、水肿但可进饮食	红斑疼痛,水肿,溃疡,不能进食	需肠内或肠外支持治疗
WHO	正常	疼痛、红斑	红斑溃疡可进一般饮食	溃疡,只进流食	不能进食

2.护理措施

(1)口腔炎的预防:

1)刷牙:每次饭后 30 分钟和睡前用软毛牙刷或海绵刷牙,最好使用含氟牙膏。

2)漱口:要常规漱口,根据口腔炎的严重程度增加漱口次数。

3)假牙的护理:每餐取出假牙和连接体后清洁口腔及假牙,如果炎症较严重,不要戴假牙。

4)干燥的护理:可用柠檬水和口香糖促进唾液分泌,也可用人工唾液喷雾剂。

5)患者教育:治疗开始前,向患者及家属说明口腔护理的重要性,告知口腔内观察,预防的方法。

(2)口腔炎的护理:

1)疼痛管理:含漱或涂抹局部麻醉药物。

2)口腔护理:含漱液含有转化生长因子-β,口服维生素 A、维生素 E。

3)饮食护理:避免食用酸性、刺激性强、过热、过硬的食物,以及柑橘类饮料或食物刺激口腔。对于重度口腔炎患者应住院治疗,遵医嘱使用麻醉类药物镇痛,行抗感染、全胃肠外营养等治疗。

(三)腹泻

腹泻是大便变为水性(每日大便大于 300ml)及大便次数增多(每日 3 次以上)。排便量大于 8~10L/天可见骨髓移植患者,发生移植物抗宿主病时,腹泻可以突然发生,非常剧烈,持续 7~14 天,或者表现为慢性,持续时间超过两周。

1.观察要点

(1)化疗药物使用前后观察大便的形状、量以及腹泻程度,见表 3-14。

表 3-14 腹泻的程度评价

毒性	0 级	1 级	2 级	3 级	4 级
腹泻(NCI-CTC)	无	大便次数比治疗前增加 2-3 次/天	增加 4~6 次/天,或晚间大便,或轻度肠疼挛	每天增加 7~9 次大便,或难以控制,或重度肠疼挛	>10 次大便,或血性腹泻,或需输液
腹泻(WHO)	无	短暂(<2 天)	不能耐受,需受治疗	不能耐受,需治疗	血性腹泻

（2）有无伴随症状

1）消化道症状：腹痛、食欲不振、恶心、呕吐、肠蠕动亢进、肛门疼痛等症状。

2）全身症状：发热、全身倦怠感、食欲减退、失眠、体重减轻等。

3）脱水和电解质紊乱：皮肤黏膜干燥、尿量减少、血压降低等脱水症状，注意电解质数值有无异常。

2.护理措施

（1）环境：给予腹部保暖，保持环境安静舒适，解除患者不安。体力不支者可在床上排便。

（2）饮食护理：

1）指导患者少量多次少渣饮食，避免进食刺激和兴奋肠道的食品（咖啡、红茶、香辛料等），增加液体的摄入量，约 3000mL/天。

2）摄入能增加大便形态的食物，如白米饭、馒头、面条等。

3）补充必需的电解质和维生素，如浓缩果汁、葡萄汁、其他含有葡萄糖的饮料等。

（3）保持水和电解质的平衡：水分和营养经口摄取困难者进行输液。

（4）排便后保持肛周清洁。如肛门疼痛，洗净肛门后可于肛周皮肤涂抹油性软膏（如氧化锌软膏），对于中重度腹泻，软膏最好涂到 5~6cm 的厚度。

（5）保护皮肤，加入醋酸铝进行坐浴，指导患者穿松软的棉质衣服。

（四）便秘

便秘是指有排便困难和不适感，大便次数减少，便秘可造成腹部不适或疼痛、食欲减退、恶心、呕吐、肛门裂伤或撕裂、痔疮加重或发生炎症、肠内部裂伤。

1.观察要点

（1）观察治疗前后的排便状况和大便的性质及量。

（2）有无便秘的伴随症状及其程度。

（3）饮食的种类和量。

（4）水分的出入量。

（5）生活节奏和活动量。

（6）排泄的环境。

（7）药物的使用情况。

（8）便秘程度评价，见表 3-15。

表 3-15 便秘程度的评价

严重程度	评价
0 级	无便秘
1 级	需使用大便软化剂（如开塞露）或食物调整
2 级	需使用缓泻剂
3 级	顽固的便秘，需要用手抠出大便或灌肠
4 级	肠梗阻或中毒性肠麻痹
5 级	与便秘相关的死亡

2.护理措施

(1)排便习惯的建立:养成每日定时排便的习惯,创建良好的排便环境。

(2)饮食护理:多吃富含纤维和水分的食物,增加液体的摄入,增加可使大便柔软的食物,如香蕉、蔬菜等。食欲低下,恶心等情况下,尽可能少量多餐。

(3)增加肠蠕动:可采取运动、腹部按摩、穴位刺激、腹部热敷等。

(4)药物治疗:根据以往化疗便秘的情况,预防性的口服缓泻剂,如效果不佳,进行肛门给药、灌肠和抠便等。

(五)脱发、皮肤毒性

常见皮肤毒性反应有皮肤瘙痒、荨麻疹、血管神经性水肿、指趾甲变脆等。脱发是最为常见的皮肤病变,常造成患者心理上、情绪上的损害,甚至会放弃具有治愈潜力的治疗。

1.观察要点

(1)WHO 皮肤症状和脱发症状评价,见表 3-16。

表 3-16 皮肤和脱发症状评价分级

毒性	0 度	Ⅰ 度	Ⅱ 度	Ⅲ 度	Ⅳ 度
皮肤	正常	红斑	干性脱皮,水疱、瘙痒	湿性皮炎,溃疡	剥脱性皮炎并坏死,需手术
脱发	正常	少量脱发	中等斑片脱发	完全脱发,但可恢复	不能恢复的脱发

2.护理措施

(1)脱发护理:

1)做好患者的心理护理。

2)提供假发套的信息,指导患者美化形象。

3)告知患者化疗药物使用后 2~3 周开始脱发,包括头发以外的部位(体毛、眉毛、睫毛、阴毛)。化疗停止后 3~6 个月,毛发开始生长。

4)化疗期间留舒适的短发,正确护理头皮,如使用刺激性小的洗发剂(婴儿或敏感肌肤使用),用短指甲指腹轻轻按摩头皮,使用硬度小、对头皮刺激小的梳子等。

5)加强营养支持。

(2)手足综合征的预防和护理:

1)避免手和足的摩擦和受压,不宜长时间站立,避免剧烈的运动和体力劳动。

2)不穿紧或不合脚的鞋,穿平底鞋或网球鞋时,应穿棉袜或用软垫以防足部受压。

3)在医生的指导下口服维生素 B6、西乐葆。

4)把双手和双足用温水浸泡 10 分钟后抹干,涂上含尿素软膏或乳液。一天两次或涂上厚厚的一层,穿棉袜保持整晚。

5)避免进食辛辣、刺激性食物。

6)出现水泡要请医务人员处理;出现脱皮时不要用手撕,可用消毒的剪刀剪去掀起的部分;

皮肤持续增厚或起茧,可请足疗师治疗。

7)可将硫酸镁溶于温水中,浸泡皮肤患处,也可用芦荟汁涂抹患处。

8)色素沉着:保持皮肤干燥、清洁,涂抹保湿霜,使用 SPF30 的防晒霜,避免摩擦和日光照射,穿宽松棉织物衣物,避免热水沐浴。

9)坏死性皮炎:外涂类固醇软膏,严重情况下口服类固醇。

（六）骨髓抑制

骨髓抑制是指骨髓中的血细胞前体的活性下降,血液中的红细胞和白细胞都源于骨髓中的干细胞。化学治疗和放射治疗及许多其他抗肿瘤治疗方法,都是针对快速分裂的干细胞,因而常常导致正常骨髓细胞受抑。

1.观察要点

（1）观察患者身体是否有出血点、牙龈出血等,尤其是脑出血。

（2）注意查看皮肤有无瘀点、瘀斑以及出现的部位、时间,有无消化道及呼吸道出血的情况。

（3）观察监测血常规、生化指标。

（4）WHO 化疗药物致骨髓抑制分度标准,见表 3-17。

表 3-17 化疗后骨髓抑制的分度标准

相关指标	0 级	1 级	2 级	3 级	4 级
血红蛋白(g/L)	≥110	109~95	94~80	79~65	<65
白细胞(10^9/L)	≥4.0	3.9~3.0	2.9~2.0	1.9~1.0	<1.0
粒细胞(10^9/L)	≥2.0	1.9~1.5	1.4~1.0	0.9~0.5	<0.5
血小板(10^9/L)	≥100	99~75	74~50	49~25	<25

2.护理措施

（1）严格掌握化疗适应证,化疗前检查血象、骨髓情况。如果白细胞<4×10^9/L,血小板<50×10^9/L 时,化疗应慎重执行,需要适当调整治疗方案,必要时应暂缓化疗,给予对症治疗。

（2）一般护理:

1)注意口腔、会阴及皮肤清洁卫生。

2)保持室内空气新鲜,温湿度适宜。

3)避免去公共场所,如必须外出须戴口罩。

4)严格按医嘱服用升白细胞药物,定期复查血常规。

5)加强营养,食用高热量、高维生素、高蛋白、低脂肪易消化的食物,不宜食用生、冷及有刺激性的食物。

（3）保护性隔离措施(WBC≤1×10^9/L):

1)入住层流床,有条件入住层流洁净病房。

2)做好宣教患者,给予心理护理。

（4）特殊护理措施(WBC<0.5×10^9/L 或绝对中性粒细胞<0.5×10^9/L):

1)皮肤护理:

①严格无菌操作技术。

②注意清洁腋窝、腹股沟、会阴部、臀部、乳房下方等容易出现皮肤损伤感染部位。

③大便后用 1:5000 高锰酸钾坐浴。

⑤保留锁骨下或颈静脉插管时插管处每周消毒、换药 3 次。

2)口腔护理：

①饭后用 3%碳酸氢钠漱口。

②用软毛牙刷刷牙,溃疡处涂抹消炎膏每日 3~5 次。

3)上呼吸道护理：

①注意保暖,咽痛、声音嘶哑、痰多黏稠时给予雾化吸入,及时咳痰。

②防止并发症,如外耳道流脓或头痛加重、脓涕、鼻窦有压痛等。

③泌尿道护理：嘱患者多饮水,保持每日尿量在 2000ml~3000ml,并观察尿液颜色的变化。

(5)血小板减少的护理措施

1)一般护理：

①血小板< $50×10^9$/L 时,减少活动,避免磕碰及搬运重物;预防便秘。

②维持收缩压在 140 mmHg 以下,预防颅内出血。

③避免使用非甾体消炎药如阿司匹林的药物。

2)生活护理：

①穿柔软、棉质内衣裤,忌用刺激性强的肥皂洗澡。

②男性患者最好使用电动剃须刀,避免损伤皮肤。

③刷牙时用软毛牙刷,避免损伤而致出血。

④避免进食粗糙、坚硬的食物。

(七)过敏

多数抗肿瘤药物均可引起过敏反应,其中门冬酰胺酶和紫杉醇导致过敏反应发生率较高。

1.观察要点

(1)症状：

1)皮肤荨麻疹、面部潮红,双眼睑及双唇浮肿、眼结膜充血等。

2)寒战、发热、呼吸困难、支气管痉挛、面色青紫、双肺布满湿啰音等。

3)关节痛、骨痛。

4)心动过速、低血压、过敏性休克等。

2.护理措施

(1)预防措施：

1)询问药物过敏史。

2)用药前使用抗过敏药物。

(2)用药过程中严密的监护：

1)初次用药后 2 小时内大多数过敏症状会出现,初次用药后 24h 内也有出现过敏症状的危险,应严密观察。

2)紫杉醇几乎所有的反应都出现在用药的最初 10 分钟,加强监护。

3)出现过敏症状的患者,下次用药时不应在门诊或日间病房进行,应至少在医院中观察 24 小时。

(3)过敏症状出现后的处理：

1)停止使用引起过敏的药物。

2)更换输液装置,用生理盐水或5%葡萄糖溶液维持。

3)监测患者的生命体征,严重时使用心电监护。

4)确保气道通畅,必要时遵医嘱补液、用药。

(4)过敏恢复后的处理：

1)避免再次使用该药物。

2)不能更换药物的情况下,下次使用时做好充分的准备,加强监护。

(5)再次使用药物的方法：

1)用药前使用预防过敏的药物。

2)减慢使用的速度。

3)改变用药的途径。

(八)肝脏毒性

肝脏反应可以是急性而短暂的肝损害,包括坏死、炎症,也可是长期用药而引起的慢性肝损伤,如纤维化、脂肪变性、肉芽肿形成、嗜酸粒细胞浸润等。

1.观察要点

(1)注意观察治疗前后肝功能的检查结果。

(2)观察肝功能损害的症状。

2.护理措施

(1)经常进行血液生化检查,了解检查结果。

(2)了解化疗药物的作用机制,预测肝损害发生的频率、时间、程度等。

(3)肝损害发生时,根据医嘱停药或减量。

(4)饮食以清淡可口为宜,适当增加蛋白质和维生素的摄入。

(5)做好心理护理,减轻焦虑,增强体质。

(九)心脏毒性

化疗药物引起的心血管副作用包括多个方面,如心律失常、心肌缺血、充血性心力衰竭、外周血管疾病以及心包疾病等。

1.观察要点

(1)了解患者病情,评价心脏毒性的危险因素。

(2)观察患者是否出现窦性心律失常,有无心脏压塞感,心衰等症状。

(3)把握蒽环类药物的使用总量,有无超过总使用剂量。

2.护理措施

(1)定期进行心脏功能检查,左室输出量45%~50%以下时停止用药。

(2)心衰的治疗护理　限制盐和水、利尿剂、洋地黄类的使用,保持安静。

(3)心律失常的治疗护理　行心电监护,使用抗心律失常的药物。

(十)肺毒性

化疗所致肺部并发症的范围较广,从急性致死性呼吸窘迫综合征到不同程度的慢性肺损伤,其临床表现可持续数年。急性、亚急性型主要表现为发热,咳嗽,呼吸困难,速发的短暂的呼吸功能不全;慢性型表现为干性咳嗽,劳作时呼吸困难,发热,持续数周到数月缓慢发展。

1.观察要点 观察患者有无发热、咳嗽、呼吸困难等不适症状。

2.护理措施

(1)出现肺毒性症状时,应立即停止化疗。

(2)必要时予低流量吸氧。

(3)取舒适卧位,适度活动。

(十一)肾毒性

化疗药物所致的肾毒性主要是肾实质损伤。

1.观察要点

(1)观察患者的液体入出量。

(2)注意患者的血压、脉搏、体重、皮肤弹性,观察有无出现心悸、喘鸣、水肿等症状。

(3)注意监测肾功能的检查结果。

2.护理措施

(1)观察:观察尿液的性状,准确记录出入量。

(2)多饮水:化疗前和化疗期间嘱患者多饮水,使尿量维持在每日 2000~3000ml。

(3)电解质平衡:注意保持电解质平衡,给予充足水分。

(4)做好水化、碱化尿液后的护理。

(十二)神经系统毒性

神经系统毒性包括末梢神经炎及脑功能障碍。

1.观察要点 根据使用药物种类观察是否出现神经系统毒性作用,如长春碱类有指尖麻木感、深部腱反射低下等末梢神经障碍,铂类制剂有下肢末端的麻痹感觉末梢障碍、听力障碍等。

2.护理措施

(1)注意有无毒性相加作用,各种药物剂量不宜过大。

(2)密切观察毒性反应,定期进行神经系统检查,一旦出现应停药或换药,遵医嘱使用营养神经的药物。

(3)如使用引起体位性低血压的药物,如 VP-16、VM-26 等,应在用药过程中注意观察输液速度、告知患者卧床休息,或缓慢活动,如何改变体位。如厕时有人陪同,避免发生意外。

(4)为患者提供一个安全的居住环境,避免灼伤、烫伤等,减少磕碰;同时给予心理支持,增加信心。

三、放疗常见并发症及护理要点

(一)放射性皮肤损伤

放射性皮肤损伤表现为放射性皮炎及放射性皮肤溃疡,分为急性和慢性两种。急性放射性皮肤损伤是身体局部受到一次或短时间(数日)内多次大剂量(X 射线、γ 射线及 β 射线等)外照射所引起;慢性放射性皮肤损伤由急性放射性皮肤损伤迁延或者由小剂量射线长期照射(职业性或医源性)后所引起。

1.观察要点

(1)皮肤:表现为照射野皮肤肤色改变、肤温增高、脱皮、疼痛、水肿、糜烂等。

(2)临床分度:根据中华人民共和国卫生行业标准(WS/T475-2015)放射性皮肤疾病护理规范,将受照射部位的皮肤改变分为四度,见表3-18。

表3-18 放射性皮肤疾病护理规范分度标准

等级	急性期临床表现	慢性期临床表现
Ⅰ度损伤	受照部位毛发脱落	受损部位皮肤干燥、脱屑,有瘙痒症状
Ⅱ度损伤	红斑形成,有皮肤瘙痒、灼热、灼痛感	受损部位皮肤色素沉着、水肿及疼痛感,弹性降低
Ⅲ度损伤	红斑瘙痒、烧灼感、肿胀及疼痛明显,有水疱形成	受损部位破溃、渗出,疼痛明显
Ⅳ度损伤	红斑、破溃、甚至组织坏死	

2.护理措施

(1)放射性皮肤损伤的预防:

1)告知患者保持照射野标记线清晰,标记线不清应及时请经管医生描划清楚。

2)进入放射治疗室前取下金属制品,如义齿、耳环、项链等。

3)放射治疗后尽量暴露照射区,保持皮肤的清洁和干燥,勿搔抓擦洗、热敷照射区,每次放射治疗后应卧床休息30分钟,注意劳逸结合。

4)行腋窝淋巴结清扫术的患者,应保持腋窝皱褶处皮肤清洁、干燥。局部用温水和软毛巾轻轻擦洗,禁用肥皂、沐浴露、碘酊、乙醇及刺激性消毒剂;不可外涂化妆品,照射区皮肤不可贴胶布,局部禁用热水袋,外出时防止日光直接曝晒。

(2)照射野皮肤损伤处理:

1)Ⅰ度、Ⅱ度皮肤反应无须停止放射治疗,放射治疗结束后两周,症状可自行消失,但必须采取保护性措施,严密观察局部皮肤反映情况,以防程度加深。对于皮肤瘙痒者,应分散其注意力,用温水毛巾轻擦局部皮肤,勿用手抓或撕脱,输液时避开皮肤损伤部位。

2)Ⅲ度皮肤反应立即终止放射治疗,密切观察受照射局部红斑色泽变化,瘙痒、烧灼感、肿胀及疼痛程度。出现小水疱时,注意保护好水疱,防止破溃,让其自然吸收、干瘪;当小水疱融合成大水疱且水疱张力逐渐增大时,可在无菌条件下抽出疱液并加压包扎,视创面情况1~2天换药1次。发现疱液浑浊且周围有明显的炎性反应,或水疱已破溃时,剪除疱皮,以防加重感染,保持局部皮肤清洁、干燥,并留取渗液和表皮组织做细菌培养及药物敏感试验,根据培养结果,使用有效的抗生素药液进行湿敷,每日1~2次,或视局部渗出情况决定换药次数。

3)Ⅳ度皮肤反应应密切观察红斑、水疱、溃疡、组织坏死的范围及程度。对于小于3cm的溃疡面,遵医嘱使用抗感染、促进上皮细胞生长的药物局部湿敷,并给予镇静、止痛药物控制疼痛;坏死、溃疡超过3cm者,用3%过氧化氢、生理盐水交替局部冲洗,必要时清创(去除坏死组织),加强换药次数。

Ⅲ度、Ⅳ度损伤者安置在保护性隔离环境中,实行全环境保护。

(3)放射治疗后健康指导:放射治疗结束后仍应注意照射野皮肤的保护,避免感染、损伤及物理性刺激,防止风吹及雨淋、阳光暴晒。

(二)放射性口腔黏膜反应

头颈部肿瘤放射治疗的患者几乎均可出现不同程度的放射性口腔黏膜反应,轻度口腔黏膜炎影响患者舒适,严重口腔黏膜炎可引起溃疡、感染、出血,并产生疼痛,继而影响患者经口的营养摄取,甚至拒绝继续治疗。

1.观察要点

(1)主要观察软腭、口底、颊黏膜、舌的侧缘和腹面,表现为有口干、味觉的改变,弥漫性红肿,白膜形成及溃疡并致疼痛。随着放射剂量的加大,可累及全部口腔黏膜,甚至出现弥漫性充血和糜烂。患者可有口腔、咽部的不适、疼痛而影响进食或吞咽困难。

(2)按照欧洲癌症研究与治疗组织(EORTC)和北美放射肿瘤学组织(RTOC)对放射性口腔黏膜炎的分级标准进行评估,详见表3-19。

表3-19 放射性口腔黏膜炎的分级

等级	临床表现
Ⅰ级反应	口腔黏膜充血水肿、红斑、口咽干燥、轻度疼痛,偶发,进食固体食物困难
Ⅱ级反应	斑点状白斑,黏膜明显充血水肿,有红斑、溃疡形成,中间疼痛、间歇性,可耐受,进软食困难
Ⅲ级反应	口腔溃疡,成片纤维性黏膜炎,黏膜极度充血、糜烂、出血、融合成片状白沫,疼痛剧烈,并影响进食,只能进食流质饮食
Ⅳ级反应	黏膜大面积溃疡,常伴有脓性分泌物,剧痛不能进食,需对症治疗

2.护理措施

(1)每日观察和评估口腔黏膜,检查口腔卫生情况。

(2)疼痛的护理:

1)评估患者的疼痛。

2)教会患者自我放松及分散注意力的方法。

3)指导患者进食前半小时用生理盐水+2%利多卡因含漱。

4)营造良好的病房环境,指导家属多关心患者。

(3)保持口腔卫生:

1)保持良好的口腔卫生,餐后睡前用生理盐水或温开水漱口,清除食物残渣。

2)每日用软毛牙刷及含氟牙膏刷牙,必要时可用热水浸泡牙刷。

3)口唇干裂时可外用凡士林。

4)在开始放射治疗前应先行口腔护理,检查牙齿是否有龋齿残根、牙龈炎、牙周炎和金属冠等,如需拔牙一般要求在放射治疗前1~2周完成。

(4)饮食护理:

1)鼓励患者进食高蛋白、高热量及富含维生素的食物及无刺激的温凉软食或流质饮食,少食多餐,多吃新鲜蔬菜、水果,放射治疗早期含服混合新鲜蔬果汁。

2)避免使用过热、过冷、辛辣、过硬和粗糙等刺激性食物,忌烟酒。

(5)口腔溃疡预防及处理:

1)常规监测口腔 pH 值,根据 pH 值选择合适的漱口液或进行口腔护理。

2)鼓励患者注意休息、多饮水、多漱口,每天饮水 2000ml~3000ml,保持口腔清洁,避免口腔干燥,减轻吞咽困难的发生。

3)做好饮食护理。

4)倾听患者主诉,密切观察口腔黏膜情况,有无唇舌麻木、舌苔减少、出血、炎症和溃疡。

5)注意观察体温变化,早期发现感染征象。

(6)口腔局部用药指导:

1)用药前应先清洁口腔,去除口腔内残渣污物,观察口腔黏膜的颜色、性质,注意观察溃疡的大小及有无新的溃疡。

2)在急性反应及疼痛时,可给予患者 2%利多卡因、地塞米松、生理盐水混合液漱口。

3)每次放射治疗前预防性使用黏膜保护剂。

4)局部用药的方法:

①含漱法:先将漱口水含在口内闭口、然后鼓动两颊及唇部,使溶液能够在口腔内充分接触牙齿、牙龈及黏膜表面,并利用水力反复地冲击口腔各个部位,并保持 5~10 分钟。

②喷雾法:用于较广泛散在的溃疡或咽后壁溃疡,用喷雾器将药物(双料喉风散或美肤康)喷洒到局部,每天 3~4 次。

(三)放射性骨关节损伤及软组织纤维化

鼻咽癌患者在放、化疗期间,时间长短不同的潜伏期后,可出现颈部肌群、咀嚼肌的僵硬以及纤维化改变,导致颊部、颈部发硬及软腭会厌硬化,表现为颈部活动困难和张口受限,查体时可以触及局部肌肉极为僵硬。

1.观察要点　观察并评估颈部皮下组织及肌肉纤维化严重程度。

2.护理措施

(1)锻炼:积极颈部锻炼和及时处理面颈部皮下蜂窝组织炎。

(2)物理治疗:教会患者经常做颈部和下颌的自我牵伸。

(3)坚持功能锻炼:在放射治疗期间甚至终身都应坚持功能锻炼。最佳锻炼时间:从放射治疗之日起,以减少放射治疗后所引起肌肉纤维化后遗症的发生。每天早晚转颈、张口、叩齿、弹舌、鼓腮等。

(四)鼻出血

鼻出血多为单侧,亦可为双侧;可间歇反复出血,亦可持续出血;出血量多少不一,轻者仅涕中带血,重者可引起失血性休克;多数出血可自止。一次连续出血 300ml 以上或一次出血 100ml 以上并反复发生者称为鼻腔大出血。

1.观察要点

(1)观察鼻及鼻咽部有无出血、鼻塞、鼻腔黏膜水肿、鼻腔干燥或鼻腔及口咽部多量鲜血流出等。

(2)评估:有无高血压、凝血功能障碍等全身性疾病,有无出血倾向的家族史。

(3)密切观察:患者面色、神志、生命体征变化等,评估患者鼻腔内出血状况,了解患者鼻腔开始出血的时间、频率、出血量等。

1)少量出血:表现为鼻腔滴血、流血;

2)出血量较多:表现为鼻腔反复、不停流出鲜血,可有新鲜渗血从口中吐出。出血量达500ml时,可出现乏力、面色苍白、头昏、口渴等症状;

3)大量出血:表现为从口鼻涌出大量鲜血,当出血量达500~1000ml时,可出现血压下降、脉搏细速等,若收缩压低于70mmHg,提示血容量损失约1/4,可出现休克表现。

2.护理措施

(1)局部止血及护理:

1)局部冷敷:给予患者冰袋头部冷敷。

2)鼻腔填塞:前鼻孔或前后鼻孔填塞止血。填塞后应观察患者的状况,如鼻腔填塞物有无松动、脱落,避免意外脱落导致出血甚至引起患者窒息;有异常应及时处理。

3)保持呼吸道通畅:观察患者呼吸道是否通畅,及时解除呼吸道梗阻,必要时给予吸氧。准备抢救药物及物品:如准备负压吸引器、止血药及填塞敷料等。

4)心理护理:安慰患者,消除其恐惧、焦虑等情绪,防止因情绪波动加重出血。同时做好家属的解释工作。

(2)全身治疗及护理:出血时嘱患者卧床休息,及时补充血容量,对症治疗,观察患者输血输液及用药后的反应。开放静脉通路,遵医嘱给予静脉输液,补充血容量,纠正电解质紊乱,应用止血药物止血治疗。对失血量过多的患者,必要时进行输血。

(3)宣教和指导要点:

1)出血:指导患者观察出血情况,嘱患者口腔有渗血时,要吐出不能咽下。有血液从前鼻孔流出时应及时用纸巾擦拭。

2)饮食和排便:指导患者正确进食,适当摄入补血食物,保持大便通畅。进温或冷的高热量、高蛋白、高维生素流食或半流食,适当多吃富含铁、叶酸等造血食物,必要时遵医嘱给予患者补充铁剂。

3)活动:指导患者起床"三部曲"的正确方法,无头晕、乏力等不适,可在病房内适当活动,勿剧烈运动。

(五)喉头水肿

喉癌患者行放射治疗可能导致喉部松弛处的黏膜下组织液浸润,引起喉头水肿。

1.观察要点

(1)密切观察呼吸频率及呼吸形态,颈部有无肿胀、声音嘶哑,以及神志、面色、口唇颜色和尿量的变化等。

(2)注意监测患者血氧饱和度、血压、脉搏、体温。

(3)喉镜下多数患者可见喉黏膜弥漫性水肿,苍白;少数患者可见喉黏膜呈深红色水肿、表面发亮。

(4)按北美放射肿瘤学组织(RTOC)对放射性咽喉损伤的分级标准进行评估,见表3-20。

表 3-20 咽喉放射损伤分级

等级	临床表现
0 级	无变化
Ⅰ级反应	轻度吞咽困难或吞咽疼痛,需麻醉性镇痛药,需进流食;
Ⅱ级反应	持续声嘶但能发声,牵涉性耳痛,咽喉痛,片状纤维性渗出或轻度喉水肿,无须麻醉剂,咳嗽,需镇咳药;
Ⅲ级反应	讲话声音低微,咽喉痛或牵涉性耳痛,需麻醉剂/融合性纤维性渗出,明显的喉水肿;
Ⅳ级反应	明显的呼吸困难,喘鸣或咯血,气管切开或需要插管

2.护理措施

(1)心理护理:安慰患者,缓解紧张情绪,进行疾病知识宣教。

(2)呼吸道管理:保持呼吸道通畅,鼓励患者咳嗽咳痰,每日两次予盐酸氨溴索、糜蛋白酶等雾化吸入,并确保每日摄入充足的水分,必要时予氧气吸入。

(3)防止窒息:床旁准备好吸引装置和气管切开包,必要时行气管切开,防止窒息。

(4)饮食护理:以高热量、高蛋白、高维生素、富含纤维素的流质饮食为主,少食多餐,多饮水;尽可能减少咀嚼和吞咽运动,避免辛辣刺激的食物。对吞咽困难以及咽喉疼痛难以下咽的患者,可给予口含冰块消肿。

(5)做好气管套管的护理,防止管道脱落。

(六)放射性食管炎

当放射性物质作用于照射野内正常食管黏膜,可引起食管神经、肌肉的损伤,出现充血、水肿、吞咽困难等食管损伤,引起放射性食管炎,常见于放射治疗后 1 周或数周内。

1.观察要点

(1)评估:密切观察患者疼痛的性质,吞咽能力、有无呛咳以及体温、脉搏、血压的变化,如出现持续性胸骨后剧痛,伴发热、脉搏加快等,应警惕食管穿孔、大出血和瘘管。

(2)临床分级:放射治疗肿瘤协作组(RTOG)急性放射损伤分级标准评级,见表 3-21。

表 3-21 放射治疗肿瘤协作组(RTOG)急性放射损伤分级标准评级

等级	临床表现
0 级	无症状。
Ⅰ级反应	轻度吞咽困难或吞咽疼痛,需用表面麻醉药、非麻醉药镇痛或进半流饮食。
Ⅱ级反应	中度吞咽困难或吞咽疼痛,需麻醉药镇痛或进流质饮食。
Ⅲ级反应	重度吞咽困难或吞咽疼痛,伴脱水或体重下降大于 15%,需鼻胃饲或静脉输液补充营养。
Ⅳ级反应	完全梗阻,溃疡、穿孔或瘘管形成。

2.护理措施

(1)心理护理：解释病情，关心和鼓励患者，消除不良情绪。

(2)饮食护理：以高热量、高蛋白、高维生素和易消化软食为主，给予细、碎、软、避免刺激性的食物，禁烟酒及过硬、过烫食物，每次进食后可饮温开水冲洗食管。

(3)疼痛护理：进食疼痛明显者，可用生理盐水250ml加2%利多卡因10ml，每次20~40ml，饭前半卧位含服。

(4)补液护理：对严重进食困难，进食后呕吐者，应及时补液。

（七）放射性肺纤维化

放射性肺纤维化是由放射线引起的肺部弥漫性炎性病变，主要累及肺间质，也可累及肺泡上皮细胞和肺泡血管。

1.观察要点

严密观察心率、呼吸、血氧饱和度等变化，有无气急、限制性通气功能障碍伴弥散功能的降低、低氧血症和进行性呼吸困难等症状。

2.护理措施

(1)给予心理护理。

(2)呼吸困难　保持呼吸道通畅，严密监测氧饱和度，取半卧位，给予吸氧，痰液黏稠不易咳出者，给予翻身拍背，必要时吸痰，严重者行气管切开。

(3)咳嗽　遵医嘱给予止咳剂。

(4)生活护理　提供舒适的环境，早晚开窗通风，保证充足睡眠。

（八）放射性肠炎

放射性直肠炎发生部位主要取决于原发肿瘤部位或放射治疗部位，常发生于盆腔、腹腔、腹膜后，可分别累及小肠、结肠和直肠，故又称为放射性小肠、结肠、直肠炎，以直肠炎多见。在早期肠黏膜细胞更新受到抑制，至小动脉壁肿胀、闭塞、引起肠壁缺血/黏膜糜烂。晚期肠道引起纤维化，肠腔狭窄或穿孔，腹腔内形成脓肿、瘘管和肠粘连等。

1.观察要点　密切观察患者是否出现恶心、呕吐、腹痛、腹泻，着重观察并记录大便的次数、量、颜色、性状，并检查患者肛周皮肤。

2.护理措施

(1)一般护理：卧床休息，告知患者病情，给予心理护理。

(2)饮食护理：

1)宜进食高热量、高蛋白、富含维生素、充足的无机盐的食物，少量多餐，循序渐进提供能量。

2)限制脂肪和膳食纤维：采用少油食物；对伴有脂肪泻者，可采用中链脂肪酸；避免食用含刺激性和纤维高的食物，如辛辣食物蔬菜、水果、粗杂粮等。

3)膳食安排：

①急性发作或手术前后采用流汁或少渣半流汁，可选用含优质蛋白的鱼肉、瘦肉、蛋类制成软而少油的食物。

②对病情严重不能口服者可进行鼻饲或静脉营养支持。

(3)皮肤护理：保持肛门及会阴部清洁，穿宽松内裤。症状明显者，可在肛门、会阴部热敷；有出血者可口服或经肛门应用消炎药物;腹泻明显者,可用止泻药。

(4)疼痛护理:口服止痛药,也可在灌肠液中加入2%的利多卡因5ml,或吗啡10mg或曲马朵100mg(研磨成粉)。

(九)放射性膀胱炎

放射性膀胱炎是盆腔恶性肿瘤特别是宫颈癌放射治疗后,膀胱局部遭受放射性损伤而发生的并发症。

1.观察要点 注意观察有无尿频、尿急、肉眼血尿、尿痛、急性尿潴留、下腹坠胀疼痛、发热、白细胞增高等。

2.护理措施

(1)心理护理:向患者解释病情,缓解紧张焦虑情绪。

(2)饮食护理:给予高热量、高蛋白、高维生素、清淡易消化的食物。多饮水,每日饮水量达到1500ml以上。

(3)保持外阴及阴道的清洁:放射治疗期间禁性生活,保持阴道清洁卫生,每日用温开水或0.05%碘附液冲洗外阴和阴道,内裤要勤洗勤换,每次放射治疗前要排空小便,清洗会阴区。

(4)膀胱冲洗:每日2次,注意严格无菌操作,动作轻柔,冲洗液灌入膀胱后,卧床休息,尽量保留一段时间,导尿管定时开放。

(5)健康指导:半年内坚持每日或隔日阴道冲洗,无特殊情况可改为每周冲洗1~2次,坚持2年以上。养成定时排尿的习惯,每次排尿后清洗会阴区,保持个人卫生;注意劳逸结合,保证营养,保持情绪稳定。一旦出现尿频、尿急、尿痛、血尿等情况,立即返院复查治疗。

(十)放射性脑损伤

放射性脑损伤是头颈部肿瘤放射治疗严重并发症,如兼患有高龄、高血压、高血糖、动脉硬化、合并化学治疗等可增加放射性脑损伤的发病率。

1.观察要点

(1)颅内压增高:视力障碍、同向偏盲、复视、失语、单侧运动和感觉障碍,也可表现头昏、嗜睡、反应迟钝、记忆力减退等。

(2)重度者脑功能损害:性格改变、记忆力减退、精神错乱、学习困难(儿童者)及明显痴呆,严重者可致死;也可发生癫痫及运动异常。

2.护理措施

(1)环境:提供安静、舒适的睡眠环境,保证患者充足的睡眠,保持情绪稳定,避免不良情绪的刺激。

(2)保持呼吸道通畅。

(3)定向障碍的患者:随身佩戴注明有科室、床号、姓名、家庭住址或联系方法的标识牌,并专人陪护,避免走失;护士时常留意患者动向。

(4)安全护理:自言自语多动症、多疑、幻觉的患者,避免其自身造成的意外伤害及对他人的无意伤害;护理人员应注意行为规范。

(5)用药护理:遵医嘱使用脱水剂,慎用中枢镇静、镇痛药,长时间使用甘露醇联合大剂量地塞米松治疗,应注意观察患者肾功能和水电解质平衡。

(6)健康指导及随访:做好宣教和个人卫生指导;指导患者用药,饮食营养摄入;加强体质锻炼,口腔功能锻炼;指导家属做好患者居家护理,保证患者安全,有情况随诊。

第四节　化疗药物外渗的预防及处理

患者进行静脉输注化疗药时出现外渗,可致使局部皮肤红、肿、皮下硬结、疼痛,重者出现皮肤及皮下组织坏死,形成经久不愈的溃疡,甚至侵及肌腱。

一、预防措施

1.正确选择血管和输液工具

(1)选择静脉通路的原则:持续静脉给药、输注发疱剂和腐蚀性药物、不了解药物性质时选择中心静脉导管;外周静脉留置针给予化疗药后,不宜留置。

(2)血管选择:选择粗、直、弹性好、易固定的静脉,充分暴露,不宜选择腋部手术、静脉血栓、注射部位接受放疗肢体的静脉。

(3)部位选择:由远端至近端,以前臂大血管为佳,其次为手背静脉,避免腕关节、肘窝前区、下肢静脉给药,若有上腔静脉压迫症则可选择股静脉。

(4)注意事项:先用生理盐水建立静脉通路,尽量避免重复穿刺。

2.合理安排药物输注的先后顺序　联合用药时,先输入非发疱性化疗药,后输入腐蚀性、发疱性药物,如均为发疱性、腐蚀性药物,应先输入低浓度药物,两种化疗药物之间用生理盐水快速冲洗。

3.正确调节输液速度　如静脉推注给药速度不超过 5ml/min,5-Fu 滴速不宜过快,长春瑞滨滴速不宜过慢等。

4.其他　密切观察,防止化疗药物外渗。

二、处理措施

1.局部封闭　局部封闭药物为 2%利多卡因 5ml +地塞米松 5mg+生理盐水 10ml,根据外渗范围适当增加。严格无菌操作,注射前先抽回血,注意注射深度、范围适宜,扇形局部封闭。

2.外敷

(1)冷敷:蒽环类抗肿瘤药、紫杉醇、氮芥、多柔比星等化疗药物渗漏早期 24h,局部首选冰敷;草酸铂及长春碱类外渗则不宜冷敷。

(2)热敷:长春新碱、长春花碱、长春辛、长春瑞滨、依托泊苷等植物碱类抗癌药物在发生渗漏后 24~28h 热敷。

(3)湿热敷:渗漏 24 小时后用 50%硫酸镁湿热敷,温度 40~50℃,每天 40 分钟,每天 5 次或 6 次。

3.其他　常用发疱剂的解毒方法,见表 3-22。

表 3-22 常用发疱剂的解毒方法

药名	解毒剂	冷、热敷	用法
蒽环类药物	右苯亚胺	局部冷敷	局部外涂： 尽可能早用，每 8h 一次，共 7 次。 静脉注射： 第一天：外渗后 5h 1000mg/m2 第二天：静脉注 1000mg/m2 第三天：静脉注射 500mg/m2
VCR(长春新碱)植物碱类	透明质酸酶	局部热敷	药物 150~1500U 皮下注射
MMC(丝裂霉素)	右苯亚胺		局部外涂： 尽可能早用，每 8h 一次，共 7 次
氮芥	硫代硫酸钠		4~6ml 硫代硫酸钠加 6ml 注射用水局部封闭

备注：应用解毒剂可对抗药物的损伤效应，灭活外渗药物，加速药物的吸收与排泄。

思考题

1.肺癌患者如何进行术后指导？

2.试述胃大部切除术后护理要点。

3.简述胃癌的化疗方案及化疗后并发症的护理要点。

4.如何指导乳腺癌患者的术后功能锻炼？

5.简述淋巴瘤的临床表现。

6.简述鼻咽癌放疗评估要点及主要并发症。

7.食管癌早期及中晚期的临床表现分别有哪些？

8.简述淋巴癌化疗期间的护理观察要点及主要并发症的护理要点。

9.案例分析

患者，男性，68 岁，河南林县人，因进行性吞咽困难 4 月就诊，入院时能进流食，既往吸烟 50 年，每日 1 包，平时喜食热烫食物，其弟因食管癌去世，身高 1 米 75，体重 50 公斤，食管镜检查提示食管中段癌，遂行手术治疗。术后第 5 日，患者出现胸闷、气急和心悸，胸腔引流管引出乳糜状液体。

(1)分析此患者病史中与食管癌发病相关的因素有哪些？

(2)主要术前准备有哪些？

(3)该患者发生了哪种并发症？应采取哪些相应的护理措施？

(4)术后第 25 日，患者病情好转出院，请根据患者的病情做出院指导。

第八章 常用药物相关知识

一、心血管系统药物

二、泌尿系统药物

三、血液系统药物

四、消化系统药物

五、呼吸系统药物

六、精神类药物

七、麻醉镇痛类药物

八、抢救类药物

九、解热镇痛抗炎类药物

十、激素类药物

十一、降糖类药物

十二、抗菌类药物

十三、化疗类药物

请扫描下面二维码,阅读本篇第八章常用药物相关知识。

常用药物相关知识

第九章 常用临床检验结果意义

一、临床基础检验

二、临床生化检验

三、临床免疫检查

四、肿瘤标志物检查

五、临床微生物检查

请扫描下面二维码,阅读本篇第九章常用临床检验结果意义。

常用临床检验结果意义

参考文献

[1]李小妹,冯先琼.护理学导论[M].北京:人民卫生出版社,2017:3-22.

[2]吴欣娟,王艳梅.护理管理学[M].北京:人民卫生出版社,2017:9-19.

[3]马敏香.我国护理管理的现状与问题的分析[J].继续医学教育,2012,26(z1):1-5.

[4]段燕,杨利.基于ASK模型的新入职护士规范化培训体系构建与效果评价[J].当代护士(下旬刊),2018(7).

[5]国家卫生计生委办公厅,新入职护士培训大纲(试行)[EB/OL].(2016-2-16)[2018-08-26].http://www.nhfpc.gov.cn/yzygj/s3593/201602/91b5a8fa3c9a45859b036558a5073875.shtml.

[6]国家卫生计生委办公厅,国家中医药管理局办公室.进一步深化优质护理、改善护理服的通知[EB/OL].(2015-3-17)[2018-08-26].http://www.nhfpc.gov.cn/yzygj/s3593/201503/7bfe482ac571419e9e901909180d9916.shtml.

[7]中华人民共和国国家卫生和计划生育委员会.全国护理事业发展规划(2016-2020年)[J].中国护理管理,2017,24(1):1-5.

[8]卫生部办公厅.2010年"优质护理服务示范工程"活动方案[EB/OL].(2010-01-26)[2018-08-26].http://www.nhfpc.gov.cn/yzygj/s3593/201001/33eb0904961b487c9cc780685e4bf.a33shtml.

[9]中华人民共和国国家卫生健康委员会.关于印发促进护理服务业改革与发展指导意见的通知[EB/OL].(2018-07-06)[2018-08-29].http://www.nhfpc.gov.cn/yzygj/s7659/201807/04d5f82d1aea262ab465e.shtml.

[10]中华人民共和国卫生部,病历书写基本规范.2010.1.http://www.moh.gov.cn/mohyzs/s3585/201002/45871.shtml.

[11]中华人民共和国卫生部,关于在医疗机构推行表格式护理文书的通知,2010.2.http://www.nhfpc.gov.cn/yzygj/s7659/201008/53f920fd75534d4f98bf65809fc27ace.shtml.

[12]中华人民共和国卫生部,电子病历基本规范(试行).2010.7.http://www.moh.gov.cn/yzygj/s3585u/201003/95ab07b5a7bb4a9f8ad455c863d68322.shtml.

[13]中华人民共和国卫生部,临床护理实践指南(2011版).2011.6.http://www.moh.gov.cn/mohyzs/s3592/201106/52158.shtml.

[14]中华人民共和国卫生和计划生育委员会,WS/T 431-2013 护理分级[S].2013.11.

[15]全国护理质量促进联盟,护理质量过程管控工具包.2018.

[16]江西省卫生厅,江西省护理文书书写内容与格式.2010.10.http://www.jxhfpc.gov.cn/doc/2010/10/21/74268.shtml.

[17]马长生,霍勇,方唯一,等.介入心脏病学[M].第2版.北京:人民卫生出版社,2016.

[18]葛均波,徐永健.内科学[M].第8版.北京:人民卫生出版社,2015.

[19]Harald Lapp,Ingo Krakau.心脏导管手册[M].山东:科学技术出版社,2015.

[20]侯桂华,霍勇.心血管介入治疗护理实用技术[M].北京:北京大学医学出版社,2013.

[21]尤黎明,吴瑛.内科护理学[M].第6版.北京:人民卫生出版社,2017.

[22]许文荣,林东红.临床基础检验学技术[M].北京:人民卫生出版社,2015.

[23] 陈灏珠,林果为,王吉耀,等.实用内科学[M].第 15 版.北京:人民卫生出版社,2017.

[24] 丁淑贞,陈正女.内分泌科临床护理[M].北京:中国协和医科大学出版社,2016.

[25] 吴锐,风湿免疫科当班手册[M].江西:江西科技出版社,2018.

[26] 毛美琪,王建宁,熊晓云.临床常见疾病护理常规[M].江西:江西科技出版社,2017.

[27] 吴欣娟,张春燕.风湿免疫科护理工作指南[M].北京:人民卫生出版社,2016.

[28] 陈红,梁燕,王英.风湿免疫科护理手册 [M].第 6 版.北京:科学出版社,2015.

29] 胡绍先.风湿病诊疗指南[M].北京:科学出版社,1999.

[30] 李兰娟,任红.传染病学[M].北京:人民卫生出版社,2016.

[31] 张琳琪,王天有.实用儿科护理学[M].北京:人民卫生出版社,2018.

[32] 崔焱,仰曙芬.儿科护理学[M].第 6 版.北京:人民卫生出版社,2017.

[33] 张玉侠.实用新生儿护理学[M].北京:人民卫生出版社,2015.

34] 邵肖梅,叶鸿瑁,丘小汕.实用新生儿学[M].第 4 版.北京:人民卫生出版社.

[35] 中华护理学会儿科专业委员会.婴幼儿护理操作指南[M].北京:人民卫生出版社,2018.

[36] 国家基本药物临床应用指南和处方集编委会.国家基本药物处方集(化学药品和生物制品)2012[M].北京:人民卫生出版社,2013.

[37] 陈新谦,金有豫.新编药物学[M].北京:人民卫生出版社,2016.

[38] 国家药典委员.中华人民共和国药典临床用药须知化学药和生物制品卷 2010[M].中国医药科技出版社,2011.

[39] 中国国家处方集编委会.中国国家处方集化学药品与生物制品卷 2010[M].人民军医出版社,2010.

[40]唐文涛,谢茗珊,陈美娜,等.定位急救配合法培训在儿科急救护理中的应用效果[J].中国临床护理,2017,9(6):531-533.

[41]王俊莉.医护同组定位抢救模拟训练对提高 ICU 护士急救技能培训效果的探讨[J].吉林医学,2014,35(24):5477-5478.

[42] 陈伟,陈洁,孟颖慧.用急诊抢救关键环节要素标准规范急诊抢救记录[J].中华护理杂志,2015,50(3):325-327.

[43] 王卫平,毛萌,李廷玉.等.实用儿科护理学[M].北京:人民卫生出版社,2018:436-438.

[44] 中华医学会儿科学分会神经学组.热性惊厥诊断治疗与管理专家共识(2016)[J].中华儿科杂志,2016,54(10):723-727.

[45] 王旭,小儿心脏围术期重症监护手册[M].北京:人民军医出版社,2011.

[46]《手足口病诊疗指南(2018 年版)》编写专家委员会.手足口病诊疗指南(2018 年版)[J].中华传染病杂志,2018,36(5):257-263.

[47] American College of Obstetricians and Gynecologists. Practice Bulletin No. 183 Summary: Postpartum Hemorrhage[J].Obstetrics and Gynecology,2017,130 (4):923-925.

[48] Hong Kong College of Obstetricians and Gynaecologists(HKCOG). Guidelines for the Management of Gestational Diabetes Mellitus[S].2016.

[49] 姜梅.妇产科护理指南[M].北京:人民卫生出版社,2017.